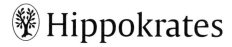

Die Herausgeber:

Rolf Heine,

geb. 1960. Krankenpflegeausbildung 1983 an der Freien Krankenpflegeschule an der Filderklinik bei Stuttgart. Pflegepraxis in Innerer Medizin und Chirurgie. Zweijährige Tätigkeit als Dozent an o. g. Schule. Mitarbeit an praxisintegrierten Pflegeforschungs- und Pflegeentwicklungsprojekten. Zur Zeit tätig an der Filderklinik in Pflegeberatung, Fortbildung und Qualitätsmanagement. Seminar- und Vortragstätigkeit zu den Grundlagen der Anthroposophischen Pflege für in der Krankenpflege Tätige und Ärzte. Sekretär des Internationalen Forums für Anthroposophische Pflege in der Medizinischen Sektion der Freien Hochschule für Geisteswissenschaft in Dornach/Schweiz.

Frances M. Bay (BA, RGN, RNT),

geb. 1962. Ausbildung zur Krankenschwester 1983 am South Lothian College of Nursing and Midwifery, Edinburgh/Schottland. Praxisschwerpunkte: Unfallorthopädie, Kieferchirurgie, Innere Medizin, Intensivpflege (Herzchirurgie, Transplantationschirurgie) sowie allgemeine innere Intensivpflege. 1987–1988 Weiterbildung in anthroposophischer Krankenpflege an der Ita-Wegman-Klinik in Arlesheim/Schweiz. 1989 Ausbildung zur Unterrichtsschwester am Fort- und Weiterbildungsinstitut für Kranken- und Altenpflege in Unterlengenhardt. Von 1991–1995 tätig als Unterrichtsschwester am North Staffordshire College of Nursing and Midwifery in Stoke-on-Trent/England. 1992 Pflegestudium an der Manchester University, England mit dem Abschluss **Bachelor of Arts in Nursing Education**. Mitbegründerin der **Anthroposophical Nurses Association in Great Britain** 1992. Nach Mutterschaftspause seit 1999 wieder in der Notfallambulanz als Krankenschwester tätig.

Rolf Heine · Frances Bay (Hrsg.)

Anthroposophische Pflegepraxis

Pflege als Gestaltungsaufgabe

2., überarbeitete und erweiterte Auflage

Hippokrates Verlag · Stuttgart

Die Deutsche Bibliothek – CIP-Einheitsaufnahme

Ein Titeldatensatz für diese Publikation
ist bei der Deutschen Bibliothek erhältlich

Anschrift der Herausgeber:

Rolf Heine
Haberschlaiheide 1
70794 Filderstadt-Bonlanden

Frances Bay
52 West Street
Stourbridge, West Midlands
England DY8 1XN

1. Auflage 1995   2. Auflage 2001

Die 1. Auflage erschien unter »Pflege als Gestaltungsaufgabe.
Anregungen aus der Anthroposophie für die Praxis«.

Titelabbildung: Premium Stock Photography, Düsseldorf

> **Wichtiger Hinweis:**
> Wie jede Wissenschaft ist die Medizin ständigen Entwicklungen unterworfen. Forschung und klinische Erfahrung erweitern unsere Erkenntnisse, insbesondere was Behandlung und medikamentöse Therapie anbelangt. Soweit in diesem Werk eine Dosierung oder eine Applikation erwähnt wird, darf der Leser zwar darauf vertrauen, dass Autoren, Herausgeber und Verlag große Sorgfalt darauf verwandt haben, dass diese Angabe dem Wissensstand bei Fertigstellung des Werkes entspricht.
> Für Angaben über Dosierungsanweisungen und Applikationsformen kann vom Verlag jedoch keine Gewähr übernommen werden. Jeder Benutzer ist angehalten, durch sorgfältige Prüfung der Beipackzettel der verwendeten Präparate und gegebenenfalls nach Konsultation eines Spezialisten festzustellen, ob die dort gegebene Empfehlung für Dosierungen oder die Beachtung von Kontraindikationen gegenüber der Angabe in diesem Buch abweicht. Eine solche Prüfung ist besonders wichtig bei selten verwendeten Präparaten oder solchen, die neu auf den Markt gebracht worden sind. Jede Dosierung oder Applikation erfolgt auf eigene Gefahr des Benutzers. Autoren und Verlag appellieren an jeden Benutzer, ihm etwa auffallende Ungenauigkeiten dem Verlag mitzuteilen.
> Geschützte Warennamen (Warenzeichen) werden nicht besonders kenntlich gemacht. Aus dem Fehlen eines solchen Hinweises kann also nicht geschlossen werden, dass es sich um einen freien Warennamen handele.

ISBN 3-7773-**1396-3**

© Hippokrates Verlag GmbH, Stuttgart 1995, 2001

Unsere Homepage: http://www.hippokrates.de

Das Werk, einschließlich all seiner Teile, ist urheberrechtlich geschützt. Jede Verwertung außerhalb der engen Grenzen des Urheberrechtsgesetzes ist ohne Zustimmung des Verlages unzulässig und strafbar. Das gilt insbesondere für Vervielfältigungen, Übersetzungen, Mikroverfilmungen und die Einspeicherung und Verarbeitung in elektronischen Systemen.

Printed in Germany 2001
Satz und Druck: Druckerei Sommer, Feuchtwangen
Grundschrift: 8.8/10.6p Gulliver (System 3B2)

Inhaltsverzeichnis

Mitarbeiterverzeichnis 11
Vorworte der Herausgeber 13/15
Geleitwort von *Michaela Glöckler* 16

Teil A: Anthroposophie und Pflege

Menschenkundliche Grundlagen einer durch Anthroposophie erweiterten Pflege 24
Frances Bay

Was tun Pflegende? 24
Entwicklungen in der Pflege 26
Das Bild des Menschen 27
Die Viergliedrigkeit des Menschen 28
Die Dreigliedrigkeit des Menschen 32
Die funktionelle Dreigliederung in Gesundheit und Krankheit 39
Die Dreigliedrigkeit in der geistigen Entwicklung 43
Schlussbemerkung 45
Literatur 46

Die Beobachtung als persönlichkeitsbildendes und therapeutisches Element in der Pflege 47
Monika Layer

Einleitung 47
Ausgangslage 47
Beobachtung und Pflege 47
Beobachtung in der durch Anthroposophie erweiterten Pflege 48
Bericht einer Studentin 48
Die Aufgabe der Sinnesorgane 50
Konsequenzen aus der Beobachtung . . . 51
Kontinuität im Beobachtungsprozess . . . 51
Die selektive Wahrnehmung 51
Aufmerksamkeit und Beobachtung 52
Beobachtung und Erkenntnis 54
Wahrnehmung und Begriff 54
Das Denken 55
Das Erkenntnisurteil 56
Anmerkungen zur Beobachtungspsychologie 57

Wie erlernt man anthroposophische Pflege? 17
Rolf Heine

Beobachtung und Intuition 57
Die Beobachtungsschulung in der Ausbildung 58
Die Sinneswahrnehmung 58
Die Schulung des Denkens 59
Die Keimlingsbeobachtung 60
Der Salbeizweig 60
Bildbeschreibung 60
Die Reise durch die Hand 61
Transfer zum Pflegealltag 62
Schlussbemerkung 62
Literatur 63

Krankheit und Schicksal 65
Renate Hasselberg, Rolf Heine

Einleitung 65
Die Frage nach der Sinnhaftigkeit 65
Was ist eine Biografie? 65
Man kann die Biografie auf verschiedenen Ebenen betrachten 67
Was wird eigentlich krank, und was passiert während der Krankheit? 69
Man muss Menschen zu Fragenden machen 70
Biografische Gesichtspunkte zum Pflegeberuf 72
Welche Motivation bewegt die jungen Menschen? 72
Man sollte Unfähigkeitsräume schaffen . 73
Beruf und Freizeit 74
Begegnung von Kranken und Pflegenden 75
Das pflegerische Gespräch 76
Unüberwindliche Schwierigkeiten? 78
Der Kranke als sozial wirksame Kraft . . . 79
Literatur 80

Pflege als Übungsweg 82
Rolf Heine

Pflege als Kulturaufgabe 82
Erhaltung von Gegenständen 82
Aufgaben im Pflanzen- und Tierreich ... 83
Pflege des Menschen 84
Pflege als Beziehung 86
Erste Übung: Sachgemäßes Denken –
   Konzentration 86
Pflege als Prozess 88
Zweite Übung: Initiative 88
Pflege zwischen Nähe und Distanz 91
Dritte Übung: Gelassenheit 91
Pflege und Hoffnung 93
Vierte Übung: Positivität 93
Lernen im Pflegealltag 94
Fünfte Übung: Unbefangenheit 94
Üben im Pflegealltag 95
Sechste Übung: Inneres Gleichgewicht .. 95
Ausblick auf den anthroposophischen
   Schulungsweg 96
Literatur 99

Teil B: Konzepte anthroposophischer Pflege

Rhythmus 102
Annegret Camps

Das Phänomen des Rhythmus 102
Rhythmus im Menschen 103
Das rhythmische System 104
Spielraum als Möglichkeit zur Freiheit .. 105
Rhythmus in der Pflege 107
Grundmuster pflegerischen Handelns .. 107
Die Bedeutung der Zeiträume 108
Literatur 111

Der Wärmeorganismus des Menschen und seine Pflege 112
Ada van der Star

Klima und Lebewesen der Erde 112
Der Wärmeorganismus des Menschen .. 113
Wahrnehmung der Wärme 115
Wärme in der Pflege 116
Temperaturextreme und Krankheit 117
Wärmehaushalt und Kleidung 117
Weitere Hilfen zur Anregung und
   Regulierung des Wärmeorganismus .. 119
Ernährung und Wärme 119
Gestaltung der Umgebung 120
Literatur 121

Variationen zur Ganzkörperwaschung 122
Rolf Heine

Allgemeine Gesichtspunkte 122
Grundformen der Waschung 123
Die Waschung als Dienst am Leib 123

Ästhetik und Zuwendung als Elemente
   der Waschung 123
Die Waschung als Anregung der Lebenskräfte 124
Variationen der Grundformen 127
Die physische Reinigung und der Ablauf
   einer Ganzkörperwaschung 128

Dekubitus-, Pneumonie- und Thromboseprophylaxe bei Schwerkranken .. 130
Rolf Heine

Zum Verständnis der Ursachen von
   Dekubitus, Pneumonie und Thrombose 130
Die Bedeutung der Ich-Organisation ... 131
Exkarnation und Inkarnation 132
Allgemeine Prophylaxe 132
Wärme im Geistigen 133
Wärme im Seelischen 133
Wärme im Leiblichen 135
Spezielle Gesichtspunkte 135
Dekubitusprophylaxe 135
Pneumonieprophylaxe 137
Thromboseprophylaxe 138
Pflegesubstanzen 139
Dekubitus 140
Pneumonie 140
Thrombose 141
Literatur 141

Die Rhythmische Einreibung nach Wegman/Hauschka 142
Ursula von der Heide

Berührung in der Pflege 142
Nähe und Distanz 142
Berührungsqualitäten 143
Exkurs: Die Funktionen der Haut 144
Die Be-Handlung 145
Was ist die Rhythmische Einreibung? .. 146
Einführung 146
Grundformen 147
Die Bedeutung des Rhythmus 148
Weitere Komponenten 149
Durchführung der Rhythmischen Einreibung 150
Wirkungen der Rhythmischen Einreibung 153
Wahrnehmungen der Patienten 153
Weitere Wirkungen 155
Berühren will gelernt sein 156
Schlussbetrachtung 158
Literatur 160

Wickel und Auflagen in der anthroposophisch erweiterten Praxis 161
Gabriele Weber

Einleitung 161

Geschichtlicher Ursprung 161
Wickel und Auflagen als Bestandteil anthroposophisch erweiterter Pflege .. 162
Zum menschenkundlichen Verständnis der äußeren Anwendung 162
Der Zusammenhang vom dreigliedrigen Menschen und der Heilpflanze 162
Gesundheit und Krankheit 163
Anregung und Unterstützung der Selbstheilungskräfte 164
Beobachtung und Beeinflussung von Stoffwechselaktivität und Wärmeprozess . 170
Grundregeln zur Ausführung von Wickeln und Auflagen 170
Angewendete Substanzen 170
Materialeinsatz 171
Besondere Vorbereitung für einen Wickel/ eine Auflage 171
Schwerpunkte für die Beobachtung 172
Neue Qualitäten im therapeutischen Geschehen 173
Die innere Haltung des Pflegenden 173
Literatur 174

Teil C: Beispiele

Schwangerschaft, Geburt, Wochenbett als Stufen zur Menschwerdung 176
Anna Wilde, Regula Markwalder

Die Schwangerschaft 177
Die Geburt 180
Das Wochenbett 182
Lilie und Rose 183
Literatur 184

Die Pflege des Neugeborenen 185
Inge Heine, Rolf Heine

Elternberatung als Schwerpunkt der Wochenbettpflege 185
Zur Didaktik der Elternberatung 185
Die räumliche Umgebung für das Neugeborene 186

Hinweise für die räumliche Gestaltung auf der Wochenstation 188
Bekleidung – das Wickeln 189
Hinweise für den Einsatz von Stoffwindeln auf der Wochenstation 190
Die Körperpflege 192
Reinigung und Vorbeugung vor Infektionen 192
Die Haut als Körpergrenze 193
Berührung und Beziehung bei der Körperpflege 193
Das Stillen – die Ernährung 194
Hilfestellung beim Anlegen des Kindes .. 194
Saugverwirrung 195
Muttermilch – Stutenmilch – Milchersatz 195
Kostaufbau – Abstillen 197
Beziehung – Erziehung – Entwicklung .. 197

Unterstützung der Bewegungsentwicklung
  durch die alltägliche Pflege 198
Die Pflege einer rhythmischen Lebens-
  weise 198
Die Nachahmung als Grundprinzip der
  Erziehung................... 199
Literatur..................... 200

Der Entwicklungsgedanke als Grundlage für eine anthroposophisch erweiterte Kinderkrankenpflege 201
Carola Edelmann

Das Wesen des Kindes............ 201
Die Entwicklungsstufen des Kindes mit
  Blick auf Krankheitsneigung und ent-
  sprechende Pflegeschwerpunkte 202
Der Säugling und das Kleinkind 202
Das Schulkind 206
Der Jugendliche 208
Das erweiterte Berufsbild der Kinder-
  krankenpflege 209
Literatur..................... 210

Pflege des psychisch kranken Menschen 211
Michaela Heinle

Geschichtliches................. 211
Grundlagen für die Pflege.......... 212
Zur Diagnose 212
Beobachtung von Seelischem und
  Geistigem................... 213
Pflegerische Tätigkeiten 213
Zum Verständnis psychiatrischer
  Erkrankungen 214
Endogene manisch-depressive Psychosen 214
Neurosen 221
Literatur..................... 226

Von der Sinnfrage der Krebskrankheit zur Pflege der Sinne 227
Bernhard Deckers

Zur Fragestellung................ 227
Über den Entstehungsprozess der Krebs-
  krankheit 228
Das Erleben des Krebspatienten 229
Die Sinnfrage des Krebspatienten 230
Pflege des Ich – Pflege der Sinne 230

Tasten 231
Das Befinden wahrnehmen......... 232
Bewegung empfinden und Gleichgewicht
  erleben 232
Schmecken 233
Riechen 234
Sehen 234
Wärme empfinden 234
Hören 235
Sprache erleben und Gedanken
  wahrnehmen................. 235
Das Ich des anderen wahrnehmen 237
Schlussbemerkung............... 237
Literatur..................... 238

Pflege-Überleitung als Schwellenbegleitung 239
Marly Joosten, Jürgen Haake

Herausforderungen durch die Gegenwart 239
Definition und Inhalt 240
Vergangenheit und Zukunft 240
Pflegeüberleitung im Prozess 241
Bildgestaltung – Empathiephase (fühlen) 242
Problemerkennungs- und Entscheidungs-
  phase (denken) 243
Organisations- und Evaluationsphase
  (wollen).................... 243
Gestaltung der Zukunft 244
Literatur..................... 247

Altenpflege als Pflege des »Mensch-Seins« 248
Ada van der Star, Annegret Camps

Der Unterschied zwischen Kranken- und
  Altenpflege.................. 248
Altenpflege und Lebensgestaltung 249
Menschenbild und Motivation in der
  Altenpflege.................. 251
Der Sinn des Alterns 251
Die Anregung des Menschen in der Pflege 253
Literatur..................... 255

Aspekte zur Pflege psychisch kranker und verwirrter alter Menschen 256
Christel Kaul

Zur Situation der demenzerkrankten
  Menschen und ihrer Betreuer 256

Die Verwandlung von körperlichem Abbau
    in seelisch-geistige Entwicklung 257
Zum menschenkundlichen Verständnis
    der Altersdemenz 258
Die Nahrungsaufnahme und ihre
    Metamorphose 258
Die Atmung und ihre Metamorphose ... 260
Die Metamorphose der Sinne 261
Demenzerkrankungen 264
Sekundäre Demenz (Gehirnsklerose) ... 264
Alzheimer-Demenz 265
Der Doppelgänger 266
Literatur 268

Begleitung und Pflege Sterbender und Verstorbener 269
Gudrun Buchholz, Cornelia Zinck

Einleitung 269
Versuch einer Annäherung an Sterben und
    Tod 269
Das anthroposophische Menschenbild
    im Hinblick auf Sterben und Tod 270

Was geschieht mit den Wesensgliedern
    nach dem Tode? 270
Die Psyche des Sterbenden 272
Geburt und Tod 273
Die Verwandlung des Sterbenden 274
Zeitperspektiven 274
Zum Schmerz 274
Die Begegnung mit dem Doppelgänger .. 275
Die Pflege des Sterbenden 276
Begleitung der Angehörigen 278
Der Tod 279
Missstände 279
Äußere Merkmale, die den eintretenden
    Tod erkennen lassen 279
Der Moment des Todes 280
Versorgung der Verstorbenen in einem
    anthroposophischen Krankenhaus ... 281
Die Aufbahrung des Verstorbenen 281
Veränderungen nach dem Tode 282
Der Aufbahrungskreis 282
Literatur 283

Sachverzeichnis 285

Mitarbeiterverzeichnis

Frances Bay
52 West Street
Stourbridge
West Midlands
DY8 1 XN
England

Gudrun Buchholz
Bergweg 50
D-58313 Herdecke

Annegret Camps
Fachseminar für Altenpflege
Hügelstraße 69
D-60433 Frankfurt am Main

Bernhard Deckers
Gartenstr. 13
D-72631 Aichtal

Carola Edelmann
Teichstraße 7
D-70186 Stuttgart

Jürgen Haake
Die Brücke
Gemeinschaftskrankenhaus Herdecke
Gerhard-Kienle-Weg 10
D-58313 Herdecke

Renate Hasselberg
Am Burgfried 27
D-24939 Flensburg

Ursula von der Heide
Fritschestraße 78
D-10585 Berlin

Inge Heine
Haberschlaiheide 1/121
D-70794 Filderstadt

Rolf Heine
Haberschlaiheide 1/121
D-70794 Filderstadt

Michaela Heinle
Im Feldle 2
D-74405 Gaildorf

Marly Joosten
Die Brücke
Gemeinschaftskrankenhaus Herdecke
Gerhard-Kienle-Weg 10
D-58313 Herdecke

Christel Kaul
Marthashofen
D-82284 Grafrath

Monika Layer
Anetswilerstr. 16
CH-9545 Wängi

Regula Markwalder
Grenzweg 2
CH-4143 Dornach

Ada van der Star
Fachseminar für Altenpflege
Hügelstraße 69
D-60433 Frankfurt am Main

Gabriele Weber
Falterweg 26
D-45279 Essen

Anna Wilde
Goetheanumstraße 13
CH-4143 Dornach

Cornelia Zinck
Bergweg 52
D-58313 Herdecke

Kontaktadressen
für anthroposophische Pflege

Internationales Forum
für Anthroposophische Pflege
Medizinische Sektion der Freien Hochschule
für Geisteswissenschaft
z. Hd. Rolf Heine
Goetheanum
CH-4143 Dornach
med.sektion@goetheanum.ch

Verband anthroposophisch
orientierter Pflegeberufe e.V.
Roggenstraße 82
D-70794 Filderstadt
anthropflegeberufe@lycos.de

Ausbildungsstätten
für anthroposophische Pflege

Freie Krankenpflegeschule an der Filderklinik
Haberschlaiheide 1
D-70794 Filderstadt

Ausbildungsinstitut für Krankenpflege
Gerhard Kienle Weg 10
D-58313 Herdecke

Fachseminar für Altenpflege
Hügelstraße 69
D-60433 Frankfurt

Altenpflegeseminar
Mergelteichstraße 47
D-44225 Dortmund

Vorwort der Herausgeber

Wir leben in einer Zeit, in der Technik und wirtschaftliche Gesichtspunkte in nahezu alle Bereiche des Lebens hineinwirken. Kaum eine Sphäre des Lebens ist nicht von ihnen und den sie begleitenden Sachzwängen durchdrungen. Beispielsweise hat die Computertechnologie in Schulen und Universitäten, Betrieben und in den privaten Haushalten in kaum vorstellbarem Umfang Einzug gehalten. Um die Arbeit der Menschen zu erleichtern, übernimmt die Technik meist die langwierigen und mechanischen Aufgaben. Sie könnte dem Menschen durch den Zeitgewinn die Freiheit schenken, kreativ und gestaltend im eigenen Leben und im Weltgeschehen zu wirken. Doch liegt hierin ein Paradoxon: Mit den ständig fortschreitenden Möglichkeiten der Technik findet der moderne Mensch – so scheint es – immer weniger Zeit, sich den menschlichen, den freikreativen und den künstlerischen Seiten des Lebens zu widmen. Die meisten Zeitgenossen erleben dies als ein Phänomen, dem sie kaum entrinnen können. Es ist, als ob die Technik, anstatt den Menschen zu befreien, ihn nur in einen Wettlauf verstrickt, der ihn davon ablenkt, nach Fortschritten im seelisch-geistigen und im sozialen Bereich zu suchen.

Auch im Pflegeberuf ist diese Entwicklung spürbar. Angesichts starrer Handlungsabläufe im durchorganisierten Krankenhausbetrieb und der Routine täglich wiederkehrender Probleme wird es immer schwieriger, die Pflege des Menschen und seines Mensch-Seins in den Mittelpunkt zu stellen. Eine auf das Wesen des Menschen ausgerichtete Pflege wird durch die Anschauung unterminiert, das Gesundheitswesen sei ein Dienstleistungsunternehmen. Hier werden Gesundheit zur Ware, Patienten zu Kunden und Pflegende, Therapeuten und Ärzte zu Beschaffern und Verkäufern dieser Ware.

Die in diesem Buch vorliegenden Beiträge wollen allen den Pflegenden eine Hilfe sein, die ständig um eine lebendige und menschliche Beziehung zum Patienten ringen. Wer die Gestaltung der Pflege in unserer materialistisch geprägten Zeit als **Pflege des Menschlichen** sieht, wird in diesem Buch manche Anregung finden. Sowohl im persönlichen wie auch im beruflichen Leben können wir Pflegenden danach streben, das besondere Menschliche zu bewahren, zu behüten und weiter zu entwickeln.

Die von *Rudolf Steiner* (1861 – 1925) begründete Geisteswissenschaft, die Anthroposophie, kann in diesem Zusammenhang als eine Lebensauffassung verstanden werden, welche die Erkenntnis des Physischen im Menschen und in der Welt um eine Erkenntnis des Seelischen und des Geistigen im Menschen und im Kosmos erweitern möchte. Als Ausgleich für die materialistische Tendenz unserer Zeit, weist Anthroposophie auf eine Aufgabe hin, in der Pflege mehr ist als Krankenpflege; sie schließt nämlich die Notwendigkeit einer Pflege des Menschentums und seiner physischen Lebensgrundlage, der Erde, mit ein.

Seit dem Beginn dieses Jahrhunderts hat Anthroposophie in vielen Lebensbereichen praktischen Ausdruck gefunden; in der Kunst, der Architektur, in der Landwirtschaft, der Pädagogik, in den Naturwissenschaften, im sozialen und im wirtschaftlichen Leben und nicht zuletzt auch in der Medizin.

Gerade die anthroposophische Medizin findet in den letzten Jahren wachsendes Interesse sowohl bei Patienten als auch bei Ärzten, Therapeuten und Pflegenden. Anfänglich noch als alternative Außenseitermedizin missverstanden, konnte sie inzwischen breite Anerkennung als eine Medizin erlangen, die die modernen naturwissenschaftlichen Methoden voll anerkennt und praktiziert, die aber auch Wege zum Verständnis der seelisch-geistigen Wirklichkeit des Menschen entwickelt hat.

Die anthroposophische Medizin schlägt damit eine Brücke zwischen einer rein auf die physische Welt ausgerichteten Betrachtungsweise und einer überphysischen Weltsicht. Die durch diesen Brückenschlag möglich gewordenen Behandlungsansätze sind heute schon wegweisend für ein postmaterialistisches Heilwesen.

Die erste Klinik, die auf der Grundlage der anthroposophischen Geisteswissenschaft ihre Arbeit aufnahm, ist das 1923 von der Ärztin *Ita Wegman* (1876–1943) gegründete Klinisch-therapeutische Institut in Arlesheim (Schweiz). Hier fand sich auch ein Kreis von Krankenschwestern, die nach einer geisteswissenschaftlichen Durchdringung ihrer pflegerischen Tätigkeit suchten. Mit der Gründung weiterer Kliniken, Altenheime, Sanatorien und ambulanter Einrichtungen gewann auch die durch Anthroposophie erweiterte Pflege an Bedeutung. Inzwischen bestehen auch je zwei staatlich anerkannte Krankenpflege- und Altenpflegeschulen, in denen auf der Grundlage der Anthroposophie ausgebildet wird.

Die Tätigkeit und der Erfolg dieser Einrichtungen ist ohne deren geistige Grundlage, die durch *Rudolf Steiner* am Beginn dieses Jahrhunderts begründete Anthroposophie, nicht vorstellbar. Dem Leser wird es deshalb eine Hilfe sein, wenn er im ersten Teil dieses Buches einige Grundzüge der Anthroposophie und ihre Konsequenzen für die praktische Pflege dargestellt findet. Dabei wird sowohl der pflegebedürftige, leidende oder behinderte Mensch als leibliches, seelisches und geistiges Wesen in den Mittelpunkt gestellt als auch der Pflegende, der als Gestaltender und sich in seinem Beruf Entwickelnder betrachtet wird.

Im zweiten Teil werden einige Elemente der Pflegepraxis und ihre menschenkundlichen Grundlagen erläutert. Der Umgang mit Rhythmus und Wärme, die Durchführung von Einreibungen oder Wickeln und Auflagen prägen diese Pflegepraxis ebenso wie Waschungen und Prophylaxen. Besonders die hier beschriebenen Pflegehandlungen sollen nicht als Rezepturen missverstanden werden. Sie sind als Anregungen für den ausgebildeten Pflegenden gedacht. Sie können und wollen eine gründliche Schulung und gewissenhaftes Studium nicht ersetzen.

Im dritten Teil werden Beispiele aus den Arbeitsgebieten der Pflege dargestellt. Sie machen deutlich, wie Pflege in einem Alltag, der oftmals als bloße Verwaltung chronischer Defizite erlebt wird, eine aktive und gestaltende Rolle einnehmen kann.

Die vorliegenden Beiträge wenden sich an Pflegende in allen Pflegeberufen. Auch Kranken- oder Altenpflegelehrerinnen und -lehrer können manche Anregung für den Unterricht gewinnen, ebenso Ärzte und Therapeuten, welche die Möglichkeiten der durch Anthroposophie erweiterten Pflege kennenlernen und nutzen wollen. Alle Beiträge setzen Grundlagen der Pflege voraus; sie sind eine Erweiterung des bereits vorhandenen Pflegewissens und ersetzen dieses nicht.

An dieser Stelle sei einem möglichen Missverständnis vorgebeugt. Die durch Anthroposophie erweiterte Pflege ist nicht an eine an der Anthroposophie orientierten Institution gebunden, sie wird vielmehr dort möglich, wo Pflegende auf eine für den heutigen Menschen angemessene Weise die geistige Dimension der Welt in ihr Handeln einbeziehen. Wo dies geschieht, wird Pflege menschlich wärmer, fachlich genauer und therapeutisch wirksamer. Dem nicht mit der Anthroposophie vertrauten Leser raten wir, die einzelnen Kapitel in der vorliegenden Reihenfolge zu lesen. Nur so können die im Verlauf der Darstellung entwickelten Begriffe sinngemäß verstanden werden. Da jeder Beitrag in sich abgeschlossen ist, mag der mit der Materie bereits bekannte Leser sich selbst einen Weg durch die einzelnen Beiträge wählen.

Die Herausgeber und Autoren dieses Buches sehen sich vor einer doppelten Herausforderung. Zum einen sollen die Grundlagen der anthroposophischen Menschenkunde für den nicht mit der Anthroposophie vertrauten Leser verständlich dargestellt werden. Dies ist angesichts der Fülle und Komplexität der dabei zu berücksichtigenden Themen geradezu unmöglich. Leser, die sich eingehender mit der Anthroposophie beschäftigen möchten, müssen daher auf die grundlegenden Werke *Rudolf Steiner*s verwiesen werden; Literaturhinweise finden sich im Anhang. Die hier nötige Beschränkung auf einige wenige Gesichtspunkte bleibt schmerzlich.

Zum anderen können Herausgeber und Autoren in ihren Beiträgen nur den jeweiligen Stand ihrer Erfahrungen mitteilen und darüber berichten, was sie selbst vom Standpunkt der anthroposophischen Geisteswissenschaft durchdrungen haben. Wer sich, wie die Autoren, als in ständiger Entwicklung erlebt, wird sich der Unvollkommenheit des eigenen Beitrags besonders bewusst, denn was heute gilt, kann vielleicht morgen schon nicht mehr vor dem eigenen Anspruch bestehen. Besonders dieser Umstand mag der Grund dafür sein, dass bislang nur wenige umfassendere Veröffentlichungen zur anthroposophischen Pflege vorliegen. Mit diesem Buch hoffen wir, diese Lücke ansatzweise zu füllen und interessierten Pflegenden eine Begegnungsmöglichkeit mit der anthroposophischen Pflege zu bieten. Dem Hippokrates-Verlag und besonders Frau D. Seiz sei deshalb für die ermutigende Unterstützung dieses Buchprojektes gedankt, ebenso unseren Lebenspartnern, Freunden und Kollegen, ohne deren Hilfe dieses Buch nicht hätte entstehen können.

Vorwort der Herausgeber zur 2. Auflage

Die Würde des Menschen ist unantastbar. Diese Überzeugung, zu der die Menschheit unter dem Eindruck von Totalitarismus, Rassismus und Nationalismus schmerzlich erwachte, ist seit der Entwicklung der Transplantationsmedizin, der künstlichen Befruchtung, Pränataldiagnostik, Gentechnik, aktiver Sterbehilfe u. a. m. hart umkämpft. Seit dem Ende des letzten Jahrhunderts werden ethische Fragen in einer breiten Öffentlichkeit diskutiert. Die zentrale Frage ist hierbei das Menschenbild, das der jeweiligen Position zu Grunde liegt. Die Herausgeber und Autoren freuen sich mit dieser zweiten Auflage einen Beitrag zu dieser aktuellen Diskussion, die in den kommenden Jahrzehnten fortdauern und sich verschärfen wird, geben zu können. Dabei wollen wir keine dogmatischen Aussagen formulieren, sondern am Beispiel der Pflege des Menschen zeigen, wie das anthroposophische Menschenbild zu einer Quelle der Menschlichkeit in der Alltagsbegegnung mit dem Patienten werden kann. Menschenwürde ist damit kein Gegenstand philosophischer Spekulation, sondern gelebte Wirklichkeit.

Die 2. Auflage wurde durch einige neue Beiträge ergänzt und bietet zusätzlich Lern- und Arbeitshilfen für den Leser. Damit wollen wir einerseits den allgemeinen und einführenden Charakter der ersten Auflage erhalten und andererseits konkrete Möglichkeiten der Vertiefung und des eigenen Studiums aufzeigen.

Wir wünschen den Lesern eine erquickliche Arbeit mit diesem Buch und Kraft und Ausdauer für die berufliche Praxis.

Filderstadt und Stourbridge im Juni 2001

Geleitwort

Mit diesem Buch ist ein wesentlicher Beitrag zur gegenwärtigen Standortbestimmung der Krankenpflege in Ausbildung und Praxis entstanden. Er gibt aber auch Einblick in Forschung und Erfahrung des pflegerischen Tuns, so wie es sich seit Begründung der ersten anthroposophischen Kliniken im Jahre 1921 entwickelt hat. Darüber hinaus ist dieser Beitrag ein Dokument der Zusammenarbeit zwischen äußerst Berufserfahrenen und begeisterten Neueinsteigern in den Pflegeberuf. Auch stammen die Autoren aus verschiedenen Kliniken und Einrichtungen, wodurch das Spektrum der Themen und Fachgebiete sehr vielseitig wurde, sodass jedem Pflegenden – auf welchen Gebiet er auch arbeitet – wertvolle Denkanstöße und neue Techniken und Hilfsmöglichkeiten vermittelt werden.

Anliegen der Autoren ist es, Pflege nicht nur im engeren Sinn als Berufsbezeichnung aufzufassen, sondern auch deren allgemein-menschliche und kulturelle Dimension deutlich zu machen. »Anthroposophie« heißt in die Alltagssprache übersetzt schlicht: »Menschlichkeit«. Und so ist auch die anthroposophische Krankenpflege nicht an eine spezifische »anthroposophische« Klinik, Arztpraxis oder heilpädagogische Einrichtung gebunden. Sie kann überall da Anwendung finden, wo es um das Ideal einer an Menschen orientierten und die Menschlichkeit fördernden Pflege geht. Aus diesem Grunde kann das hier Dargestellte auch motivierten Laien, Sozialarbeitern, Pädagogen und einer Vielzahl anderer therapeutisch ausgerichteter Berufe Anregung für die tägliche Arbeit geben.

Es sei diesem Buch der Wunsch mitgegeben, dass es dazu beitragen kann, in der von Technisierung, Rationalisierung und Sachzwängen immer mehr geprägten Pflegepraxis unserer Zeit einer bewusst wieder erlernten und praktizierten Menschlichkeit zum Durchbruch zu verhelfen. Es möge aber auch dazu beitragen, die Identität eines Berufes zu bilden und zu festigen, der ausgesprochen zukünftig ist: Denn einem anderen freiwillig »Schwester sein«, ohne nach Gegenleistungen zu fragen, gehört zu den christlichen Grundwerten, ohne deren Berücksichtigung und Pflege die sozialen Probleme weder im privaten noch im gesellschaftlichen Umfeld gelöst werden können.

Medizinische Sektion am Goetheanum
Ostern 1995

Dr. med. Michaela Glöckler

Wie erlernt man anthroposophische Pflege? – Lernhilfe und Wegweiser durch das Handbuch

Rolf Heine

Anthroposophische Pflege ist eine Erweiterung der auf Erfahrung, Tradition und Wissenschaft begründeten beruflichen Pflege der Gegenwart. Sie wird in Krankenhäusern, Therapeutika, Sanatorien, Altenheimen oder in der häuslichen Pflege seit Jahrzehnten praktiziert. Anthroposophische Pflege ermöglicht die Realisierung der anthroposophischen Medizin im Lebensalltag des Patienten. Darüber hinaus leistet sie einen eigenständigen, aus der Geisteswissenschaft entwickelten pflegerischen Beitrag. Ihre theoretischen und praktischen Grundlagen sind frei zugänglich. Sie können erstens durch die Mitarbeit in anthroposophischen Einrichtungen, zweitens in Fortbildungskursen und drittens im Selbststudium erarbeitet werden. Das vorliegende Handbuch unterstützt die drei Wege. Es bietet Hintergrundwissen für den Einstieg in einer anthroposophischen Pflegeeinrichtung und Orientierung in der Einarbeitungsphase, Studienmaterial für Aus- und Fortbildung in anthroposophischer Pflege sowie Begleitung und Ermutigung im Selbststudium.

Jedem Kapitel wurde eine kurze Zusammenfassung vorangestellt. Am Ende jedes Beitrages werden beispielhafte Lernziele für das jeweilige Kapitel angegeben. Jeweils ein Lernziel bezieht sich auf die handwerklichen Grundlagen, eines auf die Beziehung zwischen dem Patienten und dem Pflegenden und eines auf den Wissenshintergrund. Für die Erreichung dieser oder selbstgewählter Lernziele schlagen wir jeweils einen der drei im folgenden benannten Lernwege vor *(vgl. Coenraad van Houten, Erwachsenenbildung als Willenserweckung, Stuttgart 1996)*.

Lernwege

Handwerkliches Können	Beziehung	Wissen
Lernweg A	**Lernweg B**	**Lernweg C**
Arbeit mit dem Text	**Arbeit mit dem Text**	**Arbeit mit dem Text**
1.1 Lesen Sie das Kapitel aufmerksam	1.1 Lesen Sie das Kapitel aufmerksam	1.1 Lesen Sie den Text aufmerksam
1.2 Versuchen Sie den Inhalt nach jedem Abschnitt möglichst genau aus dem Gedächtnis wiederzugeben		1.2 Markieren Sie die Passagen, welche den geisteswissenschaftlichen Hintergrund oder das angestrebte Lernziel erläutern
1.3 Lesen Sie die Passagen, die Sie nicht erinnern können, nochmals nach		1.3 Lesen Sie auch die Querverweise in anderen Kapiteln nach
1.4 Versuchen Sie Verständnisfragen zu klären, beispielsweise indem Sie die Querverweise im Text nachlesen		1.4 Versuchen Sie den Inhalt aus dem Gedächtnis zu wiederholen

Handwerkliches Können	Beziehung	Wissen
Lernweg A	**Lernweg B**	**Lernweg C**
Mit dem Thema warm werden	**Mit dem Thema warm werden**	**Mit dem Thema warm werden**
2.1 Was finden Sie in diesem Kapitel interessant, was erscheint Ihnen weniger wichtig? Wofür können Sie sich begeistern?	2.1 Welches Pflegeverständnis liegt dem Text zu Grunde?	2.1 Was leuchtet Ihnen ein, wo bleiben Ihnen Verständnisschwierigkeiten?
	2.2 Welche inneren Haltungen sind für Sie erstrebenswert	
	2.3 Welche inneren Haltungen wollen Sie nicht teilen?	
Diskussion	**Diskussion**	**Diskussion**
3.1 Vergleichen Sie den Inhalt des Kapitels mit Ihren eigenen Erfahrungen	3.1 Welche positiven und welche negativen Erfahrungen mit Ihren Patienten prägen Ihren Berufsalltag?	3.1 Was reizt Sie zum Widerspruch?
3.2 Wo haben Sie ähnliche Erfahrungen gemacht? Wo müssen Sie aus Ihrer Erfahrung widersprechen. Was können Sie aus Ihrer Erfahrung ergänzen?	3.2 Was erleben Sie in der Begegnung mit Patienten als besonders belastend?	3.2 Wodurch unterscheidet sich der hier dargestellte Ansatz von anderen Ihnen bekannten?
	3.3 Bitten Sie Kollegen, Ihnen ihre Erfahrungen mitzuteilen	
Eigene Fragen entwickeln und Ziele festlegen	**Eigene Fragen entwickeln und Ziele festlegen**	**Eigene Fragen entwickeln und Ziele festlegen**
4.1 Was wollen Sie, bezogen auf das Thema des Kapitels, lernen? Welche Fähigkeiten wollen Sie erlangen?	4.1 Formulieren Sie ein eigenes Lernziel oder konkretisieren Sie das vorgeschlagene Lernziel	4.1 Formulieren sie ein eigenes Lernziel oder konkretisieren Sie das vorgeschlagene Lernziel
4.2 Formulieren Sie das Lernziel nochmals neu für sich. Vielleicht muss es eingegrenzt oder erweitert werden	4.2 An welchen Situationen wollen Sie etwas verändern?	4.2 Welche Frage bewegt Sie am meisten?
4.3 Bestimmen Sie die nächsten Lernschritte für die Pflegepraxis. Was wollen Sie konkret üben?	4.3 Wie wollen Sie sich in Zukunft in diesen Situationen verhalten?	4.3 Formulieren Sie diese Frage schriftlich
Üben	**Üben**	**Üben**
5.1 Praktizieren Sie die gewählte Übung	5.1 Suchen Sie die schwierige Situation in der Praxis auf und versuchen Sie sie unter dem gewonnenen Gesichtspunkt zu betrachten	5.1 Versuchen Sie einen Sachverhalt, der Sie besonders beschäftigt, unter dem dargestellten Gesichtspunkt zu verstehen

Handwerkliches Können	Beziehung	Wissen
Lernweg A	**Lernweg B**	**Lernweg C**
5.2 Wie hat der Patient Ihre Pflege erlebt?	5.2 Wenn Sie Ihre seelischen Kräfte verstärken wollen, suchen Sie eine geeignete Übung. Anregungen dazu finden Sie beispielsweise im Kapitel »Pflege als Übungsweg«	5.2 Erläutern Sie Ihre Entdeckung einem Kollegen
5.3 Wie haben Sie sich während der Pflegehandlung gefühlt?	5.3 Suchen Sie die Situation, die Ihnen Probleme bereitete, weiterhin aktiv auf	5.3 Welche neuen Fragen tauchen auf?
5.4 Womit waren Sie zufrieden, womit waren Sie unzufrieden? Haben sich Ihre Erwartungen erfüllt?		
5.5 Was wollen Sie das nächste Mal besser oder anders machen?		
5.6 Wiederholen Sie die gewählte Übung bis Sie mit dem Ergebnis zufrieden sind		
Vertiefung und Erweiterung	**Vertiefung und Erweiterung**	**Vertiefung und Erweiterung**
6.1 Vertiefen Sie das Gelernte, indem Sie das Kapitel nochmals nachlesen und ergänzende oder korrigierende Anregungen aufnehmen	6.1 Suchen Sie im Text Gesichtspunkte, die eine Antwort auf Ihr Problem sein könnten	6.1 Akzeptieren Sie getrost eigene Widersprüche oder Einwendungen von außen
6.2 Tauschen Sie Ihre Erfahrungen mit Kollegen aus	6.2 Beobachten Sie, wie Kollegen in schwierigen Situationen reagieren	6.2 Stellen Sie sich die schriftlich formulierte Frage immer wieder neu
6.3 Bitten Sie Kollegen, Ihnen bei der Pflege zuzusehen	6.3 Was beeindruckt Sie an Ihren Kollegen	6.3 Beschäftigen Sie sich immer wieder mit Ihrer Frage und gehen Sie Anregungen nach, die Ihnen im Laufe der Zeit begegnen
6.4 Suchen Sie nach ergänzender Literatur, besuchen Sie Fortbildungskurse		
Schöpferisch Handeln	**Schöpferisch Handeln**	**Schöpferisch Handeln**
7.1 Versuchen Sie Ihr Können auf neue Situationen zu übertragen und zu pflegen	7.1 Versuchen Sie die schwierige Situation neu zu verstehen und frei zu handeln	7.1 Prüfen Sie, ob der Pflegealltag durch die gewonnenen Gesichtspunkte verständlicher wird

Beispiel für die Arbeit mit den Lernwegen

Am Lernweg A (Handwerkliches Können) wird gezeigt, wie die Arbeit mit einem Kapitel des Buches fruchtbar werden kann. Mit anderen Kapiteln und selbstgesteckten Lernzielen kann im gleichen Sinne verfahren werden.

Kapitel »Variationen zur Ganzkörperwaschung«

Lernziel: Die drei Grundformen einer therapeutischen Waschung können sicher praktiziert werden.

Lernweg A

1.1 Lesen Sie das Kapitel aufmerksam.
Das Kapitel Grundformen der Waschung wird einmal gelesen.

1.2 Versuchen Sie den Inhalt nach jedem Abschnitt möglichst genau aus dem Gedächtnis wiederzugeben.
Abschnitt 1: Allgemeine Gesichtspunkte: Eine Waschung kann prinzipiell unter vier Gesichtspunkten erfolgen. Dabei werden der physische Leib, die Lebenskräfte, das seelische Befinden und das Ich des Patienten je nach Vorgehensweise bevorzugt angesprochen.
Mit den anderen Abschnitten wird in der gleichen Weise verfahren.

1.3 Lesen Sie die Passagen, die Sie nicht erinnern können nochmals nach.
Der Abschnitt »Die belebende Waschung« war nur schlecht zu erinnern. Er wird nochmals gelesen.

1.4 Versuchen Sie Verständnisfragen zu klären, beispielsweise indem Sie die Querverweise im Text nachlesen.
Aus dem Abschnitt »Die belebende Waschung« wurde folgende Passage nicht verstanden: »Der bei einer Waschung durch den Waschhandschuh oder das Handtuch ausgeübte Druck sollte wie bei einer rhythmischen Einreibung *(s. Kap. »Die Rhythmische Einreibung«, S. 142 ff.)* nicht dazu führen, dass Gewebe verschoben wird.« Dem Verweis auf die rhythmische Einreibung wird nachgegangen.

2.1 Was finden Sie in diesem Kapitel interessant, was erscheint Ihnen weniger wichtig? Wofür können Sie sich begeistern?
Besonders interessant war die Aussage, dass Hand- und Fußbad beim Schwerkranken eine Ganzwaschung ersetzen können.

3.1 Vergleichen Sie den Inhalt des Kapitels mit Ihren eigenen Erfahrungen.
Erfahrungen mit basaler Stimulation werden dem Kapitel gegenübergestellt.

3.2 Wo haben Sie ähnliche Erfahrungen gemacht? Wo müssen Sie aus Ihrer Erfahrung widersprechen. Was können Sie aus Ihrer Erfahrung ergänzen?
Positive Erfahrungen mit basaler Stimulation.

4.1 Was wollen Sie, bezogen auf das Thema des Kapitels, lernen? Welche Fähigkeiten wollen Sie erlangen?
Waschen nach den Gesichtspunkten der rhythmischen Einreibung.

4.2 Formulieren Sie das Lernziel nochmals neu für sich. Vielleicht muss es eingegrenzt oder erweitert werden.
»Ich möchte lernen, bei der Ganzkörperwaschung mit ruhigen, rhythmischen Bewegungen zu arbeiten.«
»Ich möchte bei Schwerkranken Erfahrungen mit Hand- und Fußbad sammeln.«

4.3 Bestimmen Sie die nächsten Lernschritte für die Pflegepraxis. Was wollen Sie konkret üben?
Waschen in ruhigen rhythmischen Bewegungen bei den Patienten, die ich an meinem nächsten Arbeitstag zu pflegen habe.
Hand- und Fußbad bei Frau *T.* als Ersatz für die anstrengende Ganzwaschung.

5.1 Praktizieren Sie die gewählte Übung.
Am kommenden Morgen wird Frau *T.* mit Hand- und Fußbad versorgt. Da sie eingenässt hatte, wurde zuvor der Intimbereich gereinigt.
Die Waschung des Rückens von Frau *M.* konnte in ruhigen Kreisen erfolgen.

5.2 Wie hat der Patient Ihre Pflege erlebt?
Frau *T.* war sichtlich weniger angestrengt. Sie schlief nach der Waschung entspannt ein.
Frau *M.* konnte keinen Unterschied zu an-

deren Waschungen feststellen. Sie war aber mit der Behandlung zufrieden.

5.3 Wie haben Sie sich während der Pflegehandlung gefühlt?
Bei Hand- und Fußbad erlebte ich eine fast meditative Stimmung.
Bei Frau M. wurde ich dadurch abgelenkt, dass sie mir etwas erzählen wollte.

5.4 Womit waren Sie zufrieden, womit waren Sie unzufrieden? Haben sich Ihre Erwartungen erfüllt?
Zufrieden mit der Arbeit bei Frau T.
Unzufrieden damit, dass ich mich bei Frau M. nicht auf eine ruhige Bewegung konzentrieren konnte.

5.5 Was wollen Sie das nächste Mal besser oder anders machen?
Ruhig bleiben. Die rhythmische Bewegung bei der Rückenwaschung vorher an einer Kollegin üben.

6.1 Vertiefen Sie das Gelernte indem Sie das Kapitel nochmals nachlesen und ergänzend oder korrigierende Anregungen aufnehmen.
Das Kapitel wird nochmals gelesen. Als ergänzender Aspekt wurde der Unterschied zwischen der Waschung in Richtung Körpermitte und in die Peripherie hinzugenommen.

6.2 Tauschen Sie Ihre Erfahrungen mit Kollegen aus.
Es lagen keine eigenen Erfahrungen mit besonderen Formen der Waschung vor. Basale Stimulation war einigen Kolleginnen bekannt.

6.3 Bitten Sie Kollegen, Ihnen bei der Pflege zuzusehen.
Eine Kollegin war gerne bereit bei einem Hand- und Fußbad zuzusehen. Sie war beeindruckt von der Atmosphäre, die im Zimmer entstand. Es entwickelte sich ein fruchtbares Gespräch.

6.4 Suchen Sie nach ergänzender Literatur, besuchen Sie Fortbildungskurse.
Information über Kurse sind zu erhalten beim *Verband anthroposophisch orientierter Pflegeberufe e.V., D-70794 Filderstadt, Roggenstraße 82.*

7.1 Versuchen Sie Ihr Können auf neue Situationen zu übertragen und zu pflegen.
Nach dem Besuch einer Fortbildungsveranstaltung entstand der Impuls, diese Form der Waschung als stationsinterne Fortbildung allen Kollegen bekannt zu machen.

Teil A

Anthroposophie und Pflege

Menschenkundliche Grundlagen einer durch Anthroposophie erweiterten Pflege

Frances Bay

Ausgehend von alltäglichen pflegerischen Erfahrungen wird die geisteswissenschaftliche Grundlage anthroposophischer Pflege erläutert. Dabei wird das Berufsverständnis des Pflegenden vor dem Hintergrund der modernen Pflegetheorie diskutiert. Es wird deutlich, dass anthroposophische Pflege keine Pflegetheorie ist, sondern das Bestreben, Menschlichkeit im Pflegeberuf durch das umfassende anthroposophische Menschenverständnis zu entwickeln. Es werden die mit den Sinnen nicht wahrnehmbaren Wesensglieder des Menschen in ihren Bezügen zu Natur und Kosmos dargestellt und mit praktischen Beispielen aus Pflegealltag und Medizin erläutert.

Lernziel s. Seite 46

Es ist schwer, über Krankenpflege zu schreiben, da diese eine Tätigkeit ist, die sich in der Begegnung und im Handeln zweier Menschen ereignet. Jede pflegerische Tätigkeit ist von der Situation geprägt, in der die Begegnung zwischen dem Patienten und dem Pflegenden stattfindet. So mag es wenig fruchtbar erscheinen, über Krankenpflege zu theoretisieren. Man könnte geneigt sein, PflegetheoretikerInnen vorzuwerfen, dass sie von der eigentlichen »Pflege« abweichen und in andere Fachgebiete wie die Psychologie und Soziologie geraten. Dennoch fordert die heutige Zeit, dass wir Bewusstsein in unser Handeln bringen: Ein Bewusstsein, das unser pflegerisches Tun über das rein funktionelle und mechanistische Ausführen von Tätigkeiten hinaus auf eine therapeutische Ebene bringen kann. So lautet die Frage: Wie kann ich als Pflegende(r) meine Begegnungen und Handlungen so gestalten, dass diese zu therapeutischen Maßnahmen werden? Um einer Antwort auf diese Frage näher zu kommen, ist das Nachdenken über die Pflege notwendig. Daraus sollte keine abgeschlossene Theorie und kein Pflegemodell hervorgehen. Vielmehr ist es das Bestreben, hier einen Weg zu Einsicht und Bewusstsein im pflegerischen Handeln aufzuzeigen.

Was tun Pflegende?

➤ Pflege führt auf eine neue therapeutische Ebene

Fragt man eine Schwester oder einen Pfleger nach seiner Tätigkeit, würden sie wahrscheinlich kurz antworten: »Menschen pflegen«. Oder aber sie würden eine lange Liste von Handlungen aufzählen: »Patienten waschen und lagern; sie auf die Toilette begleiten; ihnen bei den Mahlzeiten helfen; Verbände anlegen; ihnen Spritzen, Einläufe und Inhalationen verabreichen; Temperatur, Blutdruck und Puls messen; sie mit Medikamenten versorgen; Patienten und seine Angehörigen trösten; Rat geben für die häusliche Pflege; Ärzte und Therapeuten unterstützen; den Stationsablauf organisieren« und, je nach Arbeitsort, noch vieles mehr.
Hinsichtlich dieser langen Liste ergibt sich die Frage, welche dieser Handlungen als so spezifisch »pflegerisch« gelten, dass eine dreijährige Ausbildung als gerechtfertigt anerkannt wird. – Ist das Putzen eines Patienten-Nachttisches eine pflegerische Aufgabe oder sollte sie vom Reinigungsdienst ausgeführt werden? – Ist die Blutabnahme eine pflegerische Tätigkeit oder Aufgabe des Arztes oder Laboranten? – Könnte nicht die Familie des Kranken für dessen Grundpflege und Verpflegung sorgen? Gleiches gilt für die Gespräche mit dem Patienten. Auch dafür gibt es heute »Spezialisten«. Allen Pflegenden würde es widerstreben, ihre Arbeit als etwas zu betrachten, das jeder machen könnte, jedoch niemand übernehmen möchte. Worin besteht also die besondere Aufgabe der Pflege? Eine Antwort auf diese Frage ist sicherlich

nicht alleine darin zu suchen, was Pflegende tun. Der Fortschritt in der Medizin, das Verschwinden einiger Krankheiten sowie das Auftreten neuer Erkrankungen und auch soziale und politische Entwicklungen beeinflussen Art und Umfang des pflegerischen Leistungsrepertoirs. Daher kann die Pflege ihre Identität nicht in den wechselnden Rollen des »was« finden. Vielmehr muss sie lernen, ihr Bewusstsein darin zu finden, wie etwas zu tun ist. – Wie wird ein Patient beim Lagern, Waschen oder Mobilisieren angefasst? – Bleibt es bei einer rein funktionellen Berührung? Oder treten weitere Überlegungen hinzu?

Wir könnten fragen: »Wie fasse ich den Patienten so an, dass er es als angenehm und beruhigend empfinden kann und in ihm das Gefühl von Sicherheit und Geborgenheit entsteht? – Was wird dem Kranken beim Spritzen vermittelt? – Welche Gedanken und Absichten hat der Pflegende bei einer Einreibung oder beim Anlegen eines Wickels? Was ist Gesprächsinhalt zwischen PatientIn und Pflegenden?«

Bei jedem Menschen muss die Antwort auf solche Fragen eine andere sein, denn nur dann kann von einer individuellen Pflege gesprochen werden. Wir müssen lernen, aus der Beobachtung des Patienten heraus die richtigen Fragen zu stellen. Dann können wir individuelle Antworten finden, durch die die Pflege heilsam wird.

Pflegehandlungen können entweder funktionell ausgeführt werden, oder aber so, dass die spezifische pflegerisch-heilende Intension in ihr wirksam wird. Ein einfaches Beispiel soll dies erläutern:

Beispiel

Ein Patient liegt schweißgebadet mit hohem Fieber im Bett. Zweckmäßiges Ziel wäre es, das Fieber rasch zu senken und Mazerationen der Haut durch die Feuchtigkeit zu verhindern. In diesem Sinn wird ein vom Arzt verordnetes fiebersenkendes Mittel verabreicht, der Schweiß wird abgewaschen und der Patient noch feucht und nackt mit einem leichten Laken bedeckt, um mittels der Wasserverdunstung das Fieber weiter zu senken.

Diese rein zweckbestimmten Überlegungen führen mit hoher Wahrscheinlichkeit zum Ziel: der Patient ist bald trocken, das Fieber gesenkt.

Die pflegerische Weise, dieser Situation zu begegnen, wäre der Versuch, die Perspektive des Patienten einzunehmen: – Wie fühlt es sich an, heiß und schweißgebadet im Bett zu liegen?

Nicht nur der Körper des Patienten ist in dieser Stresssituation beansprucht. Der Kranke leidet unter dieser Hitze, er ist unruhig, fühlt sich bedrängt und unbequem in der Feuchtigkeit. Wie wird aus dieser Sicht die eben geschilderte Behandlung empfunden? Wird das seelische Erleben des Patienten in die Pflege miteinbezogen? Berücksichtigt man diese Fragen, so kann der Kranke auch folgendermaßen behandelt werden:

Beispiel

Ziel ist nicht primär die Fiebersenkung, sondern eine Waschung, sodass sich der Patient anschließend wohl in seiner Haut fühlt. Die Temperatur des Wassers wird darum nicht einfach kalt, sondern auf den Patienten abgestimmt, angenehm kühl gewählt. Anschließend wird er abgetrocknet, um nicht nass im Bett zu liegen und unter Abkühlung leiden zu müssen. Danach werden lauwarme Zitronen- oder Essigwadenwickel angelegt, die zu einer Linderung der durch das Fieber verursachten Störungen, zum Beispiel Kopf- und Gliederschmerzen, Fieberträume und Tachykardie, beitragen, ohne den Patienten der Kälte auszusetzen. Mit diesen Anwendungen kann der Patient auch die vertraute Hülle seines Pyjamas und der Bettdecke genießen. Er fühlt sich nicht der Umgebung ausgeliefert. Diese umhüllende Behandlung wird mehrfach wiederholt und kann dazu führen, dass der Patient die damit verbundene Aufmerksamkeit und Zuwendung auch auf der seelischen Ebene als wohltuend und heilsam empfindet.

Auf diese Weise werden Pflegehandlungen nicht nur unter funktionellen Gesichtspunkten durchgeführt, sondern nach ihrem Wert für das Befinden des Patienten beurteilt. In diesem Sinne gibt es keine Pflegeprobleme, sondern nur Patientenprobleme, die sich die Pflegenden im Rahmen des Pflegeprozesses zu eigen machen.

> »Der Pflege obliegt es (...) den Kranken in Verhältnisse zu bringen, welche der Naturheilung möglichst vollen Spielraum gewähren.«
> *(Florence Nightingale) (8)*

Neben der Gestaltung der eigenen pflegerischen Aufgabe stellt Pflege auch eine Voraussetzung für das Wirken von Ärzten und Therapeuten dar. Durch unsere Anwesenheit und die Begleitung des Patienten rund um die Uhr erhalten wir eine Übersicht über nahezu alle seine persönlichen Aktivitäten. So können Pflegende zu Vermittlern zwischen Ärzten, Therapeuten, Angehörigen und dem Kranken selbst werden. Diese Aufgabe kann man mit der Wirksamkeit des Wassers hinsichtlich der Ernährung vergleichen: Ohne das Wasser können die mit der Nahrung aufgenommenen Substanzen nicht wirksam werden. Wasser alleine bewirkt noch kein Wachstum, keine Erhaltung oder gar Heilung. Ohne Wasser jedoch erreichen auch die Substanzen nicht ihr Ziel.

So findet Pflege eine besondere Aufgabe darin, wie Wasser zu sein: Sie soll alles, was um den Patienten herum geschieht, heilsam werden lassen.

Entwicklungen in der Pflege

Blicken wir auf die Entwicklung der Pflege in den letzten dreißig Jahren zurück, wird deutlich, wie diese mehr und mehr nach Eigenständigkeit strebt. Sie fordert eine Emanzipation von der Medizin und Anerkennung als ein vollwertiger Beruf. Pflegende akzeptieren nicht mehr, wenn sie als bloße Gehilfen im Medizinbetrieb angesehen werden. Die Behauptung, jede mütterliche Frau sei ebenso imstande, gut zu pflegen, wird abgelehnt.

Infolge dieses Strebens nach Anerkennung haben PflegetheoretikerInnen zunächst in den USA und Großbritannien, später auch auf dem europäischen Kontinent versucht, die Eigenständigkeit und Professionalität der Pflege

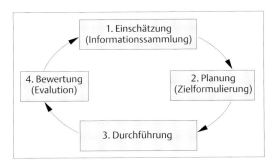

Abb. 1

durch die Formulierung von Pflegemodellen zu sichern. Neben diesen Modellen, die eine inhaltliche Bestimmung der Pflege zum Ziel haben, wurde Pflege formal, in Anlehnung an betriebswirtschaftliche Modelle, als Problemlösungsprozess verstanden. Dieser »Pflegeprozess« besteht je nach AutorIn aus einer Anzahl logisch aufeinander bezogener Schritte, die zur Lösung der Probleme des Patienten führen sollen *(Abb. 1)*.

Mit dem Ziel, der Pflege eine wissenschaftliche Grundlage zu geben, wird der schon von *Virginia Henderson (3)* dargestellte Dreischritt Denken – Entscheiden – Handeln auf eine abstraktere Ebene gehoben.

Der Pflegeprozess als ein rein formales Gerüst betrachtet, sagt jedoch nichts über den Inhalt des Pflegeberufes aus. Dieser bestimmt sich wesentlich aus dem spezifischen Wissen, das in einem Beruf zum Handeln befähigt, so wie das zum Beispiel im Arzt- oder Rechtsanwaltsberuf üblich ist. – Welches Fachwissen also konstituiert die Pflege? – Aus welchem Hintergrund heraus können die Grenzen des Pflegeberufes definiert werden?

Seit den 70er Jahren sind eine Reihe von Modellen entstanden, die ihre Grundlagen in verschiedenen psychologischen und sozialwissenschaftlichen Modellen suchten. Diese Modelle streben nach Professionalität, nach Definition von Fachwissen und **Ganzheitlichkeit**. Ihnen liegt jeweils eine ähnliche innere Struktur zugrunde: In ihren Grundaussagen behandeln sie:

Modelle der Ganzheitlichkeit

- das Wesen des Menschen,
- Gesundheit und Krankheit,
- Pflege oder die Rolle der Pflegenden.

Diese Modelle haben auch in Deutschland die Diskussionen der letzten Jahre maßgeblich bestimmt. Sie fordern dazu auf, die Pflege aus dem Unbewussten zu heben und tragen dazu bei, dass Pflege nicht mehr blindlings den alten Traditionen folgt. Pflegende denken nun wach und bewusst über ihre Rolle nach.

Für die Pflegepraxis bergen die Modelle jedoch die Gefahr, dass die Lage des Patienten nur noch nach den Strukturen des jeweiligen Modells erfasst wird, und nicht mehr aus der liebevollen Beziehung zum Patienten heraus. Sie laufen damit Gefahr, ebenso wie die zu Recht kritisierte Funktionspflege nicht den Patienten in den Mittelpunkt zu stellen, sondern ihre Vorstellung von einer ganzheitlichen Pflege. Besonders die gesetzliche Dokumentationspflicht lenkt den Blick von der unmittelbaren, lebendigen Beziehung zum Patienten ab und hin zu den formalen Strukturen des Pflegeprozesses und des angewandten Pflegemodells.

Die in *Tabelle 1* dargestellten Modelle definieren den Menschen als ein physisches (bio), seelisches (psycho), soziales und geistiges Wesen, wobei einige das Geistige nicht berücksichtigen. Diese Begriffe werden jedoch im einzelnen nicht erklärt und bleiben somit ohne inhaltliche Aussagekraft. Sie laufen der bewusstseinsweckenden Kraft des Modells aber zuwider, da sie dazu führen, dass Pflegende der Meinung sind, sie praktizieren eine ganzheitliche Pflege, ohne jedoch eine wirkliche Vorstellung von der physischen (bio), seelischen (psycho), sozialen und geistigen Wesenheit des Menschen zu haben. Ein solches Bild des Menschen hat jedoch für unsere Pflegehandlungen Konsequenzen.

Das Bild des Menschen

Das Bild des Menschen als Grundlage für die Pflege kann nicht mit einer einfachen Definition abgetan werden. Es muss vielmehr zu einem wirklichkeitsgetreuen Bild werden, das im Pflegenden selbst lebt, und das alle Beobachtungen am Patienten und alle Pflegehandlungen mitgestaltet.

Auf diesem Gebiet können die Darstellungen *Rudolf Steiner*s zum Wesen des Menschen viel beitragen. Zwei Gesichtspunkte aus der anthroposophischen Menschenkunde sollen deshalb im Folgenden betrachtet werden:

- Die **Viergliedrigkeit** des Menschen: der Mensch in seiner Beziehung zur Umwelt, als soziales Wesen in der Natur;
- die **Dreigliedrigkeit** des Menschen: Der Mensch als physisches (bio), seelisches (psycho) und geistiges Wesen in Gesundheit und Krankheit.

Theoretische Quellen:	PflegetheoretikerInnen
Interaktionspsychologie	Riehl (11) Peplau (10)
Entwicklungspsychologie	Peplau (10)
Stress-Adaptions-Theorie	Roy (13)
Systemtheorie	Neuman (7), King (6)
Behaviorismus	Johnson (4)
Pflegeergebnismodelle:	
Bedürfnismodelle	Henderson (3), Orem (9)
Lebensaktivitäten	Roper et al. (12), Juchli (5)

Tab. 1
Einige Pflegemodelle und ihre theoretischen Quellen

Die Viergliedrigkeit des Menschen

Die Viergliederung ist uns in vielen Lebensbereichen nichts Fremdes. Wir kennen zum Beispiel die vier Himmelsrichtungen Nord, Süd, West und Ost, oder die vier Jahreszeiten Frühling, Sommer, Herbst und Winter. Schon die Menschen der Antike unterschieden vier Naturreiche: Mineral-, Pflanzen-, Tierreich und das Reich des Menschen. Sie erkannten die vier Elemente Erde, Wasser, Luft und Feuer. In unserem Bewusstsein führen diese heute nur noch ein Schattendasein als die vier Aggregatzustände »fest«, »flüssig«, »gasförmig« und als »Energie«. Nach *Hippokrates* durchströmen vier Säfte den menschlichen Körper: Blut, Schleim, Galle und Schwarze Galle. Ihre richtige Mischung im Organismus bewirkt Gesundheit, ein Ungleichgewicht Krankheit. In der Seele bestimmt die Dominanz eines der Säfte das Temperament des Menschen. *Hippokrates* nennt vier Typen: den Sanguiniker (lat. sanguis = Blut), den Phlegmatiker (gr. phlegma = Schleim), den Choleriker (gr. chole = Galle) und den Melancholiker (gr. melan chole = schwarze Galle). Der Ausgleich und die Harmonisierung der Säfte bewirkt Heilung.

Betrachten wir den Menschen als Ganzheit, so können wir zahlreiche Bezüge zu der in der Antike geprägten Anschauung von der Viergliedrigkeit erkennen. *Rudolf Steiner* begründete diese anhand seiner geisteswissenschaftlichen Methoden für unsere Zeit neu und erweiterte sie *(15, 16, 19)*. Um die von *Steiner* dargestellte Viergliedrigkeit des Menschen anschaulich zu erläutern, wollen wir im Folgenden einen Patienten bei seiner Aufnahme im Krankenhaus betrachten.

1. Das Ich des Menschen

Während der ersten Begegnung mit unserem Patienten werden im Rahmen der Pflegeanamnese eine Reihe von Fragen gestellt und Untersuchungen durchgeführt. Diese Informationssammlung stellt den ersten Schritt im Pflegeprozess dar. Sie richtet sich an den Menschen als individuelle Persönlichkeit. Wir fragen nach seinem Namen und zahlreichen biografischen Einzelheiten, zum Beispiel nach Alter, Familienstand, den sozialen Verhältnissen und der Genese seiner Erkrankung. Das durch dieses Fragen entfaltete Gespräch erlaubt uns, die einmalige Individualität des vor uns stehenden Menschen ein klein wenig kennen zu lernen. Er besitzt eine von seiner Persönlichkeit, seinen Erlebnissen und Erfahrungen geprägte, ganz zu ihm gehörige einmalige Vergangenheit. Jetzt, hier in der Gegenwart, ist er auf seiner Suche nach Hilfe und Heilung zum Patienten geworden.

Vieles, was sich in den folgenden Tagen und Wochen aus dem Verlauf seiner Erkrankung und seiner Zusammenarbeit mit den Ärzten, Therapeuten und Pflegenden ergibt, wird die Zukunft dieses Menschen mitgestalten.

Mit diesem Blick in seine Vergangenheit und seine mögliche Zukunft kommen wir, gemeinsam mit dem Patienten, zur Zielformulierung. Betrachten wir den Patienten ausschließlich in der Gegenwart, laufen wir Gefahr, nur die Krankheit oder die Probleme, die mit dieser verbunden sind, zu sehen. Diese eingeschränkte Sicht führt oftmals zum »Galle-in-Zimmer-3-Syndrom«.

Im Gespräch, im Gedankenaustausch mit dem Patienten erfahren wir also etwas über sein Ich – über seine Individualität. Diese Gabe des Menschen, über sich selbst und über andere nachzudenken, unterscheidet ihn von allen anderen Lebewesen. Die Fähigkeit zum Denken ermöglicht uns die Selbsterkennung als »Ich«. »Ich« ist ein Begriff, den jeder Mensch nur auf sich selbst anwenden kann – nie auf eine andere Person.

➤ **Unsere physische Gestalt ist auf das Denken ausgerichtet**

Anders ist das bei den Tieren. Wenn ein Tier erkrankt, sucht es meist instinktiv Heilung in der Natur, z.B. die Katze, wenn sie Gras frisst. Während der Mensch in freier Verantwortung etwas zu seiner Gesundung beitragen oder aber die Krankheit verursachen oder unterhalten kann, sucht das Tier instinktiv die Umgebung auf, die ihm das für das Überleben Notwendige bietet. Wenn ein Tier zum Tierarzt gebracht wird, ist es für das Tier bekanntermaßen unmöglich, einen biografischen Zusammenhang mit der vorliegenden Krankheit zu knüpfen. Es kann sich deshalb nicht durch die Krankheit entwickeln, sie führt nicht zu einer biografischen Reifung. So wird bei Tieren, die unter starken Schmerzen leiden, die Tötung als Gnade angesehen. Aufgrund der das ganze Leben hindurch fortbestehenden Entwicklungsmöglichkeit ist dies beim Menschen nicht zu verantworten.

Die gesamte physische Gestalt des Menschen ist auf seine besondere Gabe des Denkens ausgerichtet. Betrachten wir einmal die menschliche Gestalt: Als einziges Lebewesen besitzt der Mensch eine aufrechte Haltung. Er steht auf zwei Beinen und balanciert in dieser labilen Haltung sein Gleichgewicht. Vierbeinige Wirbeltiere verfügen im Gegensatz dazu über eine stabile Haltung. Sie müssen starke Nackenmuskeln ausbilden, um ihren Schädel entgegen der Schwerkraft zu halten. So verfügt der Schädel eines Tieres über eine Kraft, die mit der einer Gliedmaße vergleichbar ist und deren Funktion übernimmt (z. B. ein Hund, der eine Zeitung apportiert, oder ein Löwe, der seine Beute mit dem Maul fängt und zerreißt).

Der Mensch jedoch hat aufgrund seiner aufrechten Haltung beide Hände frei. Sie können ihm zu kreativen Dienern werden: im künstlerischen oder handwerklichen Tun – oder bei der Heilung anderer. Der Kopf ist somit von seiner Funktion als Gliedmaße befreit. Er befindet sich in Ruhe: eine Grundvoraussetzung für das Denken. Ihre Notwendigkeit ist leicht nachvollziehbar, wenn wir versuchen, konzentriert nachzudenken, während wir den Kopf schütteln. Hier erfahren wir, dass ein Haupt, das wie eine Gliedmaße ständig in Bewegung ist, nicht dem Denken dienen kann. Ebenso sind die für die stabile Haltung spezialisierten Gliedmaßen der Tiere nicht für ein freies, kreatives Handeln angelegt.

Neben der Fähigkeit zu denken und kreativ zu handeln, zeichnet sich jedoch die Individualität des Menschen, sein Ich, auch durch sein Verhältnis zur Wärme aus. Um gesund zu sein, benötigt der Mensch die relativ konstante Körpertemperatur um 37 °C. Grobe Schwankungen in beiden Richtungen führen zur Schädigung des Organismus und sind letztendlich mit dem Leben nicht vereinbar. Bei vielen Tieren ist die Abhängigkeit von einer bestimmten Körpertemperatur weniger ausgeprägt. Während des langen Winterschlafes sinkt zum Beispiel die Körpertemperatur einer Feldmaus bis auf wenige Grad über Null ab. Damit verlangsamen sich ihre Lebensprozesse auf ein Minimum.

Dem Menschen ist es aufgrund seiner konstanten Körpertemperatur möglich, sein Leben weitgehend unabhängig von der Außentemperatur einzurichten. Darüber hinaus ist ihm als einzigem Wesen die Fähigkeit verliehen, das Feuer zu beherrschen und für sich nutzbar zu machen. Schmieden, Töpfern und Backen sowie der Umgang mit Energie und Technik sind Ausdruck dieser Fähigkeit, die den Aufbau einer Kultur ermöglichen.

Eine weitere Besonderheit des Menschen stellt seine Entscheidungsfreiheit dar. Tiere sind von der Natur, in der sie leben, abhängig. Der Mensch folgt nicht instinktiv den Gegebenheiten der Natur. Was für ihn richtig ist, muss er frei entscheiden. Dies gilt letztlich auch für die dem Menschen innewohnenden Triebe und Instinkte. Der Mensch kann selbst entscheiden, ob er seinem Hunger- oder Geschlechtstrieb folgt. Diese Freiheit schafft jedoch auch für die Möglichkeit des Irrtums Raum. Hierin liegt die Ursache für viele Krankheiten.

Die besondere Individualität des Menschen und seine Möglichkeit zur Freiheit benennen wir mit dem Begriff, den sich der sich selbst erkennende Mensch selbst gibt: dem Ich. Die Kraft, mit der sich das Ich in der Gestalt des Menschen bis in seine Fähigkeit des Denkens hinein ausgeprägt hat, wird in der anthroposophischen Menschenkunde als Ich-Organisation bezeichnet.

2. Die Seele oder der Astralleib

Kehren wir zu unserem Beispiel des Aufnahmegesprächs zurück. Wir wollen nun wissen, wie sich der Patient fühlt. Häufig wird ein Mensch zum Patienten, weil er unter Schmerzen leidet. Nun sucht er Hilfe beim Arzt, Therapeuten und Pflegenden. Die Fähigkeit zu fühlen und zu leiden hat der Mensch mit den Tieren gemeinsam: niemand zweifelt daran, dass ein Hund Schmerz erleidet, wenn er das Tier jaulen hört.

Gefühle verändern den Rhythmus der Atmung: Gespannt »halten wir die Luft an«, wir lachen und sprechen im Ausatmungsstrom, wir »schreien in Wut« und »seufzen mit Erleichterung«. Diese und viele anderen Äußerungen von Sympathie und Antipathie unterbrechen den normalen Rhythmus der Atmung. Im Gefühl der Antipathie zieht sich die Seele zusammen – im Gefühl der Sympathie dehnt sie sich aus. Ähnlich verhält es sich bei der Atmung: Während wir einatmen, strömt die Luft in die Lunge hinein und kommt über die Alveolen in direkten Kontakt mit dem Blut, das durch unseren ganzen Körper pulsiert. Während des Ausatmens strömt die mit Kohlendioxid gesättigte Luft wiederum nach außen und verteilt sich überall im Raum. Darüber hinaus erkennen wir die Dynamik der Atmung überall dort, wo Verdichtung und Ausdehnung oder ein Wechselspiel zwischen Innen und Außen stattfindet. Dies zeigt, wie sehr unser Fühlen mit dem Atmungsprozess in Beziehung steht.

Unser Bewusstsein der Gefühle ähnelt dem unserer Träume. Manchmal bleiben auch diese unbewusst wie der gesunde Atem, manchmal sind sie jedoch bildhaft und bewegt wie die von Gefühlen erregte Atmung. Die Besonderheit des Atmungsprozesses findet bei *Goethe* ihren künstlerischen Ausdruck.

> Im Atemholen sind zweierlei Gnaden:
> Die Luft einziehn, sich ihrer entladen.
> Jenes bedrängt, dieses erfrischt;
> So wunderbar ist das Leben gemischt.
> Da danke Gott, wenn er dich presst,
> Und dank' ihm, wenn er dich wieder entlässt.
> *(aus: J. W. v. Goethe, Talismane)*

Atmung und Empfindung hat der Mensch mit den Tieren gemein. Sie sind Ausdruck des Seelischen. Der Mensch ist aber im Gegensatz zum Tier nicht von seinen Gefühlen abhängig. Aufgrund seines Ichs ist es ihm möglich, Gefühle zu verwandeln. Er kann auch unabhängig von ihnen handeln. Die menschliche Seele öffnet sich somit einerseits für leibgebundene Empfindungen wie Hunger und Durst oder Lust und Unlust, andererseits – über sein Denken – für geistige Inhalte und Ideale wie Freiheit und Liebe. Diese seelische Organisation des Menschen (und der Tiere) wird in der anthroposophischen Menschenkunde als Astralleib bezeichnet. Dieser gestaltet die leibliche Organisation des Menschen so, dass sie in der Lage sind, Träger für das in allen Atmungsvorgängen wirkende Seelische zu sein, welches eng mit dem Element Luft verbunden ist.

3. Der Lebensleib oder Ätherleib

Erinnern wir uns wieder an unser Beispiel. Im Verlauf der Anamnese kommen wir auf die Lebensprozesse des Patienten zu sprechen. Wir erfragen also u. a. seine Schlaf- und Essgewohnheiten und seine Ausscheidungen. Häufig beobachten wir, dass es nicht der Schmerz ist, der den Menschen darauf aufmerksam macht, dass »etwas mit dem Körper nicht stimmt«. Oftmals bemerkt er zusätzlich zum Schmerz, dass Störungen im normalen Funktionsablauf seines Leibes aufgetreten sind.

Solange der Mensch gesund ist, sind ihm seine Lebensprozesse nicht bewusst. Was seine Leber leistet, wie seine Muskeln arbeiten oder was sich in seinem Herzen abspielt, bleibt ihm verhüllt.

Es ist selbstverständlich, dass der Leib selbstregulierend tut, »was er zu tun hat«. Erst während einer Krankheit oder im Alter, wenn die Lebensprozesse in ihrer Tätigkeit ermatten, staunen wir über das Wunderwerk unseres gesunden Organismus. Wären wir mit unserem Bewusstsein ständig an unseren Lebensprozessen beteiligt, so würden wir seelisch-geistig unfrei werden. Wir können dankbar sein, dass sich in der Gesundheit unser Bewusstsein gegenüber den Lebensprozessen wie im Tiefschlaf befindet. Nur in der Krankheit werden sie uns bewusst.

Zu den Lebensprozessen und der Lebensorganisation des Menschen zählt auch seine Geschlechtlichkeit. Wie die Pflanze und das Tier ist auch er ein lebendiges Wesen, das sich fortpflanzen kann. Er aber hat als denkendes Ich-Wesen die Möglichkeit, in Freiheit zu entscheiden, wo und wie er sich in der Welt einlebt. Tiere können sich zwar frei in ihrer Umgebung bewegen, sind aber durch ihre gattungsspezifischen Instinkte an bestimmte Umweltbedingungen und Orte gebunden. Pflanzen sind in dieser Hinsicht ganz auf den

Standort festgelegt, an dem sie wachsen, blühen, fruchten und wieder sterben. Nur der Samen kann passiv vom Wind oder von Tieren fortgetragen werden, um an einem geeigneten Standort wieder zu keimen. Die Pflanze ist ganz an ihre Lebensprozesse gebunden, das Tier an seine Instinkte und Empfindungen, der Mensch jedoch kann freie Entscheidungen treffen, weil er die Fähigkeit zu denken besitzt.

Folgendes allerdings ist Pflanze, Tier und Mensch gemein: Ihre Lebensprozesse erfolgen im wässrigen Element. Ohne Wasser ist kein Leben möglich. Die ungegossene Blume welkt, Tier und Mensch verdursten ohne Wasser.

Die Lebensorganisation von Pflanze, Tier und Mensch wird als **Lebensleib** oder **Ätherleib** bezeichnet. Das Leben ist nicht als eine Folge physisch-chemischer Prozesse zu verstehen, sondern als eine Kraft, die den Aufbau des Organismus gesetzmäßig und artgerecht veranlasst. Beim Menschen wird die Tätigkeit des Ätherleibs durch die des Astralleibs und der Ich-Organisation mitgestaltet.

4. Der physische Leib des Menschen

Ich, Astralleib und Ätherleib sind für unsere Sinne nicht direkt wahrnehmbar. Sie können aber am physischen Menschen in ihrer Tätigkeit beobachtet werden.

Wenn wir in unserem Aufnahmegespräch die körperliche Untersuchung unseres Patienten durchführen, beschäftigen wir uns mit den sicht-, tast- und messbaren Erscheinungen, d. h. mit dem physischen Leib. Wir messen Puls, Blutdruck, Temperatur, Atemfrequenz, Körpergröße und Gewicht. Wir untersuchen die Hautoberfläche des Patienten nach Kriterien wie zum Beispiel Beschaffenheit, Farbe, Narben, Wunden und Druckstellen. Alle diese Phänomene sind für das Auge sichtbar, für die Hände tastbar oder in Zahlen messbar. Hier herrschen die Gesetze des Physischen.

Wenn ein Mensch, ein Tier oder eine Pflanze stirbt, zerfällt der physische Leib in seine einfachsten chemischen Bestandteile. Er kehrt in die Mineralwelt, in die Erde, zurück. In dieser Welt, im Anorganischen, ist kein Leben zu finden.

Die physische Gestaltung des menschlichen Leibes, d. h. seine Anatomie ist deshalb am einfachsten am Leichnam zu studieren. Hier kann alles ungehindert unseren analytischen Untersuchungsmethoden zugänglich gemacht werden.

Das Ätherische hingegen kann als eine wesensgemäße Physiologie nur im Lebendigen sachgemäß studiert werden.

Die Psychologie befasst sich, wenn sie in ihrem eigentlichen Sinne als Lehre von der Seele aufgefasst wird, mit dem Astralischen.

Die Anthroposophie versucht, das gesamte Wesen des Menschen unter Anerkennung seines Geistes zu erforschen.

> »Anthroposophie ist ein Erkenntnisweg, der das Geistige im Menschenwesen zum Geistigen im Weltenall führen möchte«
> (R. Steiner) (18)

Versuchen wir uns auf diese vierfache Weise eine Vorstellung von unserem Patienten zu bilden, so erkennen wir das Ich als diejenige Kraft, welche die gesamte Persönlichkeit zu einem Ganzen integriert. Wir können sagen:

- Ich habe einen physischen Leib wie die Mineralien, geschaffen aus dem Element Erde.
- Ich lebe im Ätherischen wie die Pflanzen durch das Element Wasser.
- Ich fühle wie die Tiere im astralischen Leib. Mein Seelenleben ist verwandt mit dem Element Luft.
- Doch ich alleine, als individueller Mensch, besitze die Gabe des Denkens und freien Entscheidens in meiner selbstgestalteten Biografie. Ich beherrsche das Element Feuer, das mir ermöglicht, über alle Naturreiche zu verfügen. Ich erkenne die Zugehörigkeit meines Wesens zu den vier Elementen durch mein Ich, durch das sich das Geistige in mir offenbaren kann.

Die Dreigliedrigkeit des Menschen

Betrachten wir den Menschen als ein dreigliedriges Wesen: als physisches, seelisches und geistiges. Dies wird im Folgenden ein beweglicheres Denken verlangen, als es für das Verständnis der Viergliedrigkeit des Menschen notwendig war. Um das Wesen der Dreigliederung zu verstehen, sollen zunächst die Unterschiede zwischen der Vierheit und der Dreiheit in unserem alltäglichen Umfeld charakterisiert werden.

Die Vierheit ist ein dem Menschen vertrautes, ordnunggebendes Prinzip, das wir in vielen Zusammenhängen auffinden können. Alles, was sich in der Vierzahl äußert, gibt Richtung, Stabilität und damit auch Sicherheit. Wie verwirrend wäre eine Landkarte oder ein Kompass mit nur drei Himmelsrichtungen? Welche Sicherheit und Gewandtheit hätte z. B. eine Katze oder eine Bergziege mit nur drei Beinen?

In der gegenständlichen Welt des Alltags fällt es uns schwer, Zusammenhänge aufzufinden, die durch die Dreiheit bestimmt sind. Hier sind wir kaum geneigt, in Drei zu gliedern.

Das Urbild der Dreiheit finden wir in der christlichen Trinität: Vater, Sohn und Heiliger Geist. Diese Dreiheit ist jedoch in ihrem wahren Wesen schwer zu verstehen, wenn wir sie als Einheit begreifen wollen.

In anderen Zusammenhängen begegnet uns die Dreiheit als Ausgleich zwischen den Polaritäten oder als deren Zusammenführung, also in der Vereinigung einer sich gegenüberstehenden Zweiheit: Oben und Unten, Links und Rechts, Vorn und Hinten treffen sich in der Mitte. Kalt und Heiß finden sich im Warmen zusammen, Tag und Nacht begegnen sich in der Dämmerung. Die Grenzen und Übergänge dieser Dreiheiten sind meist nicht scharf umrissen und daher selten exakt zu definieren. – Wo endet »Links« und wird zur »Mitte«, wo beginnt »Rechts«? – Wann ist »Heiß« nur noch »Warm«, und wann »Kalt«? Auch die Dreigliederung im Menschen ist nicht als Dreiteilung zu verstehen und wird in vielem diesen relativen und fließenden Übergängen entsprechen.

Die Denkbewegung, die wir beim Erfassen der Vierheit bzw. Dreiheit vollziehen, ist dem Rhythmus zweier Tänze vergleichbar: erstere ähnelt der Gavotte oder dem Marsch, letztere dem Walzer. Gavotte oder Marsch werden im Vierviertaktakt getanzt. Geordnete und festgelegte Figuren regeln und bestimmen die Bewegungen der Tänzer. Der Walzer im Dreivierteltakt hingegen vermittelt den Eindruck einer beschwingten und frei kreisenden Bewegung des Tanzpaares. Es scheint ohne Einschränkung von Rhythmus und Melodie getragen zu werden.

Das Denken, welches das Wesen der Dreigliedrigkeit begreift, ist den fließenden Bewegungen des Walzers vergleichbar. Aber zunächst müssen – wie beim Tanzen lernen – erst die einzelnen Schritte gelernt und geübt werden, bevor der Tanz als fließendes Ganzes erscheint. In diesem Sinne werden im Folgenden die Einzelkomponenten der Dreigliederung beschrieben – in der Hoffnung, die LeserInnen mögen sie, in sich beschwingt, wieder in einen lebendigen Zusammenhang bringen.

Leib, Seele und Geist

Seit dem Altertum wurde der Mensch als dreigliedriges Wesen, bestehend aus Leib, Seele und Geist betrachtet. Diese Anschauung fand im Christentum im Laufe der Jahrhunderte immer weniger Verständnis, Erforschung und Anwendung. Im Gegenteil: sie wurde Stück für Stück abgebaut. So beschlossen die damaligen Kirchenväter im Jahre 869 n. Chr. auf dem Konzil von Konstantinopel, dass der Mensch nur als leiblich-seelisches Wesen zu betrachten sei. Dabei wurden der Seele einige geistige Eigenschaften zugestanden. Der Dualismus des *Descartes* bereitete im 17. Jahrhundert eine weitere Spaltung der Dreiheit des Menschen vor. Durch das Postulat der Trennung und Parallelisierung von leiblichen und seelischen Vorgängen prägt *Descartes* das philosophische Denken bis heute. In der Medizin erreichte diese Anschauung in der Mitte des letzten Jahrhunderts mit der Zellularpathologie *Rudolf Virchow*s ihren Höhepunkt. Sie bildet die Basis der heutigen materialistischen Medizin:

> »Ich habe Tausende von Leichen seziert, aber keine Seele darinnen gefunden.«
> *(20)*

Dieses berühmte Zitat richtete *Virchow* als Polemik gegen die Kirche, da ihm deren Dogmen zutiefst widerstrebten. Es ist zugleich jedoch eine Aussage, welche die naturwissenschaftliche Methode als die einzig sachgemäße gelten lassen will: Die Seele des Menschen kann mit den Augen nicht gesehen werden. Sie ist nicht tast-, wieg- oder messbar und folglich kann sie auch nicht existieren.

> »Alles Leben ist an die Zelle gebunden, und die Zelle ist nicht bloß das Gefäß des Lebens, sie ist selbst der lebende Teil.« *(20)*

Mit dieser Aussage schuf er die Basis für eine rein materialistische, mechanistische Medizin, die nicht nur Seele und Geist vom Leib getrennt betrachtet, sondern diese Aspekte des Menschenwesens verneint.
Die psychosomatische Medizin und die medizinische Psychologie der neueren Zeit versuchen diese Trennung wieder zu überwinden. Als Spezialdisziplinen haben sie aber längst nicht alle Gebiete der Medizin durchdrungen, sodass die Trennung des Leiblichen vom Seelischen allgemein noch überwiegt. Dieser jüngste Versuch, den Menschen als Ganzheit von Leib, Seele und Geist zu betrachten, ist auch in der Pflegeliteratur wiederzufinden. Es scheint jedoch fraglich, ob es im Rahmen einer Pflegetheorie möglich ist, die über Jahrhunderte hinweg zerstörte Einsicht in die Dreigliedrigkeit des Menschen ohne eine Erweiterung des Menschenbildes neu zu fassen. Eine solche Erweiterung wird durch die Geisteswissenschaft *Rudolf Steiner*s wieder möglich, indem sie ein Verständnis für die leiblich, seelisch, geistige Wesenheit des Menschen eröffnet.
Anhand einer getrennten Betrachtung von Leib, Seele und Geist und der in diesen drei wieder zu findenden Dreiheiten, wollen wir einen Zugang zum Verständnis der menschlichen Dreigliederung versuchen.

Leib

Der Leib des Menschen liegt unserem gewöhnlichen Verständnis am nächsten und ist somit als erstes Glied der Dreiheit am leichtesten zu begreifen. Betrachten wir den Menschen als leibliches Wesen, so beschäftigen wir uns mit dem lebendigen Organismus, also mit dem physischen und dem Ätherleib des Menschen. Die moderne Anatomie und Physiologie geben uns die Möglichkeiten, den menschlichen Leib sowohl im Großen als Organsysteme und Organe kennen zu lernen, als ihn auch bis ins kleinste als Gewebe und Zellen (und sogar deren genetische Strukturen) zu untersuchen. Mit den Hilfsmitteln der modernen Technologie werden ständig neue und spannende Entdeckungen im menschlichen Leib möglich, die leider zu häufig ausschließlich zu technischen und mechanistischen Heilmethoden führen.

> Am leichtesten zu begreifen – der Leib

In der heutigen Zeit, in der das Verständnis für das Leibliche vorherrscht, finden wir auch in der Pflege eine überwiegende Beschäftigung mit der leiblichen Pflege unserer Patienten. Grundpflege, Prophylaxen, die Versorgung mit Nahrung und die Entsorgung der Ausscheidungen der Patienten werden allzu oft nach rein zweckmäßigen Gesichtspunkten ausgeführt. Die Ganzwaschung zum Beispiel wird auf den Gesichtspunkt der leiblichen Reinheit beschränkt oder das Essen wird verabreicht, wenn der Patient Hunger hat. Diese funktionelle Weise, die Pflege auszuführen, zieht die seelischen, geistigen Aspekte des Patienten nicht in Betracht, und lässt auch in den einfachsten Pflegehandlungen keine Gedanken an eine mögliche gezielt therapeutische Wirkung zu. Führen wir unsere Grundpflege unter den oben genannten Gesichtspunkten der Heilung von Leib, Seele und Geist durch, können wir diese täglichen Notwendigkeiten neu beleben und eine menschengerechtere Versorgung unserer Patienten gestalten *(vgl. Kap. »Variationen der Ganzwaschung«, S. 122)*.

Seele

In der Medizin wurde die Seele des Menschen, wie schon beschrieben, von *Virchow* als nicht mehr existent erklärt. In diesem Zusammenhang ist es interessant, dass im Jahre 1856, zwei Jahre vor der Veröffentlichung von *Virchow*s »Zellularpathologie«, der »Vater« der Psychoanalyse (gr. psyche = Seele), der Seelenforscher *Sigmund Freud* geboren wurde. Er und seine Nachfolger leisteten einen Dienst an den Menschen, der immer weniger durch die Medizin geleistet wurde. Während sich die Medizin aufgrund ihrer naturwissenschaftlichen Methode immer intensiver mit dem Leib beschäftigte, sorgten die Psychoanalytiker für die Seele des Menschen.

Womit genau beschäftigen sich nun die Psychoanalytiker, Psychiater oder Psychotherapeuten? Worin besteht das Aufgabenfeld dieser »Seelsorger«? Wer bei diesen Experten Hilfe sucht, kommt nicht mit Bauchschmerzen, einem gebrochenen Bein oder sonstigen klar definierbaren physischen Symptomen in die Praxis. Der Schmerz ist nicht primär leiblich; physische Symptome sind höchstens mit ein Grund des Besuches beim Psychotherapeuten und repräsentieren oft eine Fülle von schwer zu definierenden, diffusen Beschwerden, die bei einer ärztlichen Untersuchung zu keiner Diagnose führten. Zum Psychotherapeuten geht, wer sich in einer Lebenskrise befindet, nicht mehr mit seinem Leben zurecht kommt und von sich aus keine Lösungen oder keinen Ausweg aus seiner schwierigen Lage finden kann. Solche Lebenskrisen können sich bei den einzelnen Menschen unterschiedlich äußern. Oft sind es Probleme, die das **Gefühlsleben** des Menschen betreffen. Unkontrollierbare Gefühle als Folge einer oder mehrerer Ereignisse in seinem Leben versetzten ihn in einen Zustand, in dem er sich nicht mehr frei fühlt. Diese Gefühle können aus seinen Beziehungen zu anderen Menschen resultieren: Probleme mit Familie, Lebenspartner, Arbeitskollegen oder Freunden. Oder aber sie können einer mehr innerlichen Natur sein. Dann erreicht der Mensch die eigenen Ansprüche nicht mehr, seine selbstgesetzten Ziele waren zu hoch, und es entstehen Gefühle von Versagen, Versäumung und Unwürdig-Sein.

Letztere Art der Gefühle hängen sehr oft mit dem **Gedankenleben** des Menschen zusammen. Ganz gleich, wie er seine Gedanken dreht und wendet, die lang ersehnten Einsichten und Lösungen stellen sich nicht ein. Seine Situation erscheint ihm hoffnungslos und sein eigenes Gedankenleben kann er nur noch als Gefängnis und Folter erleben. Der Mensch fühlt sich in der Beherrschung seiner Gedanken unfrei.

Erregende und unkontrollierbare Gefühle sowie ziellose und verwirrende Gedanken führen auch zu Problemen im **Willensleben**. Der Mensch scheint durch die Situation, in der er sich befindet, wie paralysiert zu sein. Er ist zum richtigen Handeln unfähig, in seinem Willen geschwächt und unfrei. Häufig wendet sich der Patient mit der Frage an den Psychotherapeuten »Was soll ich *tun*?«

Pathologisch betrachtet, äußern sich die Probleme, die sich im Gefühlsleben manifestieren, als Depressionen oder manische Zustände. Probleme im Vorstellungsleben und im Denken können in Halluzinationen gipfeln. Dies ist zum Beispiel bei der Schizophrenie der Fall. Im Willensleben können sich einerseits krankhafte Erscheinungen so äußern, dass der Mensch sein Benehmen ändert und Handlungen ausführt, die er normal nie ausführen würde. Für diese Patienten werden oft die Begriffe »Soziopath« oder »krimineller Psychopath« verwendet. Andererseits kann der Wille des Menschen derart geschwächt sein, dass er keinen Lebenswillen mehr hat. Diesen nennen wir den »suizidalen Patienten« (*vgl. Kap. »Pflege der psychisch kranken Menschen«, S. 214 ff.*).

➤ Denken, Fühlen, Wollen –
die drei Seelenqualitäten

Aus diesen Aspekten der »Psyche« oder der Seele des Menschen ergeben sich drei Seelenqualitäten: Denken, Fühlen und Wollen. Diese wirken nicht getrennt voneinander, sondern bilden in ihrem Zusammenwirken den reichen Inhalt des Seelenlebens.

Doch nicht nur diese sind eng verknüpft. Auch Leib und Seele können im gewöhnlichen Leben nicht getrennt voneinander betrachtet werden. Hieraus ergibt sich die Aufgabe, die Seele des Menschen mit zu pflegen. Und dies gilt nicht nur für psychisch Kranke, sondern für alle Menschen, die durch Krankheit zu Patienten geworden sind. Pflegende können hier durch die schon erwähnte Aufgabe, die ähnlich dem

Wasser ist, als Vermittler dienen, indem wir versuchen, alles um unseren Patienten nicht nur für den Leib heilend wirken zu lassen, sondern auch seine Umgebung so zu gestalten, dass diese seelisch wohltuend wirkt. Ganz praktisch lässt sich in diesem Zusammenhang an die Ordnung und Ästhetik des Krankenzimmers denken. Was sieht der Patient aus der Perspektive seiner Bettlage? – Eine blasse Wand? Oder kann er aus dem Fenster, auf ein schönes Bild oder auf Fotografien von geliebten Menschen blicken? – Wie hell oder dunkel ist das Zimmer? – Riecht es frisch oder verbraucht und muffig? – Herrscht eine ruhige Stille? Oder sind wir bei unserer Pflege so mit unserer Aufgabe beschäftigt, dass wir auch unnötigen Lärm verursachen? Mit diesen und ähnlichen Fragen können wir als Pflegende schon vieles leisten, was zum seelischen Wohlsein unserer Patienten beitragen kann.

Geist

Wie können wir nun ein Verständnis vom Geist des Menschen gewinnen? Gibt es denn etwas anderes, dem Menschen Zugehöriges, das sich nach der obigen Beschreibung der Seele so von dieser und vom Leib unterscheidet, dass es als Geist erkennbar wird?

➤ Frei strebender Kern
des Menschen – der Geist

Versuchen wir an dieser Stelle vom Begriff »Geist« und unserem gewöhnlichen Sprachgebrauch auszugehen. Zuerst denken wir in diesem Zusammenhang vielleicht an die Religion. Geistliche, Pfarrer oder Priester sind deren Stellvertreter. Sie sollen den Menschen dazu verhelfen, sich über die Religion mit dem übergeordneten, ewig Göttlichen wieder zu verbinden (lat. re-ligere = wieder verbinden). Im Erkennen eines allmächtigen, alles wissenden, guten Gottes strebt der Mensch nach der Entwicklung und Veredelung seines eigenen Geistes. Ganz unabhängig von Religion oder Bekenntnis kann der Geist des Menschen darin erkannt werden, dass er als strebende Individualität zum ewig Guten, zur Veredelung seines eigenen Wesens und zum moralischen Handeln hinstrebt. Beim einzelnen Menschen kann dies auch im Gefühl, eine Aufgabe in diesem Leben zu haben, zum Ausdruck kommen. Das geistige Streben vollzieht sich oftmals nicht so bewusst wie eben geschildert, sondern existiert vielmehr als Motivation und Zielsetzung für den individuellen Menschen, als Unterstützung und als Daseinsgrund im täglichen Leben.

Daraus folgt, dass sich der Geist des Menschen, dem Leib und Seele als Instrumente seines Strebens auf dieser Erde dienen, ständig entwickelt. Er unterscheidet sich vom Leib des Menschen, der nach 21 Jahren fertig ausgebildet ist, dann altert und mit diesem Leben stirbt. Er ist nicht wie die Seele durch Denken, Fühlen und Wollen an den Leib und die alltäglichen Ereignisse gebunden, sondern stellt den frei strebenden Kern des Menschen dar, der in Entwicklung steht und durch sein Zusammenwirken mit Seele und Leib die Bestrebung hat, die Verbindung mit dem Göttlichen zu erlangen.

Als der in Entwicklung stehende, übersinnliche Anteil des Menschen kann der Geist selbst nicht erkranken. Die Krankheiten, die sich im Leib oder in der Seele manifestieren, können entweder als Hindernisse in der Entwicklung des Geistes oder aber als physische und seelische Widerstände betrachtet werden, die der Geist überwinden muss, um sich weiterentwickeln zu können. So können Krankheiten in einem neuen Licht betrachtet werden: sie stellen nicht unbedingt unnötige und sinnlose Ereignisse im Leben dar, die so schnell wie möglich beseitigt werden müssen, sondern sind Herausforderungen an den Menschengeist, die Schwierigkeiten zu überwinden. Sie sind Chancen, in der Entwicklung des Geistes fortzuschreiten. Das Studieren von Biografien einzelner Menschen lässt einen Einblick in die verschiedensten Entfaltungen individueller Bestrebungen von Menschengeistern während ihres Erdenlebens zu. Die Beschäftigung mit Biografien kann uns in der Pflege Tätigen eine große Hilfe im Verständnis der Entwicklungsmotive im Menschenleben sein, und lässt uns oft rückblickend verstehen, welchen Sinn Krankheiten im Leben eines Menschen gehabt haben.

Die Pflege des Geistes erfordert viel mehr als

bloßen Respekt und die Unterstützung für Patienten, die ein religiöses Leben führen wollen. Während der Mensch Patient ist, dürfen wir Pflegende ein Stück weit Begleiter auf seinem Lebensweg sein. Wir können ihm während der schwierigen Zeit seines Krankseins begleitend und unterstützend beistehen und ihm vielleicht dazu verhelfen, Lebensziele und -richtung wieder vor Augen zu haben, sodass er mit erneuter Kraft nach ihnen streben kann.

▶ Brücke zwischen Leib und Geist – die Seele

Zusammenfassend können wir erkennen, dass der Leib der sichtbare, lebendige physische Anteil des Menschen ist. Der Geist stellt den innerlichsten, strebenden Kern des Menschen dar, der zugleich Anteil am ewig Wahren und Guten hat. Die Seele als übersinnliches Glied bildet die Brücke zwischen Innen und Außen, zwischen Leib und Geist des Menschen.

Die anthroposophische Menschenkunde lässt in Leib, Seele und Geist wiederum Dreigliederungen entdecken. Die Dreigliederung der Seele, die als Denken, Fühlen und Wollen schon Erwähnung fand, wird im Folgenden mit der leiblichen Dreigliederung in Zusammenhang gesetzt werden. Anschließend folgt eine kurze Zusammenfassung der Dreiheit im Geistigen, die sich aus drei Stufen einer höheren Erkenntnis ergibt.

▶ Dreigliedrigkeiten in Leib, Seele und Geist

In seinem Buch »Von Seelenrätseln« *(14)* beschreibt *Steiner* als Ergebnis langjähriger geisteswissenschaftlicher Forschung die Dreigliedrigkeit der Seele. Ihre drei Grundkräfte sind:
- Vorstellen,
- Fühlen,
- Wollen.

Als die leiblichen Grundlagen für die drei beschriebenen Seelenkräfte Vorstellen (Denken), Fühlen und Wollen unterscheidet *Steiner*:
- Nerven-Sinnes-Tätigkeit,
- rhythmisches Geschehen,
- Stoffwechsel-Gliedmaßen-Aktivität.

Hinsichtlich der geistigen Seite schildert er die entsprechende Weiterentwicklung der drei Seeleneigenschaften zu höheren, nicht an die leiblichen Sinnesorgane gebundenen Erkenntnisfähigkeiten. Er bezeichnet sie als:
- Imagination,
- Inspiration,
- Intuition.

Anmerkung: Unter diesen Begriffen sollen nur die von *Steiner* beschriebenen und hier erläuterten Zusammenhänge verstanden werden. Nicht gemeint ist der sonst übliche Sprachgebrauch, der diese Begriffe als Synonyme für eine irrationale Erkenntnisart versteht. Im Besonderen ist der Begriff der Intuition nicht mit den von *Benner (1)* entwickelten Gedanken zur Intuition in der Pflege zu verwechseln.

Die Seelenqualitäten und ihr physiologisches Pendant

Durch eine genaue Betrachtung der Seelenqualitäten Denken, Fühlen und Wollen soll ein Verständnis für die diesen Qualitäten zugrundeliegenden physiologischen Prozesse geschaffen werden. Diese Vorstellung von seelischen Eigenschaften und ihren Zusammenhängen mit physiologischen Prozessen unterscheidet die anthroposophische Menschenkunde sowohl von der medizinischen Physiologie wie auch von der konventionellen Psychologie, und schafft damit eine Verbindung und Erweiterung dieser Disziplinen.

Das Denken

Im Denken ist der Mensch sehr mit der Aufnahme und Verarbeitung von Sinneseindrücken beschäftigt. Die Fülle der Wahrnehmungen ermöglicht uns einen reichen Gedankeninhalt. Wir können uns kaum vorstellen, was es zu denken gäbe, wenn wir nicht durch unsere Sinne wahrnehmungsfähig wären – und unsere Wahrnehmungsquellen sind mit den fünf klassischen Sinnen noch nicht erschöpft. Zusätzlich zum Tasten, Schmecken, Riechen, Sehen und Hören haben wir Wahrnehmungen vom eigenen Leib: von unseren Bewegungen, unserem Gleichgewicht und unserem körperlichen Befinden. Ferner besitzt der Mensch einen vom Tastsinn bis in die Anatomie der Rezeptoren zu unterscheidenden Wärmesinn. Auch sind wir in der Lage, die Individualität eines anderen Menschen sowie die über Sprache und andere Kommunikationswege ausgedrückten Gefühle und Gedanken wahrzunehmen *(Vgl. Kap. »Von der Sinnfrage der Krebskrankheit zur Pflege der Sinne«, S. 235 ff.)*. Die Fülle der Sinneseindrücke bildet also die Grundlage für den Inhalt unseres sinnlichen Denkens. Das Denken ermöglicht uns außerdem, zur Erkenntnis des Geistigen zu gelangen, indem es sich von allem Sinngebundenen befreit. Auf diese Tatsache werden wir im Weiteren nochmals in Bezug auf die drei Stufen der geistigen Entwicklung eingehen.

Die Bedeutung der Wahrnehmung für den Denkvorgang kann uns deutlich werden, wenn wir versuchen einen Gedanken zu fassen, der nicht unmittelbar durch einen anderen angeregt wurde *(vgl. Kap. »Die Beobachtung in der Pflege«, S. 54 ff.)*.

Nerven-Sinnes-System

Alle Sinneseindrücke erreichen unser Bewusstsein über das Nervensystem und werden so zum Seeleninhalt. Das Nervensystem ist aber nicht Erzeuger der Gedanken, sondern stellt lediglich deren leiblichen Träger dar. Das Denken ist ein seelisch-geistiger Vorgang, der sich nicht in der Anatomie des Nervensystems auffinden lässt. Die funktionelle Einheit, welche Wahrnehmung und Bewusstsein vermittelt und damit das Denken bedingt, bezeichnet *Steiner* als das **Nerven-Sinnes-System.**

Das Nerven-Sinnes-System hat sein Zentrum im Kopfbereich, doch durchdringt es den Menschen mit unzähligen Nervenbahnen, die bis in die Sinnesorgane reichen. Die vorherrschenden Prinzipien dieses Systems sind Ruhe, Kälte und Abbau. Wie schon bezüglich der Viergliederung geschildert, wird der Kopf durch die aufrechte Statur des Menschen von jeder bewegungsfordernden Gliedmaßenfunktion befreit. Durch den festen Schädel wird er in dieser Ruhigstellung noch weiter unterstützt und vor Verletzungen und Überwärmung geschützt. Zusätzlich schützt der Liquor das in ihm schwimmende Gehirn vor heftigen Bewegungen und Erschütterungen. Im Gehirn findet nur eine minimale Stoffwechseltätigkeit statt, denn diese würde Bewegung und Wärme verursachen. Auch sind keine Muskeln vorhanden. Kurz nach der Geburt ist die Nervensubstanz bereits fertig ausgebildet, so dass die zur Regeneration notwendige Stoffwechseltätigkeit in diesem Bereich weitgehend entfällt. Diese geringe Regenerationsfähigkeit der Nervensubstanz zeigt sich auch an der schlechten Heilungstendenz dieses Gewebes. Somit sind in diesem Organsystem ideale anatomische und physiologische Bedingungen für das Denken gegeben: Ruhe, Kälte und die Tendenz zum Abbau.

Das Fühlen

Im Fühlen findet ein Wechselspiel der Seele mit der sie umgebenden Welt statt. Im Denken ist es möglich, objektive Tatsachen zu erkennen; diese können von jedem Menschen gleichermaßen eingesehen werden. Im Fühlen kommt der persönliche Eindruck hinzu. Das Wahrgenommene kann gefallen oder missfallen. Eine persönliche Meinung ist in diesem Sinn Ausdruck unserer Gefühle gegenüber einer Sache. Auch der in unseren Handlungen sich offenbarende Wille ist häufig von Sympathie oder Antipathie geprägt. Das Verhältnis der Seele zur Welt ist einem Hin- und Herpendeln vergleichbar: Die Welt kommt auf uns zu, und wir reagieren mit Gefühlen auf sie.

Die leibliche Grundlage für das Fühlen finden wir in den rhythmischen Prozessen unseres Organismus. In den Lungen beispielsweise pendelt der Atem zwischen Innen- und Außenwelt: Luft wird ein- und ausgeatmet. Sie gelangt über das Blut bis in das Innerste aller Körperzellen und wird verwandelt an die Außenwelt wieder abgeatmet. So steht der Mensch durch die Tätigkeit von Lungen- und Blutkreislauf in ständigem Austausch mit der Welt. Dieser physiologische Vorgang ist wie eine Spiegelung unseres Seelenlebens, das sich im Fühlen mit der Welt verbindet und dann wieder zu sich selbst zurückfinden muss.

Rhythmisches System

Der Rhythmus des Blutkreislaufes ist auf den Rhythmus der Atmung im Verhältnis von 4 : 1 abgestimmt. Eine Veränderung im Rhythmus des einen Organs verursacht beim Gesunden immer auch eine Veränderung im Rhythmus des anderen. In ihrem engen Zusammenspiel werden Herz und Lungen als die zwei zentralen Organsysteme des **rhythmischen Systems** betrachtet. Damit ist das Zentrum der rhythmischen Tätigkeit im Brustbereich des Menschen lokalisiert, jedoch erstreckt sich das rhythmische System über alle rhythmisch verlaufenden Prozesse im ganzen Körper.

Vorherrschende Prinzipien im rhythmischen System sind Ausgleich, Vermittlung und Harmonie. Die Anatomie des Knochenbaus im Brustbereich zeigt die Rippen als schützende Hülle. Diese ist jedoch durchbrochen und damit viel beweglicher als der feste Schädel, der dem Schutz des Gehirns dient.

Bewegungen im Rhythmischen sind nicht willkürlich, sondern obliegen einer ausgleichenden und harmonisierenden Regelung, die sich aus dem Wechsel von Bewegung und Ruhe ergibt *(vgl. Kap. »Rhythmus«, S. 102 ff.)*. Auch die Wärmeverhältnisse des Organismus werden rhythmisch reguliert. Das als Hauptvermittler der Wärme durch den ganzen Körper fließende Blut muss sowohl die hohe Hitze, die in der Leber erzeugt wird, als auch die relative Kühle des Gehirns ausgleichend vereinbaren. Die periphere Zirkulation in Form von Vasodilatation und Vasokonstriktion bewirkt in der Hauptsache, dass die Kerntemperatur von 37 °C gegenüber Temperaturschwankungen innerhalb und außerhalb des Leibes gehalten wird. Diese und zahlreiche andere physiologischen und anatomischen Bedingungen ermöglichen es dem rhythmischen System, durch die ihm zugrundeliegenden Prinzipien der Harmonie, der Vermittlung und des Ausgleichs, die leibliche Grundlage für das Fühlen zu bilden.

Das Wollen

Im Wollen kommt von der Seele der Impuls, etwas in die Welt zu setzen. Sobald der Mensch etwas will, entsteht Aktivität; der Menschenwille äußert sich in der Tat.

Die physische Grundlage für die Ausführung von Willensimpulsen finden wir vor allem in der Aktivität der Muskeln. Durch unsere Gliedmaßen sind wir imstande, dem Wollen Ausdruck zu verleihen. Unser Wille äußert sich jedoch nicht alleine in den bewussten Willensimpulsen, sondern auch in jenem unbewussten Urwollen zum Leben, das den Menschen ständig tätig zum Leben hindrängt.

Dieses Wollen findet in der aufbauenden und regenerierenden Tätigkeit des Stoffwechselsystems seine leibliche Entsprechung. In der Verarbeitung der Nahrung, die dem Aufbau des Leibes dient, gibt das Stoffwechselsystem dem Willen zum Leben Ausdruck. Durch die Aktivität der Gliedmaßen kann eine Tat in die Welt gesetzt werden; ebenso wird der Körper durch die Stoffwechselaktivität ständig erneut in die Welt hineingestellt und erhalten.

Stoffwechsel-Gliedmaßen-System

In der Stoffwechsel- und in der Muskelaktivität, die zusammenfassend als das **Stoffwechsel-Gliedmaßen-System** bezeichnet werden, wird die für alle Lebensvorgänge unentbehrliche Körperwärme erzeugt. Die weiche Dehnbarkeit und hohe Regenerationsfähigkeit der Stoffwechselorgane sowie die langen Röhrenknochen und deren bewegliche Gelenke sind ideale anatomische Grundlagen für die in diesem System herrschenden Prinzipien der Bewegung, der Wärme und des Aufbaus. Das Zentrum dieses Systems befindet sich zwar im Abdomen, seine Aktivität erstreckt sich jedoch über den ganzen Körper und zeigt sich überall dort, wo Stoffwechseltätigkeit und Bewegung als Ausdruck des Wollens auftreten.

Andere Erscheinungsformen der Dreigliederung

Die Beschreibung des Knochenbaus im Zusammenhang mit der leiblich-seelischen Dreigliederung stellt nur ein Beispiel dafür dar, wie die Seelenqualitäten und Lebensfunktionen bis in den Bau des physischen Leibes widergespiegelt zu finden sind. Der feste, geschlossene Schädel ist ideal dafür geschaffen, dem Gehirn Kühle und Ruhe zu geben, die dem Bewusstsein und dem Denken dienen. Diesem polar gegenüber befinden sich die langen, kräftigen Röhrenknochen, die, in Bewegung, in den Muskeln Wärme erzeugen und es dem Willen ermöglichen, sich in der Tat zu äußern. Dazwischen sind die Rippen lokalisiert. Sie bilden mit den oberen festen und den unteren beweglichen Rippen in ihrer Form und Beweglichkeit eine Art Metamorphose zwischen Schädel und Röhrenknochen. Sie sind leicht beweglich, doch nicht willkürlich bewegbar, und schwingen mit der rhythmischen Atmung mit, die den Gefühlen eine Ausdrucksmöglichkeit verschafft.

Das Gesicht. Führen wir unsere Beobachtungen weiter und betrachten uns das Menschengesicht auf seine Dreigliedrigkeit hin: Wir bemerken, wie sich die fest geschlossene Stirn, hinter der sich das Gehirn verbirgt, als polarer Ruhepol gegenüber dem beweglichen Unterkiefer verhält, der als Kraftpol dem Kauen und damit der Stoffwechseltätigkeit dient. Zwischen beiden befindet sich die Nase, die als Atmungsorgan im Dienste des rhythmischen Systems steht. Auch der Geruch als Sinnesempfindung der Nase hängt eng mit Gefühlen und gefühlsartigen Erinnerungen zusammen.

Das Auge. Das Auge kann ebenfalls als dreigegliedert betrachtet werden: zunächst die kühle, kaum durchblutete, dem Licht zugewandte Cornea; im Schädel versteckt befindet sich der Ansatz der Augenmuskeln und das Choroid, die sich durch Blutzirkulation und Stoffwechselaktivität auszeichnen. Es ermöglicht die Bewegung der Augenmuskeln. Dazwischen befindet sich die empfindliche Iris, die ihre unwillkürlichen Bewegungen den Lichtverhältnissen und dem Wahrnehmungsobjekt anpasst. Ihre Tätigkeit ist wie die der Atmung ein Wechselspiel zwischen Innen und Außen: Die Pupille verengt und öffnet sich wie ein Tor zwischen Innen- und Außenwelt.

Der Arm. Eine Dreiteilung findet sich auch im Arm. Dort befindet sich einmal der starke, muskuläre Oberarm mit einem tragenden Knochen und einem Kugelgelenk, welches Bewegungen in alle Richtungen ermöglicht. Demgegenüber finden wir die feingliedrige Hand, die als Wahrnehmungsorgan der Sinnestätigkeit dienen kann. Der dazwischen liegende Unterarm ist weniger muskulär und in seiner Beweglichkeit durch Ulna und Radius auf ein Hin und Her in zwei Richtungen reduziert.

Die Hand. Auch die Hand kann wiederum dreigliedrig betrachtet werden, so wie unzählige andere Einheiten im menschlichen Leibe. Der unbefangene Beobachter, der den menschlichen Körper unter dem Aspekt der Dreigliederung betrachtet, wird ganz neue Zusammenhänge in der Anatomie entdecken können.

Der Tag. Im Tageslauf sind die verschiedenen Organsysteme unterschiedlich tätig. Am Tag, während wir wachen, ist die abbauende Tätigkeit unseres Nerven-Sinnes-Systems am stärksten beansprucht: im Wahrnehmen und bei der Verarbeitung dieser Wahrnehmungen im Denken. Während der Nacht, wenn das Tagesbewusstsein herabgesenkt ist, arbeiten unsere Stoffwechselorgane aufbauend und regenerierend, sodass wir am nächsten Tag wieder erfrischt erwachen. Rhythmisches Geschehen schlägt Tag und Nacht hindurch die Brücke zwischen aufbauenden und abbauenden Tätigkeiten der beiden Systeme.

Ebenso wie sich im Seelischen Denken, Fühlen und Wollen durchdringen, wirken im Leiblichen Nerven-Sinnes-Tätigkeit, rhythmisches Geschehen und Stoffwechsel-Gliedmaßen-Aktivität untrennbar voneinander zusammen. Eine genauere Betrachtung dieser physischen Dreigliederung in Gesundheit und Krankheit wird dieses Zusammenwirken verdeutlichen.

Die funktionelle Dreigliederung in Gesundheit und Krankheit

Die Dreigliederung in Nerven-Sinnes-System, rhythmisches System und Stoffwechsel-Gliedmaßen-System wird in der anthroposophischen Literatur als die **funktionelle Dreigliederung** bezeichnet. Eine solche Gliederung lenkt den Blick zuerst auf Tätigkeiten und Prozesse, bevor die anatomischen und physiologischen Sachverhalte betrachtet werden. Diese

Betrachtungsweise bildet eine Grundlage für das Krankheitsverständnis der anthroposophischen Medizin, die nicht primär die Pathologie der Zelle mit ihrer biochemischen Begrifflichkeit in den Vordergrund stellt, sondern die Krankheitsdynamik in einem gestörten Verhältnis der drei oben dargestellten Funktionssysteme erkennt.

➤ Das Verhältnis der drei Funktionssysteme Nerven-Sinnes-System (NSS), rhythmisches System (RhS) und Stoffwechsel-Gliedmaßen-System (SGS) im gesunden und in pathologischen Zuständen des Menschen

Um diese Dynamik in der Dreigliederung zu veranschaulichen und um sie nicht als Dreiteilung misszuverstehen, kann man sich die drei Funktionssysteme als eine Lemniskate vorstellen (*Abb. 2a–c*). In Gesundheit würde ihr Verhältnis die Gestalt wie in *Abbildung 2a* annehmen.
Die *Abbildung 2a* zeigt Nerven-Sinnes-Tätigkeit und Stoffwechsel-Gliedmaßen-Aktivität im Gleichgewicht: Beide Bögen der Lemniskate sind gleich groß und stehen im gleichen Verhältnis zueinander. Das rhythmische System hat sein Zentrum in der Mitte, wo sich die Linien kreuzen. Ziehen wir diese Figur mit dem Finger nach, stellen wir fest, dass die Bewegung unserer Hand ganz rhythmisch verläuft. Der Organismus ist folglich dann gesund, wenn sich die zwei Pole im Gleichmaß befinden. So kann das rhythmische Geschehen ungehindert und auf harmonisierende Weise zwischen Nerven-Sinnes-System und Stoffwechsel-Gliedmaßen-System vermittelnd wirken.
Die Figur der Lemniskate kann uns auch als ein Sinnbild für Krankheit dienen. Diese kann sich auf zweifache Weise manifestieren. Wir werden sie im Folgenden getrennt betrachten.

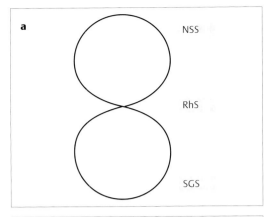

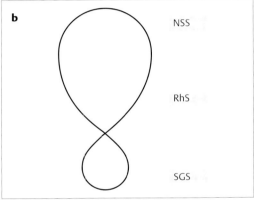

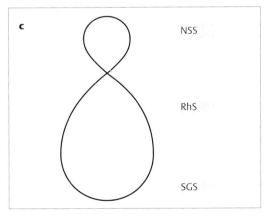

Abb. 2a – c

Krankheit Typus I

Was geschieht, wenn die Nerven-Sinnes-Tätigkeit überwiegt, zeigt die *Abbildung 2b*, die Lemniskate beim Überwiegen des Nerven-Sinnes-Systems (Krankheit Typus I). Die schon beschriebenen Tendenzen dieses Systems zur Ruhe (Unbeweglichkeit), Kälte und zum Abbau überwiegen. Sie greifen in das Gebiet des rhythmischen Systems und des Stoffwechsel-Gliedmaßen-Systems ein. Folgen wir dieser Figur mit dem Finger, so spüren wir sofort, wie sich der Rhythmus verändert und unharmonisch wirkt. Der Organismus ist aus dem Gleichgewicht gebracht.

▶ Kälte überwiegt

»Kalte«, sklerotische Krankheiten mit den Symptomen der Verhärtung und Erstarrung sind für dieses Missverhältnis typisch. Diese heute so häufigen Krankheiten, welche ohne Fieber einhergehen, wie zum Beispiel die Arteriosklerose, weisen Verhärtungen und einen Abbau der Blutgefäße auf. Verhärtungen können jedoch auch in anderen Organen auftreten und sich bis zur Steinbildung, beispielsweise als Nieren- oder Gallenstein, ausbilden. Auch Allergien zählen zu diesem Krankheitstypus. Hier wird deutlich, wie die Lebensprozesse, d. h. das Stoffwechselgeschehen, so verdrängt und geschwächt wird, dass der Organismus nicht mehr imstande ist, die Stoffe zu verarbeiten. Im Magen-Darm-Trakt werden beispielsweise Tomaten, Milchprodukte oder Eier, in den Lungen Pollen und Staub nicht vertragen. Der Organismus kann diese Substanzen nicht genügend verarbeiten und sich zu eigen machen, sodass sie Fremdstoffe bleiben und als nicht umgewandelte »Gifte« allergische Reaktionen hervorrufen.

Andere Äußerungen dieses Phänomens finden wir dort, wo Kälte, Unbeweglichkeit und Abbau an einem Ort auftreten, wo sonst hauptsächlich Wärme, Bewegung und Aufbau dominieren. Hier werden unzählige der heute so weit verbreiteten Krankheiten in ihrer Dynamik erkennbar. Die Aufgabe der Pflege besteht dann darin, sorgsam mit der Wärme umzugehen, ob durch Wickel und Einreibungen oder durch seelische Wärme im menschlichen Kontakt. Auch sollte der Patient während der Krankheit und in der Rekonvaleszenz vor zu starken Sinnesreizen geschützt werden. Dies gilt für das Fernsehen, Radiohören und für andere Beschäftigungen, die hauptsächlich den Sinnesmenschen ansprechen. Der Umgang mit dem Rhythmus ist hier von großer Bedeutung: in der Pflege sollten wir alles Rhythmische im Tagesablauf und im Leben des Patienten unterstützen.

Krankheit Typus II

Ein Überwiegen der Stoffwechsel-Gliedmaßen-Aktivität führt dazu, dass die Nerven-Sinnes-Tätigkeit und alles, was damit zusammenhängt, verdrängt wird. Auch hier kommt es zu einer Störung im harmonischen Verlauf des rhythmischen Geschehens, verdeutlicht in der Lemniskate für die Krankheit Typus II *(Abb. 2c)*. Vergegenwärtigen wir uns die im Stoffwechsel-Gliedmaßen-System herrschenden Prinzipien der Wärme, der Bewegung und des Aufbaus, so lässt sich schnell auf den Typus von Krankheit schließen, der durch ein Übermaß dieser Prozesse verursacht wird. Die Zunahme von Wärme bedingt alle Krankheiten, die mit Fieber einhergehen. Dass Fieber oft als Reaktion auf eine Infektion durch Mikroorganismen entsteht, widerspricht diese Tatsache nicht. Schließlich stecken sich nicht alle Menschen an, wenn sie einer Grippe oder sonstigen ansteckenden Krankheiten ausgesetzt sind. Zwar sind die Mikroorganismen für alle Menschen vorhanden, aber nur diejenigen Menschen sind anfällig und erkranken, die sich bereits in einem Zustand von Ungleichgewicht befinden.

▶ Wärme überwiegt

Die wirklich »heißen« Entzündungskrankheiten sind heutzutage nicht nur seltener als in früheren Zeiten, wo Epidemien, wie z. B. Cholera oder Pest, ganze Völker betrafen, sondern sie sind auch in ihrem Verlauf nicht so spektakulär. Da in den meisten Fällen sehr schnell nach Antibiotika und fiebersenkenden Mitteln gegriffen wird, die solche Krankheiten in ihrem natürlichen Verlauf unterdrücken, haben wir kaum Gelegenheit, diesen in seiner Gesamtheit zu beobachten. Die Gabe von Antibiotika hat in lebensbedrohlichen Situationen ohne Zweifel ihren berechtigten Platz – nur scheinen wir heutzutage sehr schnell danach zu greifen. Häufig geschieht dies, bevor festgestellt wurde, ob es sich bei den Erregern um Viren oder um Bakterien handelt. Bekanntermaßen erzielen Antibiotika im ersteren Fall überhaupt keine Wirkung.

> Es scheint, als ob der moderne Mensch beim kleinsten Leiden die Verordnung eines Präparates erwartet, und wenn dies nicht geschieht, fühlt er sich vom Arzt nicht ernst genommen

Möglicherweise haben wir es heutzutage nahezu verlernt, mit dem Fieber umzugehen. Dann haben wir Angst: Angst vor Bewusstseinstrübungen, Angst, die Kontrolle zu verlieren oder gar Halluzinationen und Fieberkrämpfe zu erleiden. Wir können aber solche fiebrigen Erkrankungen als Versuch des Organismus verstehen, das innere Gleichgewicht wiederherzustellen. Für die Pflege wäre die Folge einer solchen Betrachtung nicht, primär das Fieber zu senken, sondern auch in diesem Falle, der spezifischen Rolle der Wärme gewahr zu sein. Dies bedeutet hier, auch mit der Kühle sorgsam umgehen zu können, so zum Beispiel in der schon beschriebenen Form von Wadenwickeln. Für den fiebernden Patienten ist es wichtig, viel Flüssigkeit zu sich zu nehmen. In solchen Fällen soll der gestörte Rhythmus des Organismus unterstützt und gestärkt werden, einerseits um das innere Gleichgewicht anzustreben, aber auch, weil hohes Fieber für Herz und Kreislauf sehr anstrengend ist. Um das Fieber durchzustehen, können wir, den Patienten begleitend, Mut und Vertrauen geben. Eine Entzündungskrankheit, welche der Mensch mit unterstützender Hilfe anstatt mit fieberunterdrückenden Medikamenten überwindet, kann nur als Stärkung und als die Errungenschaft, das Gleichgewicht wiederhergestellt zu haben, betrachtet werden. Die Unterstützung und Stärkung der rhythmischen Prozesse bewirken die Heilung aus der Mitte und fördert damit die eigenen Heilungskräfte des Menschen.

Beispiel: Migräne

Manche Leiden haben Elemente beider Arten der Verschiebung. Ein anschauliches Beispiel dafür bietet die Migräne. Vordergründig herrscht hier der zweite Krankheitstypus vor. Der erste Krankheitstypus stellt einen späten Versuch des Organismus dar, das Gleichgewicht wiederherzustellen.

Die Migräne äußert sich typischerweise in (pochendem) Kopfschmerz, Lichtempfindlichkeit und Übelkeit bis zum Erbrechen. Eine verstärkte Vasodilatation mit Blutfülle im Kopfbereich und eine reaktive Vasokonstriktion gelten als ihre physiologischen Ursachen. Gewöhnlich werden schmerzstillende Mittel gegeben, die das Bewusstsein des Patienten bis zum Ausklingen des Anfalls herabmindern. Oder es werden vasokonstriktive Substanzen wie z. B. Ergotamin verabreicht, die die Blutzirkulation im Gehirn reduzieren sollen. Nebenwirkung dieser ungezielten, alle kapillaren Gefäße gleichermassen verengenden Therapie, manifestieren sich als Prickeln in Händen und Füßen, Kopfschmerzen, Übelkeit und, bei Überdosierung, sogar als Gangrän.

Die funktionelle Betrachtung der Migräne führt uns dazu, die Erhöhung der Blutzirkulation im Gehirn als Ausdruck gesteigerter Stoffwechseltätigkeit an dieser Stelle zu interpretieren. Dies ist der Bereich, in dem die Tätigkeit des Nerven-Sinnes-Systems vorherrschen sollte. Die später auftretende Übelkeit kann in diesem Sinne auch als Bewusstsein – also Nerven-Sinnes-Tätigkeit – »am falschen Ort« betrachtet werden. Oft stellt sich mit dem Erbrechen ein gewisses Maß an Erleichterung ein. Der Organismus versucht selbstregulierend, das Gleichgewicht wiederherzustellen.

Die Diagnose dieses in den Nerven-Sinnes-Bereich verschobenen Stoffwechselprozesses bietet den Hinweis für eine kausale Therapie. Die deplatzierte Stoffwechselaktivität muss an den ihr zugehörigen Ort zurückgeführt werden – in die Stoffwechsel-Gliedmaßen-Organe. Dies kann beispielsweise durch ein Senffußbad geschehen, das eine stark stoffwechselanregende, erwärmende Wirkung besitzt *(vgl. Kap. »Wickel und Auflagen«, S. 168)*. Mit der Anwendung an den Beinen wird ein der Kopfregion polarer Applikationsort gewählt. Der Kopf wird für seine Bewusstseinstätigkeit wieder frei. Nebenwirkungen treten bei dieser Therapie nicht auf, wenn keine Überempfindlichkeit gegen das Senfmehl besteht. Auch für die konventionelle physiologische Betrachtungsweise ist diese Therapie verständlich: Der lokale Reiz des

Senfmehls an den Unterschenkeln verursacht eine örtliche Gefäßerweiterung, die das Blut aus dem Kopf zu den Füßen lenkt.

Krankheit in der Biografie

Die funktionelle Dreigliederung bietet eine Möglichkeit, die leiblichen und seelischen Ursachen einer Erkrankung als verschobene »normale« Prozesse zu verstehen. Daraus resultiert eine kausale Therapie, die die bestehenden Ungleichgewichte wieder in ein harmonisches Verhältnis bringt. Dies erklärt aber zunächst nicht die Frage, warum in ähnlichen Stresssituationen der eine Mensch unter Migräne leidet, ein anderer an einem Magenulkus erkrankt, wieder ein anderer neurodermatitisch reagiert und sich bei anderen die Beschwerden in psychischen Krankheiten manifestieren. Um einer Antwort auf diese Frage näherzukommen, müssen wir den Blick auf das Geistige des Menschen lenken. Wir müssen ihn in seiner Individualität und in ihrer zeitlichen Entfaltung, der Biografie, betrachten.

Die Dreigliedrigkeit in der geistigen Entwicklung

Der Mensch vollzieht von der Empfängnis bis zu seinem Tod eine physische, seelische und geistige Entwicklung *(vgl. Kap. »Krankheit und Schicksal«, S. 67 ff.)*. Integrieren wir an dieser Stelle den Ewigkeitscharakter des Geistigen in unsere Betrachtung, so gewinnt das Entwicklungsmotiv eine erweiterte Bedeutung. Wenn wir die Möglichkeit einer Entwicklung des Menschengeistes über mehrere Leben hinweg in Erwägung ziehen, erscheinen uns Krankheit, Behinderung oder der frühe Tod eines geliebten Menschen in einem neuen Licht. Schicksalsschläge aller Art müssen dann nicht als sinnlose Zufälligkeiten hingenommen werden. Krankheiten, welcher Art sie auch sein mögen, erscheinen als spezifischer Ausdruck einer sich entwickelnden Individualität.

▶ Schicksalsschläge sind Ausdruck sich entwickelnder Individualität

Für die Pflegenden ergibt sich aus dieser Betrachtung die schon erwähnte Rolle des Begleiters. Unsere Aufgabe liegt nicht darin, Einfluss auf die geistige Entwicklung unseres Patienten auszuüben, das heißt, wir sollten nicht aktiv in seinen sich entfaltenden Lebensweg eingreifen oder dessen Richtung bestimmen. Durch die Mitsorge und Pflege des Physischen und Seelischen des Patienten können wir es ihm aber erleichtern, seine Lebensziele wieder vor Augen zu haben und neuen Mut und neue Kraft zu finden, um seinen weiteren Lebensweg zu beschreiten. Gerade eine Krankheit bedeutet oft ein einschneidendes Ereignis und eine Richtungsänderung für den Menschen. Wer als physische Diagnose »Herzinfarkt«, »Schlaganfall« oder »Krebs« bekommt, muss seinen Lebensstil sehr oft radikal verändern, vielleicht den Beruf wechseln oder Hobbys aufgeben. Was die Zukunft birgt, kann sehr angsterregend sein. Das Gespräch und das aufrichtige Zuhören kann es uns ermöglichen, zu hören, was von dem Patienten selber kommt. Dabei sollten wir nicht sofort mit Rat und Tat zur Stelle sein. In der Neuformulierung seiner Lebensziele aber können wir ihm begleitend und unterstützend beistehen. Wir können ihm helfen, die Kraft und den Mut zu finden, die er benötigt, um in seinem Bestreben der inneren Stimme seines Geistes zu folgen.

Begleitendes Beistehen – Chance der Pflege

Das geistige Streben ist ein persönlicher Weg, den jeder für sich alleine gehen muss. In der Pflege haben wir oftmals die einmalige Ehre, einen Einblick in den schwierigen Entscheidungsmoment im Schicksal einiger Menschen – unserer Patienten – zu bekommen, und wir dürfen ihnen über diese schwierige Zeit begleitend beistehen.
Rudolf Steiner beschreibt in vielen seiner Werke, wie der Mensch ganz bewusst einen Schulungsweg beschreiten kann, der zur Erkenntnis des Geistigen und der geistigen Zusammenhänge führt *(15, 16, 17)*.
Die Erkenntnis höherer Welten erlangen wir durch die Befreiung unseres Denkens von allen sinngebundenen Eindrücken, sodass das geistige Auge für rein Geistiges geöffnet wird. Die

Entscheidung, einen solchen Weg zu beschreiten, muss jeder für sich alleine und in Freiheit treffen. Da wir in der Pflege Tätigen es uns zur Aufgabe gemacht haben, für Menschen in Krankheit und im Moment der Schicksalsschwere zu sorgen und auf ihrem Weg zu begleiten, kann ein solcher Schulungsweg als dringende Aufgabe, ja sogar als Pflicht erscheinen. Die Pflege eines Menschen kann nur davon gewinnen, wenn die Pflegenden aus Einsicht und Verständnis für die hinter der sinnlich wahrnehmbaren Welt webenden seelischen und geistigen Zusammenhänge handeln können. Ein solcher Schulungsweg dient jedoch nicht nur als Stütze für unsere Patienten, sondern kann auch uns Pflegenden helfen, mit vielen schwierigen, schmerzhaften und traurigen Situationen, die uns im Beruflichen wie auch im Persönlichen begegnen, besser umgehen zu lernen.

Drei Stufen der Erkenntnis

Als Ergebnis einer konsequent durchgeführten Arbeit an der eigenen geistigen Entwicklung beschreibt *Steiner* drei Stufen der Erkenntnis höherer Welten. Diese sind:
- Imagination,
- Inspiration,
- Intuition.

Auch die drei Stufen der höheren Erkenntnis sind eng mit den im Leib und in der Seele wirkenden Prinzipien verbunden.
Denken, Fühlen und Wollen sind mit unseren Augen nicht direkt wahrnehmbar, aber als seelische Erfahrungen, die auch ihren Ausdruck im Physischen haben, liegt uns ein Verständnis für diese Zusammenhänge nicht allzu fern. Anders verhält es sich mit Imagination, Inspiration und Intuition. Diese Erkenntnisstufen sind unserer Erfahrung weitgehend fremd. So wird verständlich, dass die nachfolgende Beschreibung einige Schwierigkeiten überwinden und skizzenhaft bleiben muss. Gelingt es uns dennoch, gegenüber dem Geistigen offen zu bleiben, so schaffen wir damit die Möglichkeit, dass dieses sich uns offenbaren kann.

Imagination. Die geistigen Erkenntnisse, die im Seelischen ihren Ausdruck im Denken und im Physischen im Nerven-Sinnes-System finden, werden von *Steiner* als Imaginationen bezeichnet. Durch diese imaginative Erkenntnisstufe können wir die geistige Welt über unser Denken als Bilder wahrnehmen. Im Stadium der Imagination bleiben wir jedoch erst nur an der bildhaften Oberfläche der geistigen Welt, ebenso wie wir in der sinnlichen Welt mittels des optischen Sinns noch nichts vom inneren Wesen der Dinge erfahren.
Dieser Vergleich soll an dieser Stelle und auch im Folgenden nicht missverstanden werden: Er meint nicht, dass wir mit unseren gewöhnlichen Augen in die geistige Welt schauen können. Die Dynamik der Imagination aber ist der unseres optischen Sinns am besten vergleichbar.

Inspiration. Die geistige Metamorphose des Fühlens, das sich auf der physischen Ebene betrachtet im Rhythmischen äußert, wird als übersinnliches Erkenntnisorgan zur Inspiration führen. Durch die Inspiration dringt der Mensch nun tiefer in das Wesen des Geistigen ein. Hier offenbart sich demjenigen, der die entsprechende Erkenntnisstufe ausgebildet hat, die geistige Welt nicht nur wie im äußeren Bild, sondern aus ihrem Inneren heraus. Lebendige Zusammenhänge der einzelnen Bilder werden wahrnehmbar. Ein Beispiel aus der physischen Welt kann dies verständlicher machen:

> Begegnen wir einem Menschen, so ist der erste Eindruck ein durch den optischen Sinn vermitteltes Bild seiner äußeren Gestalt. Ein mit dem optischen Eindruck vergleichbares Bild ergibt sich aus der imaginativen Erkenntnis. Hören wir nun die Stimme des Menschen, so wird dieses Bild verlebendigt und ergänzt durch etwas, das sich als der Ausdruck eines mehr Innerlichen in Klang und Tonfall seiner Stimme enthüllt.

Auf die Wahrnehmung der geistigen Welt übertragen, charakterisiert dieses Beispiel die tiefer in das Wesen des Geistigen eindringende inspirative Erkenntnis.

Intuition. Das Wollen, das als seelische Eigenschaft seine leibliche Grundlage im Stoffwechsel-Gliedmaßen-System hat, bildet die Grundlage für eine weitere geistige Erkenntnisstufe –

die Intuition. Um das Charakteristische dieser Erkenntnisart zu beschreiben, wollen wir zunächst das oben genannte Beispiel nochmals vergegenwärtigen. Die imaginative Erkenntnis erschien uns mit dem optischen Eindruck vergleichbar, die Inspiration mit dem tiefergehenden akustischen Eindruck. Die Intuition können wir uns nun als eine tätige Begegnung vorstellen, beispielsweise, wenn wir unserem Gegenüber die Hand reichen. In der Intuition vereinigen sich Wahrnehmung und Handlung zu einer Einheit: man ist im intuitiven Erkennen nicht mehr Beobachter, sondern eins mit der geistigen Welt.

➤ Wir lernten den Menschen als dreigliedriges, leibliches, seelisches, geistiges Wesen kennen. Die Seele bildet die Brücke über das Wollen zum Physischen und öffnet sich im Denken zum Geistigen hin

Wir haben beobachtet, dass sich im Leiblichen die Nerven-Sinnes-Ttätigkeit, das rhythmische Geschehen und die Stoffwechsel-Gliedmaßen-Aktivität durchdringen und im Seelischen Denken, Fühlen und Wollen zusammenwirken. Ebenso sind die im Geistigen zu entwickelnden Erkenntnisstufen der Imagination, Inspiration und Intuition nicht getrennt voneinander zu verstehen. In ihrer Ganzheit eröffnen sie der Seele den Zugang zur geistigen Welt.

Schlussbemerkung

Die Darstellung des Menschen als ein dreigliedriges und viergliedriges Wesen soll als menschenkundliche Grundlage für die durch Anthroposophie erweiterte Pflege dienen.
Die Viergliedrigkeit zeigt, wie der Mensch mit Welt und Natur in Zusammenhang steht und weist auf sein Verhältnis zu den vier Elementen Erde, Wasser, Luft und Feuer hin. Sie zeigt, wie der Mensch durch sein Ich und die Beherrschung des Feuers das vierte Naturreich über den Mineralien, Pflanzen und Tieren darstellt. Es trifft nicht zu, dass der Mensch nichts weiter ist als ein intelligenter Affe – also ein dem Tierreich zugeordnetes Wesen. In seiner Viergliedrigkeit steht der Mensch in harmonischem Zusammenhang mit der Erde, mit den vier Himmelsrichtungen, den vier Jahreszeiten und mit allen weiteren dieser Erde zugehörigen, viergliedrigen Ordnungsprinzipien. Für die Pflege können sich aus dem Verständnis der Viergliedrigkeit des Menschen Anregungen ergeben, mit den vier Elementen in der Pflege kreativ umzugehen. Bereits *Florence Nightingale* wies auf diese Tatsache hin:

• »Das Wort ›Pflege‹, wie ich es verstanden wissen will, hat eine weit tiefere Bedeutung als ihm im gewöhnlichen Leben zugeschrieben wird, wo man sich nicht viel mehr dabei denkt als die Darreichung von Arzneimitteln oder von Umschlägen und andere bloße Handleistungen. Von Rechts wegen aber begreift die Tätigkeit die richtige Verwendung und Regelung der frischen Luft, des Lichts, der Wärme in sich, die Sorge für Reinlichkeit, Ruhe, richtige Auswahl und rechtzeitige Darreichung von Speise und Trank, und zwar dies alles unter größtmöglicher Schonung der Lebenskraft der Kranken« *(8)*.

Die Dreigliedrigkeit zeigt andere Zusammenhänge als die Viergliedrigkeit, nämlich die Beziehung des Menschen zum Geistigen. Als leibliches, seelisches, geistiges Wesen steht der Mensch in lebendiger Beziehung zwischen den physischen und geistigen Welten, zwischen Himmel und Erde. Die Drei repräsentiert nicht wie die Vier das irdische Prinzip, sondern ein geistig Göttliches, wie in der christlichen Trinität dargestellt: Vater, Sohn und Heiliger Geist als Urbild der Dreieinigkeit des Geistes.
Die Pflege findet durch ihr Leben und Wirken mit der Dreigliederung eine besondere Rolle in der Arbeit mit dem Rhythmus. Dieser kann die in Opposition stehenden Zweiheiten (Warm und Kalt, Schlafen und Wachen, Geist und Leib) harmonisch zum gesunden Fortschreiten und Entwickeln unserer Patienten verbinden.
Es wird deutlich, dass diese menschenkundliche Betrachtung, die das Wesen des Menschen zu verstehen sucht, nicht geeignet ist, um als Methode für Pflegemodelle, Pfle-

Kategorie	Beispiel für Lernziele	Empfohlener Lernweg
Handwerk	Sie können ein Aufnahmegespräch unter dem Gesichtspunkt der Viergliederung führen.	A
Eigenes Lernziel		
Beziehung	Sie können Ihr Berufsverständnis im Hinblick auf die ganzheitliche, beziehungsorientierte Aufgabe des Pflegenden erweitern.	B
Eigenes Lernziel		
Wissen	Sie kennen die Grundbegriffe der anthroposophischen Menschenkunde.	C
Eigenes Lernziel		

gehandlungen oder Dokumentationssysteme zu dienen. Dies würde dem viel umfassenderen Anliegen der Anthroposophie widersprechen und die Beziehung zwischen Patienten und Pflegendem wieder auf eine leblose, physische Ebene reduzieren. Im Bestreben, mit dem hier dargestellten Menschenbild bewusst umzugehen, werden wir unsere Beziehung zum Patienten neu beleben, und in der alltäglichen Pflege dem Wie unseres Handelns Richtung geben können.

Die praktische Anwendung der anthroposophischen Menschenkunde wird in den folgenden Beiträgen in ihren verschiedenen Zusammenhängen verständlich und anschaulich gemacht werden.

Literatur

1. Benner, P.: From novice to expert. Addison-Wesley, California 1984
2. Goethe, J. W. von: Talismane. In: Werke, Bd. 2. Hamburger Ausgabe. Deutscher Taschenbuch Verlag, München 1988
3. Henderson, V.: Grundregeln der Krankenpflege, W. H. O., Genf 1977
4. Johnson, D.: The behavioural systems model for nursing. In: Conceptual Models for Nursing Practice ed. by J. P. Riehl and C. Roy. Appleton-Century-Crofts, East Norwalk, 1980
5. Juchli, L.: Krankenpflege. 7. Aufl., Thieme, Stuttgart 1994
6. King, I. M.: Toward a theory for nursing. J. Wiley, New York 1971
7. Neuman, B.: The Neuman systems Model. Appleton-Century-Crofts, East Norwalk 1982
8. Nightingale, F.: Notes on Nursing, zitiert nach der Faksimile Ausgabe der Deutschen Übersetzung von 1878, Leipzig, herausgegeben vom Bundesausschuss der Unterrichtsschwestern und Pfleger, Selbstverlag 1980
9. Orem, D.: Nursing Concepts for practice. 3rd ed., McGraw-Hill, New York, 1980
10. Peplau, H. E., zitiert in: Simpson, H.: Peplaus's Model in Action. MacMillan, London 1991
11. Riehl, J. P.: »The Riehl interaction model«. In: Conceptual Models for Nursing Practice, ed. by J. P. Riehl and C. Roy. Appleton-Century-Crofts, East Norwalk 1980
12. Roper, N. et al.: Die Elemente der Krankenpflege. Recom, Basel 1987
13. Roy, C.: The Roy Adaptation Model. In: Conceptual Models for Nursing Practice ed. by J. P. Riehl and C. Roy. Appleton-Century-Crofts, East Norwalk 1984
14. Steiner, R.: Von Seelenrätseln. Rudolf Steiner Verlag, Dornach 1983
15. Steiner, R.: Die Geheimwissenschaft im Umriß. Rudolf Steiner Verlag, Dornach 1984
16. Steiner, R.: Theosophie. Eine Einführung in übersinnliche Welterkenntnis und Menschenbestimmung. Rudolf Steiner Verlag, Dornach 1986
17. Steiner, R.: Wie erlangt man Erkenntnisse der Höheren Welten? Rudolf Steiner Verlag, Dornach 1987
18. Steiner, R.: Anthroposophische Leitsätze. Rudolf Steiner Verlag, Dornach 1989
19. Steiner, R., Wegman, I.: Grundlegendes für eine Erweiterung der Heilkunst nach geisteswissenschaftlichen Erkenntnissen. Rudolf Steiner Verlag, Dornach 1984
20. Virchow, R.: Zitiert in: Vasold, M.: Rudolf Virchow; Der große Arzt und Politiker. DVA, Stuttgart 1988

Beobachtung als persönlichkeitsbildendes und therapeutisches Element in der Pflege

Monika Layer

> Wahrnehmung und Beobachtung prägen unser Bild von der Welt. Sie sind auch in der Pflege die Voraussetzung für ein differenziertes Erfassen der Situation des Patienten. In diesem Kapitel werden Übungen zur Schulung unvoreingenommener Beobachtung dargestellt und für den Pflegeunterricht aufbereitet.
>
> Lernziel s. Seite 63

Auch der erkenntnistheoretische Hintergrund der Anthroposophie wird am Verhältnis von Wahrnehmung und Begriffsbildung erläutert.

Einleitung

Dieser Beitrag stellt im 1. Teil Aspekte zur Beobachtung vor und entwickelt auf den in diesem Zusammenhang erläuterten erkenntnistheoretischen Grundlagen ein neues Verständnis für den Beobachtungsprozess und dessen Relevanz in der Pflege. Er zeigt den persönlichkeitsbildenden Anteil des Beobachtungsprozesses auf und begründet dessen therapeutische Wirkung auf die Patienten. Im 2. Teil werden Beispiele und Übungen zur Beobachtungsschulung angegeben, die einen Blick auf einen Schwerpunkt anthroposophisch orientierter Pflegeausbildung eröffnen.

Ausgangslage

Welche Motivation haben Menschen, die sich für eine pflegerische Grundausbildung entscheiden? – Interesse am Menschen, der Wunsch zu helfen, etwas Sinnvolles tun wollen. So und ähnlich äußern sich Interessenten oder Berufsanfänger auf die Frage nach dem Grund ihrer Berufswahl. Nun könnte man schnell geneigt sein, diese Aussagen in die Schublade »Helfersyndrom« zu stecken, doch wird man damit den angehenden Pflegenden nicht gerecht. In diesen Motivationen drückt sich vielmehr eine humane Grundhaltung aus, vielleicht auch der Wunsch nach Auseinandersetzung mit Fragen nach dem Sinn des Lebens, von Krankheit, Leiden und Tod und/oder die Suche nach echten menschlichen Begegnungen. Man kann davon ausgehen, dass die jungen Menschen neben den existenziellen Fragen und Bedürfnissen auch die notwendigen Kräfte mitbringen, welche sie zum Bewältigen dieser selbstgesteckten Ziele benötigen.

Für die Gestaltung einer pflegerischen Ausbildung hat das zur Konsequenz, diese Qualitäten und Kräfte zu erhalten, zu fördern und zu fundieren durch die Integration und Gewichtung persönlichkeitsbildender Elemente im Ausbildungsgang. Neben der Umsetzung einer erwachsenengemäßen, sozial-integrativen Bildungsphilosophie wird dies in einer anthroposophisch orientierten Ausbildung erreicht durch Unterricht in künstlerischen Fächern, durch die Auseinandersetzung mit menschenkundlichen Aspekten sowie durch eine umfassende Beobachtungsschulung. Die hier ausgeführten Gesichtspunkte und methodischen Konsequenzen wurden an der »Freien Krankenpflegeschule an der Filderklinik« entwickelt und sind dort heute noch wichtiger Teil des Curriculums.

Beobachtung und Pflege

Beobachtung wird in der Literatur bestimmt als »... die aufmerksame planmäßige Wahrnehmung oder Anschauung mit dem Ziele exakter Feststellung eines Sachverhaltes oder einer Tatsachenfolge, gegebenenfalls mit geeigneten Hilfsmitteln« (*Popp*, in *4; 5*).

Die Forderung nach einer exakten Patientenbeobachtung in der Pflege geht schon auf *F. Nightingale* zurück, die zu dem Thema Folgendes schreibt: »Es ist äußerst wichtig, die Symptome der Krankheit zu beobachten; es ist womöglich noch wichtiger, die Symptome der Pflege zu beobachten, was Schuld der Pflege, nicht Schuld der Krankheit ist. Die Beobachtung zeigt, **wie** der Kranke ist, die Überlegung, **was** geschehen muss ... Beobachtung lehrt uns die Tatsache, Überlegung die Bedeutung derselben, Überlegung braucht soviel Schulung wie Beobachtung« *(8)*.

Florence Nightingale fordert hier eine auf Beobachtung und Überlegung gegründete, systematische Pflege. Sie gibt damit wesentliche Impulse für die Entwicklung des modernen Berufsverständnisses, sodass die Krankenbeobachtung bis heute wichtiges Element der Pflegeausbildung geblieben ist. Die Notwendigkeit einer Schulung auf diesem Gebiet ist allgemein anerkannt *(4, 10)*.

Traditionellerweise hat man sich dabei gesonderten Beobachtungsgebieten, wie z.B. der Haut oder dem Puls gewidmet, und das oft zu einem Zeitpunkt, an welchem den Studentinnen die notwendigen Zusammenhänge der Physiologie und Pathologie zur Interpretation bestimmter Phänomene fehlten. Sie haben die »Facts« oft einfach auswendig gelernt und konnten dann erwartungsgemäß den Transfer in den Pflegealltag nicht vollziehen. Vor allem war die Krankenbeobachtung sehr stark auf pathologische Krankheitszeichen fokussiert, sodass der Blick für das Gesunde, »Normale« gar nicht oder nur ansatzweise geschult wurde.

Als eine Folge der Neuorientierung der Pflege zu Ganzheitlichkeit und der Abkehr vom rein medizinisch geprägten Pflegeverständnis bekam eine umfassende, sich auch auf das Gesunde richtende Beobachtung einen größeren Stellenwert. Heute gilt sie neben anderem als ein Mittel zur patientenorientierten, professionellen Pflege und gehört im modernen Pflegeverständnis zu den ersten Schritten im Pflegeprozess *(6)*. Die in der Beobachtung zu berücksichtigenden Phänomene beziehen sich nicht nur auf die körperliche, sondern auch auf die seelische und soziokulturelle Dimension. In der Pflegeanamnese werden die Ergebnisse dokumentiert, dann interpretiert, in der Pflegeplanung Konsequenzen daraus abgeleitet, nach der Durchführung evaluiert und möglicherweise im Anschluss oder bereits während des Prozesses ergänzt. In allen Schritten des Pflegeprozesses sind Aufmerksamkeit, Interesse und Reflexion gefordert, Elemente, welche zu einer Beobachtung im umfassenden Sinne hinzugerechnet werden können.

Beobachtung in der durch Anthroposophie erweiterten Pflege

Auch in der durch Anthroposophie erweiterten Pflege gilt die Beobachtung als eine Kernfähigkeit, die mit dem Ziel des professionellen Einsatzes sorgfältig geschult wird. Hier werden die Dimensionen des Körperlichen, des Seelischen und des Geistigen berücksichtigt und die Beobachtungsresultate entsprechend in den Pflegeprozess integriert. Die Inhalte stützen sich auf das anthroposophischen Menschenbild und geben den Boden ab für die weitere Gestaltung der Pflege.

Jedoch wird hier auch der Form der Beobachtung eine besondere Bedeutung beigemessen, wie in diesem Artikel erläutert wird. Inhalt **und** Form gilt es zum Verständnis der Beobachung zu betrachten, gemäß den Worten *Goethes*: »Das Was bedenket wohl, mehr bedenket noch das Wie.« Das »Wie« bestimmt in diesem Fall den persönlichkeitsbildenden Anteil, ein Aspekt, der bislang im Zusammenhang mit der Beobachtung nicht diskutiert wurde.

Bericht einer Studentin

Der folgende, auszugsweise wiedergegebene Bericht wurde von einer Studentin zu Beginn des 5. Semesters der Krankenpflegeausbildung verfasst. Darin schildert die Autorin Fragen und Konsequenzen, die sich für sie durch die Beobachtungsschulung im Alltag der Pflegeausbildung ergeben hatten.

▶ Kann man Beobachten wirklich lernen oder ist es eine Fähigkeit, die jedem Menschen selbstverständlich zur Verfügung steht? Was muss ich lernen, um diese Fähigkeit zu erwerben? Ist es sinnvoll oder nötig, meine Sinnesorgane zu trainieren?

Diese und andere Fragen entstanden durch einige Praxisaufgaben im Rahmen der Ausbildung an der Krankenpflegeschule. Ich habe eine Reihe von Patientenberichten geschrieben, um das Beobachten zu üben. Im Anschluss daran entstand die Frage, auf welche Weise ich das Beobachten lerne. Folgende Resultate wurden mir dabei deutlich:
Meine Sinne nehmen sehr viel auf, ich kann aber nur wenig davon in meinem wachen Bewusstsein erfassen. Um mir etwas bewusst zu machen, bedarf es der **Aufmerksamkeit und Wachheit** für diese Dinge. In der Aufgabe, diese beiden Qualitäten zu entwickeln, sehe ich die eigentliche Möglichkeit, das Beobachten zu erlernen. Wichtig dabei scheint mir, dass es sich nicht um … Tätigkeiten handelt, sondern um eine innere Grundhaltung. Dies drückt sich bereits im Sprachgebrauch aus, man sagt »ich sehe, ich rieche, ich höre«; aber »ich bin aufmerksam, wach, interessiert«. Sehen, riechen, hören sind Tätigkeitswörter, aufmerksam, wach, interessiert hingegen Eigenschaftswörter. Es handelt sich also bei der Beobachtung nicht um noch eine Tätigkeit mehr, die ich zusätzlich tun muss, sondern ich tue das, was ich sowieso tue, mit einer veränderten Grundhaltung.
Eine Erfahrung, die ich, aber auch viele meiner Mitschüler bei den immer wieder zu erstellenden Pflegeberichten gemacht haben, ist, dass das Beobachten sehr deutliche Wirkungen auf den betroffenen (beobachteten *M.L.*) Menschen hat.
Ich konnte erleben, dass sich das Verhalten der Patienten mir gegenüber veränderte, wenn ich sie beobachtete, ohne dass ich mein Verhalten ihnen gegenüber geändert hätte. Von daher ist es mir immer wichtig gewesen, dass die Beobachtungen nie isoliert für sich … (durchgeführt *M.L.*) wurden. Gleichzeitig sollte man darauf achten, wie sich die Beziehung zwischen den übrigen Patienten und dem »Beobachtungspatienten« verändert.
Außerdem sollte man, nachdem man so viele Eindrücke vom Patienten in sich hineingenommen hat, auch wieder etwas für den Patienten Erlebbares nach außen setzen. Die pflegerischen Handlungen sollten durch die intensivierte Beobachtung neue Ziele und Impulse bekommen, nur dann bekommt Beobachtung ihren Sinn.

▶ Wie kann ich lernen, genauer und konkreter hinzuschauen?

Durch meine Erfahrungen mit diversen Patientenbeschreibungen stellte ich fest, dass es hilfreich war, wenn ich meine Wahrnehmungen durch Fragestellungen in eine bestimmte Richtung lenkte. Am Anfang meiner Betrachtungen lebte zunächst ein sehr allgemeines, unbestimmtes Bild von dem Patienten in mir. Ich bemerkte es an den wenig konkreten Beschreibungen. So fragte ich mich also, bevor die eigentliche Aufgabe begann: Was will ich beobachten? Worauf achte ich bei den nächsten Begegnungen mit dem Patienten? Zu Hause arbeitete ich die Beobachtungen aus und versuchte, sie auf diese Fragen hin noch einmal durchzugehen.

Beispiel

In einer Aufgabe beschäftigte ich mich mit der Frage nach Kopf und Gesicht. Ich habe viel mit der Patientin gesprochen und ihr Gesicht dabei genau angeschaut. Zu Hause versuchte ich es zu beschreiben und bemerkte plötzlich, dass ich die Augen-, Stirn- und Nasenpartie deutlich vor mir sah und gut beschreiben konnte. Doch da, wo der Mund war, fand ich in meinem Bewusstsein nur einen leeren Flecken vor.
Dieses Erlebnis erschreckte mir sehr. Ich hatte doch das Gefühl, das Gesicht genau angeschaut zu haben. Das Aufschrecken erzeugte bei mir Wachheit, so dass ich mich am nächsten Tag mit besonderer Aufmerksamkeit der unteren Partie des Gesichtes zuwandte. Beim Erinnern bemerkte ich weiterhin, dass ich zu bestimm-

ten Punkten viel sagen konnte und zu anderen gar nichts. Meiner Meinung nach hing das damit zusammen, dass bestimmte Erscheinungen an der Patientin besonders auffällig waren und zum anderen, dass ich für bestimmte Bereiche besonders aufmerksam bin. Das heißt, ich nehme selektiv wahr, also nur das, wofür ich mich interessiere, oder nur das, womit ich mich schon einmal beschäftigt habe. Durch den erübten Umgang mit meinem Fragenkatalog konnten in mir Wachheit, Interesse und Aufmerksamkeit entstehen für Aspekte, die mir bisher überhaupt noch nicht im Bewusstsein waren.

Zusammenfassung

Um zu lernen, genauer und konkreter zu beobachten ist es ...
1. wichtig, seine Beobachtungen zu **reflektieren** mit zeitlicher und räumlicher Distanz;
2. von großer Bedeutung, mit bestimmten **Fragen** auf die durchgeführten Beobachtungen zu schauen;
3. unverzichtbar, an den eigenen Wahrnehmungslücken **wach** zu werden.

Entscheidend war für mich, dass ich die Beobachtungsübungen regelmäßig durchführte. Es kam gar nicht darauf an, viel Zeit dafür zu investieren, jeden Tag zehn Minuten eine Übung und ich lernte schon sehr viel *(8)*.

In ihrem Bericht schneidet die Autorin eine Reihe von Themen an, die im Zusammenhang der Patientenbeobachtung wesentlich sind:
1. die Aufgabe der Sinnesorgane bei der Beobachtung,
2. die Frage der Bewusstwerdung von Sinneseindrücken,
3. die Bedeutung der Aufmerksamkeit,
4. die Beziehung zum Patienten,
5. die Konsequenz der Beobachtung,
6. die selektive Wahrnehmung und zuletzt,
7. die Kontinuität im Beobachtungsprozess.

Alle diese Punkte sollen in den nachfolgenden Ausführungen aus der Sicht der Anthroposophie beleuchtet werden. Dabei werden Gewichtungen vorgenommen, die sich aus der pflegerischen Relevanz der angeschnittenen Gebiete ergeben. Soweit nur einführende Gesichtspunkte angegeben werden können, wird auf weiterführende Literatur verwiesen. Die Reihenfolge der Bearbeitung wird variiert. Da die Punkte 2, 3 und 4 einen thematischen Schwerpunkt bilden und in diesem Zusammenhang das größte Gewicht haben, sollen sie gemeinsam an letzter Stelle unter der Überschrift »Aufmerksamkeit und Beobachtung« behandelt werden.

Die Aufgabe der Sinnesorgane

Organische Voraussetzung für die Beobachtung sind gesunde Sinnesorgane. In der Anthroposophie geht man über die in der allgemeinen Wissenschaft beschriebene Anzahl der Sinne hinaus und erkennt derer zwölf an. Sie sind physischer Natur und vermitteln zwölf unterschiedliche Sinnesqualitäten. Durch sie erfährt man in sehr differenzierter Weise den eigenen Körper, die Umgebung und die Mitmenschen.

Die durch die Sinnesorgane vermittelte Wahrnehmung hat im Verständnis der Anthroposophie objektiven Charakter. Sinneserfahrung innerhalb und Lebensrealität außerhalb des Individuums sind demzufolge ihrem Inhalt nach dasselbe, treten aber in unterschiedlicher Form auf. Die Wahrnehmung wird nicht, wie es die Auffassung der Sinnesphysiologie ist, durch die verschiedenen Modifikationen, die sie auf dem Weg der Übertragung vom Wahrnehmungsgegenstand zum menschlichen Bewusstsein erfährt (physikalische/chemische Vorgänge in der Luft, im menschlichen Organismus usw.), ihrem Wesen nach verändert. Sie ist auch nicht ein persönliches Konstrukt des Individuums, das sich seine Realität im Seelischen selbst erschafft, wie es der Konstruktivismus vertritt.

Eine ausführliche, systematische und wissenschaftliche Begründung zum Thema Wahrnehmung ist in den Grundschriften *Steiners* zu finden. Es wird dort vor allem der Erkenntnisbegriff entwickelt, dessen Elemente »Wahrnehmung«, »Begriff« und »Urteil« sowie deren Verhältnis zueinander bestimmt. Im Kapitel IV »Die Welt als Wahrnehmung« aus »Die Philosophie der Freiheit« *(11)* erfolgt eine immanent-kritische Auseinandersetzung mit dem »Kritischen Idealismus«, der die Objektivität der

Wahrnehmung verneint. Ebenso sei verwiesen auf »Wahrheit und Wissenschaft« *(10)* sowie »Grundlinien einer Erkenntnistheorie der Goetheschen Weltanschauung« *(12)*, welche erkenntnistheoretische und damit grundlegende Fragestellungen der Anthroposophie behandeln.

Konsequenzen aus der Beobachtung

Reinert erkennt, dass Beobachtungen nur dann Sinn machen, wenn Konsequenzen daraus gezogen werden, wenn Handlungen daraus resultieren. Es kann sich dabei um Handlungen in Form pflegerischer Interventionen oder in Form von Korrekturen eigener Vorstellungen über Sachverhalte oder über Menschen handeln. Wenn pflegerische Interventionen und Korrekturen von Vorstellungen anhand von Beobachtungen durchgeführt werden – und nicht aufgrund irgendwelcher Spekulationen oder Annahmen –, ist ein Realitätsbezug hergestellt, der für jegliche Form von Handlung anzustreben ist.

Wodurch ein Mensch in seinem Handeln geleitet wird, hängt von vielen individuellen Faktoren ab. Prägungen der eigenen Persönlichkeit, Gewohnheiten, Vorlieben, Erfahrungen, Ideale, Traditionen, Regeln und Normen, Vorbilder usw. machen ihre Einflüsse geltend. Schlussendlich sind es Gedanken, die das Handeln leiten, Gedanken, die in Form von Urteilen oder Vorurteilen, von Hypothesen oder von Erkenntnissen, von Phantasien oder realitätsbezogenen Vorstellungen und nicht zuletzt in Form von Gefühlen (das Auftreten von Gefühlen wird durch Gedanken veranlasst) in die Motivbildung hineinspielen. Das Bewusstsein über die in der Motivbildung mitschwingenden Faktoren ist abhängig vom Grad der Selbsterkenntnis. Je größer die geleistete Bewusstheitsarbeit diesbezüglich ist, desto freier wird der Mensch in der Handhabung seines Erfahrungshintergrundes bzw. seines inneren Begriffsgebäudes.

Wie weit dieser Bewusstmachungsprozess vorangeschritten ist und wieviel Klarheit ein Mensch über die Art und Weise seiner Motivbildung hat, hat Konsequenzen für die handelnde Person und spielt natürlich für den professionellen Umgang mit anderen Menschen eine entscheidende Rolle. Am Ausmaß der Klarheit über die Motive und daran, aus welcher Sphäre heraus diese gebildet sind, wird sich entscheiden, ob man der Realität angemessen oder an dieser vorbei handelt.

Diese kurzen Bemerkungen über die Ethik (Lehre vom Handeln) können vertieft werden in *Steiners* »Philosophie der Freiheit«. Dort wird eine Ethik entwickelt, welche den **aus Erkenntnis handelnden Menschen** in den Mittelpunkt stellt, und die das in diesem Zusammenhang auftretende Problem der Freiheit behandelt.

Kontinuität im Beobachtungsprozess

Am Ende ihres Beitrages verweist die Autorin auf den hohen Stellenwert der Kontinuität bzw. der Regelmäßigkeit in der Beobachtung. *Reinert* beschreibt sie als Voraussetzung für einen vertieften Beobachtungsprozess, der Vergleiche und die Beobachtung von Entwicklungen mit berücksichtigt.

Kontinuität im Beobachtungsprozess ist nicht zuletzt Voraussetzung für Fähigkeitsbildung auf diesem Gebiet, denn diese kann nur durch ständige Wiederholung von Handlungen, also durch Üben, erzielt werden. Die eigene Organisation, ob nun die körperliche, seelische oder geistige, benötigt immer wieder dieselben Impulse in regelmäßiger Abfolge, damit Neues einverleibt werden kann. Wird diese Kontinuität nicht erreicht, bleibt es beim Ansatz, beim ständigen Anfang. Um in diesem Sinne auf einen fruchtbaren Weg zu kommen, sind klare Motive, bewusster Umgang damit und Selbstdisziplin notwendig. Wie anstrengend dies ist, weiß jeder, der sich diesem Prozess einmal ausgesetzt hat. Doch nicht zuletzt beruht jedes Lernen auf diesem Vorgang des Übens: Aus den ersten unbeholfenen Anfängen wird nach einiger Zeit eine Fähigkeit, die dann in eine gesunde Routine münden kann.

Die selektive Wahrnehmung

Im Verlaufe ihrer Beobachtungsübungen macht *Reinert* die Erfahrung, dass sie manche Dinge an der Patientin bemerkt, andere jedoch nicht.

Es besteht für sie ein Zusammenhang der »Auswahl« der Beobachtungen mit der Auffälligkeit verschiedener Erscheinungen an der Patientin und mit ihrem eigenen, persönlichen Interesse. Dieses Interesse wird nach *Reinert* unter anderem geweckt durch Fragen, die sich aufgrund der Beschäftigung mit bestimmten Dingen entwickeln.

»Beschäftigung mit bestimmten Dingen« bedeutet hier die gedankliche Auseinandersetzung mit Themen, welche dem Beobachtungsprozess vorausgeht oder sich an diesen, durch Erfahrungen geweckt, anschließt. In welcher Form diese Auseinandersetzung geschieht spielt für die Entwicklung von Interesse bzw. von weiterführenden Fragen keine Rolle, entscheidend ist nur, dass gedankliche Aktivität aufgebracht wird.

Der Inhalt der Frage, die sich durch die gedankliche Auseinandersetzung bildet, wird von den Gedanken abhängig sein, mit welchen man sich beschäftigt hat.

Eine in der Pflege bekannte Theorie ist die der »Aktivitäten des täglichen Lebens« (ATLs) von *Liliane Juchli* (5). Dieses Modell bildet einen bergifflichen Hintergrund, anhand dessen Beobachtungen am Patienten gemacht und Informationen über ihn erhoben werden. So lenken die ATLs die Fragestellungen und die pflegerischen Intentionen in eine bestimmte Richtung. Den ATLs wiederum liegt ein bestimmtes, von *Juchli* (5) formuliertes Menschenbild zugrunde. Darin ist die eigentliche Grundlage für die Pflege zu sehen, insofern mit den ATLs gearbeitet wird. (Die Erwähnung weiterer Pflegetheorien unterbleibt an dieser Stelle, da die ATLs nur beispielhaft für ein begriffliches Bezugssystem aufgeführt sind und weil die ATLs bei den meisten Pflegenden als bekannt vorausgesetzt werden können.)

In der durch Anthroposophie erweiterten Pflege ist der gedankliche Rahmen im Wesentlichen durch das anthroposophische Menschenbild gegeben. Im Menschen als einer Leib-Seele-Geist-Einheit verlaufen entsprechende körperliche, seelische und geistige Prozesse, welche in der Pflege zu berücksichtigen sind. Dieses Buch und die darin erwähnte Literatur beschreiben dieses Menschenbild und zeigen mögliche Konsequenzen für die Pflege auf.

Wodurch der Einzelne in seiner Fragestellung gelenkt wird, hängt also wesentlich von den Inhalten der aktuellen gedanklichen Arbeit ab. Daneben wird er ebenfalls von seinen in der Vergangenheit gebildeten Vorstellungen, Urteilen und Vorurteilen beeinflusst. Es ist daher in der Beobachtungsschulung enorm wichtig, Übungen zur Selbstbeobachtung auf gedanklichem Gebiet durchzuführen, damit sich der Einzelne Klarheit über seinen inneren Standpunkt verschaffen kann. Dieser persönliche Standpunkt ist durchaus berechtigt, solange eine offene und trotzdem kritische Haltung anderen Ansichten gegenüber vorliegt und solange man sich ständig selbst überprüft und weiterentwickelt. Nur so können Einseitigkeit und Dogmatismus verhindert werden, welche eine humane und dem Menschen gerecht werdende Pflege erschweren.

Aufmerksamkeit und Beobachtung

Das Phänomen der Erinnerungslücke in Verbindung mit Unaufmerksamkeit dürfte jeder Leserin und jedem Leser bekannt sein. Die folgenden Schilderungen aus der »Psychosophie« *Steiner*s (13) setzen die Aufmerksamkeit als eine besondere seelische Kraft in einen Zusammenhang mit dem Erinnerungsvermögen. Darüber hinaus können pflegerelevante Aspekte aus diesen Ausführungen abgeleitet werden, die weit über die Aufmerksamkeit als Bewusstseinsphänomen hinausgehen.

In der »Psychosophie« verweist *Steiner* auf zwei Grundelemente des menschlichen Seelenlebens, auf das Urteilen und auf die Erlebnisse von Liebe und Hass. Er beschreibt, inwiefern alle Gefühle durch eine Mischung der Erlebnisse von Liebe und Hass und des Urteilens entstehen.

Die Erlebnisse von Liebe und Hass – abgeschwächt Sympathie und Antipathie – hängen mit dem Begehren zusammen, das aus dem Inneren des Seelenlebens aufsteigt. Das Begehren vollzieht eine Bewegung vom seelischen Mittelpunkt hin zur Peripherie, zu den Sinnestoren. »Und indem die Seele ihre eigenen Wogen bis zu den Toren der Sinne hinschlagen lässt, schlägt eben an das Tor der Sinne das Begehren an, und dieses Begehren berührt sich tatsächlich in dem Augenblick des Sinneserlebnisses mit der Außenwelt. Dieses Begehren ist es, das gleichsam von der anderen Seite her einen Siegelabdruck erhält. ... In dem, was sich da entgegengestellt hat dem Sinneserlebnis, hat sich von außen eine Prägung hineingedrückt, ein Abdruck gebildet. Der wird mitgenommen (im Seelenleben *M.L.*).«

Als ein Abdruck also findet die Übermittlung des Sinneseindruckes in das Seelenleben statt. Das Medium, in das hinein der Sinneseindruck geprägt wird, ist seelischer Substanz, sind die Kräfte von Liebe und Hass, die aus dem Begehren heraus entstehen.

Jetzt entwickelt *Steiner*, wie sich diese Tatsache zur Aufmerksamkeit verhält: »Ist denn wirklich, selbst bei dem bloßen Sinneserlebnis, etwas zu spüren von einem Phänomen von Liebe oder Hass? Gibt es etwas im unmittelbaren Sinneserlebnis, was wirklich wie eine Art von Begehren nach außen sich hindrängen muss? Wenn da nichts, was einem Begehren ähnlich oder gleichartig wäre, hindrängen würde zu dem Sinneserlebnis, so bekämen Sie es nicht mit im weiteren Seelenleben; dann bildete sich keine Erinnerungsvorstellung. Es gibt aber eine Tatsache dafür, dass Begehren anschlägt nach außen, ob Sie nun Tonwahrnehmungen, Farbwahrnehmungen, Geruchswahrnehmungen oder dergleichen haben, und diese Tatsache ist die Tatsache der **Aufmerksamkeit** (Hervorhebung des Verf.). Ein Sinneserlebnis, auf das wir nur hinstieren, macht natürlich auch dann einen Eindruck nach den Gesetzen, die bestehen zwischen der Außenwelt und dem Sinnesorgan, aber der Eindruck, auf den Sie nur hinstieren, trägt sich nicht im Seelenleben weiter fort. Sie müssen ihm von innen entgegenkommen mit der Kraft der Aufmerksamkeit. Und je größer die Aufmerksamkeit ist, desto leichter trägt die Seele die Sinneserlebnisse als Erinnerungsvorstellungen im weiteren Leben mit« *(13)*.

Steiner charakterisiert hier die Aufmerksamkeit als eine seelische Kraft, die man ohne zu viel zu interpretieren zu der Kraft der Liebe bzw. Sympathie zählen darf. Sie ist seelische Substanz, in die hinein der Sinneseindruck gestanzt wird. Je größer die Aufmerksamkeit, desto deutlicher ist der Abdruck und desto größer die Erinnerungsmöglichkeit. Wenn also Sinneserlebnisse (Beobachtungen) ohne innere Beteiligung stattfinden, sind dies (bewusstseins)stumpfe Vorgänge, welche sich nicht in einer Erinnerungsvorstellung manifestieren können.

Eine nächste Überlegung bringt uns noch weiter im Verständnis der Aufmerksamkeit. Im Bericht von *Reinert* wird erwähnt, dass sich die Beziehung zwischen Beobachter und Patient verändert hat während des Prozesses. Ist vielleicht ein Grund darin zu sehen, dass die Kraft der Liebe in Form der Aufmerksamkeit vom Beobachter aufgebracht, vom Patienten erlebt, zu einer Verwandlung des Verhältnisses führte?

Nach *Steiner* ist die Liebe eine derjenigen Kräfte, die zu einer wirklichen Heilung führen: »Wir müssen Liebe einflößen, damit das, was als Liebestat einfließt, eine Hilfe sein kann. Diesen Charakter zugeführter Liebe haben alle diejenigen Heilungstaten, die sich mehr oder weniger auf das abstützen, was man psychische Heilungsprozesse nennen kann. ... Liebe ist es, die wir als Balsam dem anderen Menschen einflößen. Auf Liebe muss es zuletzt zurückgeführt werden, wenn wir einfache psychische Faktoren in Bewegung setzen, wenn wir einen andern veranlassen, vielleicht auch nur sein herabgedrücktes Gemüt in Ordnung zu bringen« *(13)*.

Die Liebe ist also die Kraft, die psychische Heilungsprozesse in Gang setzt. Die Beziehung als ein seelisch-geistiges Phänomen wird davon ebenfalls berührt sein in der Form, dass entgegengebrachte Aufmerksamkeit ein Heilfaktor für psychische Heilungsprozesse wird.

Wie sehr die seelische Verfassung von Patienten durch Unaufmerksamkeit und Nachlässigkeit der sie betreuenden Personen leidet, ist aus vielen Schilderungen hinlänglich bekannt. Hingegen zeichnet sich im Erleben der Patienten eine »gute Pflege« immer durch Sorgfalt und Umsicht aus, nicht in erster Linie durch handwerkliches Geschick oder das Einhalten von hygienischen Richtlinien.

Es liegt nahe zu behaupten, dass die Patienten durch die Aufmerksamkeit, die ihnen allein durch eine gekonnte, sprich aufmerksame und interessierte Beobachtung entgegenkommt, eine Form von seelischer Heilung erfahren, dass sich dieses auswirkt auf die Beziehung zu den sie Pflegenden, und dass darin der Grund für die Veränderungen in den Beziehungen liegt. Dieser Aspekt, der aus der Form bzw. dem Prozess der Beobachtung resultiert, geht weit über das Interpretieren von Phänomenen hinaus und ist ein deutlicher Beitrag der Pflege zum Heilungsprozess der Patienten.

Beobachtung und Erkenntnis

Nachdem bislang vorwiegend auf seelische Prozesse im Zusammenhang mit der Beobachtung eingegangen wurde, sollen im Folgenden Überlegungen zum Erkenntnis- bzw. Wirklichkeitswert des an der Beobachtung Gewonnenen ausgeführt werden. Dazu müssen die Elemente des Erkenntnisaktes sowie deren Beziehungen untereinander untersucht werden (Weiterführung der Aspekte aus dem Abschnitt »*Die Aufgabe der Sinnesorgane*«, *S. 50*).
Die Aussagen beziehen sich auf *Steiner*s Schriften »Wahrheit und Wissenschaft«, »Grundlinien einer Erkenntnistheorie der Goethe'schen Weltanschauung« und »Die Philosophie der Freiheit«, in welchen das wissenschaftliche Fundament der Anthroposophie gelegt wird (*10, 11, 12*).

Wahrnehmung und Begriff

Im Erkennen wird die Welt dem Menschen in ihren Gesetzmäßigkeiten und Zusammenhängen bewusst. Schon *Florence Nightingale* erwähnt in ihren Ausführungen über die Beobachtung die Elemente, die für das menschliche Erkennen wesentlich sind: Wahrnehmung, Begriff und deren Verbindug im Urteil.
Die Wahrnehmung beinhaltet alles dasjenige, was dem Menschen als Sinneseindruck vorliegt: Farb-, Geruchs-, Geschmackseindrücke usw. »Die Gegenstände im Raume und in der Zeit treten an uns heran; wir nehmen eine vielfach gegliederte, höchst mannigfaltige Außenwelt wahr und durchleben eine mehr oder minder reichlich entwickelte Innenwelt. Diese erste Gestalt, in der uns das alles gegenübertritt, steht fertig vor uns. Wir haben an ihrem Zustandekommen keinen Anteil. Wie aus einem uns unbekannten Jenseits entspringend bietet sich zunächst die Wirklichkeit unserer sinnlichen und geistigen Auffassung dar. Zunächst können wir nur unseren Blick über die uns gegenübertretende Mannigfaltigkeit schweifen lassen.« *(12)*

➤ Dieser ohne unser aktives Zutun gegebenen Welt der Wahrnehmung stellt sich das Denken gegenüber, das diese mit dem ordnenden Verstand durchdringt

Würde dies nicht geschehen, so stünde der Mensch vor einem »… zusammenhanglose(n) Aggregat von Empfindungsobjekten: Farben, Töne, Druck-, Wärme-, Geschmacks- und Geruchsempfindungen; dann Lust- und Unlustgefühle. Dieses Aggregat ist der Inhalt der reinen, gedankenlosen Beobachtung. Ihm gegenüber steht das Denken, das bereit ist, seine Tätigkeit zu entfalten, wenn sich ein Angriffspunkt dazu findet. Das Denken ist imstande, Fäden zu ziehen von einem Beobachtungselement zum anderen. Es verknüpft mit diesen Elementen bestimmte Begriffe und bringt sie dadurch in ein Verhältnis« *(11)*.
Durch das Denken also erfährt die Wahrnehmung ihre ideelle Bestimmung. Sie wird in einen Zusammenhang gestellt und somit »verständlich«.
Die Wahrnehmung verrät aus sich selbst heraus nichts über ihre Bedeutung, das Hinzubringen eines Begriffes ist für ihr Verständnis notwendig. Man stelle sich zum Beispiel folgende Situation vor: Nachts geht man durch eine dunkle Gasse, man bemerkt eine Bewegung. Solange man diese Wahrnehmung mittels des Denkens nicht einordnen kann, wird man nicht wissen, was vorliegt, und sich möglicherweise ängstigen. Sobald der Begriff »Katze« zu der Wahrnehmung hinzugefügt ist, erkennt man die Situation, sprich: Man hat die Wahrnehmung in einen Zusammenhang gestellt. Hier wird ein Urteil (im erkenntnistheoretischen Sinn) gebildet: Der Wahrnehmung »Lichtveränderung« ist der ihr zugehörige Begriff »Katze« zugeordnet worden.

Das Denken ist das unbeobachtete Element unseres Geisteslebens. Wir benutzen es ständig in der Urteilsbildung, wissen aber wenig darüber. Das Denken ist immer bereit, Zusammenhänge zu stiften, indem es hilft, Begriffe zu bilden.

Bevor man jedoch Näheres über den Charakter von Begriffen erfahren kann, muss man sich mit dem Denken auseinandersetzen. *Steiner* sagt sogar: »Ehe anderes begriffen werden kann, muss es das Denken werden ... Solange die Philosophie alle möglichen Prinzipien annehmen wird wie Atom, Bewegung, Materie, Wille, Unbewusstes, wird sie in der Luft schweben. Erst wenn der Philosoph das absolut Letzte als sein Erstes ansehen wird, kann er zum Ziele kommen. Dieses absolut Letzte, zu dem es die Weltentwickelung gebracht hat, ist aber das Denken« *(11)*.

Hiermit wird das Denken zum Dreh- und Angelpunkt alles menschlichen Verständnisses. *Steiner* vertritt konsequent die »voraussetzungslose Philosophie«, indem er auf das Instrument aufmerksam macht, durch welches überhaupt erst ein Verstehen oder Erkennen der Welt möglich ist. Dieses Denken muss beobachtet und verstanden werden, wenn der Anspruch der Voraussetzungslosigkeit in der Philosophie erfüllt werden soll. Auch der Wissenschaftler müsste sich das Denken zum Bewusstsein bringen, wenn er wirklich alle für seine Tätigkeit notwendigen Instrumente kennen will. Erst wenn dies geleistet ist, kann von einem immanent-kritischen Ansatz in der Wissenschaft gesprochen werden.

Das Denken

Das Denken gehört für den Menschen zur Welt der inneren Erfahrung. Er kann sich dieser inneren Erfahrung ebenso betrachtend gegenüberstellen wie der äußeren Welt und so das Denken zum Wahrnehmungsobjekt machen.

In der Erfahrung des Denkens liegt allerdings etwas gänzlich anderes vor als in der Erfahrung der Sinneswelt: »Ich mag die Sache drehen und wenden, wie ich will: wenn ich dabei stehen bleibe, was mir die Sinne liefern, so finde ich keinen Zusammenhang der Tatsachen. Beim Denken ist das nicht der Fall. Wenn ich zum Beispiel den Gedanken der Ursache fasse, so führt mich dieser durch seinen eigenen Inhalt zu dem der Wirkung. Ich brauche die Gedanken nur in jener Form festzuhalten, in der sie in unmittelbarer Erfahrung auftreten, und sie erscheinen schon als gesetzmäßige Bestimmungen.

Was bei der übrigen Erfahrung erst anderswo hergeholt werden muss, wenn es überhaupt auf sie anwendbar ist, der **gesetzliche Zusammenhang** ist beim Denken schon in seinem allerersten Auftreten vorhanden. Bei der übrigen Erfahrung prägt sich **nicht** die ganze Sache schon in dem aus, was als Erscheinung vor meinem Bewusstsein auftritt; beim Denken geht die ganze Sache ohne Rückstand in dem mir Gegebenen auf.« *(12)*

Die »Gegenstände« des Denkens, die Begriffe, sind ideeller (nicht sinnlicher) Natur, ihrem Inhalte nach durch sich selbst und durch nichts anderes bestimmt, haben damit objektiven Charakter. Sie urständen im Reich der Ideen und sind deren Repräsentanten im menschlichen Bewusstsein. Das bedeutet auch, dass der Mensch die Begriffe nicht selbst »macht«, sondern sie durch die Denkaktivität im Bewusstsein »nur« erscheinen lässt. Sie haben damit unabhängig von seinem Denken eine Existenz. Begriffe sind gültig unabhängig von Zeit und Raum und sind für alle denkenden Menschen zu jeder Zeit denkbar.

Die hier geschilderten Tatsachen sind Resultate aus der Denkbeobachtung. Jeder Mensch ist in der Lage, diese Beobachtungen im eigenen Bewusstsein zu vollziehen und so den Wahrheitsgehalt dieser Aussagen zu überprüfen.

> ▶ Mit der Beobachtung des Denkens bewegt man sich auf dem Feld der geistigen Erfahrung. Durch die Beobachtung des Denkens mittels des Denkens kann im gewöhnlichen Bewusstsein die Realität einer geistigen Welt erlebbar werden

Eine weitere Beobachtung des Denkens zeigt, dass dieses nicht von selbst auftritt. Der Mensch muss die Aktivität des Denkens **vollständig** selbst vollziehen, es wird ihm nichts passiv »geliefert« wie das bei der Wahrnehmung der Fall ist. Der Mensch ist nur in der Denktätigkeit einzig durch sich selbst bestimmt, nichts Fremdes, nichts außerhalb von ihm Stehendes mischt sich hinein. Deshalb hat der Mensch die Möglichkeit, im Denken sein Ich zu erfahren, denn Denktätigkeit ist reine Ich-Tätigkeit.

Das Denken hat also zwei Seiten:
1. Es ist persönlich, da das Ich die Denktätigkeit vollzieht – individuelle Tätigkeit.
2. Es ist universell, da durch das Denken die allgemeingültige Ideenwelt in Form von Begriffen im menschlichen Bewusstsein erscheinen kann – universeller Inhalt.

Das Denken selbst verläuft nach bestimmten Gesetzmäßigkeiten (zum Beispiel den Gesetzen der Logik) und ist daher seiner Form nach ebenfalls universell.

Nachdem das Denken als objektive Tatsache charakterisiert und sein Stellenwert im Erkenntnisakt beschrieben ist, soll dieser nun weiter untersucht werden.

Das Erkenntnisurteil

»Wir treten der konkreten Wahrnehmung gegenüber. Sie steht wie ein Rätsel vor uns. In uns macht sich der Drang geltend, ihr eigentliches **Was,** ihr **Wesen,** das sie nicht selbst ausspricht, zu erforschen. Dieser Drang ist nichts anderes als das Emporarbeiten eines Begriffes aus dem Dunkel unseres Bewusstseins. Diesen Begriff halten wir dann fest, während die sinnenfällige Wahrnehmung mit diesem Denkprozesse parallel geht. Die stumme Wahrnehmung spricht plötzlich eine uns verständliche Sprache; wir erkennen, dass der Begriff, den wir gefasst haben, jenes gesuchte Wesen der Wahrnehmung ist.

Was sich da vollzogen hat, ist ein Urteil.« *(12)*

➤ Erst im Urteil, in der Synthese von Wahrnehmung und Begriff, liegt die vollständige Wirklichkeit eines Dinges vor

Um zu dieser vollständigen Wirklichkeit vorzudringen, sind zwei Denkakte notwendig: der erste zum Auffinden des Begriffes, der zweite zur Verbindung des Begriffes mit der Wahrnehmung. Im Erkenntnisurteil liegt kein reiner Begriff mehr vor, sondern eine Vorstellung. Vorstellungen sind auf Wahrnehmungen bezogene Begriffe und damit nicht mehr »rein«, da sie nicht mehr vollständig geistiger Natur sind. Zum Erfahren dessen, was reine Begriffe sind, kann man auf dem Feld der Mathematik oder der Logik Beobachtungsmöglichkeiten finden.

Indem der Mensch Erkennender ist, sei es im Alltag, sei es in der Wissenschaft, überwindet er mit Hilfe des Denkens den Dualismus von Sinneswelt und Ideenwelt. In dieser Überwindung erfährt er erst die vollständige Wirklichkeit der Welt. Wissenschaft betreiben heißt in diesem Sinne auch, bislang Getrenntes zusammenzufügen, eine Tätigkeit, die nur der denkende Mensch ausführen kann. Es wird durch Erkenntnis eine Wirklichkeit geschaffen, die in dieser Art vorher nicht da war.

Zum Prinzip des Erkennens und dessen Ausdehnung von der Sinneswelt auf geistiges Gebiet schreibt *Steiner* Folgendes: »Man sieht aus der ganzen Haltung dieser Erkenntnistheorie, dass es bei ihren Auseinandersetzungen darauf ankommt, eine Antwort auf die Frage zu gewinnen: Was ist Erkenntnis? Um dieses Ziel zu erreichen, wird zunächst die Welt der sinnlichen Anschauung einerseits und die gedankliche Durchdringung andererseits ins Auge gefasst. Und es wird nachgewiesen, dass im Durchdringen der beiden die wahre Wirklichkeit des Sinneseins sich offenbart. Damit ist die Frage: ›Was ist Erkennen?‹ dem Prinzipe nach beantwortet. Diese Frage wird keine andere dadurch, dass die Frage ausgedehnt wird auf die Anschauung des Geistigen. Deshalb gilt, was in dieser Schrift über das Wesen der Erkenntnis gesagt wird, auch für das Erkennen der geistigen Welten, auf das sich meine später erschienenen Schriften beziehen.« *(12)*

Die Form des Erkennens also, der Vorgang, vollzieht sich unabhängig davon, auf welchem Gebiet Erkenntnis gewonnen wird. Die Anthroposophie ist **Geisteswissenschaft**, da die Inhalte der Anthroposophie nach dem allgemeinen Gesetz des Erkennens gewonnen sind.

Anmerkungen zur Beobachtungspsychologie

Mit diesen Ausführungen sind der Erkenntnisvorgang, seine Elemente und deren Beziehung zueinander beschrieben. Es wird deutlich, dass mit der Feststellung des objektiven Charakters der Erkenntnisse eine andere Auffassung als die der Psychologie vertreten wird. Eine ausführliche Diskussion darüber kann in diesem Beitrag nicht erfolgen. Doch sei darauf hingewiesen, dass in der Literatur, z.B. bei *Guski* und *Zimbardo (3, 15)* die Frage nach der Objektivität von Wahrnehmungen verneint wird. Dabei wird in der Beobachtungspsychologie häufig Bezug genommen auf so genannte »Sinnestäuschungen«, die eher ein Problem des Urteils, das heißt der Zuordnung von Begriffen zu den Wahrnehmungen sind, als eine Täuschung der Sinne. Die Sinne können sich nicht »täuschen«, denn die Wahrnehmung ist wie sie ist. Entscheidend ist, in welchen Zusammenhang das »Denken« bzw. »Vorstellen« diese Wahrnehmung stellt.

Interessanterweise werden in der Beobachtungspsychologie ausschließlich Fragen der Wahrnehmung behandelt. Das Denken, das im Beobachtungsprozess erst Aussagen über die Wahrnehmungen ermöglicht, findet überhaupt keine Erwähnung. Damit bleibt das Element, das ein Verständnis der Dinge ermöglicht, im Dunkeln. Das bedeutet aber auch, dass in dieser Art der Beobachtungspsychologie nicht alle zur Verfügung stehenden Instrumente bekannt sind.

Beobachtung und Intuition

Die Beobachtung allein gibt uns noch keinen vollständigen Aufschluss über die Dinge, das Denken muss hinzukommen und die Zusammenhänge stiften, wie bislang erörtert wurde. Welche Rolle spielt nun die Intuition in diesem Zusammenhang?

»Im Gegensatz zum Wahrnehmungsinhalte, der uns von außen gegeben ist, erscheint der Gedankeninhalt im Innern. Die Form, in der er zunächst auftritt, wollen wir als **Intuition** bezeichnen. Sie ist für das Denken, was die **Beobachtung** für die Wahrnehmung ist. Intuition und Beobachtung sind die Quellen unserer Erkenntnis.« *(11)*

Beobachtung und Intuition sind hier **Vorgänge**, durch die die Wahrnehmungen bzw. die Begriffe dem menschlichen Bewusstsein zugänglich werden.

Die Wahrnehmungen sind die Inhalte der Beobachtung, die Begriffe die Inhalte der Intuition. Hier wird also der Vorgang bzw. die Tätigkeit vom Inhalt unterschieden, und es wäre zum klaren Verständnis des Begriffes »Intuition« angebracht, diese Unterscheidung konsequent vorzunehmen.

Unter Intuition wird hier also ein Vorgang verstanden, der ein im Geistigen verlaufendes, bewusstes Erleben eines geistigen Inhalts durch das Denken ist.

1990 ist in der Fachzeitschrift »Pflege« ein Artikel von *Benner* und *Tanner* (1987) zu finden mit dem Titel »Die Intuition der Pflegeexperten«. Meines Wissens ist dies das erste Mal, dass sich anerkannte Pflegetheoretikerinnen offiziell mit diesem Begriff auseinandersetzen und die Intuition als ein berechtigtes Erkenntnismittel im beruflichen Alltag ansehen.

Die Autorinnen definieren Intuition als ein »Verstehen ohne Begründung«. Ist damit Tätigkeit oder Inhalt gemeint? Mit dieser Definition wird einerseits ein gewisses rationales Element hervorgehoben (»Verstehen«), dieses jedoch gleichzeitig relativiert und damit wieder verneint (»ohne Begründung«).

Ist denn ein wirkliches »Verstehen ohne Begründung« überhaupt denkbar?

Durch die Begriffsintuition und den Urteilsakt werden doch gerade die Zusammenhänge transparent, Wahrnehmungen/Situationen durchschaubar und damit auch begründbar. Sobald Zusammenhänge klar sind, können auch Begründungen abgegeben werden, denn die »Begründungen« sind Aspekte des inhaltlichen Begriffszusammenhangs. Dieser wird doch gerade in der Intuition erlebt, und von daher kann ein Verstehen ohne Begründungen gar nicht stattfinden. Um welche Art von »Intuition« handelt es sich also im Verständnis der Autorinnen? Diese Frage bleibt offen.

Von den Autorinnen wird der Weg vom Neuling in der Pflege zur Pflegeexpertin dargestellt als eine Stufenleiter im Erwerb von Kompetenz, die in der Fähigkeit zur »Intuition« gipfelt. Die Pflegeexpertin »...verlässt sich nicht mehr auf analytisches Denken (Regeln, Leitfaden, Grundsätze), um in einer Situation zu handeln. Als Expertin mit einem großen Erfahrungshintergrund erfasst sie eine Situation intuitiv richtig und geht unmittelbar das wesentliche Problem an, ohne zeitraubende Überlegungen über verschiedene Alternativen« *(1)*.

Diese Aussage kann unter Berücksichtigung der oben ausgeführten Überlegungen nur als eine Beschreibung eines psychologischen und nicht erkenntnismäßigen Vorganges aufgefasst werden: Das Erfassen der Situation erfolgt beim »Intuieren« in einer blitzartigen Geschwindigkeit, sodass die einzelnen Elemente und Abläufe dieses Vorganges nicht mehr aktiv vollzogen und bewusst erinnert werden können. Diese Geschwindigkeit im Urteil, durch lange Übung erworben, unterscheidet die Expertin vom Neuling, der sich noch abmühen muss mit Begriffsbildungen und allmählicher Aneignung von sachgemäßen Urteilen.

Es bleibt in den Aussagen von *Benner* und *Tanner* unklar, ob es sich im »intuitiven« Erfassen tatsächlich um eine aktuelle Erkenntnis handelt oder ob eine Übertragung von früher gebildeten Vorstellungen auf die augenblickliche Situation erfolgt. In diesem Fall liegt kein aktuelles Erkenntnisurteil vor, sondern ein Urteil mit dem Charakter einer Konserve. Diese ist in der Vergangenheit irgendwann/irgendwie einmal erworben und wird bei vermeintlich passender/ähnlicher Situation hervorgeholt und angewendet.

Eine Intuition im Verständnis der Anthroposophie ist **immer aktuell**. In der Erkenntnis wird durch Denkaktivität ein Begriff und in einem zweiten Intuitionsakt ein Urteil aktuell gebildet. Von Intuition kann daher im Zusammenhang mit Erinnerung gar nicht gesprochen werden. Die zur Intuition notwendige Aktivität ist vergleichbar mit derjenigen, die zur Lösung einer kniffligen Mathematikaufgabe notwendig ist. Insofern handelt es sich hier um etwas ganz anderes als bei der Erinnerung, denn diese taucht meistens, ohne dass viel Aktität aufgebracht werden muss, irgendwie im Bewusstsein auf: Das Neuartige und Treffsichere einer wirklichen Intuition ermöglicht erst realistischen Situationsbezug, da man sich im Hier und Jetzt und nicht irgendwo in der Vergangenheit bewegt.

Damit sind in groben Umrissen die psychologischen und erkenntnistheoretischen Grundlagen für die Beobachtung, wie sie eine durch Anthroposophie erweiterte Krankenpflege kennt, skizziert. Im Folgenden werden nun die praktischen Konsequenzen, die sich daraus für die Ausbildung ergeben, dargestellt.

Die Beobachtungsschulung in der Ausbildung

Ein Anliegen der durch Anthroposophie erweiterten Krankenpflege in der Beobachtungs- und Denkschulung ist die Vermittlung von Erfahrung und Einsichten zu den Elementen des Erkenntnisaktes »Wahrnehmung«, »Begriff«, »Denken« und »Urteilsbildung« mit dem Ziel, der Studentin eine Standortbestimmung zu ermöglichen. Sie schafft sich damit eine Grundlage für die Entwicklung eines wissenschaftlichen Bewusstseins und damit auch eines professionellen Pflegeverständnisses. Weiteres Ziel ist dabei auch, wie in den vorherigen Kapiteln ausgeführt, die Entwicklung persönlichkeitsbildender Fähigkeiten.

Ein didaktischer Grundsatz erfahrungsbezogenen Unterrichts ist, von Beobachtungen und Erfahrungen im Lernprozess auszugehen. Daneben besteht die Möglichkeit, im Rahmen der Unterrichtsfächer »Sinneslehre«, »Philosophie« und »Allgemeine Beobachtung« Akzente zu setzen und in systematischer Weise Gelegenheit zu Eigenerfahrung und Reflexion anhand verschiedener Übungen zu geben.

Die Sinneswahrnehmung

Anhand der Sinneslehre von *Steiner* werden im Unterricht die zwölf Wahrnehmungsgebiete erarbeitet. Durch Experimente und Beobachtungsübungen können diese zwölf Sinnesqualitäten erfahrbar werden. Dabei ist die Zusammenarbeit mit Kolleginnen und Kollegen aus anderen Unterrichtsgebieten sehr hilfreich. Besonders die künstlerischen Betätigungen wie

Malen, Zeichnen, Musizieren, Bewegen und Plastizieren bieten für die Studentinnen wichtige »sinnliche« Erfahrungsmöglichkeiten. Bewährt hat sich auch eine Zusammenarbeit mit der Bothmer-Gymnastik, welche besonders die sog. »unteren Sinne« erfahrbar macht.

Übungsbeispiele für die Differenzierung der Wahrnehmungsfelder (Auswahl aus den 12 Sinnesgebieten)

- Tastsinn: Übungen, in denen man Gegenstände mit unterschiedlichen Tastqualitäten erspüren kann, wie z. B. Steine, Pflanzen, Sand, Gummi usw. (s. Übung: »Reise durch die Hand«),
- Eigenbewegungssinn: Gymnastik, Eurythmie, Beobachtungen während der Mobilisation eines Patienten,
- Geruchssinn: »Duftbar« mit verschiedenen Gerüchen,
- Geschmackssinn: Kostproben der Geschmacksqualitäten,
- Sehsinn: Jede Form der Bildbetrachtung (s. Übung »Bildbetrachtung«), Zeichnen, Malen,
- Wärmesinn: In einem Experiment drei Schüsseln mit warmem, kaltem und lauwarmem Wasser; eine Person verweilt ca. 1 Minute mit der linken Hand im kalten und gleichzeitig mit der rechten Hand im warmen Wasser, danach mit beiden Händen im lauwarmen Wasser. Das Experiment führt zu der Erkenntnis, dass die Wärmeempfindung eine relative zur eigenen Körpertemperatur ist, da das lauwarme Wasser mit beiden Händen in jeweils unterschiedlicher Temperatur gefühlt wird.
- Gehörsinn: Erfahrung von Klangqualitäten verschiedener Materialien, Musik,
- Sprachsinn: Erfahrungen mit verschiedenen Sprachen/Fremdsprachen; Eurythmie, Sprachunterricht,
- Gedankensinn: Übungen zur Denkbeobachtung anhand philosophischer Schriften oder mathematischer Beispiele.

Weitere Gelegenheiten, sich mit den Sinnesqualitäten vertraut zu machen, ergeben sich für die Studentinnen im praktischen Krankenpflegeunterricht, beispielsweise beim Erüben der Ganzwaschung oder den rhythmischen Einreibungen.

Durch die praktische Arbeit mit den Sinnen und der theoretischen Arbeit an der Sinneslehre wird ein Spektrum zu einer umfassenden Beobachtung eröffnet. Dies dient unter anderem auch dazu, gewohnheitsmäßige Fixierungen auf ein bestimmtes Erfahrungsgebiet, zum Beispiel den Sehsinn, bewusst zu machen und zu verändern. Es entwickelt sich ein differenziertes Beobachtungsvermögen und die Fähigkeit, die Beobachtungsinhalte prägnant in Worte zu fassen.

Die Schulung des Denkens

Dem Denken kommt im Erkenntnis- und damit Persönlichkeitsbildungsprozess eine entscheidende Aufgabe zu. Daher zieht sich dessen Schulung durch die gesamte Ausbildung und wird in bestimmten Phasen intensiviert. Das Ziel liegt in einer Steigerung der Denkaktivität und im Erwerb der Fähigkeit, das eigene Denken beobachten zu lernen. Damit können u. a. bestimmte Vorurteile, liebgewonnene oder fixierte Vorstellungen und sonstige Denkbarrieren entdeckt und überwunden werden. Es fällt den Studentinnen auch aufgrund dieser Schulung später jegliches Literaturstudium leichter. »Philosophie« hat als Epochenunterricht über mehrere Wochen einen festen Platz in der Ausbildungskonzeption. Die Methodik des Textstudiums kann dabei variieren. So besteht die Möglichkeit, absatz- oder kapitelweise vorzugehen, Referate an die Studentinnen zu verteilen, Protokolle über die einzelnen Unterrichtsstunden erstellen zu lassen und ausführlich im Plenum zu besprechen und – nicht zuletzt – die Gliederung des Textes in Einzel- oder Gemeinschaftsarbeit herauszuschälen. Es empfiehlt sich in der Stundenplangestaltung besonders lernhygienische Aspekte in der Auswahl der Unterrichtszeit und -dauer zu beachten (z. B. keine Philosophie nach dem Essen). Der Schwierigkeitsgrad des Studiums kann gemäß den Wünschen und Fähigkeiten der Studentinnen gesteigert werden.

Die Keimlingsbeobachtung

Diese Übung ist besonders geeignet zur Schulung von Ausdauer und Präzision im Beobachtungsprozess. Sie erstreckt sich über einen Zeitraum von zwei bis drei Wochen.
Jede Studentin erhält auf einem mit Wasser getränkten Wattekissen mehrere Pflanzensamen. Es empfiehlt sich, die Samen von schnell rankenden Pflanzen auszuwählen, beispielsweise von Wicken.
Die Studentinnen bekommen den Auftrag, die Keimlinge täglich einmal zu betrachten und die Beobachtungen abwechselnd schriftlich oder zeichnerisch festzuhalten. Gleichzeitig sollen sie darauf achten, was sich während des Beobachtungsprozesses in ihnen selbst vollzieht. Einmal täglich erfolgt ein kurzer Erfahrungsaustausch von 5–10 Minuten über den Stand der Keimung. Nach drei Wochen wird die Übung ausgewertet, jede bringt die junge Pflanze und ihre notierten Beobachtungen mit. Wesentliche Erfahrung, die immer wieder geschildert wird: Eine kontinuierliche Beobachtung erfordert Geduld, Ausdauer und Konsequenz. Es entwickelt sich eine liebevolle Beziehung zum Keimling. Jede hat sich bezüglich der eigenen Ausdauer und des eigenen Engagements in der Beobachtung durch die Übung kennen gelernt.

Der Salbeizweig

Anhand dieser Übung wird die Selektion der Sinneswahrnehmung bewusst.
Jede Studentin erhält einen kleinen Salbeizweig mit der Aufgabe, diesen präzise zu untersuchen und die gemachten Beobachtungen festzuhalten. Nach ca. 10 Minuten Einzelarbeit werden die Beobachtungen an der Tafel nach Sinnesgebieten geordnet zusammengetragen. Im Fall des Salbeizweiges handelt es sich um Tast-, Geruchs-, Geschmacks- und Seheindrücke.
Es wird erfahren, dass jeder Sinneseindruck nur einen Teil des Ganzen widerspiegelt und eindeutig die Sehwahrnehmungen überwiegen. Je differenzierter die Beobachtung unter Einbeziehung vieler Sinnesqualitäten, desto facettenreicher wird das entstehende Bild.

Bildbeschreibung

Durch diese Übung werden Fragen von persönlichem Urteilsstandpunkt und Systematik in der Beobachtung berührt.
Die Studentinnen sollen sich in Gruppen von je 6–8 Personen zusammenfinden. Jede Gruppe erhält die Aufgabe, gemeinsam ein Bild zu beschreiben, z.B. ein Bild von *Kandinski* oder *Franz Marc*. Dieses Bild sollte möglichst nicht ganz eindeutig sein, am besten eignen sich dazu abstrakte oder halbabstrakte Bilder. Es sollte viel Dynamik in ihnen herrschen. Je dynamischer ein Bild, desto schwieriger wird die Beschreibung. Die Auswahl richtet sich nach dem gewollten Schwierigkeitsgrad.
Die **Aufgabe** besteht darin, das Bild so genau wie möglich zu beschreiben, so wie es ist, ohne Interpretation. Bei abstrakten Bildern ergibt sich immer wieder die Situation, dass Vergleiche angestellt werden: »Das da oben links sieht aus wie ein roter Elefant.« Nächste Studentin: »Nein, ich finde, das ist eine Gießkanne« usw. Der Gesprächsleiter muss die Beschreibung sorgfältig leiten. Entscheidend sind die Momente, in welchen eine Vermischung von Wahrnehmungsinhalt und persönlicher Interpretation deutlich wird. Hier wird die Beschreibung unterbrochen und auf die entsprechenden Phänomene hingewiesen.
Eine **Steigerung** im Schwierigkeitsgrad liegt in der Aufforderung, jeden neuen Beitrag direkt auf den vorangegangenen zu beziehen. Die Übung dauert ca. 15–20 Minuten, danach gründliche Auswertung.
Die **Erfahrung** zeigt, dass immer wieder ähnliche Schwierigkeiten bei den Teilnehmerinnen auftreten: die Unterscheidung von a) dem Bildeindruck und b) dessen persönlicher Interpretation. Des Weiteren kann häufig herausgearbeitet werden, dass zwei unterschiedliche Haltungen in der Beschreibung eingenommen werden können: die systematisch-distanzierte oder die spontan-erlebnishafte. Die Studentinnen bemerken häufig den viel größeren Aufwand an Disziplin, den die erstere erfordert. In dieser Haltung macht ihnen die Beschreibung oft längst nicht so viel Spaß wie bei der zweiten, doch stellen sie durchaus auch fest, dass dafür bei der systematischen Vorgehensweise

die Ergebnisse wesentlich präziser sind. Diese Erkenntnis verhilft vielen dazu, dass sie bewusst in einer disziplinierten Haltung an Beobachtungsaufgaben herangehen.

Die Bildbeschreibungen sollten an mehreren Tagen hintereinander mit verschiedenen Bildern in unterschiedlicher Gruppengröße durchgeführt werden. So stellt sich eine Sicherheit in der Unterscheidung von Bildinhalt und eigenem Erleben und eine Übung im Formulieren bei den Teilnehmerinnen ein. Verschiedene Vorgehensweisen in der Beschreibung können herausgearbeitet werden, zum Beispiel vom Detail zur Gesamtkomposition, vom Mittelpunkt zur Peripherie, ebenso inhaltliche Schwerpunkte wie Farben, Formen, Bewegung usw. Die Auswertung kann modifiziert werden, indem man sie nicht mündlich vornimmt sondern die Studentinnen auffordert, im Bild (Kreide, Wachsstifte) ihre stärksten Eindrücke der Übung festzuhalten.

Die Reise durch die Hand

Diese Übung ist für den Pflegeunterricht in vielen Bereichen einsetzbar und nimmt in der Beobachtungsschulung eine besondere Stellung ein. Man kann mit ihr in dem hier geschilderten Zusammenhang der Beobachtung arbeiten, aber auch in Verbindung mit der Körperpflege oder den äußeren Anwendungen. Sie wird mit verbundenen Augen durchgeführt, einzig Sehender ist der Übungsleiter (ÜL). Zu dieser Übung benötigt man eine große, bis auf Stühle unmöblierte Fläche.

Nachdem sich die Studentinnen die Augen verbunden haben, werden sie aufgefordert, sich an den Händen zu fassen und einen Kreis zu bilden. Der ÜL stellt in dieser Zeit Stühle paarweise gegenüber, im Raum unregelmäßig verteilt. Es soll ab diesem Zeitpunkt nicht mehr gesprochen werden. Der ÜL erklärt jeden Schritt der Übung.

Aus dem Kreis werden die Teilnehmerinnen nacheinander herausgeholt und durch den Raum zu einem Stuhl geleitet. Nach und nach werden Paare zusammengeführt, die vorläufig noch keinen Kontakt zueinander aufnehmen dürfen. Wenn alle Teilnehmerinnen einen Sitzplatz haben, beginnt die Reise durch die Hand.

Jeweils eine der Partnerinnen soll tastend die Hand ihres Gegenübers so erkunden, dass sie sich ein Bild von dieser Hand machen kann. Der ÜL ist dabei »Reiseleiter« und gibt entsprechende Anweisungen.

Zunächst soll die Gesamtgestalt der Hand erfasst werden, das Verhältnis Handgelenk – Handteller – Finger. An der Innenhand gilt es, die verschiedenen »Hügel« und »Täler« zu erfahren, die Muskelschicht und die Haut, danach wechselt man mit derselben Aufgabenstellung zum Handrücken. Als nächstes soll die Aufmerksamkeit auf die Wärmeverhältnisse an den verschiedenen Partien der Hand gerichtet werden, danach auf die Beweglichkeit der Hand. Zuletzt soll nochmals die ganze Hand erfasst werden und die Teilnehmerinnen sollen versuchen, sich ein möglichst differenziertes Bild dieser Hand zu machen.

Die ganze »Reise« sollte eine Dauer von 15 Minuten nicht überschreiten. Diese Zeitspanne ist ausreichend, um sich auf das Tasterlebnis einzulassen und ist gerade noch kurz genug, um ein Aufkommen von Angst oder Ungeduld zu vermeiden. Zu beachten ist, dass zum Sammeln der Erfahrungen ausreichend Gelegenheit gegeben wird und dass Pausen zwischen den Anweisungen liegen. Die Anweisungen werden offen formuliert, damit sie keine Vorstellungen suggerieren und doch eine Orientierungshilfe für die Beobachtungen sind. Zum Beispiel: »Wenden Sie sich jetzt bitte den Fingern zu. Wie lang sind diese, wie dick? Wie sind die Muskeln an den Fingern verteilt? Wie fühlen sich die Knochen an?« usw.

Die Paare werden aufgefordert, sich noch mit verbundenen Augen hintereinander aufzustellen und zwar so, dass diejenige, deren Hand betastet wurde, hinten steht. Diese soll die »untersuchte« Hand der Partnerin nach vorn strecken. Die Betastete bleibt so zunächst noch unsichtbar. Wenn die Tastende sich die Vorstellung der Hand wieder vergegenwärtigt hat, kann sie die Augenbinde abnehmen und sich die Hand ansehen. Sie soll prüfen, ob die Vorstellung mit der Wirklichkeit übereinstimmt und sich fragen, zu welchem Menschen solch eine Art von Hand wohl passen würde. Nun können auch die anderen ihre Tücher von den Augen nehmen. Sofort wird sich ein reger Aus-

tausch der Partnerinnen über ihre Erlebnisse entwickeln.
Die Auswertung der Übung erfolgt wieder in der ganzen Runde. Am nächsten Tag wird die Übung mit vertauschten Rollen und anderen Partnerinnen wiederholt.
Einige wesentliche Aspekte der Übung: Das Ausschalten des Sehsinns bringt einen großen Verlust der Sicherheit mit sich. Über das Hören vermittelt sich ein völlig neues Raumerleben. Eine größere innere Kraft wird nötig, um sich dieser neuen Erfahrung stellen zu können. Vertrauen in andere Menschen wird herausgefordert. Die Hände als »Instrument« werden völlig neu erlebt und bewusst. Die Vielfältigkeit der Wahrnehmungsmöglichkeiten überrascht. Sinne und Qualität von Berührungen werden zur bewussten Erfahrung. Der Aspekt der Freiheit in der Berührung wird angeschnitten, die Wohltat einer objektiven menschlichen Berührung wird erlebt.
Häufig berichten die Studentinnen von ihren tiefen Eindrücken, die sie im Zusammenhang mit dieser Übung gesammelt haben und dass sie viele Anregungen für die Pflege daraus mitnehmen konnten. Die Erfahrungen mit und in dieser Übung sind so unerschöpflich wie das Thema der Beobachtung überhaupt. Vom Einzelnen wird viel Mut und Vertrauen in den Übungsleiter gefordert. Daher sollte sie erst nach einer Phase des Kennenlernens im Unterricht durchgeführt und vom Übungsleiter sorgfältig vorbereitet werden. Wichtig: kein Teilnahmezwang!

Transfer zum Pflegealltag

Alle im Schulzimmer erworbenen Kenntnisse und Erfahrungen zur Beobachtung benötigen selbstverständlich noch der Festigung und Vertiefung im Pflegealltag. Daher werden schon zu Beginn der Ausbildung Beobachtungsaufgaben für die Praktikumseinsätze gestellt, die entweder im klinischen Unterricht oder in einem Gespräch mit der Lehrerin ausgewertet werden können.
Im Verlaufe der Ausbildung orientieren sich die Praxisaufgaben am Pflegeprozess. So führt man die Beobachtung bzw. die Informationssammlung weiter über das Formulieren von Pflegeschwerpunkten zur Festlegung von Pflegezielen und Maßnahmen. Die an der Beobachtung gewonnenen Inhalte erfahren so ihre Einordnung in den Zusammenhang und bekommen eine Relevanz für die pflegerische Handlung.

Schlussbemerkung

Die Beobachtungsschulung leistet in der Ausbildung einen Beitrag zum Erwerb pflegerischer Kompetenz. Wodurch die inhaltliche Ausrichtung der Pflege bestimmt wird, hängt im Wesentlichen ab von den Grundlagen des Ausbildungs- und Pflegekonzepts.
Die Anthroposophie versteht den Menschen als geistiges Wesen, welches sich während seines Erdenlebens gemäß seinem Schicksal entwickelt. Ein entsprechend differenziertes Menschenbild und Verständnis von Krankheit lassen sich aus dieser Grundannahme ableiten. Für die Pflege liegt darin der Auftrag, sich dem Patienten in einer freien, vorurteilslosen Art zuzuwenden mit dem Ziel, ihn auf seinem Entwicklungsweg individuell zu unterstützen und zu begleiten. Er soll in seinem »So-Sein« erkannt und angenommen werden können. Interesse und Aufmerksamkeit als pflegerische »Tugend« gilt es zu entwickeln und kontinuierlich in der täglichen Arbeit aufrechtzuerhalten. Woher kann eine Pflegende, die mit hohen Idealen in ihrem Beruf steht, die Kraft für ihre Aufgabe finden? Wie kann es gelingen, dass die mitgebrachten Kräfte und Qualitäten des Pflege-Nachwuchses erhalten und gefördert werden, dass der Beruf nicht zum »Burn-out« führt?
Die Erfahrung zeigt, dass eine innere Aktivität notwendig ist, die über die Bewältigung des Arbeitsalltages hinausgeht. Diese Aktivität beinhaltet vor allem die Arbeit an sich selbst, an der eigenen Haltung dem Beruf, den Mitmenschen und der Umwelt gegenüber. Nur so werden die seelischen Kräfte gebildet bzw. erhalten werden können, die den heutigen Anforderungen ein Gegengewicht setzen können.
Lernen und Entwicklung hören nicht nach Beendigung der Ausbildung auf, vielmehr ist dies ein lebenslanger Vorgang. Es ist jedoch ein ent-

scheidender Unterschied, ob der einzelne Mensch darauf vertraut, dass Entwicklung halt irgendwie stattfindet, oder ob er seine Schulung bewusst selbst in die Hand nimmt.

Solch eine Schulung kann unterschiedlich verlaufen. Für mich ist diejenige am bedeutsamsten, welche die Entfaltung bzw. Heranbildung von Kräften des Ich zum Ziel hat. Ein Weg dazu ist die Schulung des Denkens, da, wie bereits erwähnt, Denk-Tätigkeit reine Ich-Tätigkeit ist. Über diese Schulung wird das Ich, der geistige Mensch, »ernährt« und gekräftigt. Gleichzeitig entwickelt sich eine Empfindung für das Ich des Anderen und der Wunsch, diesem zu begegnen. Dadurch werden echte menschliche Begegnungen möglich und eine andere Art des Verständnisses füreinander bildet sich.

Die Schulung des Denkens hat aber noch eine andere Dimension: Im Denken kommuniziert das individuelle Wesenskern des Menschen mit dem Ewigen der Welt. Es vollzieht sich dabei ein Akt der Hingabe an ein Geistig-Objektives im Zustande höchster Eigenaktivität. Die Freiheit der Person bleibt dabei unangetastet, da sie sich selbst bestimmt und keine Fremdeinflüsse wirksam sind. Diese Art der Verbindung mit dem geistigen Grund der Welt ist ein tatsächlicher Kraftquell, der die Ich-Kräfte des Menschen stärkt.

Die Beobachtungsschulung mit Betonung des gedanklichen Elements hat ihren berechtigten Platz in einer modernen Pflegeausbildung. Zum einen wird dadurch ein in den Grundzügen wissenschaftlches Berufsverständnis bei den Lernenden angelegt. Zum zweiten besteht die Möglichkeit, einen persönlichen Schulungsweg kennenzulernen, der vielleicht dem einen oder anderen eine wertvolle Anregung für deren weiteren Lebensweg sein kann. Die Aufgabe einer Ausbildungsreinrichtung sehe ich in diesem Zusammenhang im Aufzeigen der verschiedenen Wegen und Möglichkeiten, aufgrund derer jede Person eine für sie entsprechende Wahl treffen kann.

Der Beobachtungsprozess und dessen Schulung zeigt seine Wirkung somit auf die Pflegenden wie auch auf die Patienten. Doch unabhängig davon, welche individuelle Bedeutung die Beobachtungsschulung für Studentinnen und Pflegende auch haben mag: In jedem Fall wird der Patient von den Früchten einer guten Beobachtung profitieren. Er fühlt sich in den für ihn wesentlichen Belangen erkannt und erfährt Zuwendung und Umsicht. Damit ist die Pflege in den Kreis derer gestellt, die einen wesentlichen Beitrag zum Heilungsprozess der ihr anvertrauten Menschen leisten.

Literatur

1. Benner, P., Tanner, Ch.: Die Intuition der Pflegeexperten. Pflege 3 (1990), 2
2. Brater, M., Büchele, U., Fucke, E., Herz, G.: Künstlerisch handeln. Die Förderung beruflicher Handlungsfähigkeit durch künstlerische Prozesse. Freies Geistesleben, Stuttgart 1989
3. Guski, R.: Wahrnehmung. Eine Einführung in die Psychologie der menschlichen Informationsaufnahme. Kohlhammer, Stuttgart 1989

Kategorie	Beispiel für Lernziele	Empfohlener Lernweg
Handwerk	Sie können die für die Pflegeausbildung geeigneten Übungen im Unterricht praktizieren.	A
Eigenes Lernziel		
Beziehung	Durch die Sensibilisierung der Sinne wird das Interesse für die Umwelt verstärkt.	B
Eigenes Lernziel		
Wissen	Sie können das Verhältnis von Wahrnehmung und Begriff durchdenken.	C
Eigenes Lernziel		

4. Jecklin, E.: Arbeitsbuch Krankenbeobachtung als Teil der Krankenpflege. Fischer, Stuttgart 1988
5. Juchli, L.: Krankenpflege. Praxis und Theorie der Gesundheitsförderung und Pflege Kranker. 6. Aufl. Thieme, Stuttgart 1991
6. Kappelmüller, I.: Der Pflegeprozess. Eine geeignete Methode für die Pflegearbeit. Facultas, Wien 1987
7. Nutting, A., Dock, L.: Geschichte der Krankenpflege. Übersetzung von Agnes Karll. Band I. Dietrich Reimer, Berlin 1910/1911
8. Reinert, B.: Kann man Beobachten wirklich lernen oder ist es eine Fähigkeit, die jedem Menschen selbstverständlich zur Verfügung steht? Rundbrief, Bad Liebenzell 1992
9. Schneider, W., Sitzmann, F.: Krankenbeobachtung. Ein Arbeitsbuch zur Schulung der Beobachtungsfähigkeit. Recom, Basel 1982
10. Steiner, R.: Wahrheit und Wissenschaft. Vorspiel einer »Philosophie der Freiheit« (1892). Verlag der Rudolf Steiner-Nachlassverwaltung, Dornach 1980
11. Steiner, R.: Die Philosophie der Freiheit. Grundzüge einer modernen Weltanschauung – Seelische Beobachtungsresultate nach naturwissenschaftlicher Methode (1918). Verlag der Rudolf Steiner-Nachlassverwaltung, Dornach 1978
12. Steiner, R.: Grundlinien einer Erkenntnistheorie der Goethe'schen Weltanschauung mit besonderer Rücksicht auf Schiller (1924). (Zugleich eine Zugabe zu »Goethes Naturwissenschaftliche Schriften« in »Kürschners Deutsche National-Literatur«). Verlag der Rudolf Steiner-Nachlassverwaltung, Dornach 1979
13. Steiner, R.: Anthroposophie, Psychosophie, Pneumatosophie (1910). Verlag der Rudolf Steiner-Nachlassverwaltung, Dornach 1980
14. Steiner, R.: Die Offenbarungen des Karma (1910). Verlag der Rudolf Steiner-Nachlassverwaltung, Taschenbuchausgabe, Dornach 1989
15. Zimbardo, P.G., Ruch, F.L.: Lehrbuch der Psychologie. Eine Einführung für Studenten der Psychologie, Medizin und Pädagogik. 3. Aufl. Springer, Berlin 1978

Krankheit und Schicksal

Renate Hasselberg, Rolf Heine

Eine schwere Krankheit bedeutet für den Patienten einen Einschnitt in der Biografie. Die anthroposophische Medizin bezieht diesen Aspekt in die Behandlung ein. Dabei ist die Arbeit an der Sinnfrage entscheidend, um den roten Faden in der Biografie des Patienten aufzufinden. Dies ist dem Pflegenden oder dem Therapeuten nur möglich, wenn die eigenen biografischen Grundmuster verstanden werden. Die Beziehung zwischen Patient und dem Pflegenden wird in diesem Kapitel auch als Schicksalsbegegnung verstanden.

Lernziel s. Seite 79

Einleitung

➤ Wir haben dazu die ungewöhnliche Form eines Zwiegesprächs gewählt. Sie ermöglicht es, persönlicher über dieses Thema zu sprechen, und vermeidet den Eindruck, es könnten hier »letzte« Fragen beantwortet werden. Gerade im Gespräch schien es uns möglich, unser Ringen um diese Fragen und den aphoristischen Charakter der Darstellung erlebbar zu machen

Wer erkrankt, ist in der Ausübung seiner alltäglichen Lebensaufgaben behindert. Der Lebensfluss stockt, und der Erkrankte ist auf sich selbst zurückgeworfen. Gerade schwere, lebensbedrohliche Krankheiten stellen den bisherigen Lebensentwurf in Frage oder konfrontieren mit dem Problem des individuellen Lebenssinns.
Aber auch leichte, alltägliche Erkrankungen, wie eine Erkältung oder ein gelegentlicher Kopfschmerz, werfen häufig die Frage auf, warum ausgerechnet jetzt, zu einem so unpassenden Zeitpunkt, eine solch unangenehme Störung erlebt werden muss.
Wer sich eine solche Frage ernsthaft stellt, ahnt meist schon einen inneren Zusammenhang zwischen der Erkrankung und der individuellen biografischen Situation, in der er gerade steht.
Im folgenden Beitrag wollen wir einige Gesichtspunkte zum Problem von Krankheit und Behinderung im menschlichen Lebenslauf darstellen. Sinnvoll erscheint ein solches Fragen letztlich nur, wenn wir von der Sinnhaftigkeit und Zielorientiertheit der individuellen Biografie ausgehen. Die Sinnhaftigkeit des menschlichen Lebens lässt sich selbstverständlich nicht beweisen, sie ist auch nicht eine Angelegenheit des Glaubens. Dem gesunden Kind ist sie gegeben. Sein ganzes Lebensgefühl gründet auf der Gewissheit von der Sinnhaftigkeit der Welt. Dem Erwachsenen steht dieser tragende Daseinsgrund nicht mehr unmittelbar zur Verfügung. Sinn und Ziel des Lebens müssen vielmehr individuell gesucht, erfahren und erlitten werden.
Auf diesem Hintergrund wollen wir im Folgenden über die Rolle von Krankheit und Krisen in der menschlichen Biografie sprechen.

Die Frage nach der Sinnhaftigkeit

Was ist eine Biografie?

Renate Nadja Hasselberg: Was ist eigentlich eine Biografie? Zuerst kann man ja sagen: Nur der Mensch hat eine Biografie, das Tier, die Pflanze, das Mineral haben keine Biografie; jedenfalls nicht in der Weise, dass sie einen Lebensweg zielvoll gestalten oder Selbstbewusstsein entwickeln könnten. Wenn ich einen Hasen wahrgenommen habe, dann muss ich nicht noch unzählige andere Hasen beobachten, um zu wissen, was ein Hase als Gattungswesen ist. Der Typus des Hasen findet sich in jeder seiner möglichen Erscheinungsformen. Dieses Wissen reicht aus, um das Wesen »Hase« zu verstehen. Begegne ich einem Menschen und kenne bereits seine Mutter, den Großvater und die Tante, dann weiß ich von diesem Menschen selbst trotzdem noch sehr wenig. Ich brauche eine individuelle Beziehung zu ihm, ich muss ihn individuell wahrnehmen wollen, um überhaupt etwas über ihn aussagen zu können.

Betrachtet man eine Biografie unter dem zeitlichen Gesichtspunkt, so scheint es zunächst, als beginne sie mit der Geburt und ende mit dem Tod.

Zweifellos gilt dies für die biologische Existenz. Sie beginnt – den Augen verborgen – mit der Konzeption. Wo aber liegen die Grenzen für die Existenz der Individualität? Die Naturwissenschaft macht hierüber keine Aussagen. Das jahrtausendealte Wissen um die Unsterblichkeit der Seele ist von Zweifeln erschüttert. Die vorkonzeptionelle Existenz der menschlichen Individualität – ihre Ungeborenheit – wurde im christlich-abendländischen Kulturkreis über Jahrhunderte hinweg mit einigen wenigen Ausnahmen, z.B. *Goethe*, *Novalis*, *Lessing*, nicht mehr in Betracht gezogen. Erst zu Beginn dieses Jahrhunderts hat *Rudolf Steiner* den Gedanken der Prä- und Postexistenz der menschlichen Wesenheit wieder als für das Verständnis der Individualität unabdingbar dargestellt. Nach ihm durchschreitet jeder Mensch eine lange Reihe von Verkörperungen (Inkarnationen). In der Zeit zwischen dem Tod und einer neuen Geburt existiert die Individualität in der geistigen Welt und bereitet sich auf ihre neue Inkarnation vor.

Unter dem Gesichtspunkt wiederholter Erdenleben erscheint der Begriff der Biografie wesentlich erweitert. Wir können nun die Ereignisse des gegenwärtigen Lebenslaufs auch betrachten mit der Frage: Welche Impulse aus einem früheren Leben wirken in das jetzige hinein, und welche Konsequenzen wird unser gegenwärtiges Handeln für die nachtodliche Existenz und die darauffolgenden Inkarnationen haben?

Rolf Heine: Das ist natürlich schwierig zu verstehen für einen Menschen, der seine Biografie zunächst einmal auf die Zeit zwischen Geburt und Tod begrenzt erlebt. Nur in diesem Zeitraum haben wir ja Bewusstsein von unserem Leben.

Welche Möglichkeiten gibt es für einen Menschen, dem der Reinkarnationsgedanke fremd ist, sich diesem mit Verständnis anzunähern? Worin unterscheidet sich der durch die Anthroposophie begründete Begriff der Wiedergeburt von ähnlichen, z.B. östlichen Vorstellungen?

N. H.: Steiner beschreibt in seiner »Theosophie« einen Gedankengang, der die Notwendigkeit wiederholter Erdenleben für ein befriedigendes Verständnis der menschlichen Wesenheit begründet. Er geht dabei aus von der Frage: »Woher habe ich das, was in meiner Biografie zum Ausdruck kommt?« *(4, S. 72)*

Er führt dann aus: »Als physischer Mensch stamme ich von anderen physischen Menschen ab, denn ich habe dieselbe menschliche Gestalt wie die ganze menschliche Gattung. Die Eigenschaften der Gattung konnten also innerhalb der Gattung durch Vererbung erworben werden. Als geistiger Mensch habe ich meine eigene Gestalt wie ich meine eigene Biografie habe. Ich kann also diese Gestalt von niemand anderem haben als von mir selbst. Und da ich nicht mit unbestimmten, sondern mit bestimmten seelischen Anlagen in die Welt eingetreten bin, da durch diese Anlagen mein Lebensweg, wie er in der Biografie zum Ausdruck kommt, bestimmt ist, so kann meine Arbeit an mir nicht bei meiner Geburt begonnen haben. Ich muss als geistiger Mensch vor meiner Geburt vorhanden gewesen sein ... Ich muss ... als geistiges Wesen die Wiederholung eines solchen sein, aus dessen Biografie die meinige erklärbar ist ...

Wie also die physische Menschengestalt immer wieder und wieder eine Wiederholung, eine Wiederverkörperung der menschlichen Gattungswesenheit ist, muss der geistige Mensch eine Wiederverkörperung **desselben** geistigen Menschen sein. Denn als geistiger Mensch ist eben jeder eine eigene Gattung ...« *(4, S. 74)*

»In einem Leben erscheint der menschliche Geist als Wiederholung seiner selbst mit den Früchten seiner vorigen Erlebnisse in vorhergehenden Lebensläufen.« *(4, S. 79)*

Im Gegensatz zu manchen östlichen Reinkarnationsvorstellungen erscheint damit eine Verkörperung der menschlichen Individualität in einer Tier- oder Pflanzenexistenz als absurd. Im Gang durch viele Inkarnationen wird es dem Menschen möglich, sich zu einer immer höheren moralischen Stufe des Menschseins zu erheben. Nicht in der Befreiung aus dem »Rad der Geburten«, wie es in der östlichen Überlieferung heißt, sondern in der Mitgestaltung der Schöpfung liegt nach anthroposophischem Verständnis der Sinn des Reinkarnationsgedankens.

R. H.: Der Reinkarnationsgedanke ist ja keine bloße Theorie. Er muss seine Fruchtbarkeit dadurch beweisen, dass er Klarheit und Verständnis in unsere oft nicht durchschaubaren Lebenszusammenhänge hineinbringt. Gibt es typische Momente in einer Biografie, in denen man auf den Reinkarnationsgedanken stößt?

N. H.: Es kann zum Beispiel vorkommen, dass man eine Begegnung mit einem Menschen hat, der an so »abergläubisches Zeug« wie die Reinkarnation glaubt, den man aber ansonsten für ziemlich vernünftig hält. Man wird neugierig und denkt: Wie kommt es, dass jemand so kraftvoll und fähig im Leben steht und mit solch aberwitzigen Gedanken umgeht? Man kann dann vielleicht bemerken, wie ihn dieser Gedanke in besonderer Weise trägt und lebenstüchtig macht.

Eine andere Möglichkeit ist, dass ein Mensch in eine Lebenskrise gerät, und zwar so, dass nichts mehr trägt, was vorher getragen hat. Was bislang durch Gewohnheiten, Phrasen und Routine abgedeckt wurde, bricht auf. Aus diesem Nichts kann dann eine Qualität aufscheinen, die ihn völlig anders fragen und fühlen lässt.

Oder jemand wird sehr, sehr krank, bekommt Krebs oder Aids, und nun stellt sich ihm im Angesicht des drohenden Todes die Frage: Wie habe ich mein Leben gelebt, gibt es ein Leben nach dem Tod oder ist alles Schluss?

Es braucht da immer ein Aufwacherlebnis, ein Erlebnis, bei dem man plötzlich den Atem anhält, wo für ein Zehntel einer Sekunde die Welt aus den Angeln gehoben erscheint.

R. H.: In Gesprächen mit Schwerkranken habe ich häufig erlebt, dass gesagt wurde: »Reinkarnation, das ist etwas mir sehr Vertrautes. Es bestätigt mir etwas, was ich eigentlich schon lange gefühlt habe. Es war mir schon immer so, als ginge meine Existenz nach dem Tod weiter, als sei ich nicht wie ein unbeschriebenes Blatt auf die Welt gekommen und als trüge ich etwas aus einer sehr alten Vergangenheit in dieses Leben herein.«

Wie kann eine solche Ahnung lebenspraktisch und in Krisen tragfähig werden?

N. H.: Ob das, was ich glaube, oder ob das, was mir zur Gewissheit geworden ist, ob das tatsächlich trägt, das weiß ich ja nur, wenn es direkt von mir abgefordert wird. Die Probe aufs Exempel geschieht ja nicht, wenn mir die Rente sicher ist, die Sonne scheint und ich die Bratkartoffeln auf dem Tisch habe. So ließe sich trefflich über die eigene Lebensmaxime nachdenken. Das wird in dem Moment anders, in dem der letzte Baustein zu meinem Gebäude bröckelig wird. Die Lebenssicherheit und das Lebensvertrauen können sich ja nur unter Beweis stellen, wenn ich wirklich gefordert werde, beispielsweise in den biographischen Krisen.

Man kann die Biografie auf verschiedenen Ebenen betrachten

R. H.: Wir haben begonnen, über das Wesen einer Biografie zu sprechen, und Sie hatten verschiedene Möglichkeiten die Lebensspanne zu betrachten dargestellt. Indem Sie auf den Reinkarnationsgedanken hinwiesen, haben Sie den Blick auf die Biografie gewissermaßen nach vorn geöffnet.

Nun kann man die Biografie auf verschiedenen Ebenen betrachten. Man kann beispielsweise von einer Biografie des Leibes sprechen. Ein Kind ist anders als ein alter Mensch, es macht eine andere körperliche Entwicklung durch als der alte Mensch. Aber auch die Seele reift. Andere Inhalte und Ziele werden dominant. Auch die Art und Weise, wie wir im Leben stehen, wie wir unser Leben gestalten, wie wir die Welt gestalten und unsere Lebensaufgaben wahrnehmen erfährt einen Wandel innerhalb unserer Lebensspanne. Vielleicht sollten wir über die leibliche, über die seelische und die geistige Biografie noch etwas sprechen.

N. H.: Wenn wir auf die Biografie des Leibes schauen, ist es ja so, dass der heranwachsende

Mensch alle seine Kräfte braucht, um seine Leiblichkeit aufzubauen. Eine der wichtigsten diesbezüglichen Entdeckungen *Rudolf Steiners* betrifft das Verhältnis von leiblichem Aufbau und Bewusstsein. *Steiner* stellt dar, dass diejenigen Kräfte, die den menschlichen Leib in der Kindheit aufbauen, dieselben sind, die später dem erwachsenen Menschen als Gedankenkräfte zur Verfügung stehen. In den ersten sieben Lebensjahren sind diese Kräfte noch ganz in den Aufbau des Leibes eingebunden, und erst um die Zeit des Zahnwechsels herum werden sie allmählich für die Gedankentätigkeit frei.

Mit der Geschlechtsreife hat der leibliche Aufbau eine weitere Stufe erreicht. Diejenigen Kräfte, die den Leib bis zur Geschlechtsreife differenziert haben, ermöglichen es nun, dass wir ein selbstständiges Seelenleben ausbilden können. Der Jugendliche tritt in ein bewusstes Empfindungsleben ein. Sympathien und Antipathien werden in Extremen erlebt und ausgelebt.

Um das 21. Lebensjahr herum erreicht der junge Mensch die Volljährigkeit. Durch die bis dahin erworbene körperliche und seelische Reife ist er in der Lage, der Welt als freie Persönlichkeit gegenüberzutreten. *(10)*

Bewusstsein entsteht nur, wo Abbauprozesse wirken. Wir benötigen Aufbauprozesse, um zu wachsen, Abbauprozesse, um Bewusstsein zu entwickeln. Je mehr Leiblichkeit zurückgedrängt wird, umso mehr geistige Kräfte können frei werden. Etwa bis zur Mitte der dritten Lebensdekade überwiegen Aufbauprozesse, bis etwa zum 35. Lebensjahr halten Aufbau und Abbau sich die Waage, danach gewinnen die Abbauprozesse die Oberhand.

Damit bekommt die Biografie einen verheißungsvollen Ausblick. Abbau im Leib ist Aufbau im Bewusstsein, Altern als leiblicher Abbauprozess bietet die Möglichkeit zur Bewusstseinsentwicklung *(vgl. Kap. »Altenpflege als Pflege des ›Menschseins‹«, S. 248)*.

Darum ist unsere Kultur, welche die Jugendlichkeit so sehr verabsolutiert, eigentlich völlig verfehlt. Was sich am Kind und am Jugendlichen gleichsam pflanzenhaft in die Welt ergießt, ist ja etwas ungeheuer Schönes und Anmutiges. Wenn das aber in ein späteres Alter nur hinübertransportiert wird, ist das tragisch. Die Aufbauprozesse im Leibe müssen geopfert werden, wenn Bewusstsein entstehen soll!

Wenn ein Kind heranwächst, sind die Aufbauprozesse relevant. Deshalb ist eine einseitige und verfrühte intellektuelle Erziehung so verheerend. Es werden frühzeitig Abbauprozesse inauguriert und Vergreisungstendenzen angelegt, die überhaupt nicht in dieses Lebensalter gehören. Umgekehrt, wenn Wachstumsprozesse einfach in ein Alter hinüber getragen werden, in dem Abbauprozesse dominant werden sollten, ist das genauso problematisch. Ein Erwachsener, der viel Zeit dafür aufwendet, um seinen Körper im Zustand eines Jugendlichen zu erhalten, wirkt ebenso befremdlich wie ein altkluger Jugendlicher. Man sieht, es braucht wirklich beides, Aufbau und Abbau, aber jedes zu seiner Zeit.

Auch auf die Seele bezogen kann man sagen: Eine Seele in einem jugendlichen Körper ist anders als eine Seele in einem alternden. Die jugendliche Seele braucht Freuden, damit sie im Alter nicht verholzt.

Die Frage in der Jugend bis in das vierte Jahrsiebt ist: Was hat die Welt mir zu bieten? Ich bin entlassen in meine Freiheit und kann in der Welt experimentieren. Man würde sich wünschen, dass in dieser Zeit die ganze Fülle und der ganze Reichtum des Lebens einem jungen Menschen geschenkt wird und er unbekümmert ein großes Spektrum an Erfahrungen mit sich und der Welt machen darf. Bevor Bewusstseinsprozesse in der Seele beginnen zu dominieren, sollte ihr die Welt soviel wie möglich zur Verfügung gestanden und sie sollte sich an den Tischen des Lebens reichlich gelabt haben.

In vielen Biografien ist gerade das die Voraussetzung, dass dann später eine Selbstlosigkeit möglich ist, die nicht mit einem seelischen Ausbluten bezahlt wird. Ich muss, damit ich von einem Wandernden zu einem Ratenden werden kann, auf meiner Wanderschaft etwas erlebt haben. Diese Erlebnisfülle ist wie ein riesiger Goldschatz, der dann später verwandelt werden muss. Dieser ursprüngliche Goldschatz kann so nicht bleiben. Das Erlebnis muss zu einer Erfahrung umgeschmiedet werden:

> Ohne dass ihr zugleich ihr
> Segen abgerungen wird, sollte
> keine Krankheit von uns
> gelassen werden
>
> *Friedrich Rittelmeyer*

Was wird eigentlich krank, und was passiert während der Krankheit?

R. H.: Welche Rolle spielen Krankheiten im Lebenslauf?

N. H.: Man kann zunächst auch fragen: Was wird eigentlich krank?

R. H.: Es erkrankt immer der ganze Mensch. Es besteht ein Symptom, es wird zum Hindernis, die Lebenskräfte sind beeinträchtigt, man kann sich in seinem Leib nicht mehr so bewegen, wie das gewöhnlich der Fall ist. Hieran wird die Krankheit zunächst erlebt.

N. H.: Ich erlebe mich zunächst in meinen Intentionen behindert. Ich bin auf mich selbst zurückgewiesen ...

R. H.: ... oder auf meine soziale Abhängigkeit verwiesen. Es erkrankt also zunächst der Leib. Kann auch die Seele erkranken?

N. H.: Ja; bei einer Neurose beispielsweise erkrankt die Seele, und die Erkrankung erscheint möglicherweise auch im Leiblichen als körperliches Symptom. Anders bei den so genannten Geisteskrankheiten. Hier sagen wir aus anthroposophischem Verständnis: Der Leib erkrankt und das Symptom erscheint in der Seele *(vgl. Kap. »Die Pflege des psychisch kranken Menschen«, S. 214).*
Bei den körperlichen Erkrankungen und den psychosomatischen Erkrankungen erkrankt primär die Seele. Die Krankheit manifestiert sich in leiblichen Symptomen, weil in den Erkrankungsprozess der Seele nicht rechtzeitig oder energisch genug mit Bewusstsein hineingearbeitet wurde. Man kann auch sagen, ein Symptom ist ein Zeichen, dass etwas über das Bewusstsein nicht richtig ergriffen wurde.

> Jede Krankheit kann man
> Seelenkrankheit nennen.
>
> *Novalis*

R. H.: Warum kann der Geist nicht erkranken?
N. H.: Wir haben ein Alltags-Ich. Mit dem sind wir das, was wir glauben zu sein. Das Selbstverständnis, mit dem wir uns im Alltag definieren, entspricht diesem Alltags-Ich. Darüber haben wir, oder besser gesagt, sind wir ein höheres Ich, das dem Alltagsbewusstsein aber gewöhnlich verborgen ist. Dieses höhere Ich ist aber der maßgebliche Biografieschreiber. Es leitet uns auf unserem Weg, gibt uns unsere Intentionen und führt uns in die für uns wesentlichen menschlichen Begegnungen und Beziehungen. Wie das höhere Ich dafür sorgt, dass wir den uns entsprechenden Lebenspartner haben oder unseren Beruf, so sorgt es auch dafür, dass wir die Krankheiten bekommen, die wir bekommen sollen. Das höhere Ich ist eine Instanz, die von der Tatsache der Erkrankung unbeschadet bleibt, die fortschreitet von Inkarnation zu Inkarnation. Es führt, es inauguriert, es gestaltet die Biografie. So schreibt *Steiner:* »Der Mensch, welcher sich auf sich selbst besinnt, kommt bald zu der Erkenntnis, dass er außer dem Selbst, das er mit seinen Gedanken, Gefühlen und vollbewussten Willensimpulsen umfasst, noch ein zweites kraftvolleres Selbst in sich trägt. Er wird gewahr, wie er sich diesem zweiten Selbst als einer höheren Macht unterordnet *(2, S. 9).* Der Mensch ist nicht allein: in ihm lebt etwas, was ihm immerdar den Beweis liefern kann: Es kann der Mensch sich über sich selbst erheben zu etwas, was gegenwärtig schon über ihn hinauswächst und was wachsen wird von Leben zu Leben.« *(2, S. 21)*

R. H.: Warum sollte mich mein höheres Ich in solche Schwierigkeiten bringen?

N. H.: Nehmen Sie es einmal als Hypothese, dass eine Erkrankung, die Sie trifft, kein Zufall ist.
Wenn wir den Reinkarnationsgedanken in die Betrachtung einbeziehen, ist es so, dass wir im Leben zwischen dem Tod und einer neuen Geburt die Bilanz des zurückliegenden Lebens anschauen und die Impulse für unser neues Erdenleben fassen. Das höhere Ich führt uns nun gemäß diesen Impulsen den Möglichkeiten zu, das auszugleichen, was uns im Leben zwischen Tod und neuer Geburt an Defiziten bewusst geworden ist *(9).*

> Krankheiten, besonders
> langwierige, ... [sind]
> Lehrjahre der Lebenskunst
> und der Gemütsbildung.
> Man muss sie durch tägliche
> Bemerkungen zu benutzen
> suchen. Ist denn nicht das
> Leben eines gebildeten
> Menschen eine beständige
> Aufforderung zum Lernen?
> *Novalis*

Wir wollen das Kranksein einmal phänomenologisch betrachten.

Was passiert eigentlich, wenn eine Krankheit sich ausbreitet und man wieder gesund wird? Man hat das Gefühl nach einer überstandenen Krankheit, man könne Bäume ausreißen. Bei Kindern, die eine der klassischen Kinderkrankheiten durchgemacht haben, kann man meist einen leiblichen, seelischen und geistigen Reifungsprozess beobachten. Krankheiten sind gemütsbildend. Gerade dadurch, dass in der Krankheit die äußeren Aktivitäten zurückgestaut sind, kann sich im Innern etwas verdichten und sich eine große Kraft manifestieren.

Wenn man Schmerzen wirklich aushält, kann das eine Abgrunderfahrung sein, bei der das Lebensvertrauen sich wirklich bewähren muss. Es kann die Erfahrung gemacht werden, dass einem von einer ganz unbekannten Seite etwas entgegenströmt, und man spürt, wie wenig man wirklich allein ist. Dies kann ganz konkret auch eine Engelserfahrung oder eine Christuserfahrung sein.

Das Problem ist, dass wir die Krankheit so wenig als Geschenk betrachten können, wir wollen sie einfach nur weghaben. Wir können die Tatsache, dass wir an das Bett gefesselt sind, nicht annehmen als eine Frage an uns: Willst Du jetzt eigentlich weiter machen wie bisher, oder willst du überprüfen, wo Du wirklich stehst?

Deshalb ist es so wichtig, dass Krankheiten begleitet werden, weil die wenigsten Menschen von sich aus auf die Idee kommen, sich zu fragen: Wo liegt der Entwicklungskeim in dieser Krankheit?

R. H.: Dies ist die eine Form von Krankheiten, die zu einer Art bewusster Selbsterkenntnis führen kann und nach der sich der weitere Lebensweg wie an einer Wegscheide anders entwickelt, als das ohne die Krankheit hätte der Fall sein können. Dies sind Glücksfälle, die es immer wieder gibt, gerade bei schwerer Erkrankung. Überwiegend dürften die Phänomene des Krankseins aber doch so auftreten: Der Lebensstrom wird angehalten, man wird an das Krankenlager gefesselt, aber man ist gar nicht in der Lage, über etwas nachzudenken, weil z. B. das Fieber das Bewusstsein so abdämpft oder der Schmerz das Bewusstsein so bindet, dass es ganz unmöglich ist, über etwas Bedeutsameres einen vernünftigen Gedanken zu fassen geschweige denn, über den Sinn des Lebens nachzudenken.

Trotzdem tritt am Ende der Erkrankung Folgendes ein: Man fühlt sich nicht nur leiblich gesünder als vorher, man fühlt sich auch seelisch fähiger.

Ein Kind wird beispielsweise nicht die Frage nach dem Sinn seines Lebens oder nach seiner Zukunft in der Kinderkrankheit bewusst erleben müssen, selbst wenn es Schmerzen und Ängste erleidet. Es scheint in der Krankheit etwas vorzuliegen, dass Entwicklungsprozesse leiblich geschehen dürfen, die im Seelischen gar nicht geschehen können, weil sie den Menschen in seiner gegenwärtigen Bewusstseinskraft überfordern.

> Man glaube nicht, die
> Krankheit sei ein Hindernis,
> sich zu entwickeln.
> Sie ist nur ein anderes
> Beförderungsmittel. In der
> Gesundheit muss man alle
> Kraft zum Selber-Geben
> verwenden. Die Krankheit ist
> ein Fahrzeug: Man braucht
> sich nur zu halten und
> vorwärts geht's, man ahnt gar
> nicht, wie schnell.
> *Albert Steffen*

Man muss Menschen zu Fragenden machen

N. H.: Wie kann man mit einem Menschen, der in unsere Behandlung kommt, so umgehen,

dass ihm der Zusammenhang seiner Erkrankung mit seinem Lebensweg bewusst wird?
R. H.: In der Erkrankung wird zunächst ein leiblicher Vorgang an die Stelle eines Bewusstseinsprozesses gesetzt und so eine Weiterentwicklung ermöglicht. Was nicht heißen soll, dass die Fragen, wenn sie auftauchen, nicht auch bewusst bearbeitet werden sollen.
N. H.: Wer erkrankt, hat ja nicht das Gefühl er habe das so gewollt oder absichtlich etwas dazugetan, dass im Leiblichen eine Entwicklung stattfindet, die ihm im Seelischen nicht glückt. Sondern man bemerkt vielleicht während der Krankheit, dass sich somatisch etwas manifestiert hat, weil man es über das Bewusstsein hat nicht greifen können. Der Körper setzt nun in Form des Symptoms weiter fort, was die Seele versäumt hat. Man könnte eine ganze Reihe von Erkrankungen abfangen, wenn der Körper es nicht nötig hätte, an dieser Stelle etwas zu leisten, was die Seele aus Bewusstseinskraft hätte auch schaffen können. Das darf keinesfalls moralisch bewertet werden.
Tatsächlich bringt die Seele aus Gründen, die wir zunächst nicht kennen, die Bewusstseinsleistung nicht. Das höhere Ich stellt dann im Leib eine Aufgabe, an dem die Seele nun die Fähigkeiten entwickeln kann, die sie für eine höhere Gesundheit braucht.
R. H.: Wenn dies nicht gelingt, ist häufig zu beobachten, dass, obwohl eine Krankheit körperlich zunächst überwunden wurde, der seelische Hintergrund nach wie vor kränkend auf den Leib einwirkt. Dann reiht sich Krankheit an Krankheit mit jeweils anderen Symptomen.

> Wenn Sie sich selber fehlen,
> lieber Kranker, was kann ich
> Ihnen verordnen als: sich
> selber?
> *Feuchtersleben*

N. H.: Wenn der goldene Augenblick ungenutzt vergeht, in welchem die Krankheit den Lebensstrom für einen Moment angehalten hatte, und man ist dann wieder gesund und lebt einfach weiter wie bisher, wie kann dann die Krankheit eine wirkliche Erfahrung und Kraft für das weitere Leben werden?
Gleich ob es sich um chronische oder hochakut auftretende Erkrankungen handelt, so hängt doch viel von der Qualität der Beziehung des Therapeuten zum Patienten ab, ob es dem Patienten gelingt, sich in eine Erkenntnisbeziehung zu seiner Erkrankung und zu sich selbst und damit zu seiner Biografie zu setzen. Man muss lernen, Menschen zu Fragenden zu machen.
Es kann auch im Schicksal eines Menschen Hürden geben, an denen er nur mit seinem Erleben hadert. Als Begleiter spürt man dann, dass die Krankheit und das Leiden, das doch zu diesem Menschen gehört, von ihm jetzt nur als »Betriebsunfall« abgehandelt wird. Das ist deshalb so bestürzend, weil man erlebt, dass eine Chance verpasst und vertan wurde. Die Leiden und Schmerzen hat der Kranke ohnehin, aber wenn er aus diesen Schmerzen etwas machen würde, was ihm einen Ausblick auf seine Zukunft gäbe, dann würden sich seine Schmerzen anders in ihm anfühlen. Deshalb ist die vergebene Chance für den Begleiter oftmals so schwer zu ertragen.
Dann kann man als Begleiter, als Pflegender oder Arzt eigentlich nur das ins Reine denken oder innerlich, für den anderen stellvertretend, ins Richtige fühlen. Das ist etwas zentral Christliches. Man kommt sonst leicht in die Versuchung, den anderen abzulehnen, weil man sich nur so ungeheuer schwer in seine Situation hineinfühlen kann. Liebevolles Verständnis für die momentane Unfähigkeit des Kranken, einen Sinn im Leiden zu erkennen, ist ebenso Voraussetzung für eine Begleitung wie der Versuch, einen Sinn für den Sinn zu erwecken.
R. H.: Wir haben bisher auf Erkrankungen geschaut, die wir als Folge eines seelisch-geistig ungelösten Problems betrachten konnten. Nun dürfen wir aber Karma nicht nur aus der Vergangenheit her wirkend ansehen. Es wäre auch durchaus vorstellbar, dass eine Erkrankung nicht Folge eines solchen ungelösten Problems ist, sondern dass sie im Kranken Anlass wird, Fähigkeiten auszubilden, die sich erst in der Zukunft werden entfalten können *(3)*.
Das Wissen, dass eine Krankheit nicht nur ein »Warum« sondern auch ein »Wozu« hat, erleichtert es dem Begleiter, mit dem Kranken umzugehen. Er kann mit diesem Wissen den

Blick für die Zukunft offenhalten. Gerade für den chronisch Kranken wird sonst die Vorstellung: Ich bin an meiner Krankheit seelisch-geistig selbst schuld, geradezu unerträglich.
N. H.: Das wäre sehr inadäquat. Im Grunde genommen ist es etwas ungeheuer Verheißungsvolles, wenn man die Chance bekommt, einen Makel oder eine Schuld auszugleichen. Das Problem ist, dass wir das mit unseren Sinnen in der Regel nicht sehen können. Wir müssen eine große Seelenkultur entwickeln, damit nicht das Mindeste an Spekulation über diese Dinge an den Patienten herangetragen wird. Wesentlich scheint mir, dass man niemals im missionarischen Sinn den Karmabegriff gebraucht oder eigene Vorstellungen in das Lebensverständnis oder das Selbstverständnis des anderen hineinprojiziert.

Biografische Gesichtspunkte zum Pflegeberuf

Wenn über die Rolle der Krankheit im Lebenslauf gesprochen wird, liegt es nahe, auch diejenigen in das Fragen mit einzubeziehen, die am unmittelbarsten räumlich und zeitlich mit dem Kranken zusammen sind: die Pflegenden. Anders als beispielsweise die Angehörigen stehen Pflegende zunächst aufgrund ihrer Profession in einer Beziehung zum Patienten. Trotzdem wird die pflegerische Tätigkeit oftmals nicht nur als Beruf, sondern mit wachsender Nähe zum kranken Menschen auch als Berufung erlebt. Bedenkt man, dass Pflege unter dem Anspruch der Ganzheitlichkeit auch den Pflegenden in seiner Ganzheit – das heißt mit allen seinen menschlichen Fähigkeiten – beansprucht, gewinnt die Frage nach dem Verhältnis des Berufes zur persönlichen Berufung neue Aktualität.

Welche Motivation bewegt die jungen Menschen?

N. H.: Was ist »zukünftig« in Bezug auf die Frage des Berufes?
Ist das ein Gnadengeschenk oder ein Atavismus, wenn jemand heute noch in seinem Beruf eine Berufung entdecken kann? Und was ist mit den vielen, vielen Menschen, die auch unermüdlich Tag für Tag arbeiten und darin keinesfalls eine persönliche Berufung entdecken können und trotzdem für die Welt tätig sind?
Man muss einmal bedenken, dass ein doch überwiegender Teil der Menschheit sich nicht in der Lage befindet, die Sinnhaftigkeit der Arbeit unmittelbar zu empfinden und trotzdem in einer unglaublich selbstlosen Weise Arbeit für andere verrichtet, beispielsweise an der Maschine, am Fließband oder im Dienstleistungsgewerbe. Da wird ja ganz viel für die Welt getan, ohne dass davon eine persönliche Befriedigung zu haben wäre.
R. H.: In dem Wort »Berufung« klingt noch das Wort »Ruf«. Ob man diesen Ruf als angenehm oder als unangenehm erlebt, ist zunächst nicht entscheidend. Die Berufung hat mit dem persönlichen Wünschen nichts zu tun. Wir werden heute aufgrund der bestehenden sozialen Verhältnisse in isolierte, spezialisierte Berufstätigkeiten hineingeführt, ob wir das wünschen oder nicht. Selbst die klassischen Berufe, der Arzt, der Lehrer oder der Priester, sind von dieser Entfremdung der Arbeit nicht ausgenommen.
Das heißt nicht, dass diese Arbeit an sich sinnlos ist, wenn man auf den Zusammenhang blickt, in dem sie stattfindet. Berufung wird dann erlebt, wenn ich meine isolierte Stellung im Gesamtzusammenhang als wesentlich und an mein individuelles Engagement gebunden erkennen kann. Aus dem Bewusstsein des Zusammenhangs, in dem die persönliche, isolierte, vielleicht stark entfremdete Arbeit steht, erwächst Kraft.
Der Mensch wird heute vor die Aufgabe gestellt, sich entweder innerlich aus einer Arbeit, die ihm nicht unmittelbar Befriedigung gewährt, herauszuziehen und damit selbst ein Stück seelenloser Maschine zu werden oder aber die bewusste Verbindung zur Tätigkeit zu suchen.
N. H.: Diese Entwicklung macht auch vor den auf den ersten Blick so lebensnahen sozialen Berufen nicht halt. Die Tätigkeit ernährt den Menschen seelisch nicht mehr aus sich heraus. Wir müssen selbst aktiv die innere Verbindung zu unserem Beruf suchen und täglich neu herstellen. Wo dies nicht geschieht, folgt Lustlo-

sigkeit, Leere, das Gefühl, geben zu müssen, ohne selbst etwas zu bekommen. Selbst ein so genannter Idealberuf bietet noch keine Gewähr für ein befriedigendes Berufsleben, denn er erspart es niemandem, selbst die Früchte für sich und für die Gemeinschaft daraus zu entbinden (5).

Aus welcher Motivation heraus gehen junge Menschen heute in einen Pflegeberuf?

R. H.: Normalerweise treten junge Menschen um das 20. Lebensjahr herum in den Pflegeberuf ein. Sie tun dies häufig mit der Vorstellung, in der Pflege einem nicht spezialisierten, lebensnahen Beruf zu begegnen. Die Tätigkeiten in der Pflege scheinen nicht im gleichen Maß festgelegt zu sein, wie dies in anderen Berufen der Fall ist. In der Pflege ist man ein bisschen Arzt, ein bisschen Priester, man ist aber vor allem Mensch. Diese Vorstellung vom Pflegeberuf kommt dem Bedürfnis nach authentischer Lebenserfahrung, das sind Erfahrungen mit Tod, Geburt, Schmerz, Krankheit, Liebe und der Verantwortung für andere Menschen zutiefst entgegen. Dieses Bedürfnis ist ja gerade in diesem Alter so brennend. Selbsterfahrung wird gesucht und nicht ein Leben aus zweiter Hand, wie es uns über die Medien so schillernd vorgeführt wird.

Viele Berufsanfänger geben als Motiv für ihre Berufswahl den Wunsch an, anderen zu helfen. Andere suchen im Pflegeberuf gerade so etwas wie Selbsterfahrung. Die Begegnung mit den Grenzsituationen des Lebens und den eigenen Fähigkeiten und Unfähigkeiten entspricht weitgehend diesem Bedürfnis.

Das Selbsterfahrungsmotiv trägt in dieser Form jedoch nicht über einen bestimmten Lebensabschnitt hinaus. Um das 28. Lebensjahr herum, wenn gleichsam die Wanderjahre vorbei sind, tritt das Bedürfnis, in der Welt etwas konkret zu gestalten, in den Vordergrund. Jetzt wird der unspezialisierte, scheinbar auf das »nur Menschliche« begrenzte Charakter, der den Pflegeberuf für den Schulabgänger so interessant erscheinen ließ, zum Hindernis. Konnte nun in den Jahren der Berufstätigkeit nicht die Erfahrung einer spezifischen, unverwechselbaren Aufgabe der Pflege gemacht werden, sondern wurde der Pflegeberuf lediglich als unspezifische Hilfeleistung erfahren, so stellt sich nun mit Nachdruck die Frage nach einer Konkretisierung der eigenen Lebensaufgabe. Ohne diese Konkretisierung tritt das Gefühl ein, ständig Kräfte in ein Fass ohne Boden zu investieren und an die persönlichen Lebensfragen nicht heranzukommen.

Viele Kollegen wandern auf der Suche nach der Konkretisierung der eigenen Lebensaufgabe bezeichnenderweise in Berufe ab, die sie während ihrer Pflegetätigkeit kennen gelernt haben. Sie werden Therapeut, Arzt, Sozialarbeiter oder spezialisieren sich als Lehrer für Krankenpflege, Pflegedienstleistung, im Operationsbereich, in Bereichen, die zwar fachlich qualifiziert und spezialisiert sind, aber nur noch mittelbar pflegerische Fähigkeiten benötigen.

Man sollte Unfähigkeitsräume schaffen

N. H.: Junge Menschen, die in ihrem vierten Lebensjahrsiebt in den Pflegeberuf eintreten, übernehmen eine für dieses Alter sehr große Verantwortung. Ob sie in der Lage sind, diese Verantwortung tatsächlich zu tragen, hängt stark vom vorausgegangenen Lebensweg ab. Wenn jetzt die Befriedigung der eigenen, oft uneingestandenen Hilfsbedürftigkeit in einem helfenden Beruf gesucht wird, wäre das eine sehr problematische Eintrittskarte für den Pflegeberuf (1).

Das vierte Lebensjahrsiebt ist ja eigentlich noch eine Zeit der Selbstfindung. Es wäre schön, wenn diese biografischen Regel bei den etwas älteren Mitarbeitern aus einer Pflegegruppe in der Zusammenarbeit mit den Jüngeren berücksichtigt würde. Es sollten Unfähigkeitsräume zur Verfügung gestellt werden, so dass sich die jüngeren Kollegen in ihren Möglichkeiten erproben und eine ihren Fähigkeiten gemäße Verantwortung übernehmen können. Es wird ja oftmals eine immense Verantwortung auf die Schultern dieser Menschen geladen. Sie werden mit Tod und Geburt konfrontiert, mit diesen großen Schwellenerlebnissen des Lebens. Eigentlich ist dieses Lebensalter aber doch die Zeit, in der man experimentell mit sich in der Welt sein möchte und sollte, die Zeit der Wanderschaft. Wenn in dieser Zeit die Empfindung auftritt, immer nur für andere da sein zu müssen, ohne bewusst etwas für sich tun zu können, dann ist das eine sehr fragwürdige Situation. Da viele nicht sehen, wie sehr sie sich verausgaben, ist es eine Aufgabe der Älteren, darauf zu achten, dass einem 22-Jährigen nicht das gleiche zugemutet wird wie einem 40-Jährigen.

R. H.: Was verstehen Sie unter Unfähigkeitsräumen?

N. H.: Unfähigkeitsräume sind Bereiche, in denen sich der Pflegende erproben und eigene Erfahrungen sammeln kann, ohne ständig besserwisserisch belehrt zu werden. Ideale dürfen nicht durch Besserwisserei abgetötet werden. Es ist u. U. für einen berufserfahrenen Kollegen nicht leicht, einen anderen Fehler machen zu sehen, die er selbst heute zu vermeiden wüsste. Der idealistische Berufsanfänger hat oftmals die Diskrepanz zwischen dem Wünschenswerten und dem tatsächlich Machbaren noch nicht erlitten. Was er weiß und was er möchte, ist noch nicht in Relation zu dem gesetzt worden, was er wirklich zu leisten vermag.

Man darf aber darauf vertrauen, dass die Wirklichkeit selbst die berechtigten Ideale von den illusionären scheidet. An der Sprödigkeit der Wirklichkeit treten Klippen auf, die das Machbare objektivieren. Der Enthusiasmus, den ein Ideal auslösen kann, ist ja ungeheuer schöpferisch. Der Erfahrene könnte sein Wissen dazu verwenden, dem Ideal den Boden für die bestmögliche Realisierbarkeit zu bereiten.

Ein anderes ist, dass viele, gerade junge Kollegen mit den großen Lebensfragen in einer sehr persönlichen, emotionalen Weise umgehen. Eine objektive Distanz, beispielsweise zum Tod eines Kindes, ist in einem bestimmten Alter nicht selbstverständlich gegeben. Ein ganz besonderer Schatz ist ja dieser Empfindungsreichtum, er kann aber im Extrem ausgelebt die Arbeitsabläufe der Pflegegruppe erheblich belasten, wenn beispielsweise eine dem Patienten gegenüber nötige Abgrenzung nicht erfolgt. Trotzdem darf nicht einfach zur Tagesordnung übergegangen werden, wenn ein Kollege eine belastende Situation nicht verarbeiten kann. Gänzlich verfehlt wäre ein Trost, dem man anmerkt, dass er der persönlichen Resignation entspringt oder das Ziel hat, den Kollegen möglichst schnell wieder arbeitsfähig zu machen.

Unfähigkeitsräume schaffen kann man auch, wenn man sich bewusst macht, dass in bestimmten biografischen Situationen noch andere Dinge als die berufliche Aufgabe wichtig sind. Lebenserfahrung, Beziehungserfahrungen mit den verschiedensten Menschen in den verschiedensten Lebensbereichen gehören unbedingt zu einer reichen Biografie. Sie werden letztlich als neue Fähigkeiten auch in das Berufsleben einfließen.

Wenn diese Unfähigkeitsräume respektiert werden, tritt nicht die Empfindung auf: Hier wird nur meine Arbeitskraft gebraucht, sondern: Ich bin als ganzer Mensch mit meinen Fähigkeiten und Bedürfnissen angenommen. Erst dieses Sich-angenommen-Fühlen befreit zur schöpferischen Entfaltung der eigenen Kräfte und gibt gleichermaßen das Vorbild für einen liebevollen Umgang mit den Patienten. Letztlich motiviert es auch die Arbeit an den eigenen Unfähigkeiten.

Die Aufmerksamkeit für die innere Situation der Kollegen sollte ebenso zum Maßstab für die Professionalität der Pflege gemacht werden wie der fachgerechte, liebevolle Umgang mit den Patienten.

Pflegen kann man auf die Dauer nur aus einem Kräfteüberschuss heraus. Bis ungefähr zum 35. Lebensjahr werden die seelischen Kräfte zum großen Teil für den Aufbau der eigenen Persönlichkeit benötigt. Ein Mensch, der schon sehr früh in eine überwiegend gebende Haltung hineinkommt, ist immer der Gefahr ausgesetzt, die eigene seelische Ernährung zu vernachlässigen. Das oftmals erst nach Jahren auftretende Gefühl, etwas versäumt zu haben, das Gefühl des Ausgehungert- und Ausgebrannt-Seins ist Ausdruck dieser Vernachlässigung.

Beruf und Freizeit

R. H.: Viele Pflegende kommen in ihrem Beruf an die Grenzen ihrer seelischen und körperlichen Kräfte und erleben trotz eines großen Engagements, dass der Beruf sie letztlich nicht erfüllt. In der Freizeit wird nun einerseits Erholung, andererseits Ersatz für die nicht befriedigende berufliche Situation gesucht. Wie könnte das Verhältnis von Beruf und Freizeit sinnvoll gestaltet werden?

N. H.: Zunächst einmal kann man sagen, dass die Zeit, in der wir beruflich tätig sind, neben der Zeit, in der wir unseren leiblichen Bedürfnissen und unseren sozialen Verpflichtungen nachgehen, einen großen Anteil unserer Lebenszeit ausmacht. Wir arbeiten acht, zwölf oder 16 Stunden am Tag, und das über einen Zeitraum von etwa 50 Jahren.
R. H.: Was tun wir, wenn wir nicht arbeiten?
N. H.: Wenn ich spüre, dass das, was ich tue, in meinem Beruf ein biografisches Lebensmotiv aktualisiert und in die Welt hineinformuliert, werde ich immer den Anspruch haben, das Lebensmotiv qualitativ zu begründen, und nicht nur durch meine zeitliche und funktionale Anwesenheit. Dann werde ich meine Freizeit so verbringen, dass sie meinem qualitativen Lebensanspruch Rechnung trägt. Ich werde meine Freizeit nicht nur dazu verwenden, mich für den Beruf zu regenerieren, das wäre zu einengend, sondern um mich in Bereichen zu entwickeln, in denen ich während meiner Berufstätigkeit nicht beansprucht werde, beispielsweise im künstlerischen Bereich. Gerade im Alter zwischen 21 und 28 Jahren sollte für ein besonders breites Spektrum an Erlebnissen gesorgt werden. Wenn später eine persönliche Lebensaufgabe gesucht wird, konkretisieren sich die Fragen an die Welt. Was früher auf Breite und Vielfalt ausgelegt war, bekommt nun Tiefe und Ziel. Erlebnisse werden zu Erfahrungen. Ich werde dann meine Freizeit nicht so verwenden, dass mir letztlich mehr Kräfte genommen als gegeben werden, sondern ich werde auch in der Freizeit die Beziehung zu meinem Lebensmotiv suchen. Da wird jeder, der für Menschen Verantwortung trägt, seinen eigenen Stil finden müssen.
Unter diesem Gesichtspunkt erscheint die Trennung von Beruf und Freizeit als künstlich und nicht lebensgemäß. Niemand wird privat ein anderer sein können als im Beruf, sondern man wird beides so gestalten, dass es einen inneren Zusammenhang hat.
Abschließend sei *Rudolf Steiner* zitiert zum gerade in den helfenden Berufen vieldiskutierten Verhältnis von Selbstlosigkeit und Egoismus:
»Ich bin von tiefem Misstrauen erfüllt gegen die Menschen, die viel von Selbstlosigkeit, von Altruismus sprechen. Mir scheint, gerade diese Menschen haben kein rechtes Gefühl für das egoistische Behagen, das eine selbstlose Handlung gewährt. Die Menschen, die behaupten, man solle nicht an dem Zufälligen, Unwesentlichen, Zeitlichen des Daseins kleben bleiben, sondern nach dem Notwendigen, Wesentlichen, Ewigen streben: Sie wissen nicht, dass das Zufällige und Zeitliche sich in Wirklichkeit von dem Ewigen und Notwendigen gar nicht unterscheidet. Und das genialische Verhalten ist gerade dieses, dass aus dem Zufälligen, Unbedeutenden überall das Notwendige, Bedeutende hervorzaubert.
Wo das persönliche Interesse, die Subjektivität, die Selbstsucht eines Menschen so veredelt sind, dass er nicht an der eigenen Person allein, sondern an der ganzen Welt Anteil nimmt, da ist allein Wahrheit: Wo der Mensch so kleinlich ist, dass er nur durch Verleugnung seines persönlichen Interesses, seiner Subjektivität die großen Geschäfte der Welt zu besorgen vermag: da lebt er in der schlimmsten Daseinslüge ...
Erweitert Euer Selbst nur erst zum Welt-Selbst, und dann handelt immerzu egoistisch. Seid wie das Hökerweib, das Eier auf dem Markt verkauft. Nur besorgt nicht das Eiergeschäft aus Egoismus, sondern das Weltgeschäft aus Egoismus! ... Wahr ist aber, dass seine Selbstsucht sich so veredeln kann, dass er Interesse nicht nur an seinen eigenen, sondern an den Angelegenheiten der ganzen Menschheit gewinnt. Predigt den Menschen nicht, sie sollen selbstlos sein, aber pflanzt in sie die höchsten Interessen, auf dass sich an diese ihre Selbstsucht, ihr Egoismus hefte. Dann veredelt Ihr eine Kraft, die wirklich im Menschen liegt: Sonst redet Ihr von etwas, was es nie geben kann, was aber die Menschen zu Lügnern machen kann.« *(7)*

Begegnung von Kranken und Pflegenden

Wir haben bisher über die Schicksalssituation gesprochen, in die der Patient durch seine Erkrankung gekommen ist. Damit wurde eine dem Patienten oftmals unbewusste Dimension der Krankheit umrissen. Diese Dimension scheint uns zum Verständnis des Erkrankungsverlaufs unentbehrlich. Aus dem Wissen um die Sinnhaftigkeit der Erkrankung erwachsen die Kräfte, die uns in die Lage versetzen, selbst mit vordergründig »unsinnig« erscheinenden Schicksalssituationen, wie z. B. der todbringenden Krankheit eines Kindes, ringend und liebevoll umzugehen. Selbst wenn uns die Einzelheiten des Krankheitssinns verborgen bleiben, wird gerade durch diese Gewissheit das umfassende Engagement für den Kranken genährt. Sie führt nicht zu einer fatalistischen Haltung dem Kranken oder dem Schicksal gegenüber.

Wir haben auch auf die schwierige Situation der Pflegenden aufmerksam gemacht, die häufig vor große innere Nöte im Umgang mit menschlichem Leid gestellt werden. Wir haben gesehen, wie der bewusste Umgang mit den eigenen Fähigkeiten und Unfähigkeiten und die verständnisvolle Begleitung durch erfahrene, professionell arbeitende Kollegen dazu beitragen können, dass der an seine Grenzen Kommende nicht an seiner inneren Not scheiternd resigniert, abstumpft oder erkrankt. Wenn Grenzen als überwindbar erlebt oder als Unfähigkeitsräume für eine Zeit akzeptiert werden können, erfährt sich der Pflegende selbst als Werdender, als in der eigenen Biografie Fortschreitender. Nur unter diesem Entwicklungsgesichtspunkt, so scheint es uns, kann Pflege als Lebensaufgabe ergriffen werden.

In einem dritten Schritt wollen wir nun aufzeigen, wie die Beziehung zwischen dem Kranken und dem Pflegenden als Schnittpunkt zweier Schicksale betrachtet werden kann. Am Beginn der Betrachtung soll dabei das Gespräch zwischen Patient und Pflegendem stehen.

Das pflegerische Gespräch

Als erstes soll uns die Frage beschäftigen, inwiefern sich das pflegerische Gespräch vom ärztlichen und vom psychotherapeutischen oder vom seelsorgerischen unterscheidet.

R. H.: Es liegt nahe, diesen Unterschied in der jeweiligen Profession und den in ihnen entwickelten Fähigkeiten begründet zu sehen. Arzt, Psychotherapeut und Pflegender sind selbstverständlich gleichermaßen aufgerufen, das Gespräch auf menschlich hohem Niveau, d. h. um Verständnis bemüht, ehrlich, warmherzig, deutlich, wenn nötig Grenzen setzend zu führen. Eine Arbeitsteilung in dem Sinne, dass der Arzt für die medizinische Sachinformation, der Psychotherapeut für die Schicksalsnöte und der Pflegende für die Übersetzung und Vermittlung seiner beiden Kollegen zuständig ist, karikiert die menschlichen und fachlichen Aufgaben und Fähigkeiten aller Beteiligten. Eine in der Sache begründete Differenzierung der Gesprächshaltungen und Themen ergibt sich aus der Frageintention des Patienten. Eine äußerlich gleichlautende Frage intendiert eine verschiedene Thematik, je nachdem, an wen sie gerichtet ist. Die Frage des Patienten: »Würden Sie sich operieren lassen, wenn Sie an meiner Stelle wären?« trifft den Arzt, den Seelsorger oder den Pflegenden in jeweils unterschiedlicher Weise. Offensichtlich erwartet der Patient von keinem der Befragten eine Ja-/Nein-Antwort, sondern Hilfe bei einer Entscheidung, deren Folgen er nicht überblicken kann, vor der er vielleicht Angst hat, die er aber letztlich selbst tragen muss. Die persönliche Formulierung: »Würden Sie, wenn Sie an meiner Stelle wären ...« weist darauf hin, dass er den Befragten nicht nur um eine allgemeine Stellungnahme zu den Risiken der Operation befragt, sondern ein subjektives Moment, dem er vielleicht sogar ein besonderes Gewicht beimisst, für die eigene Urteilsfindung heranziehen möchte.

Arzt, Psychotherapeut und Pflegender sind bei dieser Fragestellung nicht nur in ihrem Fachwissen gefragt, sondern auch aufgerufen, das Wissen vor dem eigenen Gewissen zu überprüfen. Die Antworten, die von den drei in verschiedenen Berufen stehenden Menschen gefunden werden, müssen also eine persönliche Tingierung erhalten, wenn sie vor dem Patienten glaubhaft erscheinen wollen. Das Fachwissen muss individualisiert werden. Wie könnte das für Sie als Psychotherapeutin aussehen?

N. H.: Die Frage des Patienten in Ihrem Beispiel hat mehrere Aspekte. Letztlich verbirgt sich in dieser Frage das Bedürfnis, das Für und Wider der Operation in Ruhe zu erwägen. Der Patient möchte sicherer und urteilsfähiger in seinem Entschluss werden. Ich würde versuchen ihm einen inneren Raum zur Verfügung zu stellen, in dem er alle Ängste, alle Befürchtungen und zwiespältigen Gefühle aussprechen darf. Im Aussprechen seelischer Nöte kann er *Viktor Frankls* Aussage »mitgeteiltes Leid ist auch geteiltes Leid« erleben. Den Appell des Patienten könnte man so formulieren: »Stell mir deine Zeit, dein Interesse zur Verfügung, damit ich meine Entscheidung treffen kann.«

Auch der Pflegende sollte ein solches Gefäß bilden, in dem die persönliche Entscheidung des Patienten heranreifen kann.

Der Pflegende hat es da sogar in gewisser Weise leichter als der Psychotherapeut oder der Arzt. Der Patient kann ihm gegenüber vielleicht unbefangener sein. Dem Psychotherapeuten gegenüber verhält er sich oft so, als wollte dieser hinter seinen Äußerungen immer auch noch eine verborgene Schicht entschlüsseln. Deshalb hat er ja meist das Gespräch mit ihm gesucht: Beratung durch Bewusstmachung der eigenen unbewussten Willensimpulse.

R. H.: Der Patient sucht die Antworten auf seine Fragen dort, wo er die Kompetenz seines Gesprächspartners vermutet.

Beim Arzt sucht er zunächst die Kenntnis des medizinischen Sachverhaltes. Dieser wird das Für und Wider einer vom Patienten zu entscheidenden Frage so freilassend und verständlich darstellen, dass dieser sich nicht einseitig gedrängt fühlt. Dabei erwartet er bei der im Beispiel genannten Formulierung nicht allein die medizinische Sachinformation, sondern eine menschlich-ärztliche Stellungnahme.

Der Arzt richtet seinen Blick zunächst von der Gegenwart in die Vergangenheit. Er kommt von der Anamnese zur Diagnose. Er betrachtet die gegenwärtigen Symptome als die Kulmination der aus der Vergangenheit herrührenden Krankheitsursachen. Indem er im Heilungsprozess diese Kulmination auflöst, gibt er den Weg frei für die Zukunft. Insofern sich die Prognose auf persönliche oder allgemeine Erfahrung, d.h. Statistik gründet, entstammt auch sie letztlich dem Blick in die Vergangenheit.

Wendet sich der Patient mit seiner Frage an den Psychotherapeuten, so zielt er wahrscheinlich auf das Seelisch-Hintergründige seiner Situation...

N. H.: ... oder aber auf Zukunftsaspekte. Was wird nach dem Eingriff? Wie werden sich die sozialen Verhältnisse in Zukunft gestalten? Fragen, die über das rein Medizinische hinausgehen.

Als Psychotherapeuten, als Kunsttherapeuten oder als Krankengymnasten arbeiten wir konkret an den zukünftigen Fähigkeiten des Patienten, seien diese seelisch-geistiger oder physischer Natur.

R. H.: Als Pflegende stehen wir ganz in der Gegenwart des Patienten. Wir nehmen teil an seinen Leiden und Behinderungen. Wir stehen ihm zur Seite, wir begleiten ihn. Im Gespräch mit uns sucht der Patient vor allem Verständnis und Beistand, natürlich auch Rat bei der Bewältigung pflegerischer Probleme. Das Gespräch erhält durch diese Haltung oftmals etwas Vermittelndes, Versöhnliches, Tröstendes.

Das pflegerische Gespräch entsteht meist ungeplant in Alltagssituationen. Nur selten erbittet der Patient ausdrücklich eine Unterredung mit einem Pflegenden. Anders als beim Arzt oder beim Gesprächstherapeuten sind auch keine festen Gesprächszeiten vorgesehen. Gespräche entstehen situativ beim Waschen, beim Essen-Geben, beim Zu-Bett-Gehen, in schlaflosen Nächten. Meist sind es Alltagsprobleme, kleine oder größere Erlebnisse, Erinnerungen, Wünsche, Trauer, Freude, Schmerz, der Besuch von Angehörigen oder einfach das Bedürfnis nach Begegnung, die den Anlass zum Gespräch geben. Nur in geringerem Umfang werden Probleme erörtert oder tiefergreifende Lebensfragen behandelt. Auch hierin zeigt sich der starke Gegenwartsbezug der Pflege. Das Gespräch ist weitgehend ein Medium zur Pflege der menschlichen Beziehung, geradeso wie die zahlreichen nonverbalen Begegnungen und Pflegehandlungen. Das therapeutische Gespräch verlangt die innere Anstrengung des Patienten, das pflegerische Gespräch öffnet, klärt, ordnet. Es ist damit heilsam, aber es ist keine »Gesprächsarbeit« im therapeutischen Sinne.

N. H.: Viele Pflegende haben das Bedürfnis nach mehr Zeit für Gespräche mit den Patienten. Man möchte sich gerne neben das Bett setzen und in Ruhe zuhören. Dabei wird jedoch oft übersehen, dass in den Pflegehandlungen selbst ein unermesslicher Schatz nonverbalen

Gesprächs verborgen ist. Um es etwas überspitzt auszudrücken: Die eine pflegerische Haltung besteht darin, möglichst schnell zu arbeiten, damit nachher noch Zeit für ein Gespräch ist, die andere gibt soviel Aufmerksamkeit und Wärme in die Pflegehandlung selbst, dass ein zusätzliches Gespräch nicht mehr erforderlich ist. Das muss natürlich nicht den Verzicht auf ein Gespräch bedeuten, wenn die Situation es verlangt.

R. H.: Das pflegerische Gespräch, das verbale und das nonverbale, sollte dazu führen, dass der Patient sich gestärkt, ermutigt, erleichtert, zuversichtlich fühlt. Es will damit den Patienten in seinen Lebenskräften erreichen. Das therapeutische Gespräch muss die Auseinandersetzung suchen, will Bewusstsein wecken, Selbsterkenntnis anregen, Entwicklungen aufzeigen. Es arbeitet mit den Bewusstseinskräften des Patienten. Das pflegerische Gespräch ernährt, das therapeutische verdaut.

Unüberwindliche Schwierigkeiten?

R. H.: Ich möchte noch einen weiteren wichtigen Bereich in der Begegnung mit dem Patienten ansprechen. Jeder Pflegende hat wohl die Erfahrung gemacht, dass ihm die Arbeit mit bestimmten Patienten relativ problemlos gelingt, mit anderen hingegen ergeben sich schier unüberwindliche Schwierigkeiten. Dabei kann es sich um ›schwierige‹ charakterliche Eigenarten des Patienten handeln oder um bestimmte Krankheitsbilder, gegen die Abneigungen, Ängste oder Ekel bestehen. Ein weiteres Phänomen dieses Problemkreises ist das Erlebnis, sich immer wieder vor gleiche oder ähnliche Situationen gestellt zu sehen oder immer wieder mit den eigenen Unzulänglichkeiten konfrontiert zu werden.

N. H.: Es ist ja merkwürdig, dass die Dinge, die mich rasend machen, zum Beispiel von einem Berufskollegen als völlig harmlos erlebt werden. Wenn es in einer menschlichen Beziehung, sei es in der Beziehung zum Patienten, zum Ehepartner oder zum Nachbarn, irgend etwas gibt, was mich am anderen stört, dann liegt immer auch ein Mangel bei mir vor.
All das, was in unserer Seele unbewältigt ist, was wir nicht anschauen wollen, was gewissermaßen die Kehrseite unserer weißen Weste ist, all das tragen wir ja auch in uns. C. C. Jung nennt diese unbewältigten oder unerlösten Seelenanteile den »Schatten«, die anthroposophische Geisteswissenschaft spricht vom »Doppelgänger« *(8)*.

Wenn wir mit einem Menschen zusammentreffen, auf den wir problematisch reagieren, dann könnte es sein, dass wir in ihm genau die Seite entdecken, die wir selbst nicht bewältigt haben. Anstatt dass wir sie in uns bekämpfen, bekämpfen wir sie beim anderen. Der Feind bleibt damit draußen. Es ist in einer solchen Situation immer sinnvoll zu fragen: erblicke ich in dem Spiegel, der mir der Patient sein kann, ein Bild meiner selbst, das mir außerordentlich unangenehm ist? Bekämpfe ich nicht im anderen etwas, das ich selbst in mir zu verwandeln hätte?

R. H.: Das könnte man vielleicht so zusammenfassen: Indem ich am anderen leide, kommt mir Erkenntnis darüber zu, was an mir selbst verwandlungsbedürftig ist.

N. H.: Häufig lassen sich Schwierigkeiten zwischen Menschen nicht im Gespräch klären. Zu groß sind oftmals die Hindernisse, die eine freie Begegnung von Ich zu Ich verhindern. Dies ist kein Grund zur Resignation, wenn wir mit der Erkenntnis ernst machen: Gedanken und Empfindungen sind Taten. Dann kann ich, wenn sich eine Situation zunächst nicht klären lässt, meine Gedanken und Gefühle in eine Richtung lenken, in der die Situation zumindest nicht verschärft wird. Diese im inneren Ringen verwandelten Gedanken und Gefühle werden zu einer echten Kraftquelle für zukünftiges Handeln.

> Wenn wir die Menschen nehmen, wie sie sind, machen wir sie schlechter. Wenn wir sie behandeln, als wären sie, was sie sein sollen, so bringen wir sie dahin, wohin sie zu bringen sind.
>
> J. W. v. Goethe

Der Kranke als sozial wirksame Kraft

R. H.: Lassen Sie uns noch über eine weitere Erfahrung, die gewissermaßen eine Sternstunde im Pflegealltag darstellt, sprechen: Ein Patient kommt mit einer schweren Erkrankung auf eine Pflegegruppe. Sein Lebens- und Krankheitsschicksal bewegt alle, die ihm begegnen. Alle Beteiligten engagieren sich in außergewöhnlicher Weise für diesen Menschen. Jeder fühlt sich ihm in einer sehr persönlichen Weise nahe. Man erlebt sich in einer unmittelbaren Weise als Zeuge eines bedeutsamen, individuellen Schicksals.

Oftmals begegnet uns diese Situation um den Tod eines Menschen herum. Sie verbindet die beteiligten Ärzte, Therapeuten, Angehörigen und Pflegenden zu einer wirklichen inneren Gemeinschaft. Vom Kranken scheint eine stark sozial wirksame Kraft auszugehen. Wie kann man das verstehen?

N. H.: Gerade die Tatsache, dass die von Ihnen geschilderte Situation häufig in der Begegnung mit Sterbenden eintritt, deutet darauf hin, dass alle Beteiligten der Nähe zur geistigen Welt gewahr werden. Wenn ein Mensch in Gefahr ist, wenn er gleichsam an eine Schwelle kommt, werden wir dadurch höchst aktiviert. Wir atmen gewissermaßen »Schwellenluft«. Wir spüren, dass wir mit unserem herkömmlichen Wissen und Können an eine Grenze kommen, geradeso wie der Kranke an einer Grenze steht. Wenn wir vor dieser Grenze nicht resignierend zurückschrecken, können wir eintauchen in die Atmosphäre, die das Schicksal des Kranken umgibt. Das Erlebnis der existenziellen Ohnmacht bildet den inneren Untergrund für die Begegnung mit der geistigen Welt, namentlich mit dem Christus (6). Jeder, der eine solche Situation erleben darf, fühlt sich in seinem Innersten berührt. Diese Berührung gibt die Kraft, über sich und seine Beschränkungen hinauszuwachsen.

Jeder ist nun individuell in seinen höchsten Fähigkeiten gefragt, und das verbindet die in der therapeutischen Gemeinschaft Zusammenwirkenden miteinander. Es ist, als würde das Geistige zu einer neuen, zukünftigen Qualität von Gemeinschaft aufrufen; einer Gemeinschaft, die über das bloße Zusammenfunktionieren und sich Zusammenwohlfühlen hinauswirkt.

R. H.: Eigentlich müsste es gelingen, den Blick auf das Geistige einer Erkrankung auch dort zu öffnen, wo sich der Patient nicht in einer derartigen Schwellen- und Schicksalssituation befindet. Was in der Schwellensituation von außen geschenkt wird, das muss mehr und mehr von innen, durch wirkliches Interesse am anderen Menschen, erarbeitet werden. Im Freilegen des in einer Erkrankung wirksamen Geistigen liegt die Zukunftsaufgabe für eine therapeutische Gemeinschaft.

Die Beziehung zwischen Pflegendem und Gepflegtem, aber auch die Beziehungen zwischen den zusammenwirkenden Kollegen aller Berufsgruppen verwandeln sich in der Gewahrwerdung des Geistigen im anderen.

Kategorie	Beispiel für Lernziel	Empfohlener Lernweg
Beziehung	Sie können ein verständnisvolles pflegerisches Gespräch führen.	B
Eigenes Lernziel		
Wissen	Sie kennen den Begriff des *Karma* wie er in der anthroposophischen Geisteswissenschaft verstanden wird.	C
Eigenes Lernziel		

Literatur

1. Schmidtbauer, W.: Die hilflosen Helfer. Rowohlt, Reinbek bei Hamburg 1977
2. Steiner, R.: Die geistige Führung des Menschen und der Menschheit. GA 15, Rudolf Steiner Verlag, Dornach 1974
3. Steiner, R.: Die Offenbarungen des Karma. Vortrag vom 16. 5. 1910, GA 120, Rudolf Steiner Verlag, Dornach 1975
4. Steiner, R.: Theosophie, Einführung in übersinnliche Welterkenntnis und Menschenbestimmung. GA 9, Rudolf Steiner Verlag, Dornach 1978
5. Steiner R.: Das Karma des Berufes des Menschen in Anknüpfung an Goethes Leben. 4. Vortrag, GA 172, Rudolf Steiner Verlag, Dornach 1980
6. Steiner, R.: Wie finde ich den Christus? Vortrag vom 16. 10. 1918. In: Steiner, R.: Der Tod als Lebenswandlung, GA 182, Rudolf Steiner Verlag, Dornach 1986
7. Steiner, R.: Der geniale Mensch. In Steiner, R.: Methodische Grundlagen der Anthroposophie 1889–1901, GA 30, Rudolf Steiner Verlag, Dornach 1989
8. Steiner, R.: Die Erkenntnis der höheren Welten. In: Steiner, R.: Die Geheimwissenschaft im Umriß, GA 13, Rudolf Steiner Verlag, Dornach 1989
9. Steiner, R.: Schlaf und Tod. In: Steiner, R.: Die Geheimwissenschaft im Umriß, GA 13, Rudolf Steiner Verlag, Dornach 1989
10. Treichler, R.: Die Entwicklung der Seele im Lebenslauf. Stuttgart 1990 3. Aufl., Verlag Freies Geistesleben

Pflege als Übungsweg

Rolf Heine

> Jeder Mensch durchschreitet im Laufe seines Lebens einen persönlichen Entwicklungsweg. Aber auch im Berufsleben stellen sich spezifische Entwicklungsaufgaben. Nicht zuletzt entwickelt sich die Menschheit durch die verschiedenen Zeitalter und Kulturepochen hindurch. Als einzelner Mensch stehen wir in diesem dreifachen Entwicklungsstrom. Dieses Kapitel stellt Übungen dar, welche die persönliche und berufliche Entwicklung bewusst aufgreifen. Ihnen zugrunde liegen die so genannten »Nebenübungen«, die *Rudolf Steiner* für einen esoterischen Schulungsweg gegeben hat.

Lernziel s. Seite 98

▶ Mensch! Erkenne Dich selbst!
  (antike Mysterienweisheit)

Ausgangspunkt jeder Selbsterkenntnis ist die Empfindung, nicht auf der ganzen Höhe des Menschseins zu stehen. Wer mit sich selbst restlos zufrieden ist, empfindet nicht die Diskrepanz zwischen den Möglichkeiten einer moralischen Höherentwicklung und seinen gegenwärtigen Fähigkeiten. Das Leiden an der Unfähigkeit, jederzeit die Wirklichkeit bewusst zu erkennen und ohne Illusionen wirklichkeitsgemäß zu handeln, ist der eigentliche Trieb, der das Streben nach Selbst- und Welterkenntnis befeuert. Je umfassender und idealistischer die Ahnung von den im Menschentum schlummernden Möglichkeiten ist, je höher die Stellung des Menschen im Kosmos veranschlagt wird, umso drängender stellt sich die Frage nach der individuellen Vervollkommnung.

Die durch *Rudolf Steiner* begründete anthroposophische Geisteswissenschaft beschreibt einen dem heutigen Bewusstseinszustand angemessenen Weg zur Selbsterkenntnis des Menschen (7). Das Ringen um Selbsterkenntnis verliert auf diesem Weg den ähnlichen Bestrebungen oftmals innewohnenden Hang zur narzisstischen Selbstbespiegelung und weitet den Blick für die Belange der Menschheit. Selbsterkenntnis wird zur Welterkenntnis; Welterkenntnis wird zur Selbsterkenntnis.

Nicht nur der einzelne Mensch durchschreitet einen Weg als bewusst Suchender oder als unbewusst an Schicksalshindernissen sich Entwickelnder, sondern die gesamte Menschheit befindet sich in fortwährender Entwicklung auf ein höheres, vollkommeneres Menschentum hin. Weder die individuelle noch die menschheitliche Entwicklung vollziehen sich heute jedoch ohne die bewusste Anstrengung des Menschen.

▶ In der individuellen Lebensaufgabe findet der Mensch den Ort, an dem er, im Dienste für die Menschheit, seine Unfähigkeiten zu überwinden lernt und fortschreiten kann zu einem immer wirklichkeitsgemäßeren Handeln

Konkretisiert sich die Lebensaufgabe in einem Beruf, so wird dieser selbst zum Übungsweg. Über die Pflege als Übungsweg zu sprechen ist heutzutage nicht unproblematisch. Allzu leicht schleicht sich ein moralisierender Unterton in eine Darstellung, die auf den Wert innerer Fähigkeiten für eine qualitativ hochwertige Pflege aufmerksam zu machen sucht. Über Jahrhunderte hinweg wurden Eigenschaften wie Pflichtbewusstsein oder Hingabefähigkeit für die Ausübung des Pflegeberufs als wichtiger erachtet als fachliches Wissen und Können. Die Einhaltung dieser moralischen Standards wurde autoritativ eingefordert. Mit der Säkularisierung der Pflege im 19. und 20. Jahrhundert und der Hinwendung zur naturwissenschaftlichen Medizin verloren sich schrittweise diese moralischen Forderungen, sodass die Bewertung pflegerischer Leistungen heute weitgehend am fachlichen Know-how erfolgt.

Eine Ethik der Pflege als Grundlage für die Ausbildung innerer Fähigkeiten kann sich daher heute nicht mehr mit der Aufstellung eines allgemeinen, gottgewollten Wertesystems begnügen, sie muss vielmehr ihren Ausgangspunkt in der Pflege selbst nehmen. Sie muss an der Sache entwickelt und darf nicht von außen übergestülpt werden. Nur so wird der Pflegende selbst in die Lage versetzt, frei und ohne Bevormundung über die Ausbildung innerer Fähigkeiten zu urteilen.

Zu Beginn dieses Beitrags soll deshalb eine phänomenologische Betrachtung des Pflegens erfolgen. Aus ihr ergeben sich Hinweise auf die inneren und die fachlichen Voraussetzungen für die Ausübung des Pflegeberufs und die freie Übernahme von Verantwortung für den persönlichen Entwicklungsgang.

Pflege als Kulturaufgabe

Erhaltung von Gegenständen

Jeder Mensch ist ein Pflegender. In allen Bereichen des persönlichen Lebens und der Kultur gibt es Pflegebedürftiges. Hierbei ist Pflege Bestandteil des Alltags und vollzieht sich unscheinbar mit Dauer und Rhythmus.

Pflege kann sich beziehen auf die unbelebten Güter des Menschen, auf Kleidung, Hausrat, Maschinen, Gebäude, Verkehrswege, kurz auf alle Gegenstände, die menschlicher Verstand ersann. Sie sind Dokumente der über das bloße Naturwirken hinaus reichenden Gestaltungskraft des Menschen und Ausdruck unserer Kultur. Pflege dient hier der Erhaltung von **Form und Funktion** des Gegenstands. Eine nicht gewartete Maschine verliert nach gewisser Zeit ihre Funktionsfähigkeit; Abnutzungen verändern nach und nach ihre Form. Das vom Menschen kunstvoll gefertigte Werk fällt wieder zurück auf die Stufe des unfertigen Materials und dann, in pflegloser Umgebung, herab bis zum Roh-Stoff.

Der gepflegte Gegenstand hingegen bewahrt über weit längere Zeit Form und Funktion. Er wird seiner natürlichen Zerfallstendenz immer wieder entrissen und in den Bereich des Menschen zurückgehoben. Durch Pflege verbleibt er innerhalb der menschlichen Kultur.

➤ **Der gepflegte Gegenstand wird dem Menschen vertraut**

Der Pflegende verbindet sich immer tiefer mit ihm, indem er in seine Funktionszusammenhänge eintaucht. Die gepflegte Kleidung, das gepflegte Haus werden, indem der Pflegende über die bloße Nutzung hinaus an ihnen tätig wird, immer mehr sein eigen. Sie tragen mit der Zeit immer deutlicher die immaterielle Handschrift des Pflegenden. Der gepflegte Gegenstand erhält so einen über den bloßen materiellen Nutzwert hinausreichenden inneren Wert. Der Pflegende kann, wie der Erfinder oder der Hersteller, im Gegenstand der eigenen schöpferisch-erhaltenden Tätigkeit gegenübertreten. So erscheint auch dem Außenstehenden ein gepflegter Gegenstand, über seine wohlerhaltene Form- und Funktionsfähigkeit hinaus, als Ausdrucksträger für Sorgfalt, Ausdauer und innere Verbundenheit. Vielleicht üben Antiquitäten gerade aufgrund der an ihnen erlebbaren Pflege, in einer heute an Pflege so armen Zeit, ihre unter dem Gesichtspunkt der Nützlichkeit oft irrationale Anziehung aus.

➤ **Pflege schafft Beziehung zum gepflegten Gegenstand**

Sie wird umso intensiver, je häufiger, regelmäßiger und bewusster sich die Pflegehandlungen vollziehen. Wer ein über viele Jahre getragenes und gepflegtes Kleidungsstück durch ein neues ersetzen will, kennt die Störung der reinen Nützlichkeitserwägung durch eben jene Beziehungsqualität.

Nicht alle Gegenstände laden den Benutzer im gleichen Maße ein, eine solche Beziehung herzustellen. Dazu gehören Gegenstände aus minderwertigem Material – man vergleiche z. B. ein furniertes Pressspanmöbel mit einem Eichenschrank! –, unschöne oder unpraktische Gegenstände oder die so genannten Einmalgegenstände. Von letzteren wird behauptet, sie benötigten keine Pflege. Tatsächlich fällt es schwer, beispielsweise zu einer Einmalspritze eine andere Beziehung als die durch die Benutzung gegebene aufzubauen. Man begegnet dem konkreten Gegenstand nur einmal. Er zeichnet sich gerade dadurch aus, dass nichts, kein Gedanke, kein Gefühl der Sympathie oder der Antipathie sich zwischen den Gegenstand und seine Funktion schiebt. Der Gegenstand verlangt diese Beziehung nicht, er wird nach Gebrauch verworfen.

> Bei genauerer Betrachtung zeigt sich jedoch, dass auch der Einmalgegenstand der Pflege bedarf. Diese beginnt mit seinem Dasein als Müll. Sie endet erst dann, wenn der Gegenstand aller menschlichen Prägung entledigt, wieder reine Natursubstanz geworden ist und in die natürlichen Kreisläufe integriert werden kann

Die ökologische Krise unserer Zeit erscheint so als Pflegeproblem größten Ausmaßes. Wo das vom Menschen Geschaffene nicht gepflegt wird, fällt es in den Bereich des Un-Menschlichen. Diesem un-menschlichen Gepräge des Ab-Falls begegnet man heute auf Schritt und Tritt. Er ist Folge und Ausdruck einer pfleglosen Kultur und in seinen verschiedenen Formen Zerstörer aller Naturreiche.

Die Ausbildung einer pflegerischen Grundhaltung gegenüber den vom Menschen geschaffenen Gegenständen und der durch sie berührten Natur erweist sich so als Beitrag zur Bewältigung der ökologischen Krise. Durch Pflege wird Natur nicht natürlicher, sondern menschlicher.

Im Bereich der vom Menschen geschaffenen Gegenstände besteht die äußere Voraussetzung der Pflege in der Fähigkeit zur sachgerechten Nutzung und Wartung. Dabei müssen die physikalischen Eigenschaften der Konstruktion und des Materials berücksichtigt werden. Die dafür notwendigen Kenntnisse können objektiv anhand der physikalischen und chemischen Gesetze erworben werden. Ein Radio verträgt kein Wasserbad, ein Glas zerspringt im plötzlichen Temperaturgefälle.

Innere Voraussetzung in diesem Bereich ist die Herstellung einer verantwortlichen Beziehung zum geschaffenen Gegenstand oder zum Rohstoff. In einer an materiellen Gütern so reichen Kultur wie der unsrigen ist dies eine schwere Aufgabe. Der einzelne, konkrete Gegenstand scheint nahezu beliebig austauschbar. Ihm trotzdem die gebührende Wertschätzung zukommen zu lassen erfordert verstärkte moralische Kraft. Sie auszubilden ist eine Anstrengung, entgegen den heutigen Denk- und Handlungsgewohnheiten.

Aufgaben im Pflanzen- und Tierreich

Im Bereich der vom Menschen geschaffenen Gegenstände besteht die Aufgabe der Pflege in der Erhaltung von Form und Funktion. Innerhalb des Pflanzen- und Tierreichs gelten andere Bedingungen und Aufgaben.

Pflanze

Die Pflanze erhält ihre Form aus eigener Kraft. Sie wächst und verwandelt ihre Gestalt nach den Gesetzen ihrer Art. Sie keimt, wächst empor, bildet Blätter, Blüten und neuen Samen. Neben den in ihr vererbten Gestaltbildungsgesetzen unterliegt sie den Bedingungen ihrer Umwelt. Spezifische Boden-, Wasser-, Licht- und Temperaturverhältnisse sind Voraussetzungen für die artgemäße Entwicklung der Pflanze. In diese Umweltbedingungen greift der Mensch fortwährend wissentlich oder unbewusst ein und verändert damit Wachstums- und Fortpflanzungsmöglichkeiten. Züchtungen und Genmanipulationen beeinflussen unmittelbar die arteigenen Gestaltbildungsgesetze. Die Auswahl der Böden, die Bewässerung, die Kombination sich in ihrer Entfaltung begünstigender Arten sind Eingriffe in die Umweltverhältnisse der Pflanze. Handelt es sich bei Züchtungen noch im Wesentlichen um einen einmaligen Gestaltungsakt, so bedarf die Aufrechterhaltung artgemäßer Umweltverhältnisse fortwährender Anstrengung.

> Ziel der Pflege im Pflanzenreich ist die Erhaltung von belebter Gestalt und Frucht für den Menschen durch Gestaltung der Umweltbeziehungen

In diesem Sinne sind der Bauer und der Gärtner Pflegende. Sie gestalten dauerhaft und rhythmisch Boden, Wasser, Luft, Licht- und Temperaturverhältnisse, Fruchtwechsel und Pflanzengesellschaften. Ziel dieser Arbeit ist die dem Menschen zukommende Frucht, d.h. der Überschuss, den die Pflanze nicht für die Erhaltung ihrer Art benötigt. In diesem Sinne sind zum Beispiel gefällte Bäume Früchte des Waldes.

Tier

Für das Tierreich verschiebt sich das Aufgabenfeld der Pflege wiederum. Das Tier ist teilweise von den Umweltbedingungen unabhängig, indem es die ihm angemessenen Lebensräume aufsuchen und gestalten kann. Es vermag dies aufgrund angeborener oder erlernter Verhaltensweisen. Diese müssen bei einer artgemäßen Pflege über die Umweltbedingungen hinaus berücksichtigt werden. Wildlebende Tiere bedürfen erst dann der Pflege durch den Menschen, wenn ihr Lebensraum durch menschliche Eingriffe so verändert wurde, dass Anpassungen ihres Verhaltens nicht ausreichen, die Überlebensgrundlagen zu sichern. Die Dezimierung des Wildbestandes auf ein ökologisch verträgliches Maß erscheint ebenso wie der Schutz bedrohter Arten eine im Grunde pflegerische Aufgabe.

Der für den Menschen durch die Pflege gewonnene Überschuss aus dem Tierreich soll hier **Dienst** genannt werden. Die Tierheit dient dem Menschen nicht nur als Arbeitskraft oder als Nahrungsmittel, sondern erhält als Bestandteil des Ökosystems wesentlich dessen Funktionsfähigkeit und dient damit der Erhaltung des Lebensraumes des Menschen. Unter diesem Gesichtspunkt erscheint die Arbeit des Bauern wiederum als eine pflegerische.

Voraussetzungen

Äußere Voraussetzung für die Pflege im Pflanzen- und Tierreich ist die Kenntnis der Wachstumsgesetze, der Umweltverhältnisse und der Verhaltensgewohnheiten.

> Ziel der Pflege des Tierreichs ist demnach die Erhaltung von belebter und beseelter Gestalt und dem Dienst für den Menschen durch Berücksichtigung artgemäßen Verhaltens

Als innere Voraussetzung für die Pflege in diesem Bereich erscheint wiederum die Fähigkeit, Beziehungen zu Pflanzen und Tieren aufzubauen, die über deren vordergründigen Nutzwert hinausgehen. Es ist ein Verdienst der ökologischen Forschung, die Bedeutung jeder Tier- und Pflanzenart für den Erhalt der Natur und den Lebensraum des Menschen aufgezeigt zu haben. Bleibt ein solches Wissen nicht abstrakt, sondern erweckt es ein Gefühl der Achtung und Ehrfurcht vor jedem einzelnen Lebewesen, so kann sich daraus ein völlig neues Verhältnis zur Tier- und Pflanzenwelt entwickeln. Das Schicksal der Pflanzen und Tiere erscheint dann auf das innigste mit dem unsrigen verknüpft. Tier- und Pflanzenwelt werden dann nicht danach beurteilt, ob sie uns angenehm, nützlich oder sympathisch sind, sondern sie **werden unabhängig von Sympathie und Antipathie** in ihrem eigenen Wesen und ökologischen Zusammenhang behandelt.

Pflege des Menschen

Der Mensch bedarf von allen Lebewesen der Pflege im umfassendsten Sinn. Im Tierreich ist die Fähigkeit zur Pflege beispielsweise bei der Aufzucht des Nachwuchses als Instinkt verankert. Ein solcher Pflegeinstinkt ist beim Menschen weitgehend verkümmert. Die große Nachfrage nach Ratgebern zur Säuglingspflege oder zur Kindererziehung weist auf den Verlust instinktiver oder sozial tradierter Pflegefähigkeiten hin. Die Delegation pflegerischer Tätigkeiten aus dem familiären Bereich in gesonderte Pflegeeinrichtungen wie Krankenhäuser und Pflegeheime kann ebenso als Indiz für diesen Verlust gewertet werden. Die Fähigkeit zu pflegen muss daher neu erlernt, weiterentwickelt und als kulturtragende Fähigkeit verankert werden.

Die Pflege des Menschen hat gegenüber der Pflege der anderen Naturreiche wiederum erweiterte Voraussetzungen. Alle biologischen und psychischen Funktionen des Menschen werden durch seine Individualität geprägt. Pflege des Menschen darf sich deshalb nicht mit der Erhaltung der belebten und beseelten Gestalt begnügen, sie muss vielmehr dem Menschen die Entwicklung zur freien Individualität ermöglichen. Erziehung ist in diesem Sinne Pflege der Individualität.

> Äußere Voraussetzung für die Pflege des Menschen ist das Verständnis seines leiblichen, seelischen, sozialen und geistigen Wesens. Die innere Voraussetzung ergibt sich aus seiner Individualität als seinem geistigen Wesensanteil

Der geistige Wesensanteil ist nicht sichtbar, er offenbart sich vielmehr in den Taten und in der Biografie. Die Biografie ist zukunftsoffen, das heißt, ein letztgültiges Erfassen der Individualität ist zunächst unmöglich. Die prinzipielle freie Gestaltbarkeit der eigenen Biografie sowie das Eintreten-Können in die Biografie anderer implizieren die Unvorhersehbarkeit menschlichen Handelns. In jeder menschlichen Beziehung muss daher Raum für die freie Entfaltung individueller Impulse geschaffen werden. So verfehlt beispielsweise die Pflege eines Todkranken, wenn sie allein auf den körperlichen Zerfall und die psychische Destruktion ausgerichtet ist, die Wirklichkeit des Kranken als eines bis zum letzten Atemzug entwicklungsfähigen Menschen. Zu den Voraussetzungen der Pflege des Menschen gehört es, dieses Nicht-Sichtbare zu empfinden.

> Die Pflege des Menschen ist auf seine Zukunft ausgerichtet. Als Voraussetzung hierfür müssen die in jedem Menschen schlummernden Zukunftskeime, ganz gleich in welcher biografischen Situation er sich befindet, erkannt und gefördert werden

In besonderem Maß bedarf auch die Beziehung zwischen Mensch und Mensch der Pflege. In ihr gründen letztlich alle sozialen Verhältnisse. Gleichsam instinktiv ist ein solches Beziehungsband überall dort angelegt, wo wir den Mitmenschen zur Befriedigung eigener Bedürfnisse brauchen, seien sie leiblicher, psychischer oder sozialer Natur. Bestehen solche gegenseitigen Bedürfnisse nicht, entfällt dieser Antrieb für die menschliche Begegnung. Ein solches Abhängigkeitsverhältnis kann jedoch nicht Grundlage einer freien menschlichen Beziehung werden. Diese entsteht nur aus dem brüderlichen Interesse für den anderen. Entgegen den instinkthaften Eigeninteressen muss die Beziehung zum Mitmenschen aktiv aufgenommen und gepflegt werden. Grundlage der Pflege der sozialen Beziehungen ist demnach die **unvoreingenommene Hinwendung** zum anderen. Nur einer Haltung der Unvoreingenommenheit gegenüber kann sich der andere in seinem Wesen aussprechen.

Durch die Pflege der drei unter ihm stehenden Naturreiche verbindet sich der Mensch fortwährend mit der Schöpfung. Indem er soziale Verhältnisse pflegt, gelangt er über sein Eigensein hinaus. Als geistiges Wesen sucht er aber die Beziehung zur geistigen Welt. Jede geistige Übung, jede kultische Geste lebt durch den rhythmisch wiederholten Vollzug. Sie geschieht freiwillig, entgegen äußerer Notwendigkeit, und bildet das Band zwischen dem Menschen und der geistigen Welt. Sie ist im wörtlichen Sinne Religion (Wiederverbindung).

Tab. 2 Die pflegerischen Aufgaben des Menschen

Bereich	Erhaltung von	Voraussetzung
Unbelebte Natur	Form und Funktion	
Pflanzenreich	belebter Gestalt und Frucht (für den Menschen)	Pflege der Umweltbeziehungen
Tierreich	belebter, beseelter Gestalt und Dienst (für den Menschen)	Pflege der Verhaltensbeziehungen
Mensch	belebter, beseelter, Ichbegabter Gestalt und Freiheit	Schaffung von Entwicklungsräumen
Soziale Gemeinschaft	menschlichen Beziehungen	Interesse von Mensch zu Mensch
Geistige Welt	Bewusstsein für die geistige Welt	geistige Übung, Kultus

Die pflegerischen Aufgaben und die äußeren und inneren Fähigkeiten zu ihrer Bewältigung

Die Pflege der Beziehung zur geistigen Welt fordert den Menschen im umfänglichsten Sinne. Keinem menschlichen Wesen kann er sein tiefstes Inneres in solcher Absolutheit offenbaren. Er stellt die Totalität seines Wesens in den Dienst übersinnlicher Zusammenhänge.

Die vorausgegangene Darstellung hat gezeigt, dass in allen Naturreichen Pflege erforderlich ist, um menschliche oder natürliche Schöpfungen zu erhalten und Entwicklungen zu schützen und zu fördern. Die in den Kulturraum des Menschen erhobenen Gegenstände, Pflanzen und Tiere sinken ohne Pflege in einen kulturlosen Zustand zurück. Auch der Mensch selbst gelangt nur durch Pflege auf die volle Höhe seines Menschseins. Gerade die selbstverständlich erscheinenden menschlichen Eigenschaften, aufrechter Gang, Sprache und Denken bedürfen der Pflege, nicht nur bei der Rehabilitation Schwerkranker.

Die in den Naturreichen einzigartige Fähigkeit des Menschen, Beziehungen zu allen Wesen der sinnlichen und der geistigen Welt aktiv aufnehmen zu können, begründet seine Verantwortung für die Schöpfung.

Pflege als Beziehung

Erste Übung: Sachgemäßes Denken – Konzentration

Die Beziehung, die wir Menschen zu den Gegenständen und den Geschöpfen der Natur herstellen, erhebt diese aus ihrem bloßen Naturdasein. Der Impuls zur Pflege entspringt, wenn wir eine solche Beziehung eingegangen sind, nicht mehr allein vordergründigen Nützlichkeitserwägungen. Je tiefer diese Beziehung wird, umso deutlicher wird uns die Wesenhaftigkeit der Gegenstände und Geschöpfe. Der Tisch, die Rose, das Pferd und der Mensch offenbaren sich nun in ihrem eigenen Wert und in ihrer Stellung zum Weltganzen. Der Wert eines Menschen kommt uns nur zu Bewusstsein, wenn wir uns in eine lebendige Beziehung zu ihm selbst und zum Menschsein im Allgemeinen setzen. Die alltägliche, oberflächliche Begegnung vermittelt uns nicht diesen eigentlichen Wert. Erst im Sich-Einlassen auf das Gegenüber ahnen wir den Quellpunkt seiner spezifischen Wesensäußerungen.

Momente der Besinnung

Im Alltag begegnen wir einer Vielzahl von Menschen und Gegenständen. Wir wären gewiss heillos überfordert, wollten wir zu allen in eine gleichermaßen bewusste Beziehung treten. Würden wir angesichts dieser Überforderung auf jede konkrete Beziehung verzichten, so bliebe unser Leben gänzlich an der Oberfläche. Gerade in der täglich wiederkehrenden Begegnung mit Menschen und Gegenständen liegt eine kaum zu ermessende Chance zur Begründung eines sich immer mehr verzweigenden und vertiefenden Beziehungsnetzes. Voraussetzung für eine solche Beziehung ist die Hinwendung und die Konzentration auf das uns Begegnende. Sie kann nur gelingen, wenn wir uns immer wieder aus dem dahineilenden Strom der Alltagsereignisse und Begegnungen herauslösen und **Momente der Besinnung** schaffen. Dieser kurzzeitige Rückzug aus der gewohnten Beschäftigung muss dem Alltag abgetrotzt werden.

Die Besinnung auf die unserer Pflege anvertrauten Menschen und Gegenstände führt aber nur dann zu einer wirklichkeitsgemäßen, vorurteilslosen Beziehung, wenn es gelingt, unsere Vorstellungen und Vorurteile durch ein sachgemäßes Denken zu läutern. Die Dinge müssen sich selbst »aussprechen« dürfen, ohne durch willkürliche Vorstellungen und Meinungen entstellt zu werden. Dazu bedarf es einer aufmerksamen Kontrolle der eigenen Gedanken.

Übung

Eine zunächst einfache Übung zur Ausbildung eines solchen Denkens wurde von *Rudolf Steiner* als Fundament für eine Geistesschulung gegeben:

»Wer sich überwindet, durch Monate hindurch täglich wenigstens fünf Minuten seine Gedanken an einen alltäglichen Gegenstand, zum Beispiel eine Stecknadel oder einen Bleistift, zu wenden und während dieser Zeit alle Gedanken auszuschließen, welche nicht mit diesem Gegenstande zusammenhängen, der hat nach dieser Richtung hin viel getan. ... Wer sich fragt: Welche Bestandteile setzen einen Bleistift zusammen? Wie werden die Materialien zu einem Bleistift vorgearbeitet? Wie werden sie nachher zusammengefügt? Wann wurde der Bleistift erfunden? und so weiter: Ein solcher passt seine Vorstellungen mehr der Wirklichkeit an als derjenige, der darüber nachdenkt, wie die Abstammung des Menschen ist oder was das Leben ist. Man lernt durch einfache Denkübungen für ein sachgemäßes Vorstellen ... mehr als durch komplizierte und gelehrte Ideen. Denn zunächst handelt es sich gar nicht darum, über dieses oder jenes zu denken, sondern sachgemäß durch innere Kraft zu denken.« (*6, S. 330 ff.*)

Wer sich einer solchen Übung unterzieht, bemerkt bald, wie sehr die innerlich verstärkte Gedankenkraft zum Erfassen einer wirklichkeitsgemäßen Beziehung zu den uns umgebenden Menschen und Gegenständen beiträgt.

Patientenbesprechung

Sie kann nach einer gewissen Zeit der stillen, beharrlichen Übung auch für den beruflichen Zusammenhang fruchtbar gemacht werden. Beispielsweise könnte eine Patientenbesprechung damit beginnen, dass man zunächst nur diejenigen Dinge anspricht, die unmittelbar mit der **körperlichen Erscheinung** des Patienten zusammenhängen:
- Wie groß ist der Patient?
- Welche Haarfarbe, welche Augenfarbe hat er?

Danach können **seine seelischen Äußerungen** betrachtet werden:
- Welche typischen Gesten hat der Patient?
- Wie ist seine Mimik?
- Welche Gewohnheiten hat er beim Essen, beim Waschen?
- Wie ist sein Gang?
- Wie äußert sich bei ihm Freude, Ärger, Trauer?

In der gleichen Weise können dann **biografische und soziale Verhältnisse** betrachtet werden:
- Wie hat der Patient seine Kindheit erlebt?
- Welche wichtigen Ereignisse traten auf?

Besonders bei diesem letzten Teil der Betrachtung muss darauf geachtet werden, dass keinerlei Spekulation in die Darstellung einfließt. Nur die wirklich bekannten Tatsachen sollen ausgesprochen werden, und dies selbstverständlich nur, wenn das Einverständnis des

Patienten vorausgesetzt werden kann. Nur die wirklich sachliche Darstellung vermeidet ein Überschreiten der Intimsphäre des Patienten. Eine in dieser Art durchgeführte Patientenbesprechung muss immer so gestaltet sein, als sei der Patient selbst anwesend. Sie schult nicht nur die Aufmerksamkeit hinsichtlich der Wesensäußerungen des Patienten, sondern erzeugt auch einen tiefen Eindruck von seiner unverwechselbaren Individualität. Sie hilft den Beteiligten, sich gerade zu problematischen Patienten in eine lebendige Beziehung zu setzen.

Pflege als Prozess

Zweite Übung: Initiative

Eine Tätigkeit wird dadurch zu einer pflegerischen, dass sie sich kontinuierlich und rhythmisch vollzieht. Von »Pflege« kann nicht gesprochen werden, wenn nur ein einmaliger Handlungsakt vorliegt. Bezieht sich Pflege auf einen unbelebten Gegenstand, so sorgt sie sich um dessen »Lebens«-Dauer. Die Sprache bescheinigt damit dem Gegenstand eine Eigenschaft, die ihm im biologischen Sinn nicht zukommt. Sie gibt der Empfindung Ausdruck, dass ein Gegenstand, solange er innerhalb der menschlichen Nutzung verbleibt, eine Art »Leben« besitzt. Pflege erhält dieses Leben, indem sie regelmäßig an ihm tätig wird. Ein Paar Schuhe wird über Jahre getragen, sie werden in bestimmten zeitlichen Abständen von Schmutz gereinigt, mit Schuhcreme behandelt, poliert. Medizinische Instrumente werden desinfiziert, gereinigt, verpackt, sterilisiert. Die einzelne Tätigkeit erfordert zunächst ein bestimmtes Maß an Wissen, Konzentration und Geschick. In den meisten Fällen handelt es sich aber zumindest nach einer gewissen Übung um Handgriffe, die völlig unspektakulär und gleichförmig ohne große Aufmerksamkeit durchgeführt werden können. Der Pflegende taucht gleichsam in den Lebensstrom des Gegenstands ein.

➤ **Die Pflegehandlung wird im Alltag zur Gewohnheit**

Diese zeichnet sich dadurch aus, dass hier nicht die volle Bewusstseinshelligkeit aufgebracht werden muss. Die Tätigkeit ist aus dem wachen Kopf in »Fleisch und Blut« übergegangen.

Der Alltag besteht aus einer großen Zahl solcher halbbewusster Routinetätigkeiten. Die Körperpflege vollzieht sich für jeden Menschen in jeweils eigener Weise ein Leben lang – gewohnheitsmäßig, fließend. Nichts erregt dabei Aufsehen. Wer erinnert sich schon an das Waschen am Morgen vor drei Tagen oder vor einer Woche, vor einem Jahr?

Dieser Befund ändert sich schlagartig, wenn eine Störung des gewohnten Handlungsablaufes eintritt. Der Schnitt mit dem Rasiermesser, das Stumpfwerden der Präparierschere, das Abreißen der Schuhsohle führen unabdingbar zum Erwachen aus den halbbewussten Handlungsgewohnheiten. Der Handlungsstrom ist unterbrochen, es geht nicht weiter wie bisher. Jetzt wird nicht mehr Pflege gebraucht, sondern Reparatur, Therapie.

In gleicher Weise führt Krankheit zur Unterbrechung des rhythmisch fließenden Lebensstroms, bedeutet Aufwachen aus dem Gewohnten, infrage stellen des Vertrauten. Die Störung verursacht Leiden und Schmerz, drängt nach Überwindung, nach Wiederherstellung des Lebensflusses, nach Heilung. Der Kranke erwacht und sucht den Spezialisten. Die Störung hat Aufmerksamkeit und Interesse geweckt, hat Bewusstsein geschaffen.

➤ **Pflege vollzieht sich in der Polarität von gleichförmig rhythmischem Alltag und außergewöhnlicher Störung**

Der Pflegende ist in dieser Polarität mit seinem Bewusstsein in unterschiedlicher Weise beteiligt. Solange der Alltag in fortgesetzter Wiederholung des Ähnlichen verläuft, hat das Bewusstsein einen mehr träumenden Charakter. Eingetaucht in den Handlungsstrom, Schwankungen spielerisch ausgleichend, ist waches Kopfbewusstsein zunächst wenig gefragt, erscheint mitunter sogar störend.

Wird der Handlungsstrom unterbrochen, tritt an die Stelle des gefühlsmäßig Fließenden das konzentrierte, wache Erkennen. Auf dieses Erwachen sind unterschiedliche Reaktionen denkbar. Unmut tritt ein für denjenigen, der sich zur Unzeit aus dem Schlaf der Gewohnheit geweckt sieht, schöpferische Selbstbestätigung für denjenigen, der die Störung diagnostizieren kann und entsprechend zu handeln vermag. Beide Haltungen können jeweils einem bestimmten Pflegeverständnis zugeordnet werden.

Die erste erlebt sich ganz in den Handlungsstrom eingetaucht, pflichtbewusst sorgend, innerlich eng mit dem zu Pflegenden verbunden. Reflexionen über die pflegende Tätigkeit sind selten, gehandelt wird gefühlsmäßig aus selbst erworbenen oder tradierten Erfahrungen. Diese Haltung kann als vorprofessionell charakterisiert werden. Demgegenüber steht die Auffassung von Pflege als Problemlösungsprozess. Seit Ende der siebziger Jahre bestehen auch im deutschsprachigen Raum Modelle, die Pflege aus dem unreflektierten, einseitigen Handlungsbezug herausheben und dem wachen, erkennenden Bewusstsein zugänglich machen wollen. Der von *Fiechter* und *Meier* formulierte Regelkreis beschreibt Pflege als Informationssammlung, Problem-/Ressourcenformulierung, Zielformulierung, Maßnahmenformulierung, Pflegeplanung, Durchführung, Evaluation und erneuter Bestandsaufnahme *(1, S. 27 ff.)*.

Einerseits wird hier durch die Bezeichnung »Prozess« auf den fließenden Charakter der Pflege hingewiesen, andererseits werden durch Problem- und Zielformulierung sowie durch Planung und Evaluierung bewusstmachende Elemente in den Prozess eingeführt. Dieser gewiss berechtigte Ansatz betont in einseitiger Weise den an der Störung erwachenden Erkenntnispol vor dem rhythmisch bewegten Handlungspol. Die sich unterhalb der Problemschwelle vollziehende Alltagswirklichkeit der Pflege wird dabei außer Acht gelassen. Pflege als Problemlösungsprozess verstanden, beschreibt deshalb nur einen Teil der pflegerischen Praxis. Tatsächlich stößt der »Pflegeprozess« bei vielen Pflegenden deshalb auf Ablehnung.

> **Beispiel**
>
> Eine 65-jährige Frau mit einer rechtsseitigen, stabilen, konservativ behandelten Oberarmfraktur erhält eine Thoraxabduktionsschiene. Ihre Behinderung ist offensichtlich. Selbstverständlich bedarf sie neben der Hilfe beim Essen, bei den Ausscheidungen, beim An- und Ausziehen, beim Waschen und anderem mehr auch der Anleitung zur Wiedererlangung der Selbstständigkeit. Beides ergibt sich unmittelbar aus dem Befund sowie der Intention der Patientin und des Pflegenden zur Rehabilitation. Eine Auflistung der Pflegeprobleme, z. B. »Pat. kann sich aufgrund der Ruhigstellung des rechten Oberarms nicht An- und Auskleiden«, der Ressourcen, z. B. »Pat. ist Linkshänderin«, und der Ziele, z. B. »Pat. kann sich selbstständig waschen«, ist überflüssig. Maßnahmen- und Verlaufsdokumentation sind zur Gewährleistung der Kontinuität der Pflege völlig ausreichend.

Von einem Pflegeproblem sollte deshalb nur dann gesprochen werden, wenn Patient und Pflegender vor einer Situation stehen, die sie zunächst tatsächlich nicht zu bewältigen wissen. Liegt eine solche echte Frage nicht vor, handelt es sich um ein Pseudoproblem.

Die Konstruktion solcher Pseudoprobleme ist der Versuch, Bewusstsein in den alltäglichen pflegerischen Handlungsstrom zu bringen. Diese im Grundsatz zu begrüßende Intention verfehlt jedoch das eigentlich Pflegerische in seinem fließenden, prozesshaften Element, solange nur das an der Störung erwachende Bewusstsein als die einzige Form bewussten pflegerischen Handelns betrachtet wird.

Wir haben **zwei pflegerische Haltungen** charakterisiert: Die im Handlungsstrom sich verlierende, vorprofessionelle sowie die am Problem erwachende, selbstbewusste. Beide Haltungen sind Ausdruck der Polarität von Prozess und Problem als Störungsmoment im Prozess. Um in die Pflege als rhythmisch fließenden Prozess bewusst eintauchen zu können, bedarf es zunächst wiederum einer Verstärkung der Aufmerksamkeit und der Bewusstseinskraft. Diese Aufmerksamkeit darf sich nicht in der vordergründigen Beobachtung der Symptome mit Krankheitswert erschöpfen.

Die Übung zur Ausbildung eines sachgemäßen Denkens und der durch sie gestärkten Konzentrationsfähigkeit erweist sich auch unter dieser Problemstellung als hilfreich. Durch sie wird eine innere Stimmung für die Bedeutung auch kleiner Alltagsbegebenheiten geweckt. Breitet sich diese Stimmung über den Alltag aus, so können immer wieder Aufwachmomente aus der gleichförmigen Routine geschaffen werden.

➤ Jede Übung lebt von der Wiederholung. Gerade dort, wo sie die unbewusste Alltagsroutine überwinden und neue, bessere Gewohnheiten ausbilden will, bedarf es der immer neuen Initiative und Anstrengung zu ihrer Durchführung

Initiative ist erwachter Wille – im Gegensatz zum in der Routine schlafenden Willen. Nur eine bewusste, aktive Tat überwindet das Gefühl, immerzu passiv auf äußere Anforderungen reagieren zu müssen. Würde jede unserer Alltagshandlungen einem solchen aktiven Impuls entspringen, gäbe es weder Unlust noch Langeweile. In jeder Tat würde der Handelnde sich selbst wiederfinden können. Der eigene Willensimpuls durchbricht den passiv durch uns hindurch und an uns vorbeilaufenden Handlungsstrom. Bewusstsein im Pflegeprozess wird dann nicht allein durch die von außen aufgedrängten Störungen, sondern durch die von innen impulsierten Taten erzeugt.

Eine wiederum von *Rudolf Steiner* als Voraussetzung für eine Geistesschulung gegebene Übung hat die Ausbildung der Initiativkraft zum Ziel: »Man versuche irgendeine Handlung zu erdenken, die man nach dem gewöhnlichen Verlaufe seines bisherigen Lebens ganz gewiss nicht vorgenommen hätte. Man mache sich nun diese Handlung für jeden Tag selbst zu Pflicht. Es wird daher gut sein, wenn man eine Handlung wählen kann, die jeden Tag durch einen möglichst langen Zeitraum vollzogen werden kann. Wieder ist es besser, wenn man mit einer unbedeutenden Handlung beginnt, zu der man sich sozusagen zwingen muss. ... Nach einiger Zeit soll eine zweite der gleichen Handlungen zur ersten hinzutreten, später eine dritte und so fort, soviel man bei Aufrechterhaltung seiner sämtlichen anderen Pflichten ausführen kann ...« (5, S. 16).

Intendierte die erste Übung eine Stärkung des **Denkens**, so die zweite eine Stärkung des **Willens**. Auch diese zweite Übung kann nach einer Zeit persönlichen Übens im Berufszusammenhang praktiziert werden. Es kommt dabei darauf an, Handlungen zu ersinnen, für die zunächst kein äußerer Anlass besteht, die also ganz der eigenen Initiative entspringen.

Jeder kennt die Situation: Ein Patient betätigt permanent ohne ersichtlichen Grund die Klingel und benötigt dann nur kleine und kleinste Hilfestellungen, die er eigentlich auch bei der vorausgehenden Anwesenheit des Pflegenden hätte anmelden können. Weder freundliches noch energisches Auftreten des Pflegenden konnte diesen Zustand verändern. Der Patient erlebt bald in der Ungeduld oder der Gereiztheit des Pflegenden eine Zurückweisung und erzwingt durch noch häufigeres Klingeln erneute Zuwendung. Macht man es sich zur Aufgabe, den Patienten regelmäßig, in kurzen Abständen, gerade dann, wenn er sich nicht meldet, zu besuchen und sich nach seinen Bedürfnissen zu erkundigen, dann wird der eben geschilderte Teufelskreis durch die Initiative des Pflegenden durchbrochen. Jetzt kann eine Vertrauensbeziehung entstehen, die es dem Patienten auch ermöglicht zu warten.

Gerade das Handeln über die vordergründige Pflicht hinaus befreit zum selbstgestalteten Handeln. Das kann an unzähligen Beispielen in der pflegerischen Praxis geübt werden. Es gelingt im Großen, wenn im Kleinen die Fähigkeiten dazu gebildet wurden.

Pflege wird als Prozess erst dann bewusst, wenn der Alltag aktiv gestaltet wird. Die Bewusstwerdung des Pflegeprozesses am Pflegeproblem erhält so eine für die eher unbewusst verlaufende Alltagswirklichkeit notwendige Ergänzung. Die eigene Initiative durchbricht die zur Routine gewordenen Pflichten und ergänzt sie durch bewusste Gestaltungsmomente. Dadurch erscheint der pflegerische Alltag zunächst an einigen wenigen Stellen in ein helleres Licht getaucht:

> Man erlebt sich mehr und mehr als Handelnder und immer weniger als nur Reagierender

Pflege zwischen Nähe und Distanz

Dritte Übung: Gelassenheit

Gewöhnlich bestimmen wir die Nähe zu einem Menschen durch den Grad der Sympathie, den wir für ihn empfinden. Wir fühlen uns zu ihm hingezogen, suchen die Begegnung mit ihm und fühlen uns wohl in seiner Gegenwart.
In der Antipathie erleben wir Distanz. Wir meiden die Gegenwart eines uns unsympathischen Menschen, wir fühlen uns abgestoßen und weisen ihn zurück. Sympathie erscheint uns als **seelische Anziehungskraft**, Antipathie als **Abstoßungskraft**. In der Sympathie geht die Seele aus sich heraus und gibt sich an die Welt hin, in der Antipathie kommt die Seele zu sich selbst und schließt sich ab.
Gründen wir das Verhältnis zwischen Nähe und Distanz auf Sympathie und Antipathie, bleibt unser Verhältnis zu einem Menschen geprägt von Lust und Unlust, von der Freude und dem Schmerz, den er uns bereitet. Unser Empfindungsleben wird so zum Maßstab für die Beurteilung der Welt. Ein echtes Verständnis für den anderen kann auf dieser Grundlage nicht wachsen, weil wir ihn nicht erkennen, wie er wirklich ist, sondern nur, wie er auf uns wirkt.

> Lässt sich die Nähe zu einem Menschen überhaupt unabhängig von Sympathie und Antipathie bestimmen?

Zwei Beispiele:

Betrachten wir zunächst zwei Menschen in einem Konflikt: Ein Pflegender verabreicht eine Subkutaninjektion. Die Injektion ist schmerzhaft und der Patient wirft dem Pflegenden Dilettantismus vor, der Pflegende im Gegenzug dem Patienten Wehleidigkeit. Beide sind gegeneinander höchst antipathisch gestimmt. Von außen betrachtet haben beide Kontrahenten jedoch ein äußerst enges Verhältnis zueinander. Ihnen fehlt die Distanz, um auf den Vorgang und auf ihre Beziehung zueinander zu blicken.
Ein anderes Beispiel: Ein Pflegender erwirbt das Vertrauen einer Patientin mit einer Anorexie. Ihre Nahrungsverweigerung erscheint ihm aufgrund ihrer biografischen Situation allzu verständlich. Er glaubt einen Vertrauensbruch zu begehen, wenn er sein Wissen über den heimlichen Abführmittelmissbrauch der Patientin an die Kollegen weitergibt.
Das Verhältnis zwischen Patient und Pflegendem ist in diesem Beispiel durch Sympathiekräfte bestimmt. Einem wirklichen Verständnis füreinander sind jedoch beide gefährlich weit entfernt. Das Sympathieverhältnis wird früher oder später in Antipathie oder gar Hass umschlagen, wenn der illusionäre Charakter dieser Beziehung zutage tritt.

> Nähe tritt ein, wenn wir uns auf einen Menschen zubewegen, wenn wir beginnen, ihn zu verstehen. Distanz entsteht, wenn wir glauben, einen Menschen verstanden zu haben, d. h. wenn unsere Urteilsbildung an ein Ende gekommen ist

Im Aufeinander-Zugehen erleben wir Nähe, im Festhalten des Urteils entsteht Distanz.
Somit bestimmt der Grad des Verstehens die tatsächliche Entfernung zwischen zwei Menschen. Wirkliches Verständnis ist dabei nur von Sympathie und Antipathie unabhängig zu erringen, die uns letztlich mehr Auskunft über unsere eigene Befindlichkeit, als über die des anderen geben.
Sympathie und Antipathie müssen nicht ausgeschaltet werden in der Begegnung mit anderen Menschen, sie müssen aber beherrscht werden.
»Der Lernende muss die Eigenschaft in sich entwickeln, sich den Dingen und Menschen gegenüber in deren Eigenart zu verhalten, ein jegliches in seinem Werte, in seiner Bedeutung gelten zu lassen. Sympathie und Antipathie, Lust und Unlust müssen ganz neue Rollen er-

halten. Es kann nicht die Rede davon sein, dass der Mensch diese ausrotten soll ... Mit Gelassenheit muss er Lust und Schmerz aufnehmen, dann hört er auf, sich in ihnen zu verlieren, dann fängt er aber dafür an, sie zu verstehen ... Die Lust soll für mich nur sein Verkündigung dessen, dass in dem Dinge eine Eigenschaft ist, die sich eignet, Lust zu bereiten. Diese Eigenschaft soll ich erkennen lernen. ... Der Forschende wird dadurch nicht stumpf gegen Lust und Schmerz; aber er erhebt sich über sie, damit sie ihm die Natur der Dinge offenbaren ... Das Auge kann nur dadurch dem Körper dienen, dass es ein Durchgangsorgan für sinnliche Eindrücke ist; Lust und Schmerz werden zu Seelenaugen sich entwickeln, wenn sie aufhören bloß für sich etwas zu gelten, und anfangen, der eigenen Seele die fremde Seele zu offenbaren.« *(3, S. 139 ff.)*

Mindestens einmal am Tag sollte diese Gelassenheitsübung bewusst durchgeführt werden. Gelegenheit dazu bietet der Pflegealltag in Fülle. Durch diese Übung wird sich die Fähigkeit ausbilden, in selbstloser Weise die Befindlichkeit des Patienten mitzuerleben und mitempfindend zu verstehen.

▶ Mit Miterleben und Mitempfinden wird das verstandesmäßige Erkennen um eine weitere Wahrnehmungsquelle erweitert

Erst im Mitempfinden wird uns der diagnostizierte Befund in seiner Konsequenz für das Befinden des Patienten bewusst. »Man sieht nur mit dem Herzen gut ...« sagt *Antoine de Saint-Exupéry* und beschreibt damit die Notwendigkeit, das Miterleben zu einem Wahrnehmungsorgan auszubilden. Die in der Geschichte des Pflegens immer wieder eingeforderte **Mitleidsfähigkeit** der Pflegenden erfährt unter diesem Gesichtspunkt eine zeitgemäße Konkretisierung.

Ein Beispiel: Wenn wir einen Patienten lagern, leitet uns dabei zunächst der Befund. Der Patient liegt regungslos und kraftlos, vielleicht bewusstlos im Bett. Er lastet schwer auf der Unterlage. Wir erkennen die Notwendigkeit der Druckentlastung und bewegen ihn die anatomischen Verhältnisse berücksichtigend auf die Seite. Die dabei nötige Behutsamkeit ergibt sich nicht mehr allein aus dem Befund, sondern wesentlich aus dem Einleben in die Befindlichkeit des Patienten.

Die Stabilisierung in der 30-Grad-Seitenlage folgt der Erkenntnis der optimalen Entlastung druckgefährdeter Körperteile. Das bequeme Einrichten des Leibes durch feine Korrekturen der Lage des Rumpfes, der Gliedmaßen und des Kopfes erfolgt wiederum weitgehend aus dem Einfühlen in die anatomischen Verhältnisse.

▶ Das Ergebnis der Pflege ist nun nicht allein im fachlichen Sinn korrekt, es ist auch schön

Der gut gelagerte Patient ist nicht nur druckentlastet, er fühlt sich auch in seiner Lage wohl. Der Körper erscheint aus der Schwere in die Leichte gehoben. Damit hat sich der Befund (Druckbelastung), das Befinden (unbequeme Lage) und der übergeordnete Gesamtzustand (Schwere) gleichermaßen verändert. Einfühlung und Mitleiden sind hierbei, fern jeder gefühlsmäßigen, subjektiven Willkür, zum notwendigen Werkzeug für eine fachlich stimmige Pflegehandlung geworden.

Betrachten wir den Pflegenden in dieser Handlung, so finden wir ihn im ständigen inneren Dialog mit dem Patienten. Wir bemerken, wie er die jeweilige Lage des Patienten in sich selbst herstellt und zunächst innerlich in den gewünschten Zustand überführt. Dieses innerliche Mitvollziehen und Weiterführen geschieht nicht allein in der Vorstellung, sondern wirkt bis in die Leiblichkeit des Pflegenden hinein. Beobachtet man beispielsweise einen Patienten mit Schluckstörungen, bei dem ein Bissen Brot unbewegt im Munde liegt oder von einer Backentasche in die andere geschoben wird, so wird man an sich selbst den Impuls verspüren – vorausgesetzt, man ist innerlich an dem mühsamen Schluckvorgang beteiligt –, durch mehr oder weniger kräftiges Schlucken den beim Patienten gestörten Vorgang selbst nachzubilden. Beim distanzierten Abwarten oder beim ungeduldigen Einreden auf den Patienten unterbleibt dies. Der innerlich beteiligte Pflegende taucht gleichsam in die Lebensprozesse des Patienten ein. Die Pflegetechnik kann jetzt zu einer künstlerisch gestalteten Handlung werden.

➤ Das Verhältnis von Nähe und Distanz bestimmt die Qualität der menschlichen Beziehung

Wie der Tänzer die Bewegungen des Partners miterlebend aufgreift und in die eigene Bewegung integriert, antwortet der Pflegende auf die Lebensäußerungen des Patienten. Das Verhältnis von Nähe und Distanz im Seelischen wie im Körperlichen ist ein lebendiges Spiel, ein rhythmisches Aufeinander-Zugehen und Sich-voneinander-Entfernen.
Der Pflegeprozess ist in diesem Sinne ein künstlerischer Prozess, der den spielerischen Ausgleich zwischen festgestelltem Befund und der Handlungsintention des Pflegenden herstellt *(vgl. Kap. »Rhythmus«, S. 105 ff.)*.

Pflege und Hoffnung

Vierte Übung: Positivität

Die drei vorangegangenen Übungen erstrebten die Kontrolle der Gedanken, des Willens und der Gefühle. Die Schulung dieser Fähigkeiten ermöglicht den souveränen Umgang mit diesen Seelenkräften. Sie ist die Voraussetzung dafür, dass der Pflegende sich selbst gleichsam als Heilmittel in den Pflegeprozess einbringen kann. Es wurde darauf hingewiesen, wie Pflege durch die Ausbildung sachgemäßen Denkens den Gegenstand der Pflege wirklichkeitsgemäß erfassen und sich in eine objektive, gültige Beziehung zu ihm zu setzen vermag. Die Beherrschung der Willenskräfte durch die Übung freier Initiative führt zur schöpferischen Gestaltung des durch äußere Anforderungen bestimmten Pflegealltags und zur Bewusstheit im Pflegeprozess. Die Verwandlung von Sympathie und Antipathie zu seelischer Wahrnehmung ermöglicht ein objektives Mitfühlen mit dem Patienten und das Einleben in seine Befindlichkeit. Sie begründet die Gestaltung der Pflege als künstlerischen Prozess.

Eine von *Rudolf Steiner* gegebene Übung, die Denken und Fühlen miteinander verbindet, ist die »... Erwerbung der Eigenschaft, welche man Positivität nennen kann. Es gibt eine schöne Legende, die besagt von dem Christus Jesus, dass er mit einigen anderen Personen an einem toten Hund vorübergeht. Die anderen wenden sich ab von dem hässlichen Anblick. Der Christus Jesus spricht bewundernd von den schönen Zähnen des Tieres. Man kann sich darin üben, eine solche Seelenverfassung zu erhalten, wie sie im Sinne dieser Legende ist. Das Irrtümliche, Schlechte, Hässliche soll die Seele nicht abhalten, das Wahre, Gute und Schöne überall zu finden, wo es vorhanden ist ... Man kann das Schlechte nicht gut, den Irrtum nicht wahr finden; aber man kann es dahin bringen, dass man durch das Schlechte nicht abgehalten werde, das Gute, durch den Irrtum nicht, das Wahre zu sehen.« *(6, S. 334 ff.)*

➤ Wir leben in einer Welt, in der das Negative die Oberhand über das Aufbauende, Zukunftsweisende, Hoffnungsspendende zu gewinnen droht

Umweltzerstörung, Krieg, Vereinsamung prägen heute oftmals schon die Anschauung des Kindes von der Welt. Die tägliche Konfrontation mit unheilbaren Krankheiten, mit Schmerz und Leid lässt selbst den engagiertesten Pflegenden mitunter am Sinn seiner bescheidenen Hilfeleistungen zweifeln. Wer nur auf das versiegende Leben, auf die Ausweglosigkeit einer biografischen Situation, auf den nicht enden wollenden Schmerz hinblicken kann, droht zu resignieren oder abzustumpfen. Selbst wer von der Sinnhaftigkeit dieser Krisensituationen überzeugt ist, muss sich fragen, welches die konkreten nächsten Schritte zur Überwindung der Krise sein können. Das fällt oftmals schwer angesichts der Übermacht, der zu bewältigenden Probleme.

Übung der Positivität

Die Übung der Positivität stärkt die Kraft, die in jeder auch noch so ausweglosen Situation schlummernden Zukunftskeime zu entdecken. Diese gilt es zu fördern. Nicht die Krankheit muss hinweggenommen werden, sondern die im Organismus vorhandenen Heilungskräfte sollen angeregt werden. Letztlich fordert das Erkennen der Ressourcen eines Patienten die Eigenschaft der Positivität. Der Mensch erscheint dann in seinen Möglichkeiten. Nur diese und nicht seine Unfähigkeit geben Anlass zu berechtigter Hoffnung.

Oftmals erscheint uns die Hoffnung eines Patienten illusionär: Der Krebskranke, der auf die im letzten Moment rettende »Wunderspritze« hofft, der Sterbende, der noch einmal eine Reise unternehmen will, der Einsame, der von der Erlösung durch eine »Märchenprinzessin« träumt.

Woher nehmen wir die Sicherheit, solche Hoffnungen als illusionär zu bezeichnen? Uns scheint zwar das Bild, in welches der Kranke seine Hoffnung kleidet als unrealistisch. Haben wir deshalb die Berechtigung, an seiner Zukunftsmöglichkeit zu zweifeln?

Wenn es uns gelingt, das Positive, Zukunftsweisende in jedem Zustand des Kranken zu erkennen, dann wird es möglich, unrealistische Hoffnungsbilder in berechtigte Hoffnungen umzuwandeln: Die Hoffnung auf die »Wunderspritze« als eine von außen herbeigesehnte Hilfe – in das Vertrauen, aus innerer Kraft den Krankheitsverlauf mutig durchzustehen; die Reise des Sterbenden – in die innere Bejahung, den Leib zu verlassen; die Beziehungsfähigkeit des Einsamen als eines liebenswerten Menschen zu entwickeln.

Die Entdeckung des Guten und Schönen unter der Oberfläche des Negativen, Hässlichen gibt den Ansatzpunkt für die Förderung und Entwicklung zukunftweisender Ressourcen. Sie unterstützt das Selbstwertgefühl des vom Leiden bedrängten Kranken. Sie ist ebenso ein Ferment für die fruchtbare Zusammenarbeit in der therapeutischen Gemeinschaft. Konfrontieren wir den Kollegen einseitig mit seinen Unzulänglichkeiten, wird das soziale Klima vergiftet.

➤ Eine solche Haltung ermöglicht es auch, den Kollegen individuell zu fördern und eine den Fähigkeiten der einzelnen Mitarbeiter angemessene Arbeitsverteilung einzurichten

Die Übung der Positivität ». . . hängt in etwa zusammen mit dem, was man die Enthaltung von Kritik nennt ... es gibt einen Standpunkt, der sich liebevoll in die fremde Erscheinung oder das fremde Wesen versetzt und sich überall fragt: Wie kommt dieses andere dazu, so zu sein oder so zu tun? Ein solcher Standpunkt kommt ganz von selbst dazu, sich mehr zu bestreben, dem Unvollkommenen zu helfen, als es bloß zu tadeln und zu kritisieren.« *(5, S. 18)*

Lernen im Pflegealltag

Fünfte Übung: Unbefangenheit

»Das Denken in Verbindung mit dem Willen erfährt eine gewisse Reifung, wenn man versucht, sich niemals durch etwas, was man erlebt oder erfahren hat, die unbefangene Empfänglichkeit für neue Erlebnisse rauben zu lassen. Für den Geistesschüler soll der Gedanke seine Bedeutung ganz verlieren: »Das habe ich noch nie gehört, das glaube ich nicht.« Er soll während einer gewissen Zeit geradezu überall darauf ausgehen, sich bei jeder Gelegenheit von einem jeglichen Dinge oder Wesen Neues sagen zu lassen. Von jedem Luftzug, von jedem Baumblatt, von jeglichem Lallen eines Kindes kann man lernen, wenn man bereit ist, einen Gesichtspunkt zur Anwendung zu bringen, den man bisher noch nicht zur Anwendung gebracht hat . . . Man soll, was man in der Gegenwart erlebt, nach den Erfahrungen der Vergangenheit beurteilen. Das kommt auf die eine Waagschale; auf die andere aber muss für den Geistesschüler die Geneigtheit kommen, immer Neues zu erfahren. Und vor allem der Glaube an die Möglichkeit, dass neue Erlebnisse den alten widersprechen können.« *(6, S. 335)*

➤ Lernen im Pflegealltag kann nicht ausschließlich in einer Anhäufung von Wissen bestehen

Es bedarf vielmehr einer fragenden, forschenden Grundhaltung gegenüber den Patienten, den Kollegen und gegenüber dem eigenen Handeln, um neue Erfahrungen neben den bereits gemachten gelten zu lassen. Jede pflegerische Handlung sollte deshalb wie eine (unausgesprochene) Frage am Patienten vollzogen werden.

Ein Beispiel

Von einem bettlägrigen Patienten haben wir in der Übergabe erfahren, dass er nicht aufstehen könne. Das darf uns nicht hindern, wenn keine Kontraindikation gegen eine Mobilisation vorliegt, ihn beispielsweise an den Bettrand zu setzen mit der inneren Frage »Kannst Du das?« Ist der Patient dazu nicht in der Lage, wäre diese Handlung ohne Gefährdung rückgängig zu machen. Ist die neue Position stabil, kann mit gleichlautender innerer Frage versucht werden, den Patienten vor das Bett zu stellen. Es folgt wiederum die Prüfung, ob diese Belastung zumutbar ist. Auch dieser Mobilisationsschritt wäre problemlos reversibel. Darauf folgt die Drehung des Patienten auf den bereitgestellten Sessel, in dem nun eine stabile Lagerung erreicht werden kann.
Jeder Mobilisationsschritt war von einer Frage begleitet. Die Antwort, die der Patient verbal oder durch sein Verhalten gab, leitete die nächste Handlung.
Auch eine Schmerzäußerung des Patienten muss unvoreingenommen geprüft werden, selbst wenn keine offensichtliche Ursache vorliegt. Auch wenn eine organische Ursache ausgeschlossen werden konnte, bleibt die Schmerzäußerung als Offenbarung der Befindlichkeit des Patienten bestehen. Gerade auch die Mitteilungen verwirrter oder psychotischer Patienten sind dem unvoreingenommenen Zuhörenden wertvoll. Dies nicht etwa, weil ein offensichtlich absurder Inhalt unser Wirklichkeitsbild revidieren sollte, sondern weil selbst in der befremdlichsten Äußerung eine Facette der Persönlichkeit des Patienten oder dessen Krankheit zu uns spricht.

➤ Lernen im Pflegealltag ist eine allgemeine Notwendigkeit für den Erhalt und die Entwicklung der fachlichen Kompetenz. Die Übung der Unbefangenheit schafft hierfür die innere Voraussetzung

Auf diesem Weg wird vermieden, dass die Eindrücke, welche wir aus der Welt schöpfen, immer den gleichen Kategorien (»Schubladen«) zugeordnet werden. Staunend empfangen wir alles Neue, ohne ihm gleich einen Begriff zuordnen zu können. Die gewöhnlich im Denken sich selbständig vollziehende Verbindung zwischen Wahrnehmung und Begriff wird durch eine bewußte Willensanstrengung gehemmt. Zwischen Denken und Handeln wird gleichsam eine Pause eingefügt, die beide Seelenkräfte in ihrem Zusammenwirken zurückstaut und verstärkt.

Üben im Pflegealltag

Sechste Übung: Inneres Gleichgewicht

Gegen die dargestellten Übungen könnte der Einwand erhoben werden, es sei für einen Pflegenden nicht nötig, sich in dieser Weise zu schulen, da der Pflegealltag ohnehin ständig die beschriebenen Eigenschaften fordert und ausbildet. So berechtigt dieser Einwand erscheint, so wird jedoch erst die Selbstprüfung zeigen, in welchem Umfang die Seelenkräfte tatsächlich beherrscht werden. Selbst der begabteste Künstler wird regelmäßig und systematisch üben, um sich auf der Höhe seiner Kunst zu halten, und um seine Fähigkeiten weiterzuentwickeln. Auch ein Künstlertum in der Pflege bedarf einer gezielten Schulung innerer Fähigkeiten ebenso wie der Ausbildung handwerklicher Geschicklichkeit.

➤ Werden die hier dargestellten Übungen praktiziert, dann sollte mit ihnen nach einem bewusst gewählten Plan verfahren werden

Dabei sollte die Übung des **sachgemäßen Denkens** am Anfang stehen, an zweiter Stelle die Übung der Initiative usw. Jede Übung wird über einen gewissen Zeitraum, z. B. einen Monat, mit besonderer Aufmerksamkeit ausgeführt. Die vorangegangenen Übungen dürfen jedoch nicht vernachlässigt werden. »Wer gewisse Zeiten aufeinanderfolgend dazu verwendet hat, um sich in der Erwerbung dieser Eigenschaften zu üben, der wird dann noch nötig haben, diese Eigenschaften in der Seele zu einem harmonischen Zusammenstimmen zu bringen. Er wird sie gewissermaßen je zwei und zwei, drei und eine und so weiter gleichzeitig üben müssen, um Harmonie zu bewirken.« *(6, S. 336)*
Dieses innere Gleichgewicht ist notwendig, um Einseitigkeiten in der Persönlichkeitsentwicklung vorzubeugen.
Die Integration dieser Übungen in den pflegerischen Tagesablauf sollte behutsam vorgenommen werden, denn Ziel der Pflege ist der Patient.

➤ Dem Patienten zugewandt – menschliche und berufliche Kompetenz vermehren

Das Streben nach persönlicher Entwicklung darf in keiner Weise den Auftrag der Pflege beeinträchtigen. Würde dieser Fall eintreten, wäre die Schulung als eine subtile Form des Egoismus schädlich. Bleibt der Pflegende dem Patienten liebevoll zugewandt und gleichzeitig den selbstgestellten Übungen verpflichtet, so wird dies zu einer Mehrung der menschlichen und beruflichen Kompetenz wesentlich beitragen.

Ausblick auf den anthroposophischen Schulungsweg

Pflegequalität

Die Ausbildung der für den Pflegeberuf notwendigen seelischen Fähigkeiten war der Anlass für die Darstellung dieser Übungen. Die Beherrschung der eigenen Seelenkräfte erwies sich als Voraussetzung für die Sicherung und Steigerung der Pflegequalität. Der Pflegende selbst wurde unter diesem erweiterten Qualitätsbegriff als Heilfaktor im therapeutischen Prozess betrachtet. Damit wurde der heute weit verbreiteten Tendenz zur Qualitätsentwicklung durch Standardisierung des materialistisch-naturwissenschaftlichen Pflegewissens ein Gegenpol gesetzt.

Entwicklungsweg

Die Arbeit an den seelischen Fähigkeiten setzt den freien Entschluss jedes Einzelnen voraus. Er kann unmöglich von außen gefordert werden. Meist sind es biografische Krisen, die den Menschen vor die Notwendigkeit stellen, einen bewussten, selbstverantworteten inneren Entwicklungsweg zu beschreiben. Aber auch die Einsicht in die Voraussetzungen der beruflichen Kompetenz und in die berufliche Aufgabenstellung können den Entschluss, sich aktiv einer inneren Schulung zu unterziehen, reifen lassen. Das Herzensbedürfnis, als einzelner und als Berufsgruppe am Entwicklungsgang der Menschheit gestaltend mitzuwirken, ist der dritte und umfassendste Impuls, das eigene Wesen auf eine höhere Stufe des Menschseins zu erheben *(2)*.
Wem die Antworten auf die großen Schicksalsfragen unserer Zeit, welche die materialistisch-naturwissenschaftliche Weltsicht anbietet, nicht wirkliche Nahrung geben, wen diese Not in seinen Lebensmaximen zu erschüttern vermag, der wird seinen persönlichen und beruflichen Lebensgang als Entwicklungsweg zu gestalten suchen. Dieser Entwicklungsweg führt über die sinnlich wahrnehmbare Welt hinaus und sucht die Begegnung mit der geistigen Dimension des Daseins.

Das Menschenbild

Das diesem Buch zugrunde liegende anthroposophische Menschenbild gründet auf den Forschungsergebnissen *Rudolf Steiner*s. Sein Verdienst ist es, die den Sinnen nicht zugänglichen Grundlagen der menschlichen Existenz und des Kosmos umfassend dargestellt zu haben *(6)*. Solche Mitteilungen müssen dem naturwissenschaftlich orientierten Welt- und Menschenbild als reine Spekulationen erscheinen, denn dieses lässt Aussagen über Natur und Mensch nur gelten, wenn sie nach den auf die Sinneswelt beschränkten Erkenntnismethoden zustande gekommen sind.

Ausgangspunkt: Das Denken

Steiner hat diese Auffassung vielfach widerlegt *(4)*. Er stellt dar, wie der Mensch seine seelischen Fähigkeiten so auszubilden vermag, dass diese gleichsam zu Sinnesorganen für die nichtsinnliche Welt werden können *(7)*. Die Ausbildung übersinnlicher Wahrnehmungsorgane nimmt ihren Ausgangspunkt in jener Seeleneigenschaft, in welcher der Mensch am bewusstesten ist: dem Denken. Darin unterscheidet sich der von *Steiner* gegebene Ansatz wesentlich von anderen bewusstseinserweiternden Methoden, beispielsweise den meisten östlichen oder mystischen. Diese nehmen ihren Ausgangspunkt im Fühlen oder Wollen.
Tauchen wir ein in die Region unseres Fühlens, verblasst die Helligkeit unseres Bewusstseins, wir leben dann in einer traumähnlichen, für Suggestion und Autosuggestion anfälligen Bilderwelt. Nimmt die Suche nach Bewusstseinsentwicklung im Wollen ihren Ausgangspunkt, verdunkelt sich das Bewusstsein zum traumlosen Schlaf. Bewusst werden unsere Willensimpulse erst dem Denken. Erst hier sind wir urteilsfähig über Gut und Böse, über Wahr und Falsch. Ohne dieses denkende und urteilende Wachbewusstsein handeln wir triebhaft und sind äußerer Einflussnahme nahezu wehrlos ausgeliefert.
Da der anthroposophische Erkenntnisweg an jedem Punkt denkend nachvollziehbar ist, wird jegliche suggestive Beeinflussung vermieden.

Die Übungen

Die in diesem Beitrag dargestellten Übungen wurden von *Rudolf Steiner* als Grundvoraussetzung für eine esoterische, d.h. eine die übersinnliche Welt begreifende Schulung gegeben. In unserer Darstellung wurden sie in engem Zusammenhang mit der Pflegepraxis betrachtet. Durch die Art der Darstellung trat ihr seelenhygienischer Aspekt gegenüber dem esoterischen Aspekt in den Vordergrund. In der Stärkung des Denkens, Fühlens und Wollens als vom Ich beherrschten Seeleneigenschaften liegt ihr allgemeingültiger Wert, auch wenn eine esoterische Schulung primär nicht angestrebt wird. Wer sich in umfassenderer Weise einarbeiten und einleben möchte in die Darstellungen der die sinnliche Welt durchdringenden geistigen Welt, sei auf die vielfachen diesbezüglichen Schilderungen *Rudolf Steiner*s verwiesen *(6, 7)*. Der Pflegealltag ist ein unerschöpfliches Übungsfeld für die Ausbildung der Grundvoraussetzungen für eine esoterische Schulung. Die ständige Nähe der Schwelle zur geistigen Welt in Geburt, Krankheit und Tod ist gerade für den Pflegenden eine besondere Chance, die Begegnung mit den Kräften und Wesen der höheren Welten zu finden.

➤ Wohin geht der Mensch?

Ausgangspunkt des vorgestellten Beitrags war die Darstellung der Kulturaufgabe der Pflege. Pflege erwies sich als kulturbildender und kulturerhaltender Faktor ersten Ranges. Damit allein war noch wenig über das wegweisende Ziel dieser Aufgabe gesagt. Angedeutet wurde, dass der Mensch pflegend die Natur gleichsam zu sich emporzieht und sie »vermenschlicht«. Wohin aber geht der Mensch – kann dieser selbst menschlicher werden?
Nach christlichem Verständnis gelangt der Mensch letztlich nur zu einer höheren Stufe seiner Existenz, wenn er sich mit der **Christuswesenheit** verbindet. Damit wird kein Glaubensbekenntnis gefordert, sondern die Gewahrwerdung und das Handeln aus der mit dem Christus in die Welt gekommenen Liebeskraft. Der anthroposophische Schulungsweg ist in diesem Sinne ein **christlicher Einweihungs-**

weg. Er ist kein Weg zur Selbsterlösung, wie oftmals unterstellt wird, sondern Wegbereitung für ein immer tieferes Erfassen des Heilwirkens des Christus. Die hier dargestellten, von *Rudolf Steiner* als allgemeine Anforderungen für eine esoterische Schulung gegebenen sechs Übungen (Nebenübungen) sind Teil dieses christlichen Schulungswegs. Sie dienen der Läuterung und Stärkung der menschlichen Seelenkräfte, damit diese der Begegnung mit den Wesen der übersinnlichen Welten standhalten können.

Jeder Mensch ist Pflegender

Jeder Mensch, der in seinem persönlichen oder beruflichen Leben pflegerisch tätig ist, erhält die Welt und den Menschen in einem entwicklungs- und verwandlungsfähigen Zustand und entreißt sie ihrer Tendenz, ins lediglich Natürliche, Unmenschliche herabzusinken. Er bietet das seiner Pflege Anvertraute gleichsam der geistigen Welt dar zur Verwandlung. Er schafft durch seine Pflege die Bedingung, dass das Verwandelnde, Vergeistigende, Heilende auf fruchtbaren Boden fallen kann. Der liebevoll gepflegte Gegenstand ist bereit, zum Träger immaterieller Werte aufzusteigen. Der liebevoll gepflegte Kranke wird die Wirkung des Heilmittels nachhaltiger erleben und tiefer in sein Leben integrieren können als der in einer kühlen und distanzierten Umgebung gepflegte.

Pflege als Kulturaufgabe

Die als Kulturaufgabe verstandene Pflege bereitet den Weg für das Hereinwirken der geistigen Welt in den irdischen Entwicklungsgang. Ohne diese pflegerische Vorbereitung droht die sinnliche Welt die lebendige Beziehung zur geistigen Welt zu verlieren. Die Läuterung der Seele für die Begegnung mit den höheren Welten, wie sie durch die allgemeinen Anforderungen für eine esoterische Schulung dargestellt wurden, erstrebt für den individuellen Schulungsweg das gleiche, was für den Entwicklungsgang der Menschheit durch die Errichtung einer pflegerischen Kultur geleistet würde. Ebenso wie der konkrete pflegerische Alltag selbst die Aufgaben stellt, an denen wir reifen können, so kann die Menschheit durch die Notwendigkeit, alle Wesen für ihren eigenen Fortbestand zu pflegen, sich die Voraussetzung schaffen die Impulse der geistigen Welt zu empfangen.

> ➤ Die dargestellten sechs Übungen bilden auf dem individuellen Schulungsweg diejenigen Kräfte und Fähigkeiten aus, welche die Pflege, als Kulturaufgabe verstanden, für den Bestand und den Fortschritt der Menschheit entwickeln muss

Kategorie	Beispiel für Lernziele	Empfohlener Lernweg
Handwerk	Sie können die Übung der Gedankenkontrolle praktizieren.	A
Eigenes Lernziel		
Beziehung	Sie können Ihre Beziehung zum Patienten durch die beschriebenen Übungen intensivieren.	B
Eigenes Lernziel		
Wissen	Sie können Pflege als Kulturaufgabe und als Entwicklungsweg verstehen.	C
Eigenes Lernziel		

Literatur

1. Fiechter/Maier: Pflegeplanung. Recom, Basel 1985
2. Glöckler, M. et al.: Sind wir überfordert? Schulungswege in Heilpädagogik und Sozialtherapie zwischen Selbstfindung und Dienst am andern. Verlag am Goetheanum, Dornach 1993
3. Steiner, R.: Theosophie. GA 9, Rudolf Steiner Verlag, Dornach 1980
4. Steiner, R.: Von Seelenrätseln, GA 21, Rudolf Steiner Verlag, Dornach 1983
5. Steiner, R.: Anweisungen für eine esoterische Schulung. GA 245, Rudolf Steiner Verlag, Dornach 1987
6. Steiner, R.: Die Geheimwissenschaft im Umriß. GA 13, Rudolf Steiner Verlag, Dornach 1987
7. Steiner, R.: Wie erlangt man Erkenntnisse der höheren Welten? GA 10, Rudolf Steiner Verlag, Dornach 1987

Teil B

Konzepte anthroposophischer Pflege

Rhythmus

Annegret Camps

> Rhythmus ist ein grundlegendes Element der Pflege. Im menschlichen Organismus vermittelt das rhythmische System zwischen Verhärtungs- und Auflösungstendenzen. In diesem Kapitel wird auf die Bedeutung der Pflege des Rhythmus für alle Lebens- und Heilungsvorgänge hingewiesen und praktische Anregungen für die rhythmische Gestaltung der Pflege gegeben.
>
> Lernziel s. Seite 111

Das Phänomen des Rhythmus

Als *Rudolf Steiner* einmal gefragt wurde: »Was ist Leben?«, antwortete er: »Studieren Sie die Rhythmen!« Hätte man den griechischen Philosophen *Heraklit* fragen können, die Antwort wäre nicht viel anders ausgefallen: πάντα ῥεῖ (gr. panta rhei = alles fließt). Als Urgrund allen Lebens sah er die Wärme an, dieses Element, das nicht ohne Bewegung zu denken ist.

Fließende Entwicklung geschieht nicht wie »aus der Tube gedrückt«, sondern in Rhythmen: durch und durch bewegt, steigend und fallend, verzögert und beschleunigt usw. »Rhythmus« (griechisch) heißt »Gleichmaß«. Das Gleichmaß besteht darin, dass Rhythmus nie ungeordnet ist, d.h. dass ihm immer ein Takt zugrunde liegt, der für die jeweilige Strecke das Ordnungsprinzip darstellt. Takt setzt Marksteine in stets identischer Wiederholung, Rhythmus umspielt diese Posten, ohne sie umzustoßen.

Ein Rhythmus, der den Zusammenhang mit dem Takt verliert, »schießt durch« oder bleibt zurück und wird zur ungeordneten, eher zufälligen Bewegung. Ein Takt, der nicht von Rhythmus aufgenommen wird, bleibt einförmig, langweilig, tot.

Wilhelm Hoerner, der in seinem Buch »Zeit und Rhythmus« eine Fülle von Anregungen zu diesem Thema gibt, nennt als einen Ur-Rhythmus den Atem und macht dabei den Unterschied zum Takt deutlich:

»Im Vergleich mit Vorgängen im Bereich der Mechanik und der Maschine muss man hier behutsamer und damit sachlicher im Wortgebrauch sein, als dies gemeinhin geschieht. Wenn man die sich folgenden und einander genau gleichenden Umläufe von Maschinenrädern Wiederholungen des ersten Umlaufes nennt, dann sollte dieses Wort im Bereich des Lebendigen nicht gebraucht, sondern durch ein zutreffenderes ersetzt werden. Man könnte dann den Atemzug als lebendiges Wiedererstehen des vorangehenden oder besser als Erneuerung bezeichnen. Es wird aber nicht das genau Gleiche, sondern nur das sehr Ähnliche erneuert. Im Leben ist kein Blatt eines Baumes dem andern gleich, sondern ähnlich. Nur in der Fabrikation verlangt man völlige Gleichheit der Produkte. Eine Maschine muss exakt in allen Teilen die Wiederholung des ganz Gleichen leisten. Jeder Motor muss im Takt laufen. Nicht so im Bereich des Lebens.« *(3)*

Der Begriff der Erneuerung ist denn auch der Schlüssel zum Verständnis der erfrischend belebenden Erholung, die ein gesunder Rhythmus ermöglicht.

Dass mit jeder Wiederholung eine kleine Veränderung einhergeht, macht Entwicklung möglich, gibt Erfrischung und Abwechslung durch den Reiz des Neuen. Dass diese Veränderung aber das Vorangegangene nicht unberücksichtigt lässt, gibt uns die Möglichkeit, an Bekanntes anzuknüpfen: Wir können uns darauf einlassen, weil es uns vertraut ist. Das lässt uns Rhythmus als etwas erleben, was uns Halt gibt:

- Rhythmus trägt durch Gleichbleibendes,
- Rhythmus erfrischt durch Abwechslung.

Habe ich mich in einen Rhythmus hineingefunden (ein-gelebt), kann er mich tragen; habe ich ihn nicht ganz erfasst, so komme ich ins Stocken und kann mit meinem Erleben nicht mitschwingen.

In der Musik kann man Folgendes erleben: Je ähnlicher sich die wiederkehrenden rhythmischen Elemente untereinander sind und je häufiger sie sich wiederholen, desto belangloser ist das Stück, wie wir das bei trivialer Unterhaltungsmusik kennen. Hier ist der Rhythmus durch gleichbleibende Betonung sehr stark an den Takt gebunden, die Musik kann mühelos aufgenommen und mitgesungen werden, verliert aber auch schnell ihren Reiz. Schlagerproduzenten müssen daher ständig für Nachschub und Abwechslung bei diesen kurzlebigen Produkten sorgen.

Militärmusik ist ähnlich geartet. Sie verstärkt durch Trommeln und Pauken den Takt so außerordentlich, dass man schon gar nicht mehr von »Einleben« sprechen kann, da man geradezu gezwungen wird, sich im Gleichschritt unterzuordnen. Wie schwer ist es doch, beim Hören von Marschmusik die Schritte anders als im Takt zu setzen!

Anspruchsvollere Musik zeichnet sich dadurch aus, dass sie den Takt viel mehr umspielt, ihn aber gleichwohl nicht außer Acht lässt. Verzögerungen, Beschleunigungen, Dehnungen, Synkopen, Taktwechsel, Variationen, sind Elemente, die ein Musikstück bereichern, Neues hereinbringen (Erfrischung); Wiederholungen, durchgetragene oder wiederkehrende Rhythmen geben Sicherheit und lassen beide – Hörer und Musiker – in dem einmal erkannten Rhythmus mitschwingen (Erholung). Unrhythmisches wird sofort als störend empfunden, auch bei einem nie zuvor gehörten Stück. Schumann sagt: »Die Freude an der Musik ist die Freude des Wiedererkennens.« *(4)*

Die wohltuende Wirkung von Musik liegt nicht allein in Melodie und Harmonie, wie man vielleicht annehmen möchte, sondern zu einem beträchtlichen Teil auch darin, wie beide in einem lebendigen Rhythmus in Erscheinung treten, der sich weder durch zu viele – wenn auch intelligente – Abwechslungen in allzu freizügige Beliebigkeit auflöst, noch durch – banale – Einförmigkeit im gleichbleibenden Takt totläuft.

Rhythmus im Menschen

Alle Naturvorgänge verlaufen periodisch in Rhythmen, die eingebettet sind in die großen kosmischen Rhythmen der Gestirne, allen voran der Sonne, die das Leben auf der Erde im Tages- und Jahreslauf bestimmen. Zahllose, vielfältige Rhythmen verlaufen mit-, neben- und übereinander und bilden – solange wir sie nicht stören – ein harmonisches Ganzes: Die Gezeiten der Meere, die Wachstumsphasen der Pflanzen, die Lebens- und Verhaltensrhythmen der Tiere.

Auch wir Menschen sind in diese Rhythmen eingebettet, können uns jedoch ein Stück weit daraus emanzipieren, indem wir in naturgegebene Rhythmen eingreifen und uns auch willkürlich eigene Rhythmen, bzw. das Gegenteil, schaffen. Im Zuge der Individualisierung machen wir zunehmend davon Gebrauch: Lampe, Heizung und Taschenuhr machen uns unabhängig von Tageslicht, Klima und dem Lauf der Gestirne. Errungenschaften der Zivilisation erlauben uns einen Lebensstil nach persönlichen Bedürfnissen und Geschmack, unabhängig von Wohnort und Jahreszeit.

Eingriffe in natürliche Rhythmen sind immer ein Ergebnis von Bewusstseinsleistungen und reichen vorerst auch nur so weit, wie unser Bewusstsein gelangen kann. Sie ermöglichen uns einerseits hohe Kulturleistungen, schaffen auf der anderen Seite aber auch Voraussetzungen für krankmachende, zerstörerische Entwicklungen. Viele Rhythmen – besonders die im Unbewussten liegenden Organrhythmen – leben zunächst unangetastet weiter. Sie bleiben jedoch auf die Dauer nicht verschont von den Auswirkungen des modernen Lebensstils und äußern sich durch krankhafte Zustände, insbesondere Zivilisationskrankheiten mit einem hohen Anteil von Rhythmusstörungen, worunter auch Schlafstörungen zu verstehen sind.

Unser Verhältnis zum Rhythmus muss aber nicht nur in störenden Eingriffen bestehen. Wir können uns naturgegebene Rhythmen auch bewusst zunutze machen, indem wir unser Leben ein Stück weit nach ihnen ausrichten und so ihre tragende und belebende Kraft wirksam werden lassen.

Im Zusammenhang mit der funktionellen Dreigliederung des menschlichen Organismus entwickelte *Rudolf Steiner* den Begriff »Rhythmisches System« als die Mitte des Menschen, organisch vor allem repräsentiert durch den Brustraum mit dem Herz-Lungen-System *(5)*. Das rhythmische System steht als ausgleichendes Element zwischen den Polaritäten Nerven-Sinnes-System und Stoffwechsel-Bewegungs-System. Dreigliederung ist nicht als Dreiteilung zu verstehen, sondern als Ausdruck verschiedener funktioneller Wirkungsarten, die so ineinandergreifen, dass sie nicht voneinander zu trennen sind, aber dennoch in drei Organsystemen ihren jeweiligen Schwerpunkt haben.

Das Nerven-Sinnes-System hat sein Zentrum im Kopf, steht aber über das Rückenmark und die Hirnnerven mit dem übrigen Organismus in Verbindung. Das Stoffwechsel-Bewegungs-System finden wir vor allem in den Organen unterhalb des Zwerchfells und in den Gliedmaßen, es ist aber ebenfalls im gesamten Körper wirksam.

Nervengewebe ist stark differenziert und geformt, hat wenig Vitalität, ist hochempfindlich und mit seiner geringen Regenerationsfähigkeit wie kurz vor dem Absterben. *Rudolf Steiner* nennt das Nerven-Sinnes-System auch den »Formpol«. In der Auseinandersetzung mit der Außenwelt wird Stoff abgewiesen und Form aufgenommen *(1)*. Information, also Nicht-Stoffliches, wird erkennend wahrgenommen. Nerventätigkeit dient uns als Grundlage für unser Bewusstsein, wobei vor allem formgebende und abbauende Kräfte wirksam sind.

Anders ist es im Stoffwechselsystem, wo in der Auseinandersetzung mit der Welt Stoff aufgenommen und Form abgewiesen wird *(1)*. Das sind Vorgänge, die beim gesunden Menschen weitgehend unbewusst ablaufen. Die Verdauung aufgenommener Stoffe besteht darin, dass der Organismus sie sich zu eigen macht, indem er schrittweise ihre äußere und innere Struktur auflöst. Stoffe, die nicht restlos ihrer Form beraubt wurden, können nicht aufgenommen werden und wirken störend im Organismus, der sich mit Krankheit äußert und z.B. mit Erbrechen zur Wehr setzt.

Die Organe des Stoffwechselsystems haben im Vergleich zum Nerven-Sinnes-System eine starke Vitalität und Regenerationskraft und werden dem Stoffpol zugerechnet, der letztendlich den Aufbauprozessen dient. Sie sind ständig in Bewegung und im An- und Abschwellen begriffen. Stillstand im Stoffwechsel wäre ebenso schädlich wie Unruhe und Schwellung im Nervensystem.

Das rhythmische System

In der Tätigkeit des rhythmischen Systems finden wir einen Ausgleich zwischen den geschilderten Polaritäten, die sich in ihren Wirksamkeiten geradezu gegensätzlich verhalten und ohne eine vermittelnde Überbrückung schädlich aufeinanderprallen würden.

Legt man das Stethoskop an die drei Körperhöhlen Schädel, Brusthöhle und Bauchraum (am Schädel ist das unüblich, denn man weiß, dass es hier auch bei noch so intensiver Hirntätigkeit nichts zu hören gibt), so kann man beobachten, wie die Organe der Mitte zwischen völliger Ruhe und ständiger Bewegung rhythmisch tätig sind, im Wechsel von Ein- und Ausatmung bzw. Systole und Diastole untereinander in einem Verhältnis von 1 : 4, mit jeweils einer kleinen Pause dazwischen. Von der Außenwelt wird weder Nicht-Stoffliches noch Grob-Stoffliches, sondern Fein-Stoffliches aufgenommen. Abbau- und Aufbauvorgänge spiegeln sich im arteriellen und venösen Blut bzw. in Kohlendioxid und Sauerstoff der Atemluft. Anspannung und Lösung stehen in ständigem Wechsel, in einem lebendigen Gleichgewicht.

So kann diese Mitte des Menschen vor allem als der Bereich genannt werden, von dem Harmonisierung und Gesundheit ausgehen. Schon *Paracelsus* nannte das Herz den »Arzt im Menschen«. Extreme kommen hier zum Ausgleich. Das Herz ist – abgesehen von angeborenen Herzfehlern – nur in den seltensten Fällen aus sich heraus krank, sondern meist in der Folge von Unregelmäßigkeiten im übrigen Organismus. Es ist außerdem das Organ, das in aller Regel als Einziges von Karzinombildungen und Allergien frei bleibt *(2)*.

Eine Stärkung der Mitte wird immer der Gesundung dienlich sein. Krankheiten sind, ehe sie Krankheiten werden, zunächst physiologische Fähigkeiten *(2)*. Verstärkungen bzw. Übertreibungen der beiden sind Polaritäten, die im

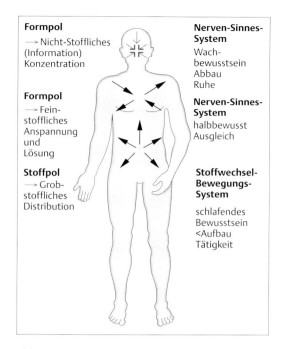

Abb. 3 Der dreigliedrige Mensch

Krankheitsgeschehen im Sinne anthroposophischer Menschenkunde »Verhärtung« bzw. »Degeneration« und »Auflösung« bzw. »Entzündung« heißen. Physiologisch sind diese Vorgänge tendenziell im Nerven- und Stoffwechselsystem zu finden. Gesund ist der Mensch, in dem beide Funktionsschwerpunkte im rechten Maß ihr Gleichgewicht finden, was durch die Wirksamkeit des rhythmischen Systems immer wieder neu geschehen kann.

Die im Sinne der funktionellen Dreigliederung (Abb. 3) beschriebenen Organsysteme bilden auf der einen Seite die Grundlage körperlicher Funktionen und bieten andererseits die Basis für seelisch-geistige Leistungen. So finden wir im Nerven-Sinnes-System das Instrument für unser Wahrnehmen und Denken, im Stoffwechsel-Gliedmaßen-System die Voraussetzung zum tätigen Handeln und im Rhythmischen System die Grundlage für unsere zwischen Antipathie und Sympathie hin- und herschwingenden Gefühle, die unser Denken und Handeln begleiten.

Selbstverständlich sind rhythmische Prozesse nicht nur in der Mitte des Menschen anzutreffen. Medizin und Humanwissenschaften haben heute differenzierte Anschauungen über die spezifischen Perioden eines jeden Organs entwickelt und beobachtet, dass diese ihre Auswirkungen auf die Leistungsfähigkeit des Menschen haben. Das hat zu dem inzwischen populär gewordenen Begriff »Bio-Rhythmus« geführt. So kann das Vorhandensein verschiedener Organrhythmen hier als bekannt vorausgesetzt werden. Das rhythmische System wurde deshalb in den Vordergrund gestellt, weil die Tätigkeit von Kreislauf und Atmung als übergeordneter oder allen anderen Prozessen zugrunde liegender Grundrhythmus angesehen werden kann.

Spielraum als Möglichkeit zur Freiheit

> »Der Mensch spielt nur, wo er in der vollen Bedeutung des Wortes Mensch ist, und er ist nur da ganz Mensch, wo er spielt.«
>
> *(F. Schiller)*

Zusammenfassend soll noch einmal betont werden: Leben vollzieht sich immer in Rhythmen. Ein lebendiger Rhythmus ist weder starr noch chaotisch, sondern hält sich an das Maß des Taktes und umspielt diesen in immer neuen Varianten.

Was gewiss auch für andere Künstler grundlegend ist, für den Musiker gilt das im besonderen Maße: er spielt! Er spielt ein Musikstück, er spielt es auf seinem Instrument. Und der Musiker ist es, der in besonderer Weise mit Rhythmus umgeht.

Was verstehen wir ganz allgemein unter »Spiel«? »Spiel« ist nicht Ausdruck absoluter Willkür. Jedes Spiel hat Regeln, und erst das Beherrschen der Regeln macht freies Spielen möglich. Selbst kleine Kinder stellen, wenn sie miteinander spielen, Regeln auf, ohne dass Erwachsene sie darauf hinweisen müssen, ja oft sogar, ohne dass diese es merken. Das Kind ist der Inbegriff des sich entwickelnden Menschen, Inbegriff neuer Möglichkeiten. »Wenn

ihr nicht werdet wie die Kinder . . .« *(Evangelium nach Lukas, Kap. 18.3)*
In dem Alter, in dem wir spielen, lernen wir am meisten. Selbst bei Tieren kann man das beobachten: Solange sie spielen können, sind sie lernfähig.

»Spiel« ist Möglichkeit zu freier Entfaltung innerhalb der von den Spielern respektierten Grenzen. »Spielraum« nennen wir auch die Freiheit, die uns von anderen Menschen, von Dingen oder von unserem Terminkalender gewährt wird. »Spiel« kennen wir sogar als technischen Ausdruck beim Lenkrad und meinen damit wiederum dasselbe: Bewegungsfreiheit zwischen festen Punkten. Die Analogie zur Freiheit lässt sich sogar darin finden, dass es »gefährliche Spiele« gibt, »verbotene Spiele« und Spiele, die »böse enden«.

Spielraum im Hinblick auf Rhythmus meint die Phase, in der etwas Neues einwirken kann, den Moment zwischen zwei Taktschlägen, der eine neue Wendung bringen kann. Spiel ist die Art, wie ich mit Gesetzmäßigkeiten umgehe, ohne sie umzustoßen.

Dann ist »pflegen« vielleicht in diesem Sinne nichts anderes als »spielen«? Wen wundert es noch, dass die Etymologie auf die Verwandtschaft des Wortes »pflegen« mit dem englischen »to play« hinweist? Man denke an die vielen Möglichkeiten, ein und dieselbe Handlung auf verschiedene Weisen durchzuführen, die doch alle richtig sein können. Man denke an die festen Regeln bei der Behandlung bestimmter Krankheiten, die bei jedem Patienten wieder in verschiedenen Spielarten befolgt werden. Man denke überhaupt an das »ewige Einerlei« in der Pflege, das mit jedem neuen Tag und jedem neuen Menschen Erneuerung erfahren kann und dieser bedarf!

Spielen ist etwas ganz Menschliches. Pflegen ist etwas ganz Spielerisches. »Pflegen ist wie tanzen an der Sonne« *(6)*. Pflegen heißt, einen Prozess förderlich begleiten. Auch Krankheitsprozesse sind rhythmische Prozesse; dieses Wissen wird uns bereits aus der griechischen Heilkunde überliefert und sollte von uns Pflegenden wieder stärker ins Bewusstsein aufgenommen werden.

Wenn es uns gelingt, so zu arbeiten, dass Spielräume frei bleiben zur freien Entfaltung dessen, was sich entwickeln will, dann kann das Wort wahr werden »Medicus curat, Deus sanat«, in freier Übersetzung etwa: Der therapeutisch Tätige heilt nicht – er stellt aber immer wieder neu die Bedingungen her, dass Gott heilen kann.

Pflegen heißt auch ganz allgemein, etwas immer wieder zu tun. »Ich habe eine Gepflogenheit« bedeutet: Ich pflege dieses oder jenes zu tun. Damit ist auf eine weitere Nuance pflegender Tätigkeit hingewiesen:

Neben dem freiheitlichen Element des Spielens ist es die verbindliche Bereitschaft der Pflege, Handlungen immer wieder zu tun. Dadurch erst bekommen sie ihren Sinn. Man kann nicht jemanden ein für alle Mal waschen oder ernähren, man kann nicht ein für alle Mal eine Wunde verbinden oder eine äußere Anwendung machen. Pflege lebt von der Wiederholung. Das heißt, es sind ihr auch Begriffe beizuordnen, die unseren emanzipierten, berufspolitisch sensibilisierten Ohren altmodisch anmuten: Treue und Pflicht. »Pflicht« als Aufgabe verstanden, deren Erfüllung sich jemand einer inneren Notwendigkeit zufolge nicht entziehen kann (oder will!). Das muss nicht heißen: Aufopferung bis zur Selbstaufgabe, sondern kann ganz nüchtern verstanden werden als Bejahung dessen, was notwendig ist.

Dass diese Einsicht in die innere Verbindlichkeit gegenüber der Arbeit nicht zur »verdammten« oder »sauren Pflicht« wird, dafür kann der Pflegende schon sorgen, wenn er die spielerische Seite seiner Tätigkeit nicht aus den Augen verliert, gemäß der bekannten Tatsache, dass ein »Dienst nach Vorschrift« über kurz oder lang »tödlich« für die Arbeit ist. Pflege zwischen Pflicht und Spiel: das zeigt wiederum das allgemein Menschliche unseres Berufes und rührt an die existenzielle Frage, die Philosophen bewegt im Hinblick auf das Stehen zwischen Notwendigkeit und Freiheit. Damit gilt das hier Ausgeführte nicht nur für die Pflege allein, sondern für menschliches Handeln überhaupt. Der Pflegeberuf allerdings lässt uns im besonderen Maße darauf aufmerksam werden: **Dass** gepflegt wird, ist eine Notwendigkeit, **wie** gepflegt wird, darin kommt freie Gestaltungsfähigkeit zum Ausdruck.

Rhythmus in der Pflege

Grundmuster pflegerischen Handelns

In den einfachen Gegebenheiten begegnen uns oft große Weisheiten, und manch eine Erkenntnis bleibt unbeachtet, weil sie im Kleid der »Binsenwahrheit« daherkommt.

Ein Grundmuster pflegerischen Handelns, das wir bereits zu Beginn der Ausbildung gelernt haben und das uns seitdem nicht mehr verlässt, ist die Folge von Vorbereitung, Durchführung und Nachbereitung. Welches Pflegemodell wir auch vor Augen haben, welches Menschenbild uns auch leitet, welcher Fachrichtung wir uns auch zuwenden: Wir ordnen uns immer wieder in diesen Dreierschritt ein.

Die Arbeit einer Pflegegruppe besteht in einer kontinuierlichen Kette von sich wiederholenden Handlungen, von denen die jeweils folgende abhängig ist von der vorigen. Dies ist ein rhythmisches Element, und wenn pflegen »wie tanzen an der Sonne« ist, dann handelt es sich hier um einen Tanz im Dreivierteltakt.

Mit jeder **Vorbereitung** knüpfen wir an Vergangenes an. Aus dem vorhandenen Material wählen wir das aus, was wir brauchen. Das Wissen, das wir uns in der Vergangenheit angeeignet haben, gibt uns Gesichtspunkte, welches Material wir benutzen und wie wir uns die Arbeit am besten einteilen. Das Wissen um den Patienten und seine Krankheit ist ebenfalls eine Voraussetzung, um eine pflegerische Handlung durchzuführen. In der **Durchführung** sind wir ganz in der Gegenwart. Vorbereitet aus der Vergangenheit müssen wir im Moment genau das Passende tun, ganz wach dabei sein, möglicherweise abweichen von dem, was wir uns vorgenommen hatten, weil die aktuelle Situation das verlangt und dabei auch schon den Blick auf die Zukunft, in die das Getane führen soll, richten. Während es also bei der Vorbereitung stark auf unser Wissen ankam, ist bei der Durchführung das Können gefragt. Mit Geschicklichkeit, Geistesgegenwart und sicherer Hand ist diese Phase zu meistern.

Die **Nachbereitung** ist auf die Zukunft orientiert: Nicht nur, dass das Material richtig versorgt werden soll, damit der Nächste weiterarbeiten kann, sondern auch insbesondere, damit der Patient im Nachruhen die heilsame Wirkung einer Behandlung erfahren kann.

Dieser letztgenannte Abschnitt der pflegerischen Handlung ist oft in der Gefahr, aufgrund großer Betriebsamkeit zu wenig beachtet zu werden. Dabei gibt er doch die Grundlage, um aus unserer Arbeit zu lernen, indem wir auf die Folgen unserer Behandlung aufmerksam werden und aus dieser Erfahrung für künftige Tätigkeiten vorausdenken können.

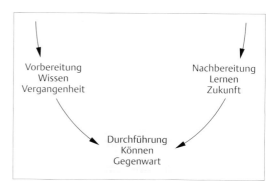

Abb. 4

Diese drei Arbeitsphasen strukturieren unsere Zeit, geben unserer Handlung Anfang und Ende, wobei das Ende wieder die Voraussetzung für den nächsten Anfang bildet. Im Großen wie im Kleinen ist das zu finden, und bei der rhythmischen Einreibung, einer zentralen Tätigkeit anthroposophisch orientierter Pflege können wir es sogar an jedem Handgriff ablesen. Sie folgt der eben geschilderten Gesetzmäßigkeit:

1. Kontakt aufnehmen: Nicht zu leicht und nicht zu heftig geschieht die erste Berührung, wobei die Hand zum Wahrnehmensorgan für das wird, was sich ihr in Form, Beschaffenheit, Temperatur etc. darbietet, was aus der Vergangenheit bis heute so geworden ist.
2. Verdichtung: Unter Berücksichtigung des Wahrgenommenen verdichtet sich der Kontakt, sodass sich das Berühren zur Betonung intensiviert.
3. Lösen: Die Hand löst sich, indem sie den Kontakt lockert, ohne ganz loszulassen und ohne die eingeschlagene Richtung aufzugeben (»Loslassen ohne Verlassen«).

Ein leichtes Ausschwingen in der Pause führt uns wieder an einen neuen Anfang und macht erneutes Eintauchen möglich. Die drei Schritte wiederholen sich wie beschrieben.

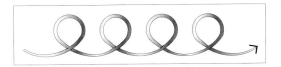

Abb. 5

So kann das, was bei der rhythmischen Einreibung geschieht, zum Abbild werden für die Grundgeste der Pflege überhaupt.

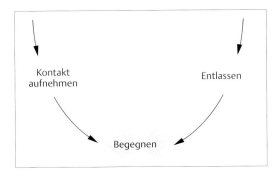

Abb. 6

Dabei konkretisiert sich, was eingangs zum Phänomen des Rhythmus geschildert wurde: Im rhythmischen Arbeiten knüpfen wir an Bekanntes an, auf das wir uns vertrauensvoll einlassen, und erwarten zugleich das Kommende in freudiger Bereitschaft.

Die Bedeutung der Zeiträume

Die Kenntnis dieser drei Schritte allein macht allerdings noch nicht rhythmisches Arbeiten aus. Dieses wird erst erreicht, wenn wiederkehrende Tätigkeiten möglichst auf gleiche Art und zur gleichen Zeit wiederholt werden können. Ob es die äußere Anwendung zu einer bestimmten Stunde oder die Materialbestellung an einem festen Wochentag ist: Alles, was aus Gewohnheit getan wird, geschieht ein bisschen »wie von selbst« und spart damit viel zusätzliche Mühe, denn Rhythmus ersetzt Kraft. Zimmer-, Gruppen- und Bezugspflege sind Arbeitsformen, die das Entstehen und Aufrechterhalten von Rhythmen in besonderer Weise begünstigen, weil der Wechsel der Bezugsperson möglichst gering gehalten wird. Pflegende und Patienten können sich aufeinander »einspielen«. Im Idealfalle stellt sich bei Patienten und Pflegenden Vertrauen und Sicherheit ein, wenn beide sich in einem gemeinsamen Rhythmus aufgehoben fühlen. Rhythmus in der Pflege ist nicht nur für den Kranken wohltuend, sondern bedeutet auch für Pflegende ein tragendes Element.

Ein Blick auf die Gestaltung unserer Arbeit in Bezug auf verschiedene Zeiträume zeigt uns die Bedeutung des Rhythmus von einer weiteren Seite.

In aller Kürze sei hier auf einen Aspekt der anthroposophischen Menschenkunde hingewiesen, der uns Gesichtspunkte für eine neue Arbeitseinteilung geben könnte. Die Aufarbeitung dieser Erkenntnis für die Pflege ist wohl im Wesentlichen noch als eine Zukunftsaufgabe zu sehen.

Rudolf Steiner unterscheidet im Hinblick auf die viergliedrige Wesenheit vier verschiedene Rhythmen, die für den Menschen unterschiedliche Bedeutung haben: Das Jahr, den Monat, die Woche und den Tag *(vgl. 3)*. In den physischen Leib schreibt sich der Jahresrhythmus ein, dem wir mit dem Geburtstag einen Akzent setzen. Die Lebensprozesse sind in den Mondrhythmus eingebettet, also in den Verlauf von etwa vier Wochen. Das stark wechselnde bunte Seelenleben steht unter dem Einfluss des Wochenrhythmus mit seinen sieben in ihrer unterschiedlichen Qualität erlebbaren Tagen. In dem kürzesten Rhythmus, dem Wechsel von Tag und Nacht, findet schließlich das Ich des Menschen seinen Ausdruck: Bewusstseinshelligkeit wird jeden Morgen dem Schlafbewusstsein abgerungen und ordnet sich diesem am Abend wieder unter, wenn die tagwache Arbeit Ermüdung herbeigeführt hat.

Mit dieser groben Skizzierung soll nicht gesagt werden, dass es nicht auch zahlreiche andere Rhythmen für den Menschen gibt. Diese sind jedoch in die vier Hauptrhythmen, die auch

Grundlage unserer alle Reformen überlebenden Kalenderordnung sind, eingebettet. Auch hier können wir wieder individuelle Abweichungen als Spielräume erkennen.

Welche Konsequenzen lassen sich ansatzweise daraus ableiten?

Der **Jahresrhythmus** könnte uns Anlass geben, auf das zu blicken, was geworden ist. Wie hier und da am Geburtstag oder zu Silvester, könnte man zurückblicken auf das bisher Erreichte, auf das, was sich bis ins Physische manifestiert hat. Vorsätze für die kommende Jahresrunde können gefasst werden, um Fehlerhaftes zu korrigieren, Gelungenes weiter zu pflegen, Neues zu versuchen.

Eine Zeit von etwa **vier Wochen** oder ein Vielfaches davon könnten wir uns setzen, um eine neue Gewohnheit zu veranlagen, neue Mitarbeiter einzuarbeiten, mit neuen Therapieformen vertraut zu werden. Für die Pflege im Krankenhaus lässt sich das oft nur schwer realisieren, da die verkürzte Verweildauer der Patienten uns zu einer immer kurzatmigeren Pflege veranlasst. Umso mehr Wert sollte auf diejenigen Prozesse gelegt werden, die von den Liegezeiten unabhängig sind. Wenn der Arbeitsalltag getragen wird von Gewohnheiten, die stabil sind, weil sie sich in einem angemessenen Zeitraum entwickeln durften, wird Ruhe in die Arbeit einkehren können, die auch auf Patienten ausstrahlt, die nur wenige Tage im Krankenhaus verbringen. Allzu oft jedoch wird die Bemühung, einen bestimmten Pflegestil einzuführen oder auch nur eine einzelne Tätigkeit auf neue Art anzugehen, verworfen, ehe sie sich richtig entfalten konnte. »Lasst uns das doch einmal vier Wochen lang versuchen und dann weitersehen« wäre ein weiser Rat, den man sich in dieser Hinsicht gegenseitig geben könnte. Auch das Maß für einen erholsamen Jahresurlaub sollte vier Wochen nicht unterschreiten. Jeder weiß, dass alles seine Zeit braucht: Das Loslassen der Tagesgeschäfte, das Ankommen am Urlaubsort, die Eingewöhnung, die Entdeckung des Neuen und schließlich die Vorfreude, die den Auftakt bildet zur erneut aufzunehmenden Arbeit.

Der **Wochenrhythmus** kann uns ein Grundgerüst für die Dienstplangestaltung geben. Ein schweres Unterfangen, solange der Schichtdienst unser Schrittmacher ist! Diese Dienstform – so »praktisch« sie auch erscheinen mag – wirkt sich zerstörerisch auf alles Rhythmische aus und ist, insbesondere wenn es sich um Wechselschichten handelt, als fragwürdig anzusehen. Mancherorts wurde wenigstens versucht, Früh- und Spätdienst durch eine gleichbleibende Besetzung kontinuierlicher zu gestalten, wobei es stets schwierig ist, Menschen zu finden, die bereit sind, ständig nachmittags zu arbeiten. Wo dies gelungen ist, wird von größerer Arbeitszufriedenheit, weniger Krankheitstagen und geringerer Fluktuation berichtet. Die Mitarbeiter können einen stabilen Lebensrhythmus im weitesten Sinne entwickeln. Regelmäßigkeit im Wachen und Schlafen, bei den Mahlzeiten und bei der Pflege von sozialen Kontakten, hinsichtlich der Familie, Freizeit und Bildung, wirken sich gesundend auf den Menschen aus.

Unternehmungslust, Kreativität und Ausdauer könnten uns sicher noch weiter auf dem eingeschlagenen Weg einer neuen Dienstplangestaltung bringen, etwa in dem Sinne der Berücksichtigung einer echten Sieben-Tage-Woche: Die verschiedenen Tage könnten der jeweiligen Qualität entsprechende Schwerpunkte oder Färbungen erhalten, in die dann regelmäßige Dienstzeiten der Pflegenden einzuordnen wären. So könnten dem einzelnen Mitarbeiter beispielsweise fünf verschiedene Tage der Arbeit sowie einer zur Ruhe und einer zur Feier zustehen. Dass das nicht für alle zugleich Samstag und Sonntag sein können, liegt in der Natur der Sache, doch es ist anzunehmen, dass bei sonst stabilen Dienstzeiten längerfristig angelegte Wechsel von freien Wochenenden die Planung nicht ins Wanken bringen müssen. Mut zum Risiko und zum phantasievollen Probieren kann uns sicher noch zu ganz anderen Formen führen, deren Richtigkeit sich am Leben zu erweisen hat.

Auch in der Therapie kann der Wochenrhythmus Akzente setzen. Dieses findet sich in der anthroposophischen Medizin zum Beispiel in dem Begriff der »therapeutischen Pause«. Eine Behandlung, die regelmäßig einmal in der Woche pausiert, bekommt dadurch eine zeitliche

Struktur. Nach dem Ruhetag beginnt sie mit einem neuen Impuls. Was für Gewohnheiten im allgemeinen gilt, kommt hier zum Tragen: Absichtlich einmal etwas wegzulassen, nicht aus Vergesslichkeit oder Zeitmangel, belebt eine Gewohnheitshandlung und hebt ihren Wert.

Damit nähern wir uns der Bedeutung des einzelnen **Tages**, dessen aktuelle Gestaltung aus dem Ich heraus geführt wird. Heute muss ich entscheiden, was zu tun ist, unabhängig von allen selbstverständlichen Gepflogenheiten, die, wenn sie nicht persönlich ergriffen werden, einschläfernd wirken (»Das haben wir schon immer so gemacht«). Die Prägung des Tages, seines Anfangs, seiner Mitte, seines Endes, geschieht aus dem wachen Bewusstsein, das all unser Tun und Lassen regieren sollte. Dass wir uns nicht träumerisch in Unwichtigem verlieren, oder uns hektisch zu einem ungeordneten Aktionismus treiben lassen, dafür sind wir selber die Instanz, die uns von Zeit zu Zeit innehalten lässt, um uns einen klaren Überblick zu verschaffen. Auch das Nicht-anfangen-Können und Kein-Ende-in-der-Arbeit-Finden ist aus dem Ich heraus zu überwinden.

Zuletzt sei noch die Bedeutung der **Pause** erwähnt: wie für den Patienten in der Therapie wirkt auch für den Pflegenden in der Arbeit eine Pause als Ruhepunkt mit der Möglichkeit, einen neuen Impuls zu erhalten.

Pause wird oft verstanden als kurze Unterbrechung, in der man noch dem vorher Getanen nachhängt und gleichzeitig dabei ist, an eine Fortsetzung der Arbeit zu denken. Vielleicht wird sie auch genutzt, um schnell etwas anderes zwischendurch zu erledigen. Nach ihrer Wortbedeutung aus dem Griechischen fragend, finden wir: »Pause« heißt »aufhören«. Ob sie nun kurz oder lang ist, wichtig ist dabei, dass sie für einen Moment Freiheit gibt von dem, was zuvor geschehen ist und dem, was danach kommt, ohne dass sie uns ganz aus dem Zusammenhang unserer Tätigkeit herausreißt.

Eine Pause ist bereits mit dem so oft durchgeführten Händewaschen gegeben, das dadurch über die bloße Reinigungsfunktion herausgehoben wird als ein Moment, in dem wir mit dem »Schmutz« auch dasjenige wegwaschen, was uns sonst von der Arbeit noch anhaftet. Wir waschen die Hände, um die eine Handlung zum Abschluss zu bringen und sie frei zu machen, damit sie etwas Neues anfassen können. Für manche mag auch die Zigarettenpause eine solche Funktion haben, wobei darauf zu achten ist, dass uns bei der nächsten Pflegehandlung nichts mehr vom Dunst dieser Pause anhaftet.

Eine Frühstückspause, in der nicht ständig über die Arbeit gesprochen wird, lässt uns loslassen und frei werden für die Arbeit danach. Das schließt nicht aus, dass am Ende dieser Pause eine kurze Besprechung ihren Platz haben kann. Damit ist dann aber auch die Pause beendet.

Gerade wenn besonders viel zu tun ist, hat die Pause einen großen Stellenwert. Das Innehalten zwischen zwei Tätigkeiten bewahrt uns vor ansteckender Hektik. Wie oft passiert es uns, dass wir im Hochbetrieb viele Handlungen zugleich anfangen und keine richtig zu Ende bringen, sodass wir selber ein Klingelkonzert unzufriedener Patienten verursachen.

Pflegen besteht wie alles Handeln aus Tun und Lassen. Meist wird nur das Tun als wirkliche Leistung anerkannt, wie auch beim Herzen nur die Kontraktion als Arbeitsphase bezeichnet wird. Wie das Herz aber diese Arbeit nur leisten kann, wenn eine Diastole mit einem ganz kurzen Stillstand vorangegangen ist, so können wir umso besser und ausdauernder arbeiten, je mehr die Handlungen rhythmisch und von Pausen akzentuiert sind. Burn-out-Erlebnisse sollten uns zu der Frage veranlassen: »Wie steht es mit unserem Arbeitsrhythmus? Wie steht es mit unseren Gewohnheiten und Pausen? Können uns hier veränderte Gewohnheiten zu mehr Gelassenheit verhelfen?« Allerdings ist dabei Geduld vonnöten, die uns im Stress eher ferne liegt. Vier Wochen als Maß für die Einübung neuer Gepflogenheiten erscheinen uns leicht als zu lang, wenn doch gerade jetzt die Not so groß ist. Aber auch hier ist es wie beim lebendigen Organismus: Entwicklung braucht Zeit und Rhythmus. Gerade wenn der Rhythmus aus dem Gleis geraten ist, bedarf er besonderer Ausdauer und Pflege.

In der Berücksichtigung des Lassens liegt eine Möglichkeit, nach der Aktion auf die Reaktion aufmerksam zu werden, aus der vollzogenen Handlung zu lernen. Die Berufsbezeichnung

Kategorie	Beispiel für Lernziele	Empfohlener Lernweg
Handwerk	Sie können Arbeitsabläufe unter rhythmischen Gesichtspunkten gestalten.	A
Eigenes Lernziel		
Beziehung	Sie können ihre Kräfte und die Kräfte der Kollegen durch die Einrichtung von sinnvollen Pausen entlasten.	B
Eigenes Lernziel		
Wissen	Sie verstehen die Bedeutung des Rhythmus für alle Lebensvorgänge.	C
Eigenes Lernziel		

»Wärterin« stammt aus dem »finsteren Zeitalter der Pflege« und ist für unser Verständnis durchweg negativ besetzt. Befreit aus dem historischen Zusammenhang ist es aber im Grunde ein schönes Wort, das auf die Fähigkeit des Warten-Könnens hinweist, eine Fähigkeit, die unserem Beruf eine Dimension gibt, die wir vielleicht noch nicht genügend ausgeschöpft haben. Tun und bewusstes Lassen können als gleichberechtigte Elemente unsere Arbeit jeden Tag neu in einen lebendigen Rhythmus stellen.

Literatur

1. Dumke, Klaus: Biologische Individualität (Aspekte zur menschlichen Dreigliederung und das Immunsystem) in: Die Drei, Zeitschrift für Wissenschaft, Kunst und soziales Leben, Heft 5, 1987 (57. Jahrg.)
2. Fintelmann, V.: Intuitive Medizin. 3. Aufl., Hippokrates, Stuttgart 1995
3. Hoerner, W.: Zeit und Rhythmus. Urachhaus, Stuttgart 1978
4. Leonhard, Karl: Biologische Psychologie. Hirzel, Stuttgart, 1993
5. Steiner, R.: Von Seelenrätseln GA 21 (1917) Kapitel IV/6. 5. Aufl., R. Steiner Verlag, Dornach 1983
6. Van der Star, Ada: Über die Pflege der Sinne, Vortrag Pflegetagung (Verband anthroposophisch orientierter Pflegeberufe), Velbert 1992

Der Wärmeorganismus des Menschen und seine Pflege

Ada van der Star

In der Wärme hat das Ich des Menschen seine leibliche Grundlage. In diesem Kapitel werden Wärmephänomene in der Natur und im menschlichen Organismus beschrieben. Auch therapeutische Wärmeanwendungen werden dargestellt. Das Hauptgewicht liegt auf der Gestaltung des Wärmeelements durch Kleidung, Ernährung und Umgebung.

Lernziel s. Seite 121

Wärme ist mehr als ein physikalisches Phänomen. Ihr psychologischer Aspekt wird ohne weiteres deutlich, wenn man an Begriffe wie »Nestwärme« und »Herzenswärme« denkt. Wärme hat aber auch eine geistige Dimension, und erst alle drei Aspekte zusammen ergeben, zumindest im Hinblick auf den Menschen, ein vollständiges Bild.

Das typisch Menschliche der geistigen Wärme kann deutlich werden, wenn man die Sonderstellung des Menschen im Zusammenhang mit den Lebewesen der Erde betrachtet.

Klima und Lebewesen der Erde

Nicht jedes Lebewesen hat seine eigene konstante Körpertemperatur. Bei Pflanzen ist Wärme zwar vorhanden, aber in der Regel nicht fühlbar, da sie immer wieder an die Umgebung abgegeben wird. Im Frühling kann man beobachten, wie die allerersten zarten Pflänzchen sich geradezu einen Weg durch den Schnee freischmelzen. Im Inneren von keimenden Samen und in Blüten findet am meisten Erwärmung statt (7).

Die äußere Temperatur ist bei **Pflanzen** für den Vollzug der Lebensprozesse ein wichtiger Faktor. Viele Pflanzen sterben ab, wenn die Temperatur unter 0 °C sinkt, manche brauchen gerade für die Keimfähigkeit der Samen die Anwesenheit von Kälte, müssen im Winter sogar einmal richtig »durchfrieren«, um im nächsten Jahr zur Entfaltung kommen zu können. Andere Pflanzen gedeihen nur unter großer Hitze. So ergibt es sich, dass man einzelne Arten nur in bestimmten Klimazonen vorfindet. Ganz allgemein aber kann man über Pflanzen sagen, dass sie eine Temperatur von mindestens +4 °C brauchen, damit der Befruchtungsprozess stattfinden kann. In Gegenden der Erde, wo diese Temperatur nicht erreicht wird, gibt es keine Vegetation.

Die **Tiere** verfügen über verschiedene Mechanismen, um mit der Temperatur umzugehen. Manche Tiere sind der Temperatur völlig ausgeliefert, so z.B. die so genannten Kaltblüter, deren Körpertemperatur nur wenig höher ist als die ihrer Umgebung. Eine Schlange, die zu kühl wird, erstarrt vollkommen. Die Schlange hat keinen Pelz wie die höher entwickelten Säugetiere, um Körperwärme festzuhalten. Diese haben darüber hinaus weitere Möglichkeiten, Kälteperioden zu überleben, wie z.B. durch den Winterschlaf. In dieser Zeit senken sich alle Körperfunktionen auf ein Minimum, und die Fettpolster reichen aus, um während dieser Zeit die Energie für die allernotwendigsten Lebensprozesse zu liefern.

Der Vogelzug ist eine andere Art zu überleben. Dies zeigen uns die sogenannten Winterflüchter besonders deutlich. Wenn im Herbst die Gänseschwärme, aus den kalten Regionen kommend, am Himmel ziehen, weiß man, dass die winterlichen Kälteperioden jetzt unmittelbar bevorstehen. Umso hoffnungsvoller kann es stimmen, wenn dieselben Vögel im frühen Frühjahr zurückkommen, denn dann ist das Ende der Kältezeit absehbar.

Die Vögel können sich ihre Reisezeiten nicht freiwillig oder nach bewussten Messungen aussuchen. Ihr ganzer Organismus reagiert auf den Sonnenstand, den Temperaturan- oder -abstieg. Das Tier muss ziehen, ob es Lust dazu hat oder nicht. Zu schwache und kranke Vögel müssen zurückbleiben und überleben sicher nicht. Die ganze Organisation des Tieres ist darauf ausgerichtet, dass es die Lebensfunktionen unterhalten kann. So wird z. B. keine Gans während des Zuges »einen Abstecher« machen, um neue Gefilde zu erkunden! Für die Tiere ergeben sich festgelegte Lebensmuster, die nur in bestimmten Klimazonen zur Entfaltung kommen können. Das Tier ist ganz in diese geographisch-klimatisch-ökologischen Voraussetzungen eingebunden (6).

Der Wärmeorganismus des Menschen

Beim Menschen sind andere Verhältnisse zu beobachten. Menschen leben fast über die ganze Erde verteilt. Allerdings wohnen in den Zonen, wo Menschenleben nur unter schwersten Bemühungen möglich ist, viel weniger Menschen als dort, wo das Klima günstiger ist. In der Kälte des Polargebietes bedarf es auch heute noch eines ausgeklügelten Überlebenssystems mit besonderer Rücksicht auf Nahrung und Kleidung, trotz vieler Erleichterungen durch Hilfsmittel, die meist von Menschen der gemäßigten Zonen entwickelt wurden.

In der extremen Kälte braucht der Mensch fast seine ganze Energie, um die Lebensprozesse in Gang zu halten. Die Menschen in den polaren Erdregionen leben in kleinen Gruppen. Das soziale Leben wird von den Lebensumständen geprägt. Die Kunst entfaltet sich im kleinen, das Geistesleben ergibt sich aus dem Leben mit der Natur. Die Erlebniswelt der Menschen ist stark nach innen gerichtet.

In den tropischen Erdregionen, und zwar dort, wo die Menschen noch unmittelbar in der Natur leben, ist das Leben von ähnlichen Abhängigkeiten geprägt. Im Gegensatz zu den polaren Regionen sind sie hier jedoch nicht in einer guten Isolierschicht verpackt. Sie sind fast gänzlich unbekleidet. Beim Kampf um das Überleben handelt es sich eher darum, überschüssiges Leben zu bändigen, indem man sich schützt vor Raub- und Gifttieren, vor Infektionskrankheiten und indem man sich in der üppigen Vegetation immer wieder Wohnraum freimacht. Das soziale Leben gestaltet sich üppig, in großen Menschengemeinschaften. Es werden auch größere Kunstwerke geschaffen, die das in der Natur erlebte Übersinnliche als eine quellende, lebensspendende Kraft darstellen. Die Menschen sind der Natur ganz hingegeben.

In unseren gemäßigten Zonen erleben wir diese beiden Polaritäten in abgeschwächter Form im Jahreslauf, mit dem Stand der Sonne und den entsprechenden Temperaturen: Im Sommer mehr nach außen gerichtet im lockeren sozialen Leben, z. B. den Straßencafés, im Winter nach innen gekehrt und in abgeschlossenen, meist geheizten Räumen. Übergänge zwischen den beiden Extremen des Sommers und Winters bilden Frühling und Herbst. Sie vollziehen sich jedoch nicht in einfacher Gleichmäßigkeit, vielmehr erlischt das Feuer des Sommers, und eine Umwendung nach innen muss stattfinden. Diese Umwendung wurde früher im Johannisfest zur Sommersonnenwende gefeiert. Die andere Umwendung feiert man noch heute zur Weihnachtszeit.

Viele Menschen in den industrialisierten Ländern der gemäßigten Klimazonen haben keinen Bezug mehr zu diesen Wendezeiten. Sie beeinflussen ihr Leben nicht sehr. Ist es beispielsweise im Sommer heiß, bringt die Klimaanlage Erleichterung. Im Winter bietet gegebenenfalls eine Reise in wärmere Länder Gelegenheit, die ganze Finsternis der dunkelsten Jahreszeit zu vergessen. In der Zivilisation hat man sich emanzipiert von den Notwendigkeiten der Natur, die weitgehend durch technische Hilfsmittel ausgeglichen werden können.

Diese Unabhängigkeit von der Natur kann dazu führen, dass der Mensch nicht mehr alle Energie für die bloßen Lebensvorgänge aufwenden muss. Es bleiben genügend überschüssige Kräfte für die innere Entwicklung der Persönlichkeit, für das Individuum, und für eine Entwicklung des sozialen, wirtschaftlichen und geistigen Lebens in der Gesellschaft. Das Ergebnis dieser Unabhängigkeit ist die Kultur.

Es gilt, in sich selber das richtige »Klima« herzustellen, als wacher, bewusster Mensch im Einklang mit den geistigen Gesetzmäßigkeiten zu leben und zu arbeiten, das eigene Leben und damit ein Stückchen Welt zu gestalten.

Der Mensch ist das einzige Lebewesen, das in der Lage ist, dieses »Klima« selbst zu erzeugen, sich von den äußeren Wärmeverhältnissen zu emanzipieren. Er kann unabhängig von der Natur die leiblichen, seelischen und geistigen Wärmeverhältnisse herstellen, die er braucht, um als Organismus zu existieren.

Die griechische Mythologie stellt dieses Phänomen in der Geschichte von Prometheus dar, der den Menschen erschafft und ihn alles lehrt: Prometheus bringt der Menschheit das Feuer, das er zuvor den Göttern entwendet hat. In dem Moment, in welchem der Mensch das Feuer kennenlernt, sendet Zeus jedoch Pandora mit dem Füllhorn. Darin ist alles Übel und Leiden enthalten. Pandora öffnet das Gefäß und entlässt damit die Möglichkeit des Irrtums für die Menschheit. Nur die Hoffnung bleibt in der Büchse zurück *(9, S. 14)* – eine bildhafte Darstellung für die ausschließlich menschliche Fähigkeit, die Wärmekräfte zu beherrschen.

Nancy Roper bezeichnet das Regulieren der Körpertemperatur als eine der zwölf »Lebensaktivitäten (LA)« und beschreibt die komplizierten physiologischen Prozesse, die nötig sind, um die Körpertemperatur ständig zu messen, entsprechend zu steigern oder zu senken. Weiterhin wird erläutert, welche physikalischen Maßnahmen in der Pflege anzuwenden sind, um Über- oder Untertemperatur auszugleichen *(8, S. 389)*. Der Bewusstseinsaspekt bei Abweichung der Körpertemperatur ist für den Menschen aber ebenso wichtig wie der physiologische Vorgang, denn die richtige Temperatur bildet die Grundlage für das Bewusstsein, mit der er sein volles Mensch-Sein als Individuum ausleben kann.

Um dem Anspruch einer ganzheitlichen Pflege gerecht zu werden, sollte dieser Aspekt mit einbezogen werden. Die LA »sich warmhalten« soll hier um ihren inneren Aspekt erweitert werden, indem wir nicht nur von der Körpertemperatur sprechen, sondern die menschliche Wärme als Wärmeorganismus betrachten.

Mit Wärmeorganismus ist mehr gemeint als Wärmehaushalt. Er ist die Kraft, mit der die Wärme trotz wechselnder Außentemperaturen, die im Extremfall zwischen +60 °C und –60 °C variieren können, auf einem konstanten Niveau gehalten wird. Der Wärmeorganismus ist ein in sich differenziertes Gebilde – man denke an die verschiedenen Organtemperaturen und Wärmezonen –, das in der Lage ist, sich gegenüber der Außenwelt Selbstständigkeit zu bewahren:

> »Er trägt diesen einheitlichen Wärmeraum durch die wechselnde Umgebung hindurch und wird erst dadurch eine Welt für sich, ein Mikrokosmos. Natürlich steht er mit dem umgebenden Raume in ständiger Verbindung, denn er gibt fortwährend Wärme an ihn ab. Die Grenzen des Wärmeorganismus sind deswegen nicht so scharf wie die des physischen Leibes, aber doch besteht ein ziemlich schroffer Abfall der Körpertemperatur gegen die Umgebung ... Hier löst sich der Wärmeorganismus fortwährend in die Umwelt auf. Notwendigerweise muss er fortwährend vom Innern her neu gebildet werden. Dieser ›Wärmewechsel‹ ist für ihn ebenso charakteristisch, wie für den festen Organismus der ›Stoffwechsel‹.« *(5, S. 104)*

Die Körperwärme dient dazu, dass biochemische Prozesse im Körper ablaufen können. Gleichzeitig erzeugen biochemische Prozesse im menschlichen Leib Wärme (»Verbrennung«). Das eine bedingt das andere. Dabei ergibt sich die Frage, ob diese Prozesse an sich schon Endziel sind oder ob ein geordneter, gut regulierter Wärmeorganismus nicht insgesamt Träger einer höheren Funktion sein kann.

Zu Beginn wurde versucht, bildhaft darzustellen, wie der Mensch in einer ausgewogenen Wärme seine Ziele verfolgen kann, unabhängig von der Natur bzw. indem er sie sich untertan macht und die dadurch freiwerdenden Energien zur inneren und äußeren Entwicklung verwenden kann:

> »Die Verbindung von I C H und Wille lebt in dem Element der Wärme. Es gibt körperliche Wärme, die alle leiblichen Aktivitäten begleitet, es gibt aber auch eine ursprüngliche, geistige Wärme, die entsteht, wenn das I C H Begeisterung für etwas Schönes, Wertvolles, Wahres, Gutes etc. entwickelt. Das I C H lebt in der Wärme. Es ist eine jugendliche Wärme, die durch I C H-Aktivität entsteht, ein Produkt der Begeisterung. Wenn dann diese Begeisterung zum Tätigsein führt, verbinden sich I C H und Wille.« *(4, S. 22)*

Die Individualität braucht die Wärme, die sich in einem bestimmten Temperaturbereich bewegt. Das Ich des Menschen braucht den Wärmeorganismus mit einer ganz bestimmten Körpertemperatur, um den Leib zu ergreifen und sich in diesem Leib auszudrücken, zu entwickeln. Geistige Wärme kann entzündet werden im Anknüpfen an Ideale und Ziele des Menschen, ein Bereich, der gerade bei Kranken oft geschwächt ist und eng zusammenhängt mit ihrer Fähigkeit, wieder gesund zu werden. Der Sprachgebrauch zeigt viele Beispiele für ein Wissen um dieses Engagement, vom »kühlem Desinteresse« bis zur »flammenden Begeisterung«. Das Wort »Interesse« kommt von lat. inter-esse, zu deutsch: mitten drinnen sein. Ist der Mensch zu kühl, kann sein Ich nicht gut drinnen im Leib sein, kann sich nicht gut inkarnieren, d.h. »im Fleische sein«. Eine menschliche Begegnung, bei der die Beteiligten ihre Individualität nicht gleich preisgeben mögen, erfordert zunächst ein gegenseitiges »Anwärmen«, damit die Individualität »auftauen« kann. Wird man dann richtig »warm« miteinander, kann auch eine Begeisterung entstehen: Hinter der Fassade des äußerlich Leiblichen entdeckt man den anderen als seelisch-geistiges Wesen. Allerdings kann die Wärme auch zu groß werden, was z.B. zu beobachten ist, wenn Kinder in großer Begeisterung am Geburtstagsfest miteinander spielen: Bald bekommen sie gerötete Gesichter, fangen an zu schwitzen, und die erfahrene Mutter oder Pädagogin weiß dann, dass nun leicht ein kleines Unglück passieren kann durch das Überschießen der kindlichen, ungeübten Individualität. Würde man bei der Gelegenheit die Körpertemperatur des Kindes messen, so würde sich herausstellen, dass sie über dem oberen Normalwert von 37,5 °C liegt.

Im Laufe des Lebens werden die Temperaturschwankungen geringer in dem Maße, wie der Mensch lernt, sich selber in die Hand zu nehmen. Nach und nach stellt sich ein Gleichgewicht zwischen 36° bis 37,5 °C ein, bei dem der Durchschnitt individuell allerdings um einige Zehntel Grad unterschiedlich sein kann. So finden wir auch individuell unterschiedlich »seelische Klimata«: vom distanzierten kühlen Zynismus bis zur überströmenden »Herzenswärme«. In der Medizin finden wir diese beiden Tendenzen wieder in den so genannten kalten und warmen Krankheiten *(s. S. 41)*.

Wahrnehmung der Wärme

Im Laufe der Jahrhunderte wurden verschiedene physikalische Methoden entwickelt, um Wärme in messbaren Einheiten zu erfassen. Schließlich hat sich die Definition nach Celsius (C) durchgesetzt, bei der kochendes Wasser mit 100 °C, gefrierendes Wasser mit 0 °C angegeben wird. Wenn wir aber unsere Hände z.B. ins Wasser tauchen, nehmen wir die Temperatur nicht in Graden, sondern immer nur im Verhältnis zu unserer eigenen Körpertemperatur wahr. So empfinden wir eine mäßig geheizte Wohnung zunächst als warm, wenn wir sie durchgefroren von einem langen Spaziergang in eisiger Kälte, betreten. Nach einer Weile aber, wenn wir uns etwas aufgewärmt haben, empfinden wir dieselbe Raumtemperatur als zu kühl, um darin still zu sitzen. Nehmen wir dann eine üppige Mahlzeit ein, wünschen wir sie wieder kühler.

Es kann sein, dass wir das Badewasser an den Händen als ganz angenehm empfinden; steigen wir aber mit den Füßen in die Wanne, so ist uns das Wasser viel zu heiß. Unsere Wärmeempfindung ist also keine Temperaturempfindung. Hinsichtlich des Bewegungssinns sind wir uns einig, wenn wir von »abwärts« oder »aufwärts« sprechen. Anders beim Wärmesinn: Was für den einen schon kühl ist, ist für den anderen noch warm.

Dringt Kälte in den Menschen ein, so zieht er sich äußerlich so wie innerlich zusammen. Seine Seele wird quasi komprimiert. Das ruft vielleicht zunächst eine klare Wachheit hervor, auf die Dauer aber tritt Erstarrung ein, und das Bewusstsein kann sich nicht mehr halten. So kann Kälte als Anästhesiemittel benutzt werden. Der Mensch hat aber die Möglichkeit, ein Kältegefühl zu vertreiben, wenn er sich für seine Gedanken begeistert. In der Literatur gibt es zahlreiche Beispiele dafür, wie Menschen dem Kältetod entronnen sind, weil sie sich um begeisternde Gedanken bemühten, das heißt der äußeren Kälte geistige Wärme entgegenbrachten. *Walter Scott* und sein Wegbegleiter trotzten aller Entbehrung und Kälte, solange sie von dem Gedanken angefeuert waren, als erste Menschen auf Erden zum Südpol zu gelangen. Als sie diesen heiß ersehnten Ort nicht als Erste erreichten, waren sie dermaßen enttäuscht, dass sie sich erschöpft zum Schlafen legten und vor Kälte starben.

Wärme wird in der Seele so empfunden, dass man das Gefühl hat, nach außen strömen zu können. Die Seele kann sich dehnen und mit der warmen Umgebung verbinden. Sie wird dabei auch beweglicher. Erst wenn außen und innen die gleiche Wärme herrscht, ist kein Unterschied mehr zu spüren. Temperatur ist also gerade im Übergang spürbar, wenn etwas von innen nach außen strömt oder umgekehrt. Die entsprechende Empfindung ist eine seelische Qualität, nicht das Messen einer bestimmten Temperatur.

Um die Welt um sich herum wahrzunehmen, mit welchem Sinn auch immer, muss der Mensch bereit sein: Er muss sich aufschließen, und zwischen ihm und der Außenwelt muss etwas fließen. Grundlage dazu ist die Wärme. Jede Sinneswahrnehmung braucht zuerst Wärme, menschliche Wärme, menschliches Interesse. Das Ich fließt in der Wärme zur Außenwelt hin, ob das nun die Bergkette ist, die am Horizont schimmert, die Töne der Geige, die ans Ohr dringen, oder der Mensch gegenüber, der gerade etwas erzählt.

In der Begegnung von Mensch zu Mensch muss die richtige Wärme fließen, soll es eine Begegnung von Ich zu Ich sein. Für die Pflege wird Wärme in jeglicher Hinsicht unter diesem Aspekt ein weites Feld, auf dem noch viel entdeckt und gearbeitet werden kann.

Wärme in der Pflege

Nach *Rudolf Steiner* ist der Ursprung des Menschen eine Schöpfung der höchsten Hierarchien (Engelwesen), die ihre Substanz in Form von Wärme opferten, um eine Grundlage zu bilden für das Menschen-Ich *(12)*. Diese Wärme, heute der menschliche Wärmeorganismus, bildet noch immer die Grundlage für das Menschen-Ich. Von diesem Gesichtspunkt aus ergibt sich eine wichtige Aufgabe für jegliche Pflege, sei es Kinder-, Kranken- oder Altenpflege oder auch die Pflege des eigenen Leibes: Das immer neue Herstellen einer ausgeglichenen Wärme, damit der Gepflegte so vollständig wie möglich, eben menschenwürdig, in diesem Leibe wohnen möge. Eine Methode, dieses zu unterbinden, ist der Wärmeentzug z.B. als Strafe oder extremer noch als Folter. Wenn man ein Kind zur Strafe vor die Türe auf den kalten Flur stellt, ist bereits ein Anfang gemacht.

Das neugeborene Kind hat noch keinen ausgereiften Wärmeorganismus und muss somit vor Wärmeverlust geschützt werden. Empfindliche Stellen wie der Kopf sind zu schützen, zumindest solange die Fontanellen offen sind und noch kein üppiges Haarkleid den Kopf bedeckt. Ein Kind muss sich immer am ganzen Körper, auch an den Händen, »backewarm« anfühlen. Der ganze Leib kann dann vom Ich ergriffen und individuell durchgestaltet werden. Die fieberhaften Kinderkrankheiten sind weitere Hilfen, um den von den Eltern vererbten Leib individuell umzubilden. Ein Kind, das eine Kinderkrankheit mit entsprechendem Fieber haben durfte, ist nach dieser Krankheit meist ein ganzes Stück gewachsen. Nicht nur äußerlich, sondern auch innerlich ist es etwas mehr »es selbst« geworden. Selbstverständlich muss eine solche Kinderkrankheit begleitet und die Temperatur so reguliert werden, dass keine Schäden durch Überhitzung auftreten *(13)*.

Im Erwachsenenalter zeigen die Menschen, die Kinderkrankheiten haben durften, in der Regel ein größeres Durchsetzungsvermögen gegen krank machende Faktoren. Im Laufe der Kindheit und Jugend wird der Wärmeorganismus stabiler und differenzierter. Bestimmte Körperregionen, wie Achselhöhlen und Leisten, entwickeln Schweißdrüsen zur Wärmeabgabe, andere müssen besonders vor Wärmeverlust geschützt werden. Fettpolster legen sich geschlechtsspezifisch über Organe wie Nieren und Verdauungsorgane, sodass sich im Erwachsenenalter Mann und Frau in der Gestalt recht deutlich voneinander unterscheiden. Interessant ist, dass sich die Organe, deren Produkte bei der Reproduktion dem anderen Lebewesen selbstlos dienen sollen, d.h. die Milch- und Samendrüsen, außerhalb des Kör-

perstamms und damit in einer kühleren Region befinden.
Regionen, die ganz besonders wärmeempfindlich sind und an denen sich Wärmeanwendungen gut durchführen lassen, sind Hals, Nacken, Oberbauch und Nieren. Die Muskelpartien der Waden sowie die Handgelenke eignen sich gut zu kühlen Anwendungen, um Wärme zu entziehen. Kalte Stellen, wie beispielsweise kalte Füße, eine kalte Nierenregion, ein kalter Nacken oder zu kalter Kopf, haben oft Krankheiten als Folge: Wenn der Wärmeorganismus den physischen Leib nicht ganz durchdringt, geraten die Körperfunktionen durcheinander. Eine Erkältung kann die Folge sein. In diesem Sinne dürfen kühlende Wadenwickel nicht zur Fiebersenkung angewendet werden, wenn die Füße kalt sind: Durch den kühlen Wickel würde die Tendenz des Wärmeorganismus, sich im Kopfbereich zu stauen, noch verstärkt werden. Der gutgemeinte Wickel hätte dann den entgegengesetzten Effekt.

Temperaturextreme und Krankheit

»Kalte« Krankheiten entstehen, wenn die aus dem Nerven-Sinnes-System einfließenden Formkräfte beginnen, den Organismus über das Maß zu beherrschen. Die Patienten neigen mehr zur Kühle, zur Sachlichkeit, zur Unterdrückung ihrer Persönlichkeit. Sie versuchen sich zu beherrschen, sich der Norm anzupassen, und sind oft stolz darauf, in der Jugend keine Kinderkrankheiten, die von Natur aus mit Fieber einhergehen, gehabt zu haben. Sie bevorzugen die Ordnung, das sachliche Denken, das sich möglichst an den äußerlich sichtbaren Dingen der Welt orientiert (1, S. 63) und sind beispielsweise an Arteriosklerose, Krebs oder Multipler Sklerose erkrankt. Ihre Erkrankung besteht darin, dass der Leib an irgendeiner Stelle zu hart wird und damit undurchlässig für die Lebensprozesse. Es entstehen Knoten, Verhärtungen, Ablagerungen etc. mit all ihren Folgen. Möglicherweise auftretendes Fieber muss in diesen Fällen als Versuch gesehen werden, die Kältevorgänge zu überwinden. Die therapeutische Pflege kann darin bestehen, dass der Wärmeorganismus angeregt und unterstützt wird in seiner Bemühung, die Verhärtungen aufzulösen. Bei äußeren Anwendungen (Bäder, Wickel, Einreibungen) kommt hier Öl als Wärmeträger zum Einsatz, wie in den Kapiteln »Wickel und Auflagen« sowie »Prophylaxen« (s. S. 161 ff. und 139) ausführlicher beschrieben wird. Die Pflege kann aber auch noch weitergehen und den Patienten anregen, sich in seiner Individualität zu suchen, indem sie nach seiner Biographie fragt und mit ihm daran arbeitet.

Fieberhafte Infektionskrankheiten sind allgemein als »warme Krankheiten« anzusehen. Früher waren sie häufiger. Heute beobachten wir eine Zunahme der kalten Krankheiten vor allem in industrialisierten Ländern. Die »warmen Erkrankungen« bieten folgendes Bild: Die Patienten sind häufig innerlich und äußerlich sehr beweglich und unruhig. Ihre Bewegungen sind wenig geführt, auch die Gedanken zeichnen sich oft durch eine reiche Phantasie, aus, was sich bei sehr hoher Körpertemperatur bis in Fieberphantasien steigern kann. Der Körper ist sehr warm und eher feucht, als ob der ganze Mensch sich auflöst. Im Stoffwechselsystem quellen die Lebenskräfte ungehemmt.

Eine therapeutische Pflege wird sich darum bemühen, die Temperatur nicht überschießen zu lassen, Ordnung zu schaffen, Gestalt zu geben und bei zu großen Phantasien ein Gefühl für die Realitäten in der Umgebung zu vermitteln. Auch hier können äußere Anwendungen gezielt unterstützen und Hilfe zur Strukturierung leisten, z.B. mittels kühlender Behandlung. Statt Öl verwendet man fettfreie Substanzen wie Gele und Essenzen.

Wärmehaushalt und Kleidung

Der stehende Mensch ist einer Wärmesäule vergleichbar. Die meiste Wärme wird im Stoffwechselsystem gebildet und gelangt über den Blutstrom bis in die äußersten Fußspitzen. Auf dieselbe Weise gelangt die Wärme nach oben, wobei sie von Brust und Kopf abstrahlt. Der Kopf sollte immer etwas kühler als der Rumpf sein; im Sommer verhilft der luftige Hut dazu. Während der Verschluss der Bekleidung an Hals und oberem vorderen Thorax zur Wärmeabgabe gerne geöffnet werden kann, reagieren Nacken und seitlicher Hals vor allem bei Zugluft empfindlich auf Abkühlung, auch wenn dies nicht sofort bemerkt wird. Nackenverspannungen mit Kopfschmerzen sind die häufige Folge. Auch der Thorax muss vor Kälte geschützt werden.

Ein weiterer kältegefährdeter Bereich ist die Nierengegend und, vor allem bei der Frau, das Gebiet über dem Darmbeinkamm. Diese Kältezonen sind durch die Konfektions- bzw. Leibwäschenmode immer wieder in Gefahr, mit Wärme unterversorgt zu werden. Die Natur versucht gerade, diese Bereiche durch Verdickung der Fettpolster zu schützen.

Von unten kriecht die Kälte von den Fußsohlen nach oben, vor allem, wenn die Füße nicht bewegt werden oder die Reibung an den Hornhautstellen fehlt, z.B. wenn sehr feine Strümpfe in glattgefüttertem Schuhwerk getragen werden oder die Fußsohlen übermäßig mit fettenden Substanzen versehen wurden. Die großen Muskelpartien der Waden geben viel Wärme ab. Bei kühlem Wetter sorgen schon ein paar Kniestrümpfe dafür, dass der Wärmeorganismus weniger strapaziert wird.

Ist der Körper an allen Stellen angemessen geschützt, im Winter durch ein langes Viertelarmhemd mit Halsausschnitt und langen Unterhosen oder Strumpfhosen und warmes Schuhwerk, kann die Oberbekleidung den weiteren Umständen angepasst werden. Ob beispielsweise Baumwollkittel, Pullover, Bluse und Weste getragen werden, kann dann nach Bedarf, Geschmack und Mode entschieden werden.

Da Pflegende körperlich arbeiten, empfinden sie eine Raumtemperatur über ca. 20° bis 22°C schon als sehr warm, trotz ihrer leichten Dienstkleidung. Aus ihrem Empfinden ist es daher nahe liegend, Fenster zu öffnen und die Heizung zu drosseln. Hier ist immer wieder Umsicht vonnöten, dass alte und kranke Menschen nicht unbedacht einer für sie zu kühlen Raumtemperatur ausgesetzt werden. Dies gilt auch bei zentral regulierter Heizung für die Umschaltung von der Nachtabsenkung auf Tageswärme. Sie sollte früh genug erfolgen, damit die Räume bereits erwärmt sind, ehe das Aufstehen erfolgt.

Manchmal werden Patienten oder alte Menschen aus Gründen der Zweckmäßigkeit nur leicht mit einer eventuell synthetischen Decke bedeckt und mit einem harten Flügelhemd bekleidet. Durch diese Nichtbeachtung des Wärmeorganismus kann dem Patienten viel Kraft genommen werden. Anzustreben ist, diese Menschen mit einem Unterhemd und Bettjäckchen zu bekleiden, den Genitalbereich wenn auch nur mit einem Frotteetuch zu bedecken und sie mit Wollsocken zu versehen. Gerade auf einer Pflegestation im Altenheim kann man dann erleben, wie ein verspannter und teilnahmsloser alter Mensch plötzlich freundlich auf seine Umwelt anspricht, wieder Appetit und Durst bekommt und die Steifheit sich in Bewegung auflöst.

Gerade im Alter verliert der Mensch nach und nach die Fähigkeit, ausreichend Wärme zu bilden; er braucht vor allem zusätzlichen Schutz an den kältegefährdeten Zonen. Außerdem ist darauf zu achten, ob die Materialien, aus denen die Kleidung hergestellt ist, dem jeweiligen Klima und der Jahreszeit angemessen sind.

Trotz der hervorragenden Eigenschaften vieler moderner Textilfasern, vor allem, was Haltbarkeit, Knitterfreiheit und Waschbarkeit betrifft, bleibt **Wolle** das unübertroffene Material für die kalte Jahreszeit. Es hält den Körper warm, luftig und trocken, sodass nicht geschwitzt werden muss. Je besser die Wollqualität ist, desto weniger Pflege braucht sie.

Baumwolle ist sehr gut waschbar und saugfähig, hält aber weder Luft noch Flüssigkeit fest, sodass sie keine wärmenden Eigenschaften hat. Im Gegenteil, beim Schwitzen gibt sie die Feuchtigkeit sogar so schnell ab, dass ein kühlender Effekt entsteht.

Seide, wie Wolle ein tierisches Eiweißprodukt, steht zwischen Wolle und Baumwolle. Vor allem die rau strukturierte Bourretteseide dient sowohl im Sommer als auch im Winter gut zum Wärmeausgleich. Dichtgewebte Seide lässt wenig Luft an die Haut und bietet Schutz vor Wind. Gestrickte Seidenwäsche besitzt die besten Eigenschaften für den Ausgleich im Wärmehaushalt (11).

Beim Tragen von Wäsche aus qualitativ guten Materialien kann jeder spüren, dass sich dadurch seelisches Wohlbefinden einstellt. Da viele Menschen von dieser Thematik noch nie gehört haben, ist eine entsprechende Aufklärung auch zur Aufgabe der Pflegenden zu rechnen.

Wollen wir das oben erwähnte Wohlbefinden als Unterstützung für Heilprozesse in die Pflege integrieren, so müssen wir ganz besonders Acht geben auf das Bettklima unserer Patienten. Während Hunderttausende für teure medizinische Geräte und Medikamente ausgegeben werden, sind die Betten oft geradezu spartanisch ausgestattet. Auf eine schweißundurchlässige Schaumstoffmatratze kommt nach dem dünnen Baumwoll- oder Plastikmatratzenschutz direkt das Laken. Die Decken sind aus Synthetik. Ein frierender Patient wird hierin keine wärmende Hülle finden; der fiebernde Patient hingegen wird dieses Klima als eine bedrängende Hitzestauung erleben. Unterbetten und Bettdecken aus Wolle schaffen auch hier den richtigen Wärmeausgleich. Leider lassen die Hygienevorschriften den Einsatz von Naturprodukten im Bett kaum zu. Manch einem Patienten wäre jedoch sehr geholfen, wenn ihm erlaubt würde, Eigenes von zu Hause mitzubringen.

Wichtig ist, dass der Übergang zu einer wärmeausgleichenden Bekleidung **allmählich** geschieht. Sonst könnte der Versuch daran scheitern, dass der plötzlich wärmere Mensch die körperlichen und seelischen Veränderungen nicht gleich verkraftet, Angstgefühle bekommt und die ganze Sache ablehnt mit der Begründung, er würde in dieser unerträglichen Wärme ersticken.

Weitere Hilfen zur Anregung und Regulierung des Wärmeorganismus

Ein geeignetes Bettklima und angemessene Kleidung sollten für jeden Menschen selbstverständlich sein. Man könnte diese Faktoren zu den »allgemeinen Menschenrechten« zählen. Darüber hinaus stehen der Pflege aber noch weitere Hilfsmittel zur Verfügung: Das Einfachste ist die Wärmflasche, die lokal als Wärmequelle dienen kann. Allerdings kann sie keine Anwendung finden für sensibilitätsgestörte Körperteile, da dann die Wärme auf der Haut nicht wahrgenommen wird, die zur Konvektion benötigte Hyperämie nicht stattfindet und gefährliche Brandblasen entstehen. Das gilt auch für gelähmte Körperteile. Leider sind Wärmflaschen nur selten in modernen Kranken- und Pflegeeinrichtungen zu finden.

Eine weitere Möglichkeit bietet das Einreiben der Haut mit Pflanzenölen, die besondere Wärmespender darstellen. In der Pflanze entstehen sie in der Regel erst, nachdem sie sich in ihrem Blütenprozess in den Kosmos verströmt hat. Als »Antwort aus dem Kosmos« bildet sich das Öl im Blatt und sammelt sich dann vor allem im reifenden Samen (3).

Andere Pflanzen schicken ihr Öl tief in den Wurzelbereich oder in das Fruchtfleisch hinein. Diese Besonderheiten verleihen diesen Ölen ihre Heilkräfte. Die meisten Speiseöle werden jedoch aus Samen gewonnen.

Je nach Signatur der Pflanze ist das Öl für die Pflege der Haut und des Wärmeorganismus mehr oder weniger geeignet. Eventuell zugefügte ätherische Öle können noch eine besondere Qualität verleihen (3, S. 61). Das sorgfältig in die Haut gestrichene Öl bildet eine Wärmehülle um den Körper. Allerdings darf es nicht überstehen, sonst schließt es die Haut ab und erzeugt Kältegefühl.

Ätherische Öle werden rasch in den Blutkapillaren aufgenommen und auf diesem Wege weitertransportiert (3). So kann die Wärme auch zur inneren Wärme werden. Bedenkt man weiterhin, dass gerade das Blut als Organ Träger des Ich ist (4, S. 22), wird verständlich, dass die Einreibung mit Pflanzenöl eine unmittelbare Inkarnationshilfe ist. Die Kenntnis dieser Tatsache und die Ehrfurcht vor der Individualität des Patienten sind, abgesehen von geübten und warmen Händen, für eine solche Behandlung unabdingbare Voraussetzung.

Ungeeignet sind die so genannten Pflegemittel, die auf der Basis von Erdöl hergestellt sind. Anders als die Pflanzenöle, die aus dem Lebendigen stammen, entstanden die Mineralöle durch Verwesungsprozesse und wurden unterirdisch über Jahrmillionen konserviert (3).

Ernährung und Wärme

Eine weitere Möglichkeit zur unmittelbaren Anregung des Wärmeorganismus bietet die Ernährung. So hilft schon das Würzen der Speisen mit Pflanzen aus der Labiaten-Familie, z. B. mit Rosmarin, Thymian, Majoran, Melisse oder Bohnenkraut, aufgrund der besonderen Wärmequalität dieser Kräuter (2,10, vgl. Kap.

»Dekubitus-, Pneumonie- und Thromboseprophylaxe bei Schwerkranken«, S. 139 ff.). Diese könnten in jeder Stationsküche vorrätig sein.

Fette und Öle besitzen, wie bereits dargestellt, eine besondere Beziehung zur Wärme. Obwohl die Menge Butter, die man sich auf das Brot streichen kann, für viele noch ein Statussymbol darstellt, muss bei der gegenwärtigen Angst um die schlanke Linie und den Cholesterinspiegel im Blut darauf geachtet werden, dass die Fettaufnahme durch die Nahrung nicht zu kurz kommt. Selbstverständlich kann ein qualitativ gutes, ungesättigtes Speiseöl nicht durch fett gebratene Speisen ersetzt werden. Ein geeignetes Fett, mäßig genossen, ist auch Sahne, die z. B. über zerkleinertes Obst oder Kompott gegeben werden kann. Die fettlöslichen Vitamine werden damit ebenfalls besser aufgenommen.

Auch reifes Obst regt den Wärmeorganismus an (10). Es kann gut als Zwischenmahlzeit oder für Fieberkranke als Erfrischung gereicht werden. Besucher, die den kranken oder alten Menschen Gutes tun wollen, kann man anregen, Obst mitzubringen. Allerdings sollte es reif sein, da es sonst zu viele Wärmeenergien zur Verdauung verbraucht.

Für gesunde Menschen stellen weiterhin Rohkost und Zwiebelgemüse eine Aufforderung an den Wärmeorganismus dar. Geschwächte Menschen jedoch können diese Energie nicht mehr aufbringen, was sich in Blähungen und Durchfall äußert.

Anstelle von kaltem Mineralwasser können auch wärmende Kräutertees speziell Kümmel, Fenchel, Thymian, Pfefferminz, Basilikum und Lavendel angeboten werden. Wichtig ist, dass sie richtig zubereitet und frisch gereicht werden. Zu starke und abgestandene Tees werden oft abgelehnt. Allgemein ausgedrückt sollen Kräutertees dünn, durchsichtig und duftig sein.

Gestaltung der Umgebung

Ein nicht unbeachtlicher Faktor bei der Pflege von Kindern, Kranken, alten oder sonst hilfebedürftigen Menschen sind die Farben der Umgebung. Könnte man es einrichten, wäre es sinnvoll, für die wärmebedürftigen eher hüllebildende Farben, z. B. Rosa oder ein leichtes Orange, für die Gestaltung des Raumes anzuwenden. Für hitzige Menschen sind die kühleren Farben, z. B. leichtes Blau, geeigneter. Obwohl die Wände des Zimmers nicht für jeden Patienten neu gestrichen werden können, ist es nicht notwendig, sie lediglich weiß oder in einem giftigen oder grauen Gelb-Grün zu halten. Mäßig aufgetragen wird eine Farbe auf jeden Fall eher zum Wohlbefinden beitragen als ein seelenloses Weiß. Glänzende, glatte Oberflächen verstärken den Eindruck von Kälte.

Im Kleineren gibt es sogar hygienisch vertretbare Möglichkeiten, z. B. verschiedenfarbige Bettwäsche. Es liegt in der Hand der Pflegenden, die täglich mit diesen Materialien umgehen, entsprechende Bedürfnisse den für den Einkauf Verantwortlichen zu melden. Gerade im Pflegeberuf werden die äußeren Umstände, die meist von pflegefremden (wenn auch wohlmeinenden!) Menschen gestaltet werden, noch viel zu unkritisch hingenommen. *Rudolf Steiner* soll einmal gesagt haben, es müsse dem Patienten schon besser gehen, wenn er den Pflegenden bloß sehe. Zu dieser Wirkung kann auch die Farbe der Bekleidung der Pflegenden beitragen. Wie schon beschrieben, vermittelt eine Farbe Wärme oder Kälte. Das kann uns anregen, über Alternativen zum neutralen Weiß unserer Berufskleidung nachzudenken. Ebenso wie wir auf warme Hände bei der Berührung eines Patienten zu achten haben, sollte unsere Aufmerksamkeit auch der von uns ausgehenden Wärme im seelischen Umgang gelten. Pflege setzt immer ganz praktisch im Äußeren an, so auch im Umgang mit der Wärme.

Wie geschildert, sind keine aufwendigen Maßnahmen für die Unterstützung des Wärmeorganismus wichtig, sondern ein aufmerksames Bewusstsein für die Bedingungen, unter denen sich Wärme in der rechten Weise entfalten kann. Die äußeren Umstände, die wir hierfür in der Pflege herstellen, geben die Grundlage dafür ab, wie das Menschen-Ich sich im Leibe engagieren kann. Pflege des Wärmeorganismus als Unterstützung der Individualität kann dem Kranken helfen, den Weg zur Gesundung zu finden.

Kategorie	Beispiel für Lernziele	Empfohlener Lernweg
Handwerk	Sie können Methoden zur Pflege des Wärmeorganismus des Menschen praktizieren.	A
Eigenes Lernziel		
Beziehung	Sie können Wärmephänomene in der Begegnung von Mensch zu Mensch erkennen.	B
Eigenes Lernziel		
Wissen	Sie kennen die Bedeutung der Wärme für Heilungsprozesse.	C
Eigenes Lernziel		

Literatur

1. Fintelmann, V.: Altersprechstunde. Urachhaus, Stuttgart 1991
2. Geuter, M.: Kräuter in der Ernährung, 1976
3. Hauschka, R.: Substanzlehre, 9. Aufl. Klostermann, Frankfurt 1985
4. Houten, C. van: Erwachsenenbildung als Willenserweckung. Verlag Freies Geistesleben, Stuttgart 1993
5. Husemann, F.: Das Bild des Menschen als Grundlage der Heilkunst. Bd. 1, Zur Anatomie und Physiologie, Verlag Freies Geistesleben, Stuttgart 1991
6. Kipp, F. A.: Über den Vogelzug. In: Schad, W. (Hrsg.): Goetheanistische Naturwissenschaft, Bd. 3, Zoologie, Verlag Freies Geistesleben, Stuttgart 1983
7. Linder, H.: Biologie, Metzlersche Verlagsbuchhandlung u. Poeschel, Stuttgart 1966
8. Roper, N.: Die Elemente der Krankenpflege. Recom, Basel 1987
9. Schwab, G.: Sagen des klassischen Altertums. 7. Aufl. Emil Vollmer, München 1978
10. Simonis, W. Chr.: Die Ernährung des Menschen. Verlag Freies Geistesleben, Stuttgart 1960
11. Simonis, W. Chr.: Wolle und Seide. 5. Aufl. Verlag Freies Geistesleben, Stuttgart 1983
12. Steiner, R.: Die Geheimwissenschaft im Umriß, GA 13. Rudolf Steiner Verlag, Dornach 1987.
13. zur Linden, W.: Merkblätter zur Gesundheitspflege. Verein für erweitertes Heilswesen Nr. 14, 8. Aufl., Verlag Freies Geistesleben, Stuttgart 1980

Variationen zur Ganzkörperwaschung

Rolf Heine

> Die Ganzkörperwaschung bezweckt nicht allein die Reinigung des Körpers. Vielmehr wendet sie sich auch an die Lebenskräfte des Patienten. Atmosphäre und innere Haltung des Pflegenden prägen die Qualität der Waschung. Nicht ein standardisiertes oder routinemäßiges Waschen, sondern die patientengemäße, schöpferische Variation der Ganzwaschung sind Ausdruck professioneller Pflege.
>
> Lernziel s. Seite 129

Allgemeine Gesichtspunkte

In einer Waschung vollzieht sich, ausgehend von einer körperlichen Behandlung, ein Leib, Seele und Geist gleichermaßen berührender Prozess. Zunächst seien die Gesichtspunkte vorgestellt, unter denen eine Waschung durchgeführt werden soll.

Handelt es sich bei einer Waschung um die Entfernung von Verunreinigungen wie Schweiß, Kot und Urin, so betrachten wir vornehmlich den **physischen Leib**. Die Reinigung bezweckt den Schutz vor Infektionen oder Mazerationen der Haut. Darüber hinaus kann eine Waschung beleben, erfrischen, entspannen, die Leibesgrenzen erfahrbar machen, die Sinnestätigkeit anregen. Die Waschung wendet sich dann an die Lebenskräfte und erzielt Wirkungen, die über den physischen Leib hinausreichen.

Waschung und Pflege können auch dadurch zum Wohlbefinden beitragen, dass der Gepflegte sich der Umwelt gegenüber in dem ihm gemäßen ästhetischen Ausdruck präsentieren kann. Die in der Waschung gewährte Zuwendung und die ästhetische Gestaltung des Leibes wirken auf die Seele und über den physischen Leib und die Lebenskräfte hinaus.

Bei Schwerstkranken oder Sterbenden gewinnt die Waschung eine noch tiefer greifende Qualität. Sie wird in unsentimentaler Weise zum Ausdruck menschlichen Beistands, zur reinen Geste des Dienens. Der leibliche und der seelische Aspekt des Waschens treten zurück, die Waschung sucht den Menschen an sich. Sie kann verdichtet werden zur Reinigung im kultischen Sinn *(Tab. 3)*.

Da bei einer Waschung immer der ganze Mensch behandelt wird, können diese Gesichtspunkte nicht isoliert voneinander betrachtet werden. Wohl aber kann das Wissen über die mit der Waschung angestrebte Qualität Schwerpunkte in der Durchführung setzen. So wird man einen bettlägrigen, kontinenten Patienten, beispielsweise nach einem Herzinfarkt, nicht primär unter dem Gesichtspunkt der Entfernung von Verschmutzungen waschen, sondern um seinen persönlichen Gewohnheiten und dem Bedürfnis, »gepflegt« zu sein, zu entsprechen. Die Waschung kann auch darauf abzielen, Verkrampfungen zu lösen und Geborgenheit zu vermitteln.

Bei einem Bewusstlosen treten ästhetische Gesichtspunkte bei der Waschung in den Hintergrund, müssen jedoch deshalb nicht vernach-

Qualität der Waschung	Erreichbare Dimension
Säuberung von Verunreinigungen	physischer Leib
Anregung der Lebenskräfte	Leben
Ästhetik und Zuwendung	Seele
Geste des Dienens – Reinigung	Ich

Tab. 3
Gesichtspunkte zur Waschung

lässigt werden. Hier gewinnt die Anregung und Unterstützung der Lebenskräfte wesentliche Bedeutung.

Bei einem Sterbenden tritt neben Linderung und Erfrischung der Dienst am physischen Leib als dem »Tempel des Geistes« in den Vordergrund. Der Pflegende bleibt dabei der sich allmählich vom Leib lösenden Seele innerlich zugewandt. Die einzelnen Pflegehandlungen erscheinen so angesichts des nahen Todes in einem neuen Licht.

Das Wissen um die in einer Waschung erreichbaren Seinsebenen ermöglicht den differenzierten Umgang mit dem Pflegebedürftigen. Es erweitert eine lediglich schematische Vorgehensweise, nach der alle Patienten nach einem festen hygienischen Standard behandelt werden, und verwehrt eine ausschließliche Orientierung an den Wünschen des Patienten.

Im Folgenden werden die vier dargestellten Gesichtspunkte exemplarisch auf verschiedene Pflegesituationen angewendet. Damit wird keine schematische Anleitung zur Waschung gegeben. Das praktische Vorgehen muss sich in jedem einzelnen Falle auf die konkrete Situation des Patienten beziehen. Die beschriebenen Grundformen entfalten ihre Wirkung erst, wenn sie durch den Pflegenden individualisiert und am Kranken geübt worden sind.

Grundformen der Waschung

Die Waschung als Dienst am Leib

Oftmals wird die Waschung eines hilfsbedürftigen Menschen als pflegerische Dienstleistung betrachtet. Eine solche Haltung ist geneigt, die Waschung den Wünschen des Kranken anzupassen. Was aber, wenn der Kranke kein diesbezügliches Bedürfnis äußert, oder ihm die Waschung gleichgültig oder lästig ist? Folgen wir dann unseren eigenen Vorstellungen, ob und wie die Körperpflege zu geschehen hat?

Betrachtet man den physischen Leib als Bild des geistig-seelischen Menschenwesens, so sehen wir ihn als Ergebnis der in ihm wirkenden Individualität. Erst im Leichnam ist die am Leib gestaltende Tätigkeit des Geistig-Seelischen an ein Ende gekommen. Der Leib hat dann seine endgültige Form erreicht. Die Pflege des physischen Leibes kann, wenn wir seinen Bildcharakter verstehen, getragen werden von der Achtung vor der in diesem Leib sich ausdrückenden geistig-seelischen Wesenheit. Achtung und Hingabe lassen uns eintreten in den Dienst am physischen Leib. Die Elemente der Waschung, d.h. Wasser, Temperatur, Berührung und Rhythmus werden wir so einsetzen, dass sie als Gesten des Dienens vor dem Geheimnis des physischen Leibes erscheinen. Das Wasser wird zum Symbol des Lebens. Es löst das Fremde, Tote vom Leib. Wärme und Berührung werden zur Geste der Begegnung zwischen dem Pflegenden und dem Kranken, der Rhythmus der Bewegungen zum Sinnbild der Verbindung und Lösung von Seele und Leib.

Ästhetik und Zuwendung als Elemente der Waschung

Ein gepflegter Leib ist Ausdruck der auf ihn verwendeten Achtsamkeit. Verwahrlosung ist das entsprechende Gegenbild, in dem die Gleichgültigkeit gegenüber dem Leib erscheint. Diese muss nicht unbedingt dem allgemeinen Lebensgefühl des Kranken entsprechen, sie kann in Zuständen der Erschöpfung vorübergehend auftreten. Das Bedürfnis, gepflegt zu erscheinen, tritt dann gegenüber dem Ringen um Homöostase (Gleichgewicht der Lebensprozesse) in den Hintergrund.

In diesem Fall wird die Sorge für das äußere Erscheinungsbild zur Aufgabe der Fremdpflege. Sie ermöglicht es dem Kranken, der Umwelt ohne Scham, das heißt seinem Selbstbild gemäß, gegenüberzutreten und wird damit zum sichtbaren Ausdruck umfassender Pflege. In diesem Sinne ist die Pflege der Haare, die Rasur, die Pflege der Nägel und der Haut nicht ein nur kosmetisches Problem. Vielmehr setzt eine solche Pflege einen Ordnungs- und Gestaltungsimpuls, der wesentlich beiträgt zum Wohlbefinden der Seele in ihrer Wohnstatt, dem Leib.

> **Beispiel**
>
> Eine junge Patientin wollte einen Tag vor ihrem Tod, den sie schon geraume Zeit erwartete, zum Friseur gebracht werden. Als sie strahlend mit frisch gewaschenen und geschnittenen Haaren zurückkam und wir sie mit Bewunderung und Verwunderung begrüßten, antwortete sie schmunzelnd: »Damit die Engel auch etwas haben, worüber sie sich freuen können!«

Die Waschung und Pflege unter dem Gesichtspunkt der Ästhetik bemüht sich um eine dem Kranken angemessene Ordnung. Sie wird damit im Sinne des Kranken wirksam, der diese Ordnung selbst nicht herstellen kann. Gerade in der Aufmerksamkeit für diese »äußerlichen« Dinge erlebt der Kranke die persönliche Zuwendung des Pflegenden intensiv.

Die körperliche Berührung und Nähe bedarf und schafft Vertrauen *(vgl. Kap. »Die rhythmische Einreibung«, S. 142)*. Besonders die Waschung der Geschlechtsorgane ist oftmals ein Prüfstein für das Einfühlungsvermögen des Pflegenden. Es gilt dabei das Schamgefühl des Patienten ebenso wahrzunehmen wie die eigene Befangenheit. Die Abdeckung des Intimbereichs mit einem Handtuch, immer, wenn der Pflegende nicht unmittelbar tätig ist, und sei es auch nur, um den Waschhandschuh auszuwaschen, ist eine beispielhafte Geste der Aufmerksamkeit und des Respekts. Sie trägt wesentlich zur Tolerierung der Waschung bei, gerade auch dann, wenn sie unter hygienischen Gesichtspunkten besonders gründlich erfolgen muss. In einer solchen Geste verdeutlicht sich das Anliegen, den hygienischen Erfordernissen und der Wahrung der Intimsphäre des Kranken gleichermaßen zu entsprechen.

Die Waschung als Anregung der Lebenskräfte

Eine Waschung kann beleben, erfrischen und wecken – oder entspannen, harmonisieren und in den Schlaf führen. Sie kann die Sinnestätigkeit und die Stoffwechseltätigkeit anregen oder den rhythmischen Ausgleich zwischen ihnen unterstützen. Um spezifische Wirkungen zu erzielen, muss die Waschtechnik entsprechend gewählt werden. Im Folgenden sollen drei unterschiedliche Waschungen dargestellt werden.

Die belebende Waschung

Sie ist beispielsweise angezeigt bei
- Menschen, denen es schwerfällt, morgens richtig wach zu werden,
- an Herzinsuffizienz Leidenden, (▶ Vorsicht bei Lungenstauung oder Lungenödem!)
- somnolenten oder bewusstlosen sowie
- depressiven Patienten.

Bei einer anregenden, belebenden Waschung wird die Wärme des Waschwassers in Körpertemperatur oder etwas niedriger gewählt. Durch die Abkühlung des Wassers in der Waschschüssel und auf der Haut wirkt die Waschung kühlend, ohne dass der Patient zu frieren beginnt. Der Zusatz von Rosmarin oder Zitrusbademilch verstärkt die erfrischende Wirkung.

Die Waschung beginnt am Gesicht als der Körperregion, in der wir am bewusstesten sind. Wenn wir am Morgen erwachen, erleben wir zuerst den Gesichtsbereich, noch bevor wir unsere Gliedmaßen wahrnehmen und kraftvoll betätigen können. Die Waschung vollzieht damit den Prozess des Erwachens von der Kopfregion hinunter zu den Gliedmaßen nach *(s. Abb. 7)*.

Der Waschhandschuh ist beim Waschen des Gesichts so feucht, dass kein Wasser unkontrolliert herausfließt oder herausgedrückt wird. Der Druck in den verschiedenen Regionen des Gesichts soll die Körpergrenzen erleben lassen, ohne dass der Patient sich bedrängt fühlt.

Nach dem Gesicht wird der rechte Arm behandelt. Damit beginnt die Waschung auch hier an der »starken«, bewussteren Seite. Die Behandlung beginnt am Unterarm in kreisenden Bewegungen zur Schulter hin. Sie folgt der Bewegung des Blutes zum Herzen. Dabei sind die Kriterien für eine rhythmische Einreibung sinngemäß zu übertragen *(vgl. S. 147 ff.)*.

Danach wird die rechte Hand mit etwas stärkerem Druck gewaschen. Häufig erwidert der Patient durch leichten Gegendruck oder Bewegungen der Finger diese Berührung.

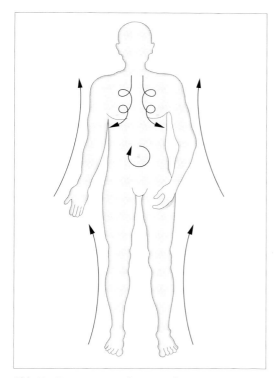

Abb. 7 Bewegungsrichtungen bei einer anregenden Waschung

Im gleichen Sinn wird der linke Arm behandelt.
Die Waschung des vorderen Oberkörpers erfolgt in kreisenden Bewegungen von der Schulter ausgehend über das Sternum entlang der Rippenbögen erst rechts, dann links. Das Abdomen wird in einer rechtsläufigen Spirale auf die Nabelgegend zulaufend behandelt. Die Bewegung folgt damit der Richtung der Peristaltik. Die Flanken werden vom untersten Rippenbogen bis zur Hüfte ausgestrichen.
Danach wird der Patient zur Waschung des Rückens aufgerichtet oder zur Seite gelagert. Die Waschung erfolgt dort im Sinne einer Rückeneinreibung an den Schultern beginnend in kreisenden Bewegungen von paravertebral nach lateral, erst rechts, dann links. Das Abtrocknen des Rückens betont die Aufrichte, indem das Handtuch mit leichtem Druck entlang der paravertebralen Muskulatur von oben nach unten geführt wird.

Die Waschung der Beine geschieht gleichsinnig wie die der Arme von den Fesseln zur Hüfte, also in Richtung Herz. Die Innenseite der Oberschenkel wird ausgespart, da sie im Rahmen der Intimpflege durchgeführt wird. Den Abschluss bildet jeweils die Waschung der Füße.
Der bei einer Waschung durch den Waschhandschuh oder das Handtuch ausgeübte Druck sollte wie bei einer rhythmischen Einreibung *(s. 143)* nicht dazu führen, dass Gewebe vorangeschoben wird: Die belebende Wirkung der Waschung ergibt sich nicht durch ein festes Zugreifen, sondern durch die rhythmischen Bewegungsimpulse.
Eine aktivierende Waschung sollte möglichst viele Sinneseindrücke vermitteln. Dabei ist weniger die Stärke des Sinnesreizes von Bedeutung als vielmehr das **gezielte Ansprechen** der Sinnesbezirke.
Dies kann geschehen durch
- die Wahrnehmung der Leibesgrenze durch die Berührung,
- die Wahrnehmung der Wirkung (Belebung, Entspannung etc.) der Waschung auf den Leib,
- das Erleben von aktiven und passiven Bewegungen,
- das Gleichgewichtserlebnis beim Lagern,
- der Geruch des Badezusatzes,
- das Geschmackerlebnis bei der Mundpflege,
- die optische Wahrnehmung der Waschung,
- die Wärme oder Kühle des Wassers,
- die durch das Wasser hervorgerufenen Geräusche,
- die Sprache des Pflegenden, der die einzelnen Schritte der Waschung ankündigt,
- die Wahrnehmung der angestrebten Ordnung in den Handlungsabläufen sowie
- die Wahrnehmung der Persönlichkeit des Pflegenden.

Um den Patienten nicht durch die Fülle von Sinneseindrücken zu überfordern und ihm die Orientierung zu erleichtern, ist es wichtig, alle Schritte der Waschung anzukündigen. Wachheit soll nicht durch Stress entstehen, der dann eintritt, wenn der Patient dem Geschehen an seinem Körper nicht zu folgen vermag und es abwehrt.

Die beruhigende Waschung

Sie ist angezeigt bei
- seelisch oder körperlich angespannten, verkrampften Patienten,
- erregten oder ängstlichen Meschen,
- Patienten z.B. mit Hyperthyreose, Hypertonie, nach einem Herzinfarkt sowie
- an Schmerzen Leidenden.

Als Zusatz zum Waschwasser empfiehlt sich Lavendel- oder Fichtennadel-Bademilch. Die Temperatur des Waschwassers liegt bei ca. 40 °C, sodass trotz der Abkühlung des Wassers während der Behandlung und der Kühlung durch die Verdunstung angenehme Wärme empfunden wird. Der Waschhandschuh wird gut ausgewrungen, sodass kein Wasser abtropfen kann.

Die entspannende Waschung beginnt mit der Behandlung des Gesichts. Hierbei werden mit ruhiger Bewegung die Konturen des Gesichts gleichsam nachplastiziert. Diese behutsame Behandlung wird vom Kranken oftmals als eine sehr sanfte Zuwendung erlebt. Das Gesicht wird hierbei nicht allein an der Oberfläche empfunden, sondern gleichsam als weite Landschaft, durch die sich die Hand des Pflegenden einfühlend bewegt.

Die beruhigende Waschung wird an der rechten Schulter fortgesetzt. Von dort bewegt sie sich, dem Muskelverlauf des Armes folgend, abwärts bis zur Hand. Ohne Druck wird der Arm bis zu den Fingerspitzen ausgestrichen. Ebenso wird der linke Arm behandelt.

Der Brustbereich wird, an den Schultern beginnend, entlang der Rippenbogen in ruhigen Strichen gewaschen, dann nachdem der Patient auf die Seite gedreht wurde, der Rücken, rechts und links entlang der Wirbelsäule.

Die Beine werden im gleichen Sinne wie die Arme von der Hüfte bis zu den Füßen ohne Druck ausgestrichen.

Die Bewegungsrichtung bei einer beruhigenden Waschung geht damit vom Zentrum in die Peripherie, vom Körperstamm zu den Gliedmaßen (Abb. 8). Sie löst damit die angespannten und verkrampften, tendenziell in Beugung eng an den Körperstamm herangenommenen Gliedmaßen und orientiert sie in Weitung und Entspannung.

Die Bewegung entspricht dem Weg der Lösung der Seele vom Leib im Schlaf im Gegensatz zur Heranführung der Seele an den Leib, wie es bei der anregenden, von der Peripherie zum Zentrum geführten Waschung beschrieben wurde.

Die »klingende Waschung«

Diese Waschung muss in besonderer Weise den Kräftezustand des Patienten berücksichtigen. Sie ist angezeigt bei
- Patienten in reduziertem Allgemeinzustand,
- Patienten nach großen operativen Eingriffen,
- Polytraumatisierten sowie
- Sterbenden.

Die Schwäche des Patienten fordert einen besonders behutsamen Umgang mit aktiven und passiven Bewegungen, die den Kranken überanstrengen würden, aber bei einer gewöhnlichen Waschung unvermeidlich wären. Um diesen Kranken trotzdem Frische, Belebung und

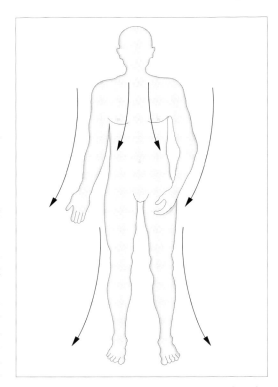

Abb. 8 Bewegungsrichtungen bei einer beruhigenden Waschung

Entspannung zu vermitteln, reduzieren wir die Waschung auf die Behandlung des Gesichts und ein Hand- und/oder Fußbad.

Wir beginnen mit der Behandlung des Gesichts im Sinne einer beruhigenden Waschung und fahren fort mit einem Bad der rechten Hand. Hierzu wird eine Waschschüssel mit niederem Rand mit geringfügig höher als handwarm temperiertem Wasser gefüllt und auf die rechte Seite des Patienten gestellt. Der Oberkörper des Kranken wird leicht erhöht gelagert, sodass die Hand bequem ins Wasser gelegt werden kann.

Der Pflegende schöpft nun mit seiner hohlen Hand Wasser aus der Waschschüssel und gießt es über die im Wasser ruhende Hand des Patienten. Die dadurch entstehende leichte Strömung und das Geräusch des leise plätschernden Wassers, daher »die klingende Waschung«, wirken beruhigend und anregend zugleich. Meist bewegt der Kranke gern seine Hand, greift nach dem Waschhandschuh oder der Hand des Pflegenden. Dieser kann nun durch leichten Druck in den Handteller oder durch Ausstreichen der Finger dem Bewegungs- und Greifbedürfnis des Patienten entgegenkommen.

Nach ca. ein bis zwei Minuten wird die Hand aus dem Wasser gehoben und auf ein bereitgelegtes Handtuch gelegt, abgedeckt und mit leichtem Druck abgetrocknet. Danach wird die Waschschüssel auf die andere Seite des Patienten gestellt und die linke Hand in der gleichen Weise behandelt.

Für die Behandlung der Füße wird die Temperatur des Wassers auf etwa 38 °C erhöht. Wiederum beginnen wir mit dem rechten Fuß. Der Unterschenkel wird in ca. 90° angestellt und der Fuß in das Wasser eingebracht. Meist muss das Bein durch die Hand des Pflegenden oder geeignete Lagerungsmittel gestützt werden. Wie beim Handbad gießen wir Wasser mit der hohlen Hand über den Fußrücken, streichen mit dem Waschhandschuh und etwas kräftigerem Druck über die Fußsohle und streichen die Zehen aus. Die Abtrocknung erfolgt wie beim Handbad nach ca. ein bis zwei Minuten. Der linke Fuß wird danach entsprechend behandelt.

Hand- sowie Fußbad und Gesichtswaschung vermitteln auch unabhängig voneinander einem erschöpften Patienten das Gefühl einer den ganzen Menschen ergreifenden Behandlung. So wird die Waschung eines kleinen Körperbereichs zum Ausgangspunkt milder, aber umfassender Belebung.

Variationen der Grundformen

Um der Gefahr zu entgehen, die dargestellten Grundformen einer Waschung als Schema misszuverstehen, sollen einige Beispiele angeführt werden, die ein modifiziertes Vorgehen nahelegen.

Beispiel 1

Ein Patient litt die ganze Nacht über an Schmerzen und konnte deshalb nur wenige Stunden schlafen. Am Morgen fühlte er sich müde und zerschlagen. Da an diesem Morgen einige Untersuchungen anstanden, deren Ergebnisse der Patient gespannt erwartete, war ein Nachholen des versäumten Nachtschlafes am Vormittag nicht möglich. Es wurde eine der angespannten Gesamtsituation des Patienten angemessene beruhigende Waschung mit Lavendelbademilch durchgeführt, dazu ein Fußbad, das eine milde Anregung und Belebung bewirkte. Der Patient war nach der Behandlung sichtlich entspannt, schlief ca. eine halbe Stunde und erwachte gestärkt und optimistisch.

Beispiel 2

Ein älterer, hemiplegischer Patient in depressiver Stimmungslage war den ganzen Tag über schläfrig. Die morgendliche anregende Waschung mit Rosmarinbademilch führte nur für ca. eine Stunde zu größerer Wachheit, dann trat die gewohnte Schläfrigkeit wieder auf. Die Nachtwache hatte berichtet, dass der Patient in der Nacht sehr aktiv sei und wenig schliefe. Dieser Umkehrung des Wach-Schlaf-Rhythmus begegneten wir mit einer aktivierenden Waschung am Abend. Sie führte zusammen mit einer Tasse Kaffee wie am Morgen zu einer kurzzeitigen hellen Wachheit. Nach ca. einer Stunde schlief der Patient tief und fest bis ca. zwei Uhr.

> **Beispiel 3**
>
> Einen Patienten mit globaler Herzinsuffizienz behandelten wir am Morgen im Rahmen der Ganzwaschung mit Fußbädern mit Citrus-Bademilch, am Abend mit Citrus-Armbädern und unterstützten damit den Rhythmus von Anregung und Lösung im Tageslauf. Die Behandlung wurde später durch entsprechende Bein- und Armeinreibungen intensiviert.

Die physische Reinigung und der Ablauf einer Ganzkörperwaschung

Die anregende und die beruhigende Waschung wurden bislang ohne Berücksichtigung der physischen Reinigung dargestellt. Dieser Gesichtspunkt soll in der Pflegepraxis nicht vernachlässigt werden. Angesichts der verbreiteten Überbetonung dieses Aspektes wollen wir ihn hier jedoch nicht weiter ausführen und nur kurz auf die Intimpflege Bezug nehmen. Stattdessen soll gezeigt werden, wie sich die physische Reinigung in den Ablauf einer anregenden Ganzkörperwaschung einfügen kann. Dabei wollen wir zwei Formen unterscheiden:
- Die Waschung eines Patienten, der sich aktiv beteiligen kann.
- Die Waschung eines gänzlich unselbstständigen Patienten.

In beiden Fällen muss die Waschung vorbereitet werden. Nach der Information des Patienten (auch des bewusstlosen!) werden die Fenster geschlossen und eventuell ein Sichtschutz angebracht, um eine ungestörte, beschützte Atmosphäre zu schaffen.
Im Zimmer sollte es warm sein.
Die für die Waschung benötigten Gegenstände werden vorbereitet. Lagerungsmittel werden aus dem Bett entfernt. Der Patient wird mit leicht erhöhtem Oberkörper auf den Rücken gelagert. Er bleibt in jedem Fall zugedeckt, damit er nicht auskühlt und sich unter der Bettdecke geschützt und umhüllt fühlen kann. Während der Waschung werden nur die jeweils behandelten Körperregionen aufgedeckt.
Mit dem Patienten, der teilweise **aktiv** an der Waschung mitwirken kann, wird abgesprochen, in welchen Bereichen er Unterstützung benötigt. Da dies besonders im Bereich der Intimpflege oftmals vom Patienten nicht selbst verbalisiert werden kann, müssen wir uns selbst ein Urteil über die Hilfsbedürftigkeit bilden und dem Patienten entsprechende Hilfestellungen vorschlagen. Für diese Urteilsbildung sind die eingangs dargestellten Gesichtspunkte für eine Waschung maßgeblich *(S. 122)*. Das Training der Selbstständigkeit hat dabei nicht immer erste Priorität.
Auch die Waschgewohnheiten des Patienten können z. B. dem Gesichtspunkt der Anregung nachgeordnet werden, wenn wir sein Einverständnis gewinnen können.
In den meisten Fällen wird der teilweise selbstständige Patient die Waschung des Gesichts und des Oberkörpers übernehmen können. Er bedarf möglicherweise auch in diesem Bereich der Hilfe bei der Koordination eines sinnvollen Ablaufes. Mit der Waschung des Rückens, des Intimbereichs und der Beine übernehmen wir die schwer zugänglichen Körperpartien. Bei der Intimpflege ist es oft sinnvoll, dem Patienten ein Sitzbad anzubieten.
Mund-, Nagel- und Haarpflege, die das äußere Erscheinungsbild am sichtbarsten gestalten, bilden den Abschluss der Waschung.
Mit eventuellem Wechseln der Bettwäsche, Glätten der Laken, Aufschütteln der Kissen und der Bettdecke, erneuter Lagerung des Patienten und dem Aufräumen der Waschmaterialien sowie des Krankenzimmers beenden wir die Behandlung. Damit wird auch die äußere Umgebung ein Bild der am Leib gestalteten Ordnung.
Beim vollständig **hilfsbedürftigen** Patienten müssen die Kriterien, unter denen die Waschung durchgeführt werden soll, weitgehend vom Pflegenden bestimmt werden. Hier ist es besonders wichtig, alle Schritte der Waschung anzukündigen. Gerade bewusstlose Patienten oder Patienten im Durchgangssyndrom neigen dazu, die Aktivitäten an ihrem Körper als Bedrohung zu erleben, wenn wir unsere Handlungen nicht ruhig und koordiniert durchführen. Um den Patienten nicht zu überfordern ist es oftmals sinnvoll, die Waschung in zwei oder drei Abschnitte zu gliedern.
Je nach Dringlichkeit beginnen wir mit der

Mund- oder Intimpflege. In diesen Bereichen steht meist die physische Reinigung im Vordergrund. Für die Intimpflege meiden wir die Verwendung von Seife, da diese die Schleimhäute reizen und austrocknen kann. Oftmals ist es sinnvoll, hier Einmalwaschhandschuhe zu verwenden. Der Patient wird von Verunreinigungen befreit, die Bettwäsche erneuert, die Laken werden geglättet, die Kissen aufgeschüttelt. Nach einer Pause führen wir die Waschung unter dem Gesichtspunkt der Anregung der Lebenskräfte durch. Nach einer erneuten Pause, in der für Ordnung im Zimmer gesorgt wird, folgt die Pflege der Haare, der Nägel und die Rasur.

Diese Gliederung der Waschung erleichtert es auch dem Pflegenden, sich auf die Charakteristik der einzelnen Abschnitte innerlich einzustellen. Die Entfernung von Verunreinigungen geschieht in sachlich objektiver Distanz. Die Waschung zur Anregung der Lebenskräfte wird getragen vom Mitgefühl für die Schwäche, Müdigkeit oder Anspannung des Patienten und dem Impuls, die Beschwerden zu lindern. Die Sorge für das äußere Erscheinungsbild gründet in der Suche nach dem Selbstbild des Kranken und im Bemühen, den Leib als Ausdruck des Menschseins erscheinen zu lassen. Die Waschung wird so in völlig unsentimentaler Weise ein Dienst am ganzen Menschen.

Kategorie	Beispiel für Lernziele	Empfohlener Lernweg
Handwerk	Sie können die drei Grundformen einer therapeutischen Waschung sicher praktizieren.	A
Eigenes Lernziel		
Beziehung	Sie können die Waschung als einen Dialog zwischen Patient und Pflegendem gestalten.	B
Eigenes Lernziel		
Wissen	Sie kennen die Indikationen für die Grundformen der Waschung.	C
Eigenes Lernziel		

Dekubitus-, Pneumonie- und Thromboseprophylaxe bei Schwerkranken

Rolf Heine

Dekubitus, Pneumonie und Thrombose gelten, wenn sie sekundär im Krankenhaus auftreten als Pflegefehler, die den Patienten in Lebensgefahr bringen können. In diesem Kapitel wird gezeigt wie Prophylaxen als ganzheitliche Behandlungen weit mehr bewirken können, als den Patienten vor Sekundärschädigungen zu bewahren. Der Schlüssel hierfür liegt im Erkennen der konstitutionellen Grundlagen des Schwerkranken. Sie erweitern und relativieren das übliche Raster der Risikofaktoren.

Lernziel s. Seite 141

Der folgende Beitrag stellt das Thema »Prophylaxen« in den Zusammenhang einer ganzheitlichen Pflege. **Er setzt ein fundiertes Grundwissen über Risiken und prophylaktische Maßnahmen voraus und ersetzt dieses nicht**. Anstelle einer Aneinanderreihung der Risikofaktoren und alternativer Methoden zur Prophylaxe soll ein übergeordneter Gesichtspunkt entwickelt werden. Dem Leser wird es damit ermöglicht, die eigene Pflegepraxis kritisch zu beleuchten und zu erweitern.

Zum Verständnis der Ursachen von Dekubitus, Pneumonie und Thrombose

Dekubitus, Pneumonie und Thrombose äußern sich an drei verschiedenen Organsystemen: der Haut, der Lunge und dem Blut. Trotz unterschiedlicher Noxen treten gerade bei Schwerkranken Gefährdungen für diese Erkrankungen häufig gemeinsam auf. Prophylaktische Maßnahmen müssen dann für alle drei Bereiche vorgenommen werden. Im besonderen stellen Immobilität, hohes Alter, Bewusstseinstrübungen und Ernährungsstörungen ein gemeinsames Risiko dar.

Um die der Dekubitus-, der Pneumonie- und der Thromboseentstehung gemeinsamen Ursachen genauer in den Blick zu bekommen, sei zunächst ein Patient betrachtet, bei dem eine Gefährdung in allen drei Bereichen offensichtlich vorliegt. Wir verzichten dabei zunächst auf nicht unmittelbar wahrnehmbare Daten wie Diagnose und Prognose und stellen nur die Phänomene dar, welche der äußeren Beobachtung zugänglich sind.

Beispiel

Eine ungefähr 50-jährige Frau liegt mit leicht erhöhtem Oberkörper im Bett. Die weiße Bettdecke bedeckt den Körper bis zur Brust. Unter der Decke zeichnen sich die Konturen des Körpers schwach ab. Aus ihrem blassen Gesicht treten die Wangen- und Unterkieferknochen scharf hervor. Die Augen sind bis auf einen kleinen Spalt, in dem das Weiß der Skleren erscheint, geschlossen. Durch die blassroten, leicht geöffneten Lippen strömt kaum hörbar der Atem. Der Kopf mit dem angedrückten, braungrauen Haar ist kraftlos zur Schulter gesunken. Der Oberkörper wird durch ein Kissen gestützt. Die rechte Hand liegt reglos auf der sich kaum hebenden und senkenden Brust, droht aber jeden Augenblick, der Schwerkraft folgend, herabzurutschen. Der linke Arm ruht wie abgelegt neben dem Körper. Hände und Füße sind kühl. Die Kranke bemerkt erst, als sie angesprochen wird, dass jemand bei ihr ist. Sie öffnet die Augen, sucht aber nicht den Blick ihres Gegenübers. Ihr Blick bleibt verschleiert, ins Leere gerichtet. Der Kopf ruht unbewegt in den Kissen. Sie versucht, die trockenen Lippen mit der trockenen Zunge zu befeuchten, und beendet diese vergebliche Anstrengung mit einem schwachen Seufzer. Nach einigen Minuten versucht sie, erst den Oberkörper und dann das Becken von der Unterlage zu lösen, sinkt aber sogleich wieder in die ursprüngliche Lage zurück. Der Anblick erregt unser Mitleid und den Impuls, diesen Zustand zu lindern.

Die Kranke ist in ihrem Bewusstsein gedämpft. Sie kann ihre Aufmerksamkeit nicht frei auf die sie umgebende Welt richten oder sich willentlich von ihr abwenden. Im Gegensatz zum gesunden Schlafenden, der erwachend zur Tageshelligkeit des Bewusstseins zurückfindet, verbleibt die Schwerkranke in unserem Beispiel in einer Art Bewusstseinsnebel.

Ihre Bewegungen sind kraftlos, ohne Spannkraft, die Gliedmaßen erschlafft oder erstarrt. Die Fähigkeit des Gesunden, sich kraftvoll und zielgerichtet zu bewegen oder sich aufzurichten, ist verloren. Die Leichtigkeit, mit der selbst die unbewussten Bewegungen eines gesunden Schlafenden erfolgen, sind der Schwere gewichen.

Der ganze Mensch wirkt schwer. Er kann die Schwerkraft nicht mehr überwinden und ist der Erdanziehung ohne Gegenkraft ausgeliefert.

Die Bedeutung der Ich-Organisation

Bewusstlosigkeit, Erschlaffung oder **Erstarrung** und **Schwere** prägen das oben dargestellte Bild. Der Gesunde verfügt dank seiner Kräfte über waches Bewusstsein, Beweglichkeit und Leichte.

Der Kranke kann der Gravitationskraft nicht die eigene Aufrichtekraft entgegensetzen, der unbelebten Starre nicht die fließende, geführte Bewegung, der Bewusstseinsnacht nicht das innere Licht. Die in der unbelebten, anorganischen Natur wirkenden Kräfte beginnen über die Kräfte des bewussten menschlichen Lebens zu dominieren. Die Schwerkraft zieht den Leib ohne Gegenwehr zur Erde hin. Wo der Körper aufliegt, schiebt sich gleichsam die Unterlage Stück für Stück über die Leibesgrenzen hinweg in ihn hinein. Bewusstsein und Leben sind ein kleines Stück aus dem Leib gewichen. An ihrer Stelle hat sich Fremdes eingedrückt. Innerhalb der Leibesgrenzen hat sich Außenwelt ausgebreitet. Körpergewebe ist abgestorben, in der Nekrose ist der Mensch gleichsam partiell zu einem Stück Bett geworden.

Im Rückzug der die leibliche Integrität erhaltenden Kraft erkennen wir die Ursache dafür, dass sich Außenwelt innerhalb der Leibesgrenzen geltend machen kann. Die Kraft, welche die leibliche Integrität herstellt und erhält, nennen wir Ich-Organisation. Sie durchdringt und individualisiert den menschlichen Seelen- und Lebensleib und gestaltet die aufbauenden und regenerierenden Stoffwechselprozesse. Im Nerven-Sinnes-System ermöglicht sie das denkende Bewusstsein und wirkt abbauend *(vgl. Kap. »Menschenkundliche Grundlagen«, S. 37 ff.)*. Durch die Ich-Organisation ist es dem Ich des Menschen möglich, sich in der Leiblichkeit zu äußern.

Allen inneren Risikofaktoren, die für die Entstehung eines Dekubitus von Bedeutung sind, liegt eine Schwächung der im Stoffwechselsystem aufbauend wirkenden Ich-Organisation zugrunde. Sie ist letztlich die Ursache dafür, dass sich Außenwelt innerhalb der menschlichen Leibesgrenzen ausbreiten kann.

Auch eine Pneumonie entsteht, indem sich Außenwelt innerhalb der Leibesgrenzen des Menschen ausbreitet. Die Keimbesiedlung der Lunge ist ein Eindringen fremden Lebens in den menschlichen Organismus. Dieses Fremdleben kann sich jedoch nur geltend machen, wenn das Eigenleben des Menschen ein Stück aus dem Organ gewichen ist. Die Entzündungsreaktion in der Lunge ist dann der Versuch, das Fremdleben zu überwinden und die leibliche Integrität wiederherzustellen. Wie im Verdauungsvorgang das Fremde der Nahrung überwunden und in körpereigene Substanz verwandelt wird, so vollzieht sich in der Entzündung ein parenteraler Verdauungsprozess.

Die Thromboseentstehung kann ebenfalls unter dem Gesichtspunkt des Sich-Ausbreitens der Außenwelt innerhalb der Leibesgrenzen verstanden werden: Normalerweise erleben wir den Gerinnungsvorgang, wenn nach einer Verletzung das ausgetretene Blut sich an der Körperoberfläche verdickt und verhärtet und damit zum Verschluss der Wunde beiträgt. Auch hier kommt der Gerinnungsvorgang an der Außenwelt in Gestalt der Luft und der abgestorbenen (!) Gewebstrümmer in Gang.

Die in der Virchow-Trias charakterisierten Entstehungsursachen der Thrombose lassen sich ebenfalls unter diesem Gesichtspunkt verstehen.

Gefäßwandschäden sind, wenn verletzungsbedingt, ein in die Leiblichkeit hineinragender Außenwelteinfluss. Bei Veränderungen und

Ablagerungen an der Gefäßwand handelt es sich ebenfalls um Prozesse und Stoffe, die aus der Lösung im Blut herausgefallen und dadurch dem Organismus fremd geworden sind. Sie wirken innerhalb der Blutgefäße wie ein störender Fremdprozess oder Fremdkörper, an dem die Gerinnungstätigkeit aktiviert werden kann.

Bei Veränderungen im Strömungsverhalten, beispielsweise durch Varizen, kommt der Fluss des Blutes ins Stocken. Es kommt zu Verlangsamungen und zu Wirbelbildungen. Das Blut führt eine ihm **fremde** Bewegung aus, und der Gerinnungsprozess wird ausgelöst.

Bei Veränderungen seiner Zusammensetzung entwickelt das Blut selbst Verhärtungstendenzen, es dickt beispielsweise ein. Das dem Blut eigene Gleichgewicht von Auflösung, z.B. bei Fibrinolyse, und Verhärtung bzw. Blutgerinnung ist einseitig zugunsten der Verhärtungstendenz gestört.

Exkarnation und Inkarnation

Der Rückzug des Ich aus den aufbauenden Stoffwechselprozessen des Leibes, ein der Dekubitus-, Pneumonie- und Thromboseentstehung gemeinsam zugrunde liegender Prozess, wird in der anthroposophischen Menschenkunde als »Exkarnation« bezeichnet, im Gegensatz zur Inkarnation, der Verbindung des Ich mit der Leiblichkeit. Inkarnationsprozesse finden wir, wenn sich der geistige Wesenskern des Menschen nach der Empfängnis in den von den Eltern vorbereiteten Leibeskeim hineinbegibt und sich immer tiefer mit diesem verbindet. In der ersten Lebenshälfte überwiegen diese Inkarnationsprozesse. Sie bewirken, dass der Leib unverwechselbar, d.h. individuell aufgebaut wird. Durch sie wird der Leib zu einem Instrument der geistigen Wesenheit des Menschen *(2)*.

In der zweiten Lebenshälfte beginnen Exkarnationsprozesse zu überwiegen. Die geistige Wesenheit, das Ich des Menschen, löst sich allmählich aus seiner engen Verbindung mit dem Leib und wird immer unabhängiger von ihm. Die den Leib aufbauenden Lebenskräfte verwandeln sich in Bewusstseinskräfte *(vgl. Kap. »Krankheit und Schicksal«, S. 68)*. Damit dominieren in der zweiten Lebenshälfte offensichtlich Abbauprozesse über Aufbauprozesse, der Mensch altert. Im Tode schließlich lösen sich das Ich und mit ihm die anderen Wesensglieder gänzlich vom physischen Leib ab und tauchen ein in eine leibfreie Existenz.

So wird verständlich, weshalb alte Menschen, bei denen natürlicherweise die Exkarnationsprozesse überwiegen, besonders anfällig sind für die Entstehung von Dekubitus, Pneumonie und Thrombose. Sehr selten hingegen finden sich diese Erkrankungen in der Inkarnationsphase des Lebens, bei Kindern oder Jugendlichen. Lediglich bei lebensbedrohlichen Zuständen ist eine Gefährdung auch in dieser Lebensphase gegeben.

Die Polarität von Exkarnations- und Inkarnationsprozessen findet sich auch im Rhythmus von Schlafen und Wachen. Im Wachzustand erleben wir uns mit dem Leib verbunden. Über die Sinnesorgane nehmen wir Welt und unseren Leib wahr, haben Gefühle und sind handlungsfähig. Im Schlaf hingegen haben wir kein Bewusstsein. Tritt während des Schlafens Bewusstsein ein, so sind wir bereits im Erwachen.

Ich und Astralleib sind im Schlaf abgetrennt vom Ätherleib und vom physischen Leib. Nähert sich der Astralleib während des Schlafens dem Leibe wieder an, ohne sich gänzlich mit ihm zu verbinden, erleben wir einen gegenüber dem Wachbewusstsein gedämpften Bewusstseinszustand, den Traum. Im Traum vermischen sich leibgebundene und leibfreie Bewusstseinsinhalte und bewirken die chaotischen, nicht den Gesetzen der Sinneswelt unterliegenden Bilder *(8)*.

Im Gegensatz zum Gesunden regeneriert sich beim Schwerkranken der Leib im Schlaf nicht ausreichend. Die abbauend wirkenden Außenwelteinflüsse werden nicht mehr vollständig ausgeglichen, sie drücken sich in den Leib ohne Gegenwehr ab. Eine Disposition für Sekundärschäden ist gegeben.

Allgemeine Prophylaxe

Als gemeinsame Ursache von Dekubitus, Pneumonie und Thrombose wurde der Rückzug der aufbauenden Seite der Ich-Organisation aus der Leiblichkeit betrachtet. Außenwelteinflüsse konnten sich so innerhalb der Leibesgrenzen entfalten. Als Prophylaxe kommen damit einerseits alle Maßnahmen in Betracht, die den Organismus vor Außeneinflüssen schützen. Andererseits beugt jede Stärkung der Ich-Organisation der Entstehung von Sekundärschäden vor.

Wie im Kapitel »Die Wärmeorganisation des Menschen« dargestellt (s. S. 114), wirkt das Ich in der menschlichen Leiblichkeit in der Wärme. Über das Blut wird die Wärme im gesamten Organismus verteilt. Die Schwankungen im Wärmehaushalt sind Ausdruck der Tiefe, mit der die Ich-Organisation in die Leiblichkeit eingreift. In der **Anregung des Wärmeorganismus** liegt somit der Schlüssel, um der Exkarnationstendenz Schwerkranker entgegenzuwirken und die Verbindung des Ich mit der Leiblichkeit zu unterstützen.

Dabei soll die Anregung der Wärme im Leiblichen, im Seelischen und im Geistigen in Betracht gezogen werden. Während sich die Wärme im Leiblichen in der Körpertemperatur äußert, erscheint sie im Seelischen und im Geistigen als Qualität.

Wärme im Geistigen

Das Wärmeelement im Geistigen können wir überall dort auffinden, wo uns etwas so stark ergreift, dass wir uns dafür begeistern. Wenn wir uns innerlich mit einer Sache verbinden, sagen wir: »Wir sind warm geworden«, oder: »Wir haben Feuer gefangen«. Auch dort, wo wir Widerstände zu überwinden haben, »reiben wir uns«, und Reibung erzeugt Wärme. Wir »erhitzen« uns in einer Auseinandersetzung – oder aber »eine Sache lässt uns kalt«, wenn wir uns nicht mit ihr in Beziehung setzen wollen. Überall wo wir uns mit einer Idee, einer Sache oder einem Menschen aktiv verbinden, haben wir ein spezifisches, seelisch-geistiges Wärmeerlebnis. Dies kann bis ins Physische wirken. Wer sich für etwas begeistert, fühlt sich bis in die Gliedmaßen hinein warm. Wärme und Feuer äußern sich in seinem ganzen Wesen.

Bei Kranken finden wir nun häufig, dass dieses innere Feuer fehlt. Sie sind teilnahmslos, ohne Ziel, ohne Motivation. Wenn es gelingt, den Kranken aus dieser Teilnahmslosigkeit herauszuführen und ihm Ziele und Interessen zu vermitteln, haben wir eine geistige Wärmequalität in ihm angeregt. Ein Patient, der Interesse an seiner Umgebung entwickelt, der sich Aufgaben und Ziele setzt, zeigt sich nicht allein in Bezug auf therapeutische und pflegerische Maßnahmen kooperativ, er erzeugt in sich auch die Grundlage für die Anwesenheit des Ich in der Leiblichkeit. Die Motivation des Kranken steht deshalb vor der Mobilisation.

Motivation und Kooperationsbereitschaft sind wesentliche Ressourcen der Dekubitusprophylaxe und stellen, wenn sie fehlen, auch auf der erweiterten Norton-Skala (1, S. 233) einen Faktor zur Ermittlung des Dekubitusrisikos dar. Dies gilt auch für die Pneumonie- und Thrombosephrophylaxe. Dabei genügt es nicht, den Patienten über die Notwendigkeit prophylaktischer Maßnahmen zu informieren oder ihm die Folgen einer Unterlassung vor Augen zu führen. Dazu könnte sein intellektuelles Fassungsvermögen nicht ausreichen. Vielmehr gilt es, selbst kleinste Interessen des Patienten zu fördern und zu pflegen. Hierin finden wir einen Ansatzpunkt für die Stärkung seiner Willens- und Initiativkraft. Wo diese wirkt, erwärmt sich der Patient im oben dargestellten Sinn.

Wärme im Seelischen

Die Alltagssprache setzt die seelische Wärme häufig in Beziehung zum Herzen. In diesem Mittelpunkt unseres Seelenlebens erleben wir diese Wärmequalität unmittelbar. Einem warmherzigen Menschen bescheinigen wir Einfühlungsvermögen, Gefühlsreichtum, Vertrauenswürdigkeit, Milde, die Fähigkeit zu verzeihen, kurzum überwiegend sympathische Eigenschaften. Einen kaltherzigen Menschen erleben wir als hart, abweisend, gefühllos, auf sich bezogen, egoistisch. Hier dominieren antipathische Züge. Wer einen Menschen als warmherzig erlebt, ist geneigt, sich ihm anzuvertrauen – eher als einem kalt- oder hartherzigen. In einer seelisch warmen Umgebung fühlen wir uns wohl und angenommen. Zeigt uns jemand die »kalte Schulter«, erfahren wir eine Zurückweisung. Wo wir seelischer Wärme begegnen, breiten wir uns aus; treffen wir auf seelische Kälte, ziehen wir uns zurück.

Diesem Rückzug von der Umwelt gilt es gerade beim Schwerkranken entgegenzuwirken. Leider ist die Krankenhausatmosphäre nicht immer so gestaltet, dass der Patient sich warm aufgenommen und angenommen fühlen kann. Funktionale Krankenzimmer, die eine patientengerechte Gestaltung kaum zulassen, einförmige Tagesabläufe, welche wenig Rücksicht auf die Lebensrhythmen des Patienten nehmen, oder Pflegende und Ärzte, die Gefühle innerer Anteilnahme nicht in sich entstehen lassen, drängen den Kranken in die seelische Isolation.

Besonders der pneumoniegefährdete Patient bedarf aber einer Atmosphäre, in der er sich der Umgebung gegenüber öffnen kann. Gerade über den Atem stehen wir mit unserer Umgebung in ständiger physischer und seelischer Beziehung. Der Atem vollzieht jede seelische Regung gleichsam seismographisch mit. Im Schreck stockt der Atem; wir atmen auf, wenn wir erleichtert sind; wenn wir uns wohl fühlen, atmen wir ruhig und fließend, genüsslich ein und aus. Fühlen wir uns unwohl, ist der Atem zurückgehalten und stokkend. In den seelisch zurückgezogenen Zuständen der depressiven, apathischen oder somnolenten Patienten bemerken wir die Unfähigkeit, an der Umgebung Anteil zu nehmen, auch in dem flachen, monotonen, gegenüber Außeneindrücken unempfindlichen Atem.

Viele der gebräuchlichen Methoden der Pneumonieprophylaxe berücksichtigen den Zusammenhang zwischen Atmungstätigkeit und seelischer Gestimmtheit nicht. Das Abklatschen als eine der am häufigsten angewandten Methoden der Pneumonieprophylaxe erzielt wohl eher einen kurzfristigen Schockeffekt durch die plötzliche Kühlung und die schnellen Schläge auf den Rücken und erreicht meist nur eine einmalig vertiefte Einatmung. Zusammen mit dem damit ausgelösten Hustenreiz ist diese Maßnahme für den Patienten, zumal wenn er sich in einem geschwächten Zustand befindet, äußerst unangenehm. Die mögliche Erleichterung oder der prophylaktische Effekt, den der Patient durch das Abklatschen erfährt, steht in der Regel in keinem Verhältnis zur erduldeten Strapaze. Eine solche Maßnahme fördert mit Sicherheit nicht die freudige Anteilnahme an der Umgebung, sie verstärkt vielmehr den Eindruck einer abweisenden, vielleicht sogar gewalttätigen Umwelt.

Wird anstelle des Abklatschens eine rhythmische Einreibung von Rücken und Brust durchgeführt, fühlt sich der Patient persönlich wahrgenommen und angesprochen. Die berührende Hand reagiert einfühlsam auf jede Thoraxbewegung. Sie vermittelt neben der entstehenden physischen Wärme das Gefühl von menschlicher Nähe, innerer Aufmerksamkeit und Zuwendung. Die Atmung vertieft sich im Laufe der Einreibung, der Patient wird nicht durch ein Schreckerlebnis überwältigt, sondern gleichsam durch die rhythmisch bewegte Berührung aus dem »In-sich-Verschlossen-Sein« in die Wachheit und Teilnahme an der Umwelt gelockt. Die Einreibung der Flanken öffnet den Atemraum in das Abdomen hinein.

Paravertebrale Abstriche schaffen Bewusstsein für die aufrechte Gestalt *(vgl. Kap. »Die Rhythmische Einreibung«)*.

Die Verwendung von 10 %igem Lavendelöl *(Oleum aetherum Lavandulae 10 % Weleda)* oder von Plantago-Bronchialbalsam *(Wala)* unterstützt zudem die Lösung von Sekreten und bildet eine wärmende Hülle.

Ähnlich abschreckend wie das Abklatschen wirken oftmals auch andere mechanische Methoden zur Verstärkung der Lungenbelüftung. Totraumvergrößerer wie das Giebelrohr oder das Atmen gegen Widerstand mit der »Blubberflasche« überfordern meist das Kooperationsvermögen eines tatsächlich pneumoniegefährdeten Patienten. Diese Maßnahmen haben ihre Berechtigung für das prä- und postoperative Training der Vitalkapazität beim bewusstseinsklaren Patienten. Der seelisch zurückgezogene, geschwächte, oder bewusstseinsgetrübte Kranke bleibt diesen Maßnahmen gegenüber jedoch innerlich unbeteiligt. Sie erreichen ihn nicht in seiner seelischen Stimmung. Welcher geschwächte Patient toleriert schon das Verschließen der Nase mittels einer Klammer! Die durch die Totraumvergrößerung erzwungene Atemnot erregt Angst und wird meist durch »verbotene«, »normale« Atemzüge unterlaufen. Keine Maßnahme, die nur die Füllung der Lunge mit Luft zum Ziele hat, erreicht den Kranken in seinem seelischen Wesen.

Gelingt es hingegen, den Patienten zum Lachen oder vielleicht nur zum Schmunzeln zu bringen, kann er in eine seelisch warme Atmosphäre eintauchen, und die Vertiefung der Einatmung vollzieht sich mit seiner inneren Beteiligung. Auch das Singen von einfachen Liedern mit oder für den Kranken sucht primär die innere Beteiligung und erreicht sekundär, dafür aber umso nachhaltiger, eine Vertiefung der Atmung.

Sowohl die rhythmische Einreibung als auch das Singen mit und für den Patienten ist, da die seelische Ebene angeregt und »durchwärmt« wird, auch thrombose- und dekubitusprophylaktisch wirksam. Der Kranke beginnt sich im Leibe wieder heimisch zu fühlen. Er wird wacher, seine Beweglichkeit nimmt zu, die Blutzirkulation wird angeregt.

Wärme im Leiblichen

Bei der Ermittlung einer Dekubitus-, Pneumonie- oder Thrombosegefährdung spielen leibliche Wärmephänomene eine wesentliche Rolle:
- Mangeldurchblutungen der Haut äußern sich durch mit der Hand wahrnehmbare Kältezonen.
- Risikopatienten kühlen ohne Schutz durch Kleidung oder Bett schnell und nachhaltig aus.
- Fieber wird dann zum Risiko, wenn es die Kräfte des Patienten verzehrt.
- Liegen ein erstgradiger Dekubitus, eine Thrombose oder eine Pneumonie bereits vor, antwortet der Organismus mit einer Entzündungsreaktion. In diesem Fall finden wir die lokale Überwärmung neben den anderen klassischen Entzündungszeichen.
- Besonders bei der Pneumonie tritt zur lokalen Wärmereaktion Fieber hinzu.

Lokale Überwärmung und Fieber sind dabei Ausdruck eines Heilungsversuchs. Dies ist ein weiterer Hinweis auf die prophylaktische Wirkung einer Anregung und Stärkung des Wärmeorganismus.
Neander und Birkenfeld konnten zeigen, dass eine passive Wärmebehandlung, z. B. Eisen und Föhnen, die Durchblutungssituation der Haut nicht verbessert, sondern verschlechtert und deshalb für die Dekubitusprophylaxe ungeeignet ist *(5)*. Die Laser-Doppler-Flowmetrie und die Thermographie bestätigen die Beobachtung, dass dem Organismus von außen zugeführte Wärme- bzw. Kältereize nicht ohne Weiteres zu einer inneren Wärmereaktion führen *(7)*. Ob ein von außen kommender Wärmereiz durch eine innere Wärmeantwort aufgegriffen werden kann, hängt letztlich davon ab, inwieweit der Organismus in der Lage ist, die Polarität von Wärmekonzentration im Körperinnern und Wärmeausdehnung in die Körperperipherie rhythmisch auszugleichen. Gelingt es nicht, die Wärme aus dem Körperinnern in die Peripherie zu locken, bleibt die Körperoberfläche kalt.

Wir konnten beobachten, dass kalte Hände oder Füße erschöpfter oder unter Durchblutungsstörungen leidender Patienten, bei denen eine Wärmflasche nicht zur Erwärmung führte, mittels einer rhythmischen Einreibung der Extremitäten und/oder des Bauches eine nachhaltige Durchwärmung erfuhren. Die rhythmische Einreibung könnte somit als ein geeignetes Mittel zur Anregung der Erwärmung und Durchblutung angesehen werden. Dabei kann eine kunstgerecht durchgeführte Einreibung der Beine sowohl die unteren Extremitäten als auch den Menschen insgesamt erwärmen und beleben *(vgl. Kap. »Rhythmische Einreibung«, S. 153 ff.)*. Die Atmung wird vertieft, der Behandelte ermüdet in angenehmer Weise, vielleicht schläft er ein und erwacht gestärkt.

Die Belebung der Beine ermuntert den Patienten zur Bewegung, sodass eine ganzheitliche Grundlage für eine Thromboseprophylaxe ebenso geschaffen ist wie für eine Dekubitus- und Pneumonieprophylaxe.

Spezielle Gesichtspunkte

Dekubitusprophylaxe

Beim Dekubitus ist die Haut das geschädigte Organ. Sie ist das an der Körperoberfläche ausgedehnteste Sinnesorgan, Teil des Nerven-Sinnes-Systems. Als Sinnesorgan bildet sie ein Tor für die von außen an den Menschen herankommenden Eindrücke. Geht diese Sinnesfunktion durch lokale oder zentrale Bewusstseinsstörungen verloren, ist eine adäquate Reaktion auf den Sinnesreiz nicht mehr möglich. Der Reiz führt dann nicht zu einem Bewusstseinseindruck, sondern wirkt nur physisch auf die Leibesgrenze.

Prophylaktisch wirksam sind deshalb nicht nur jene Maßnahmen, welche den Reiz vom Körper fernhalten oder in seiner zeitlichen Einwirkung begrenzen, wie z. B. die Frei- oder die Umlagerung, sondern auch alle die Sinneswahrnehmung fördernden Maßnahmen. Waschungen, Einreibungen, bewusste Berührungen und geführte Bewegungen regen die Sinnestätigkeit an und unterstützen die Anwesenheit des Ich im Leib.

Auch die regelmäßige zweistündliche Kontrolle einer druckgefährdeten Körperstelle hat nicht allein diagnostischen Wert. Sie ersetzt einerseits die gestörte Wahrnehmungsfähigkeit des Patienten, andererseits lenkt sie das Bewusstsein des Kranken in jene Bereiche, die sich seiner Wahrnehmung entziehen. Der ständige Hinweis auf Körperregionen, die der Patient nicht als zu sich gehörig empfinden kann, hat in diesem Sinn hohen prophylaktischen Wert und ist ein erster Ansatz zur Wiederherstellung eines gesunden Körperbewusstseins.

Immobilität ist der bedeutsamste Risikofaktor bei der Entstehung eines Dekubitus. Schwäche, Bewusstseinsverlust oder Lähmung schränken jedoch nicht nur die Beweglichkeit des Kranken ein, sie zwingen ihn auch aus der aufrechten Körperhaltung in die waagrechte. Die Aufrechte ist eine spezifisch menschliche Eigenschaft, für die nur der menschliche Bewegungsorganismus eingerichtet ist. Das Kind erlernt den aufrechten Gang um das erste Lebensjahr herum, vor dem Sprechen und Denken. Nur im Schlaf, wenn das Ich sich vom Leibe gelöst hat, verlieren wir die Aufrechte sowie Sprache und Denken und sinken in die Horizontale. In der Aufrechten offenbart sich das Ich in der physischen Gestalt des Menschen.

Die ärztlich bzw. pflegerisch verordnete oder durch die Krankheit erzwungene horizontale Körperhaltung entlastet den Kranken von der Anstrengung, die ihm das Aufrechtsein bedeutet. Da der immobile bettlägrige Patient ohne Hilfe nicht in der Lage ist, sich aus der Horizontalen zu erheben, fehlt ihm ein wesentlicher Anreiz, seine Gestalt Ich-haft zu ergreifen. Das regelmäßige Aufrichten und Aufsetzen des immobilen bettlägrigen, selbst des bewusstlosen Patienten an den Bettrand ist deshalb eine wichtige Maßnahme, um den Inkarnationsprozess anzuregen, sofern keine Kontraindikationen dafür vorliegen. Die Einreibung des Rückens und paravertebrale Abstriche betonen die Wirbelsäule in der Aufrechten und unterstützen dadurch diesen Prozess zusätzlich.

Die zur Druckentlastung durchgeführte Umlagerung des immobilen Patienten sollte deshalb mindestens dreimal täglich durch eine zumindest wenige Minuten andauernde Aufrichtung ergänzt werden *(vgl. Kap. »Altenpflege als Pflege des ›Menschseins‹«, S. 253 f.).*

Auch diese Maßnahme ist, indem sie Durchatmung und Blutzirkulation anregt, pneumonie- und thromboseprophylaktisch wirksam.

Neben der regelmäßigen Umlagerung des dekubitusgefährdeten Patienten sind Hohllagerung und Superweichlagerung wesentliche Elemente der Prophylaxe. In der Regel werden diese Maßnahmen nur unter dem Gesichtspunkt der Druckentlastung durchgeführt. Der Blick bleibt dabei auf den von außen schädigenden Einfluss gerichtet. Betrachten wir hingegen nicht allein die äußere Noxe, sondern auch den schwer auf der Unterlage lastenden Patienten, so können sich aus diesem Blickwinkel auch für die Lagerung andere Perspektiven ergeben. Ziel der Lagerung ist dann, den Patienten aus der Schwere in die Leichte zu bringen.

Tatsächlich erscheint ein gut, z. B. in 30-Grad-Seitenlage gelagerter Patient nicht nur druckentlastet, sondern auch entspannt, leicht, wie »auf Wolken« gebettet. Der Begriff »Leichte« integriert in diesem Fall den physikalischen Sachverhalt »Druckentlastung« und das Befinden des Patienten. Handelt der Pflegende unter der Beleuchtung des Begriffes »Leichte«, so wird er sich gleichsam in künstlerischer Weise angeregt fühlen, das physikalische Ziel »Druckentlastung« und das Wohlbefinden des Patienten in der zu gestaltenden neuen Lage miteinander in Einklang zu bringen.

Pneumonieprophylaxe

Die Lunge als das bei der Pneumonie primär geschädigte Organ ist Teil des rhythmischen Systems. Wie das Nerven-Sinnes-System die leibliche Grundlage für das bewusste Wahrnehmen und Vorstellen bildet, so das rhythmische System für das Fühlen *(vgl. Kap. »Menschenkundliche Grundlagen« S. 37)*. Pneumonieprophylaktische Maßnahmen sollten diesen Sachverhalt berücksichtigen.

Es wurde bereits darauf hingewiesen, dass alle atemunterstützenden Maßnahmen den Patienten innerlich beteiligen müssen *(s. S. 134)*. Nur mechanisch absolvierte Atemübungen führen weder zur erwünschten Lungenbelüftung oder Sekretlösung, noch erreichen sie das zur Prophylaxe notwendige Schwingen der ausatmend in die Welt hinausgehenden und einatmend zu sich selbst zurückkommenden Seele. Sprache und Gesang als Ausdrucksmittel der Seele leben im Atemstrom und sind deshalb ein sehr geeignetes Medium für die Vertiefung und Rhythmisierung der Atmung. Sie schaffen die Verbindung zum physischen Atmungsvorgang. Bei allen auf die Physis ausgerichteten Maßnahmen sollte dieser Gesichtspunkt berücksichtigt werden. So führt die lapidare Aufforderung »Atmen Sie einmal tief durch« selten zu einem guten Ergebnis. Das tiefe Durchatmen will gelernt sein. Wer es (noch) kann, ist in der Regel nicht pneumoniegefährdet.

Das Intonieren eines Vokals oder später der ganzen Vokalreihe a-e-i-o-u in einer dem Patienten angemessenen Tonlage ist eine Übung, die es dem Patienten ermöglicht, Kraft und Tiefe seines Atemstroms direkt wahrzunehmen. Die Hemmschwelle bei dieser Übung ist relativ niedrig. Anders verhält es sich beim Singen, wo oft erhebliche Barrieren sowohl beim Patienten als auch beim Pflegenden überwunden werden müssen. Die Vokalübung ist ein erster Schritt dazu. Gelingt es, ein kleines Lied mit dem Patienten zu singen, ist ein geeignetes Medium für eine effiziente Pneumonieprophylaxe gewonnen.

Die dargestellten Maßnahmen setzen eine gewisse Kooperationsbereitschaft des Patienten voraus. Wie aber kann bei einem **somnolenten** oder **bewusstlosen** Patienten verfahren werden, damit eine Vertiefung der Atmung eintritt? In diesem Fall bietet sich folgendes Vorgehen an:

Der Patient wird zunächst mit leicht erhöhtem Oberkörper auf dem Rücken gelagert, u. U. in leichter Dehnlagerung. Der Pflegende legt seine warme Hand auf die Nabelgegend des Patienten. Er hebt dann seine Hand mit der Einatmung des Patienten, ohne sie gänzlich von der Bauchdecke zu lösen. In der Ausatmungsphase wird die Hand wieder gesenkt. Das Heben und Senken der Hand geschieht zunächst ganz in dem vom Patienten angegebenen Rhythmus, wobei die sich senkende Hand einen leichten zunehmenden Druck auf den Bauch ausübt. Meist stellt sich nach einigen Atemzügen eine abdominelle Atmung mit Heben und Senken der Bauchdecke bei der Ein- und Ausatmung ein. Der Atemstrom beruhigt und vertieft sich. Jetzt wird der bei der Ausatmung ausgeübte sanfte Druck wieder zurückgenommen, bis die Hand völlig passiv die Hebung und Senkung der Bauchdecke mitvollzieht.

Die Behandlung wird solange durchgeführt, bis der Patient ohne die Unterstützung durch die Hand des Pflegenden den angeregten Atemrhythmus fortsetzen kann. Gelingt es nicht, die Atmung auf diese Weise zu vertiefen, oder behält der Patient seine thorakale Atmung bei, so kann die Behandlung in derselben Weise durch leichten Druck auf die Flanken durchgeführt werden. Wie eine Schaukel am Umkehrpunkt angestoßen wird, schwingt sich der Pflegende auf den Atemrhythmus des Patienten ein und verstärkt ihn.

Neben der Mangelbelüftung stellen schwer lösliche Sekrete oder Schwierigkeiten beim Abhusten ein Pneumonierisiko dar. Raumluftbefeuchtung, Inhalationen und das Erüben einer effizienten Technik des Abhustens sind dabei die gebräuchlichsten pflegerischen Prophylaxen, ärztlich unterstützt durch Mukolytika und Schmerztherapie, wenn erforderlich.

Diese Maßnahmen finden eine Ergänzung durch einige äußere Anwendungen und rhythmische Einreibungen.

Über die günstige Wirkung der rhythmischen Einreibung auf Atemtiefe und Sekretlösung wurde bereits gesprochen. Soll die wärmende und lösende Wirkung, des bei der Einreibung verwendeten Öls noch gesteigert werden, empfiehlt sich die Anwendung eines Öl-Brustwickels. Hierbei wird ein mit (Lavendel-)Öl betupftes Baumwolltuch zwischen zwei Wärmflaschen erwärmt und auf Rücken und/oder Brust aufgelegt. Darauf wiederum wird ein etwas größeres, zuvor angefertigtes und gleichfalls erwärmtes Wattepolster gelegt und die Packung mit einem Wolltuch um den Brustkorb (nicht zu eng!) befestigt.

Der Wickel kann mehrere Stunden, mindestens jedoch 30 Minuten belassen werden *(3, S. 15f.)*. Die lange anhaltende, milde Wärme und der angenehme Geruch des ätherischen Öles wirken entspannend, entkrampfend, schleimlösend und lindern unproduktiven Reizhusten.

Liegt bereits eine Bronchitis vor, können beim kooperativen, kreislaufstabilen Patienten Thorax-Senf- oder Ingwerwickel *(4)* gute Dienste leisten zur Vertiefung der Atmung und zur Lösung von Sekreten. Bei Patienten mit malignen Pleuraergüssen können warme Milch- oder Quark-Brustwickel Linderung bringen *(3, S. 15)*, bei Patienten mit emphysematisch vorgeschädigter Lunge Rückeneinreibungen mit kristallinem Kochsalz oder Halit-Salbe *(Weleda NFA)*. Die letztgenannten Anwendungen, die hier nicht näher begründet und beschrieben werden können, sollen eine Anregung dazu geben, wie Patienten mit bereits vorgeschädigter Lunge **in Zusammenarbeit mit dem Arzt** durch äußere Anwendungen unterstützend behandelt werden können.

Thromboseprophylaxe

Das Thromboserisiko scheint von den hier besprochenen Gefährdungen am schwierigsten einzuschätzen zu sein. Veränderungen an der Haut als einem Organ, das ganz der Außenwelt zugewandt ist, können vergleichsweise früh und ohne großen diagnostischen Aufwand festgestellt werden. Auch Veränderungen der Atmung lassen sich bei genauer Beobachtung meist frühzeitig erkennen. Demgegenüber bleiben die Vorgänge im Blut und im Gefäßsystem der direkten Wahrnehmung verborgen. Dies entspricht der Wahrnehmungslosigkeit, die wir für unsere Stoffwechselvorgänge im Allgemeinen haben: Erst wenn Störungen in Form von Schmerzen oder Funktionseinschränkungen bereits manifest geworden sind, werden uns Stoffwechselprozesse bewusst.

Dies bedeutet, dass wir für die Indikation zu einer Thromboseprophylaxe nicht auf unmittelbare Beobachtungen zurückgreifen können, sondern weitgehend darauf angewiesen sind, eine Gefährdung nach Risikogruppen, d. h. empirisch vorzunehmen. Dies hat oftmals zur Folge, dass prophylaktische Maßnahmen, z. B. Heparinisierung, Antithrombosestrümpfe, schematisch auf alle zu einer Risikogruppe Gehörenden angewendet werden. Ein solches Vorgehen soll mangels einer zuverlässigen Alternative nicht grundsätzlich kritisiert werden. Für eine ganzheitliche Pflege wäre es jedoch angemessen, die prophylaktischen Maßnahmen nicht isoliert auf Risikogruppen zu beziehen, sondern in einen Zusammenhang mit der konkreten Gesamtsituation des Patienten zu stellen.

Die wesentlichen, von der Pflege selbstständig durchgeführten Thromboseprophylaxen sind Mobilisation, einschließlich aktiver und passiver Bewegungsübungen, Hochlagerung der gefährdeten Extremitäten, meist der Beine, und die Kompression mittels elastischer Strümpfe oder, besser, durch Wickelung. Diese Maßnahmen bezwecken eine Verbesserung des venösen Rückstromes durch Aktivierung der »Muskelpumpe«, durch Entlastung der Venenklappen und durch Verkleinerung des Lumens der Beinvenen. Es sind also im Wesentlichen mechanische Gesichtspunkte, welche die Prophylaxe begründen.

Betrachten wir den thrombosegefährdeten Patienten genauer, so finden wir häufig, dass seine Gliedmaßen wie nicht ganz zu ihm gehörig erscheinen. Sie wirken entweder starr und hart, z. B. beim Diabetiker, bei Kontrakturen oder bei spastischen Lähmungen, oder ungeformt, gequollen, ohne Tonus, z. B. beim Krampfaderleiden, beim Herzinsuffizienten oder bei schlaffen Lähmungen. Die Gliedmaßen sind meist kühl, die Bewegungen ohne fließende Dynamik.

Für die Prophylaxe sinnvoll sind daher alle Maßnahmen, die zu einer Belebung, besser »Beseelung«, der Gliedmaßen führen. Dies ist besonders bei der Mobilisation der Fall. Indem der Patient seine Arme und Beine aktiv gebraucht, ergreift er das nicht mehr ganz zu ihm Gehörige und macht es sich wieder zu eigen. Je aktiver, d. h. je innerlich beteiligter er dies tut, umso mehr durchdringt er seinen Leib. Mechanisch absolvierte Übungen sind in diesem Sinne weniger wirksam als bewusste, geführte Bewegungen. Der Tendenz zur Überformung und Starre können rhythmische Einreibungen ebenso entgegenwirken wie der Tendenz zur Erschlaffung und zum Tonusverlust. Durch die rhythmische Einreibung wird also nicht, wie man meinen könnte, das Blut zum Herzen »hingeschoben«, vielmehr werden Einseitigkeiten im Tonus ausgeglichen und der rhythmische Fluss des Blutes wird angeregt. Die rhythmische Einreibung führt so zu einer Belebung (Beseelung) der Gliedmaßen und des gesamten Organismus.

Pflegesubstanzen

In diesem Beitrag wurde vielfach auf die prophylaktische Wirkung der rhythmischen Einreibungen hingewiesen. Im Folgenden sollen einige Pflegesubstanzen dargestellt werden, die prophylaktisch verwendet werden können. Bei der Suche nach prophylaktisch wirksamen Pflegesubstanzen werden wir Substanzen berücksichtigen, die sich durch wärmeanregende Eigenschaften auszeichnen. Substanzen, die in besonderer Weise das Wärmeelement in sich aufgenommen haben, finden wir unter den **fetten Ölen** und den **ätherischen Ölen** *(6, S. 47)*.

Fette Öle und ätherische Öle sind chemisch nicht miteinander verwandt. Beiden gemeinsam ist jedoch, dass sie die energiereichsten Substanzen sind, die Pflanzen bilden können. Fette Öle finden sich vornehmlich in den Samen, also in einem Organ, das ganz am Ende des Wachstumsprozesses der Pflanze steht. Die Pflanze hat während ihres Wachstums Licht und Wärme aus dem Kosmos aufgenommen und in ihrem Reproduktionsorgan für die kommende Generation verdichtet. Im keimenden Samen werden Licht und Wärme gleichsam metamorphosiert in der neu emporsprießenden Pflanze wieder frei. Diese wärmende und einhüllende Eigenschaft besitzt das fette Öl auch als Pflegesubstanz.

Ätherische Öle finden sich vornehmlich in der Blüte und im Blatt der Pflanze. Sie geben ihr den charakteristischen Duft. Im Gegensatz zu den fetten Ölen sind ätherische Öle sehr flüchtig und leicht entflammbar. Sie dienen der Pflanze als Lockstoff für die sie bestäubenden Insekten. Die Pflanze tritt in Duft und Farbe mit dem Tierreich in Beziehung. Die fetten Öle benötigt die Pflanze für ihr eigenes Wesen, die ätherischen Öle werden von ihr ausgeschieden. *Tabelle 4* fasst den Unterschied zwischen den fetten und den ätherischen Ölen zusammen.

Aus der Gegenüberstellung der fetten und der ätherischen Öle ergibt sich folgender Gesichts-

	Fette Öle	Ätherische Öle
Primäre Lokalisation in der Pflanze	Samen	Blüte, Blatt
Funktion	Reproduktion	Duftstoff
Geste	verdichtet	sich auflösend
	bewahrend	verströmend
	zentripetal	zentrifugal
Therapeutische Wirkung	einhüllend	nach außen öffnend
	passiv wärmend	aktiv wärmend
	schützend	anregend

Tab. 4
Fette Öle und ätherische Öle

punkt für den prophylaktischen Einsatz der beiden Substanzgruppen:

Ätherische Öle können eingesetzt werden, wenn Wärmeprozesse aktiv angeregt werden sollen. Fette Öle schützen und erhalten die vorhandene Wärmehülle. Die Kombination von fettem Öl und ätherischem Öl beispielsweise im Lavendelöl 10 % *(Oleum aetherum Lavandulae 10% Weleda)* oder im Melissenöl 10 % *(Oleum aetherum Melissae Indicum 10 % Weleda)* ist damit ein geeignetes Mittel zur Anregung und zur Erhaltung des Wärmeorganismus.

Ätherische Öle stehen auch als Bestandteil von Badelotionen wie Lavendel-, Rosmarin-, Fichtennadel-, Citrusbademilch, z.B. von *Weleda* oder *Wala*, zur Verfügung. Hier dominiert ihre aktive Wirkung in Verbindung mit dem belebenden Element des Wassers.

Dekubitus

Wir haben die ätherischen Öle als wärmeanregende Substanzen kennengelernt. Für die Dekubitusprophylaxe besonders geeignet erscheint hierbei der Rosmarin. Er wirkt, äußerlich angewendet, stoffwechselanregend und erfrischend. Als Badezusatz eignet er sich vorzüglich zur morgendlichen Waschung. Auch als Rosmarinsalbe 10 % *(Weleda)* zur Einreibung der Beine erfüllt er seine durchwärmende und belebende Aufgabe.

Zur lokalen Behandlung druckgefährdeter Stellen muss neben der Wirksubstanz auch auf die hautpflegende Wirkung der Salbengrundlage geachtet werden. Für trockene, schuppige Haut sollte eine gut einziehende, fett- und wasserhaltige Salbengrundlage verwendet werden. Bei durch Nässe gefährdeter Haut, z.B. bei Inkontinenz, empfiehlt sich eine gut deckende Salbengrundlage mit Zinkanteil.

Für die Prophylaxe und die bereits geschädigte Haut haben sich die Auszüge aus Calendula officinalis (Ringelblume) bewährt. Sie enthalten nicht nur ätherisches Öl, sondern auch eine Reihe gerbender Stoffe, welche die Widerstandskraft der Haut unterstützen. Durch die entzündungshemmenden Eigenschaften der Calendula erweitert sich ihr Einsatzbereich auch auf den Dekubitus 1. Grades. Zur Anwendung der Calendula vgl. *Tabelle 5*.

Die Einreibung mit den angegebenen Salben sollte in der Regel dreimal täglich bzw. vor jeder Umlagerung erfolgen.

Pneumonie

Ätherische Öle besitzen einen intensiven, charakteristischen Duft. Sie regen Atmung und Kreislauf an und wirken sekretlösend. Damit sind sie für die Pneumonieprophylaxe besonders geeignet. Da der Geruch der ätherischen Öle gelegentlich als bedrängend empfunden wird, sollten sie auch in der Mischung mit Oliven- oder Erdnussöl sparsam verwendet werden.

Für die Pneumonieprophylaxe kommen vornehmlich Pflanzen in Betracht, die das ätherische Öl im Blattbereich konzentrieren, denn dieser Bereich entspricht im Menschen dem rhythmischen System *(vgl. Kap. »Wickel und*

Tab. 5
Anwendung der Calendula im Zusammenhang mit dem Hautzustand

Hautzustand	Salbengrundlage	Behandlungsvorschlag
trocken, schuppig	u. a. Sesamöl, Wollwachs, Wasser	Calendula-Salbe 10 % (Weleda)
normal	u. a. Maiskeimöl, Alkohol, Wasser	Calendula-/Echinacea-Salbe *(Helixor)*
nässegefährdet	u. a. Bienenwachs	Calendula-Babycreme (Weleda)
sehr nässegefährdet, mazeriert	weiche Zinkpaste	in weiche Zinkpaste eingerührte Calendulaessenz
Dekubitus 1. Grades (trocken)	s. oben	Calendula-/Echinacea-Salbe *(Helixor)*

Auflagen«, S. 163). Dies ist in besonderem Maße bei den Lippenblütlern der Fall. Die streng rhythmische Gliederung der kreuzständigen Blätter betont die Dominanz dieser Organe im Erscheinungsbild gegenüber der Wurzel und den Blüten. Lavendel, Pfefferminze, Salbei und Thymian gehören beispielsweise dieser Pflanzenfamilie an und sind bewährte Mittel zur Durchwärmung und Sekretlösung (9). Als 10%ige Öle eignen sich diese Substanzen sowohl zur Einreibung als auch für Ölpackungen.

Thrombose

Die Familie der mediterranen Lippenblütler zeichnet sich durch ihre besondere Beziehung zum Wärmeelement aus (9). Ihre einzelnen Vertreter zeigen jedoch durchaus verschiedene therapeutische Wirkungen. Lavendel wirkt beruhigend, Salbei und Thymian sekretlösend. Rosmarin besitzt besonders stoffwechselanregende, belebende Eigenschaften. Er kann deshalb bevorzugt für die Behandlung von Verhärtungszuständen eingesetzt werden. Da eine Thrombosegefährdung immer dann vorliegt, wenn den über das Nerven-Sinnes-System einwirkenden Formprozessen nicht aufbauende Stoffwechselprozesse entgegenwirken, ist der Rosmarin ein geeignetes Mittel, um die Stoffwechselseite zu unterstützen.

Besteht eine Thrombosegefährdung durch ein Krampfaderleiden, empfiehlt sich eine Einreibung der Beine mit Lotio Pruni comp. cum Cupro; Lotion *(Weleda) (10)*. Die hierin verwendeten Substanzen kräftigen das Bindegewebe und haben sich als Pflegemittel besonders auch in der Schwangerschaft bewährt.

Literatur

1. Bienstein, C. et al.: Dekubitus, Prophylaxe/Therapie. Deutscher Berufsverband für Krankenpflege, Frankfurt/M. 1990
2. Bühler, W.: Der Leib als Instrument der Seele. Verlag Freies Geistesleben, Stuttgart 1976
3. Eichler, E.: Wickel und Auflagen. 5. Aufl., Verein für ein erweitertes Heilwesen, Bad Liebenzell 1991
4. Heine, R. et al.: Praxisintegrierte Studie zur Darstellung der Frühwirkungen von Ingwer (Zingiberis officinalis) als äußere Anwendung. Selbstverlag, Filderklinik, Filderstadt 1992
5. Neander, K.-D., Birkenfeld, R.: Welchen Effekt hat »Eisen und Fönen« zur Dekubitusprophylaxe? In: Bienstein, C. et al.: Dekubitus, Prophylaxe/Therapie, S. 148 ff. (siehe 1.)
6. Pelikan, W.: Heilpflanzenkunde. Bd. I, Philosophisch Anthroposophischer Verlag Goetheanum, Dornach 1980
7. Risse, L.: Institutionelle Bedingungen bestimmen die Form der Prophylaxe – Thermographie kontrolliert den Effekt. In: Bienstein, C. et al.: Dekubitus, Prophylaxe/Therapie, S. 108 (siehe 1.)
8. Steiner, R.: Die Geheimwissenschaft im Umriß. GA 17, Kap. Schlaf und Tod, Rudolf Steiner Verlag, Dornach 1987
9. Weckenmann, M.: Die officinellen Lamiaceen (Labiaten) Beiträge zu einer Erweiterung der Heilkunst 31 (1978) 122–134
10. Weckenmann, M. et al.: Verlaufsbeobachtungen während einer Lokalbehandlung bei Patienten mit varikösem Symptomkomplex. Erfahrungsheilkunde 4 (1987)

Kategorie	Beispiel für Lernziele	Empfohlener Lernweg
Handwerk	Sie können alternative oder ergänzende prophylaktische Methoden fantasievoll einsetzen.	A
Eigenes Lernziel		
Beziehung	Sie können die Ressourcen des Patienten zur Prophylaxe nutzen.	B
Eigenes Lernziel		
Wissen	Sie können die genannten Sekundärerkrankungen als Exkarnationsprozesse verstehen.	C
Eigenes Lernziel		

Die Rhythmische Einreibung nach Wegman/Hauschka

Ursula von der Heide

> Die Rhythmische Einreibung nach *Wegman/Hauschka*, ist eine in der anthroposophischen Pflege weit verbreitete Pflegemethode. Ausgehend vom Grundphänomen des Berührens und Berührt-Werdens wird die Praxis der Rhythmischen Einreibungen beschrieben. Dabei werden sowohl die Grundformen Kreis, Gerade und Lemniskate dargestellt, als auch Beispiele für die Durchführung der Anwendung gegeben. Abschließend werden Indikationen und Wirkungen aufgezeigt und Wege zum Erlernen der Rhythmischen Einreibungen vorgestellt.

Lernziel s. Seite 160

Berührung in der Pflege

Kaum eine Begegnung zwischen Pflegenden und Gepflegten spielt sich ohne Berührung ab. Nicht umsonst verwenden wir im Sprachgebrauch das Wort Be-Handlung und zählen dazu nicht nur die Einreibung selbst, sondern auch das Waschen, Lagern, Mobilisieren der Patienten. Aber auch Einzelhandlungen wie Puls-, Temperatur- und Blutdruckmessen gehen mit Körperkontakt der beiden beteiligten Menschen einher. Dies gilt bereits für den mobilen und wachen Menschen, der dem Pflegenden schon den Arm entgegenstreckt, damit die Blutdruckmanschette angelegt werden kann, und verstärkt für den bewusstseinsgetrübten Schwerkranken, dessen Arm vorsichtig angehoben und gestützt werden muss, während die Manschette befestigt wird. Auch bei eher handwerklichen Tätigkeiten, etwa während des Verbandswechsels, einer Injektion oder dem Legen einer Magensonde findet Berührung statt. Allerdings ist sie hierbei zumeist lokaler, punktueller und spezieller.

Ebenso wesentliche Bereiche in der Pflege gehen nicht mit direkter körperlicher Berührung einher. Dazu gehören Wahrnehmung und Beobachtung sowie Anleitung und Beratung der Patienten. Besonders die letzten beiden erfordern als Ausgangsbasis den zwischenmenschlichen Kontakt. Und Kontakt heißt ursprünglich »Fühlungnahme« oder »Berührung«. Nur wenn die Art eines Menschen oder der Inhalt eines Gespräches berühren, fühlt sich der Einzelne angesprochen und vermag in entsprechender Weise zu antworten. So wird Kontakt zu dem, was wir im Allgemeinen darunter verstehen: Zur Begegnung, Verbindung und menschlichen Beziehung.

Nähe und Distanz

Der Patient selbst befindet sich häufig zunächst in einer isolierten Lage im Krankenhaus und ist darauf angewiesen, dass ihm jemand eine helfende Hand reicht. Ob diese Handreichung in einer körperlichen Berührung Ausdruck findet oder in einem Gespräch, bleibt in der jeweiligen individuellen Patientensituation begründet. Das Bedürfnis nach körperlicher Nähe wird seltener verbalisiert, höchstens wenn um Hilfe beim Rückenwaschen oder eine Einreibung gebeten wird. Signalisiert wird es zum Beispiel, indem Hand oder Arm der Pflegenden ergriffen werden. Wie intensiv das Bedürfnis nach Berührung und Nähe erlebt werden kann, gerade in einer fremden, nüchternen Umgebung, in der alle Menschen beschäftigt und in Hektik sind, beschreibt *Vilma Sturm* folgendermaßen: »... zwischen all den Händen, die Spritzen und Röhrchen und Fiebermesser und Tabellen und Schreibstifte tragen, sehe ich ein paar leere Hände. Was für ein Verlangen nach Berührung von Händen! . . . (Die Schwester) nimmt wirklich meine ausgestreckten Hände in die ihren. Damit bescheide ich mich, obwohl ich heftig wünsche, sie würde sich auf den Bettrand setzen und ihren Arm um meine Schulter legen!« *(22, S. 9)*

Nicht selten entsteht in der Pflegesituation eine Nähe in der Beziehung zwischen Pflegenden und Gepflegten, wie sie sonst nur zwischen nahen Angehörigen und dem Patienten besteht. Dies geschieht allein durch die körperliche Nähe, die den öffentlichen und gesellschaftlichen Abstand von ein bis vier Metern deutlich unterschreitet und nach *E. Hall* mit dem intimen Abstand von 15–45 cm direkten Kontakt ausdrückt *(1, S. 367)*.

Das Geschilderte könnte nun den Schluss nahelegen, dass Pflegende mit dieser Nähe überfordert wären. Dies ist tatsächlich auch oftmals der Fall und wird häufig intensiv empfunden. Allerdings können professionell Pflegende, ebenso wie andere therapeutisch Tätige, einen gezielten Umgang mit Nähe und Distanz erüben und praktizieren. Dann sind sie nicht mehr hilflos der allzu großen Nähe ausgeliefert, die nach *Schmidbauer* dann entsteht, wenn Menschen beisammen sind und nichts gegen die Nähe tun *(19)*, sondern können sie gestaltend mitwirken am Beziehungsprozess.

Das Gefühl der Überforderung durch zu große Nähe kann das Pendel zur anderen Seite ausschlagen lassen. Übergeschäftigkeit mit ständigem Zeitmangel kann ein Symptom des Selbstschutzes durch Distanzbestrebungen sein.

Daraus wird deutlich, dass Pflege weder mit zu großer Distanz noch mit zu großer Nähe möglich ist. Distanz kann zwar eine unbefangenere Beobachtung und damit möglicherweise präzisere Wahrnehmung der Patientensituation ermöglichen, verhindert jedoch durch starke Abgrenzung oftmals, in eine Beziehung zum Patienten zu treten. Große Nähe hingegen ermöglicht zwar eine empathische und verständnisvolle Beziehung und dadurch umfassendere Sichtweise, kann jedoch durch den fehlenden Abstand das realistische Einschätzen von Situationen erschweren und im Extremfall bis zur Handlungsunfähigkeit der mitleidenden Pflegenden führen.

Nähe und Distanz sind beide gleichsam wichtig in der Pflege, solange sie sich in einem Wechselspiel befinden. Indem der oder die Pflegende auf der einen Seite ganz hingewendet und konzentriert auf den Patienten ist, muss er/sie auf der anderen Seite Abstand nehmen, sich lösen und die Situation gleichsam von außen betrachten können.

Berührungsqualitäten

Nähe und Distanz lassen sich auch an der Art der Berührung beobachten. Es spricht eher für eine Anfangsscheu oder Unsicherheit, wenn Pflegende die Patienten nur mit den Fingerspitzen berühren. *Montagu* beschreibt dies auch von Müttern, die ihre neugeborenen Kinder erst ganz zaghaft nur mit den Fingerspitzen berühren, bevor sie nach und nach die Scheu verlieren und sie mit der ganzen Handfläche zu berühren wagen *(17, S. 88)*. Die Qualität der Berührung ändert sich damit grundlegend und bekommt einen sicheren und verbindlichen Charakter. Das eher punktuelle und lokale Gefühl, das die Finger hervorrufen, bekommt bei Berührung mit der gesamten Hand eine flächige, umhüllende und zudem wärmende Qualität. Diese für jeden erlebbare Tatsache findet in der Rhythmischen Einreibung besondere Beachtung.

Weitere Berührungsqualitäten hängen mit der Beschaffenheit der behandelnden Hand zusammen. Wenn die Haut der behandelnden Hand rissig und spröde ist, wirkt sich das auf die Qualität der Behandlung aus. Dasselbe gilt für lange Nägel und kalte Hände. Letztere werden fast an allen Körperteilen als unangenehm empfunden, außer bei wenigen Ausnahmen, wie etwa der kühlen Hand auf der fieberheißen Stirn.

Weitere wahrnehmbare Qualitäten der berührenden wie der berührten Haut sind:
- Wärme oder Kälte,
- Trockenheit oder Feuchtigkeit,
- Spannung oder Erschlaffung,
- Glätte oder Rauheit,
- unterschiedliche Behaarung.

Hinzu kommt die Intensität der Berührung. Sie kann variieren zwischen
- leichtem Kitzeln und
- schmerzhaftem Druck.

Darüber hinaus kann jedoch auch die Intention der Behandelnden wahrgenommen werden. Ob ich die Hand auflege, um oberflächlich die

Hauttemperatur wahrzunehmen, um die muskulären Verspannungen zu ertasten oder um zu signalisieren: »Ich bin da, Sie sind nicht alleine«, kann von dem Patienten unterschiedlich erlebt werden.

Meist korrespondiert die Intention der Behandelnden unmittelbar mit dem Zustand des Patienten. So werde ich die Salbe auf ein geschwollenes, blau unterlaufenes Knie sehr behutsam und zart auftragen, die Geschwindigkeit der Einreibung bei einem unruhigen Patienten herabsetzen oder evtl. die sensibilitätsgestörte Extremität intensiver behandeln.

Die Berührungsqualität ist ausschlaggebend dafür, ob sich der Patient »be-griffen« fühlen kann. Eindeutig, klar, feinfühlig, anschmiegsam, liebevoll, zurückhaltend, anregend, wissend … sind Adjektive, mit denen die angestrebte Qualität der Berührung beschrieben werden kann.

Hier deutet sich ein großes Übungsfeld für die Pflegenden an, die einen eigenständigen Handlungs- und Kompetenzbereich erlangen können, indem sie Wahrnehmung in adäquate Handlungsqualität umzusetzen vermögen.

In der nonverbalen Kommunikation spielt Berührung eine wesentliche Rolle. In vielen Kulturen scheint Körperkontakt noch viel selbstverständlicher in die allgemeinen Umgangsformen integriert, während er in unserer Kultur weitgehend tabuisiert und nur Familienmitgliedern und Freunden vorbehalten ist. Auch wird er oftmals sexuell gedeutet. Dies ist deshalb gut verständlich, weil Körperkontakt nicht nur intensiver, sondern auch umfassender erlebt wird als die verbale Anrede eines Menschen. Inwieweit Patienten diese Nähe wünschen und ertragen, wird in der jeweiligen Situation entschieden werden müssen.

Es ist eine Frage der zartfühlenden Wahrnehmung, die wir auch als »Takt« bezeichnen. Gerade hier kann deutlich werden, wie wichtig es ist, taktvoll zu handeln. Takt leitet sich von lat. tactus = Berührung ab und bezeichnet eine Haltung, die den anderen vorsichtig berührt, ohne seine Integrität zu verletzen. Des Weiteren wird Takt bezeichnet als die Fähigkeit, zur rechten Zeit das Richtige zu sagen und zu tun. Sowohl Gespräche als auch Berührung müssen taktvoll und rücksichtsvoll sein, um den Patienten nicht distanzlos zu nahe zu treten und ihre körperliche, seelische oder geistige »Intimsphäre« nicht zu verletzen. Unter diesen Gesichtspunkten des therapeutischen Umganges mit Nähe und Distanz ist es Aufgabe der Pflegenden, Kontakt herzustellen, zu ermöglichen und im weiteren Verlauf des Beziehungsprozesses zu pflegen.

Beim Einreiben kann sich ein nonverbales Gespräch entwickeln, wobei der Behandelte selbstverständlich auf eindeutige Aufforderung der Hände reagiert, indem er beispielsweise das Bein aufstellt, ohne dass darüber gesprochen werden muss. Im Sinne des Zwiegespräches ist es ebenso wichtig, dass die Pflegenden es merken, wenn sich ein Patient verspannt, und diese Art von Berührung nicht zulassen kann oder will.

Exkurs: Die Funktionen der Haut

In diesem Zusammenhang sei zunächst auf die Darstellung von *Magerstädt und Gräfin* hingewiesen, welche die Anatomie der Haut unter dem Gesichtspunkt der Dreigliederung behandeln *(in 11)*.

Mit einer Oberfläche von zwei Quadratmetern ist die Haut das größte unserer Sinnesorgane. Über die allgemein als Tastsinn beschriebene Wahrnehmungsfähigkeit hinaus ist die Haut Trägerin von Sinneszellen zur differenzierten Wahrnehmung von Berührung, Druck, Kitzeln, Jucken und Brennen bis hin zu Erschütterungs-, Wärme-, Kälte- und Schmerzempfindung.

Des Weiteren ist die Haut Speicher-, Ausscheidungs- und Aufnahmeorgan. Letzteres ist für die Aufnahme der aufgebrachten Substanzen von Bedeutung.

Weiterhin ist die Haut auch Ausdrucksorgan, indem sie Emotionen wie Scham, Angst, Erregung nach außen sichtbar macht im Erröten, Erblassen oder Schwitzen. Deshalb kann von der Haut als dem »Spiegel der Seele« gesprochen werden *(2)*.

Eine weitere wichtige Funktion der Haut besteht im Schutz vor mechanischer und chemischer Verletzung. Die Haut ist ein Immunorgan und bildet eine Grenzschicht der Umwelt gegenüber. Sie ist somit das Grenzorgan, eine Schranke zwischen dem Ich und dem Du.

Gleichzeitig ist sie jedoch auch Kontaktorgan zur Umwelt, und ermöglicht gerade dadurch den Austausch mit ihr. Ein Mensch, der mit »dicker« Haut beschrieben wird, ist in seinem Wesen wahrscheinlich unempfindlicher und robuster als ein »dünnhäutiger« Mitmensch, dem dieselben Attacken sofort »unter die Haut« gehen.

Ein Indiz, das die zentrale Rolle des Körperkontaktes im menschlichen Leben verdeutlicht, ist die Tatsache, dass entwicklungsgeschichtlich der Tastsinn bereits im Embryonalzustand sehr früh entwickelt ist. Als primäres Sinnesorgan ist die Haut das erste Kommunikationsmedium des Säuglings; die taktile Anregung ein wesentliches Element in seiner Entwicklung.

Die Haut umschließt also als das größte Sinnesorgan den ganzen Körper des Menschen wie eine elastische Schutzhülle und bildet eine Grenze zur Umwelt, die jedoch durchlässig und in höchstem Grade wahrnehmend ist. Sie dient somit ganz besonders als Kontaktfläche mit der Umgebung.

Die Be-Handlung

Die Haut als unsere Grenze zur Umgebung ermöglicht uns auch zu spüren, wer wir sind. Indem wir uns abgrenzen oder auch anstoßen an den äußeren Grenzen, wird uns im direkten wie im übertragenen Sinne die eigene Identität bewusst. Dies gilt für die Kinderpflege, bei der auf enges Wickeln und nicht zu große Betten geachtet wird, ebenso wie für die Pflege von Erwachsenen. In Versuchen, bei denen sich Probanden in Watte verpackt in dunklen Testkammern ohne Ansprache aufhielten, stellten sich Sinnestäuschungen bis hin zu Halluzinationen ein, die auf das fehlende Bewusstsein der eigenen Körpergrenzen zurückgeführt wurden *(17)*.

Parallelen für die Pflege liegen auf der Hand. Es lässt sich unschwer nachprüfen, inwieweit man beim ruhigen Liegen im Bett seine eigenen Beine und Füße bewusst wahrnehmen kann. Patienten schildern oftmals gerade dieses Gefühl, sie hätten für ihr Empfinden keine Beine mehr. Besonders bei betagten und zudem bettlägerigen Patienten ist häufig ein reduziertes Körpergefühl beobachtbar. Zu dem Grund, dem physiologisch erfolgenden Rückzug der Sinne im Alter, kommt fehlende Anregung und Bewusstmachung. Oftmals liegen solche alten Menschen über lange Zeit bewegungslos im Bett, ohne dies zu bemerken, geschweige denn Abhilfe schaffen zu können. *Otto Inhester* und *Ingrid Zimmermann* führen in Bezugnahme auf oben erwähnte Versuche viele Probleme von depressiv verstimmten, apathischen und verwirrten PatientInnen auf die Tatsache der mangelnden oder fehlenden Anregung und Bewusstmachung zurück *(12)*. Sie plädieren dafür, in solchen Fällen eine Einreibung zum Bewusstmachen der jeweiligen Körperpartie einzusetzen.

Inhester betont, dass die Hände mitteilende Organe sind, durch die der Patient auch die Verfassung und Stimmung der Pflegenden spürt *(13)*. Ob tatsächlich eine einfühlsame und liebevolle Einreibung, wie häufig angenommen, nur bei gegenseitiger Sympathie möglich ist, wird noch genauer zu untersuchen sein.

Pflege ist ein Berührungsberuf, und Pflegende sollten eigentlich »Berührungsprofis« sein *(10)*. Es gibt jedoch auch genügend Gründe und Situationen, die das Vermeiden von Berührung begünstigen. Zum Beispiel kann das Schamgefühl des Patienten eine Einreibung verhindern, aber auch Scham- oder Distanzbestrebungen von seiten der Pflegenden. Persönliche Abneigung, Ekelgefühle und ihre Rationalisierung in Hygienevorschriften lassen eine Einreibung oftmals nur mit Handschuhen denkbar erscheinen. Dadurch geht jedoch ein Großteil der Qualität verloren, weshalb Handschuhe nur in Ausnahmefällen, etwa bei Ansteckungsgefahr oder bei Unverträglichkeit der Pflegenden gegen die verwendete Substanz, getragen werden sollten. Auch Angst vor sexueller Umdeutung einer zugewandten Einreibung kann ein Grund sein, diese lieber nicht vorzunehmen.

Insgesamt wird auch von *Hug* Berührung als Möglichkeit betrachtet, Menschlichkeit zu vermitteln und neben der körperlichen auch die seelische und geistige Ebene des Menschen zu erreichen *(10)*. Indem Pflegende Körperkontakt, Wärme, Präsenz und Beruhigung vermitteln, tragen sie elementaren menschlichen Bedürfnissen Rechnung, deren Erfüllung zum Heilungsprozess beiträgt.

Neben Wahrnehmungs- und Kommunikationsfähigkeit gehört die Be-Handlung der Patienten zu dem notwendigen Handwerkszeug in der Pflege. Der Hand als dem universalen Instrument kommt dabei große Bedeutung zu. Sie ist ein Wahrnehmungsorgan, gleichzeitig jedoch durch das Be-Greifen auch ein erkennendes Organ. Darüber hinaus können die Hände etwas verwandeln – unsere ganze Kultur ist letztendlich durch das Werk der Hände geschaffen. Das konkrete Ziel der pflegerischen Handlung ist es, die gezielte Be-Handlung so vorzunehmen, dass der andere sich dabei als Mensch begriffen fühlt. Dies erfordert von den Behandlern große Aufmerksamkeit, Schulung und viel Übung.

Als schönstes Werkzeug in der Pflege kann die gelöste Hand sich den Körperformen anpassen. Durch diese Geschmeidigkeit kann eine weiche, verstehende Berührung gestaltet werden anstatt einer verkrampften, harten. Gelingt es, diese Qualität der Berührung in der jeweiligen Pflegesituation zu erreichen, so geschieht bei der Ganzwäsche mehr als Saubermachen, bei der Thromboseprophylaxe mehr als das Auftragen der Salbe, bei der Mobilisation mehr als ein Unter-die-Arme-Greifen. Durch solch »menschengemäßes« Berühren kann sich der andere Mensch in seinem Wesen begriffen fühlen, und das vermittelt ihm das Gefühl von Sicherheit, Verstandensein und Geborgenheit. Dies wiederum ermöglicht es ihm, Vertrauen zu entwickeln, das als Grundlage jeder Beziehung anzusehen ist.

Was ist die Rhythmische Einreibung?

Einführung

Eine manuelle Tätigkeit wie die Rhythmische Einreibung kann naturgemäß in verbaler Form nur unzureichend dargestellt werden. Eine direkte Einführung durch geschulte Pflegende und eigenständiges Üben sind unabdingbare Voraussetzungen für eine kompetente Einreibetechnik. Die folgende Darstellung muss sich deshalb damit bescheiden, Erfahrungen zu schildern und grundsätzliche Gesichtspunkte herauszuarbeiten, welche das Interesse für die Auseinandersetzung mit der Rhythmischen Einreibung wecken können.

Was also ist Rhythmische Einreibung? Zunächst werden nach allgemeinem Verständnis bei einer Einreibung Substanzen auf die Körperoberfläche aufgetragen, die über die Haut eine Wirkung auf den Organismus ausüben. Dies sind Öle, Salben und Lotionen, die über den hautpflegenden Effekt hinaus durch Zusatz bestimmter Heilpflanzenauszüge Wirkungen entfalten. Das Adjektiv »rhythmisch« besagt weiterhin, dass die Art und Weise der Einreibung nicht willkürlich erfolgt, sondern auf den Gesetzen des Rhythmischen beruht *(vgl. Kap. »Rhythmus« S. 102 ff.)*. Zugrunde liegen diesem rhythmischen Substanzauftragen Grundformen, die der menschlichen Gestalt abgelesen sind.

Die Rhythmische Einreibung wird zwar am physischen Leib ausgeführt, jedoch mit der Intention, auf das gesamte Gefüge der Wesensglieder zu wirken. Dies geschieht vornehmlich durch Anregung des Äther- und Astralleibes, die, wenn sie richtig angesprochen werden, als Mittler in diesem Gefüge wirken können. In der anthroposophisch erweiterten Pflege wird die Rhythmische Einreibung sowohl unter prophylaktischen, als auch unter therapeutischen, in letzterem Fall ärztlich verordneten Gesichtspunkten durchgeführt.

Ihre Wurzeln hat die Rhythmische Einreibung in der von Dr. *Ita Wegman* (1876–1943) entwickelten Rhythmischen Massage. Diese Ärztin, die eng mit *Rudolf Steiner* zusammenarbeitete, hatte vor ihrem Medizinstudium schwedische Massage erlernt. Sie selbst führte viele Behandlungen durch, oftmals im Rahmen der Visite. Einer ihrer besonderen Schwerpunkte lag auf dem Gebiet der Organeinreibung, in das sie einzelne Ärzte und Pflegende einführte. *Ita Wegman* besaß nach den Schilderungen mit ihr arbeitender Pflegender die Fähigkeit, die jeweilige Behandlung ganz individuell nach der Patientenpersönlichkeit und -situation zu variieren. In der Folgezeit übernahm Dr. *Margarethe Hauschka* das Lehren der Rhythmischen Massage und richtete Kurse für Ärzte und Pflegende ein. 1962 wurde in Bad Boll die Schule für künstlerische Therapie und Rhythmische Massage gegründet. Wegen zunehmender Nachfrage aus den Reihen der Pflegenden wurden Mitte der 60er Jahre spezielle Kurse für Pflegende konzipiert. Die Grundformen der Rhythmischen Massage wurden zu diesem Zweck von *Margarethe Hauschka* in Zusammenarbeit mit *Irmgard Marbach* der pflegerischen Fragestellung angepasst. Rhythmische Einreibung ist in diesem Sinne also keine eigenständige Behandlungsform, sondern als eine Erweiterung für die Pflege zu sehen.

Wie bereits erwähnt, standen zu Beginn der pflegerischen Anwendung Rhythmischer Einreibung zum einen die Organeinreibungen, zum anderen Teil- oder Ganzkörpereinreibung (Ganzeinreibung). Beide wurden, jeweils unter speziellen Gesichtspunkten, vom Arzt verordnet.

Organeinreibungen von Milz, Leber, Niere, Herz und Blase, erfolgen zumeist mit Metallsalben in den dem jeweiligen Organ entsprechenden Formen (7). Sie werden inzwischen seltener von Pflegenden, sondern von Masseuren vorgenommen oder durch das Aufbringen von Salbenlappen ersetzt.

Die Ganzkörpereinreibung hingegen wird fast immer von den Pflegenden ausgeführt. Dabei wird die Substanzwahl vom Arzt vorgenommen oder gemeinsam mit ihm beraten. Wenn die Einreibung eher beruhigend sein soll, kann zum Beispiel Lavendelöl angewandt werden, soll ein wärmender Effekt erzielt werden, Hypericumöl. Soll die Ganzkörpereinreibung aufbauend und kräftigend wirken, kann zum Beispiel Schlehenöl zur Anwendung kommen. Seltener werden auch Lotionen verwendet.

Die Ganzkörpereinreibung bezieht, wie der Name bereits sagt, den ganzen Körper des Patienten mit ein. Zumeist wird mit dem Rücken begonnen, dann folgen die beiden Arme, die Brust, der Bauch und zuletzt die Beine. Es ist darauf zu achten, dass der Patient nicht auskühlt. Deshalb wird er in ein großes Tuch gehüllt, das mit Wärmflaschen vorgewärmt ist und es ermöglicht, immer nur die gerade zu behandelnde Körperpartie aufzudecken.

Oftmals ist es ratsam, zunächst mit Teileinreibungen zu beginnen, um den Patienten nicht gleich mit einer 15- bis 20-minütigen, sehr konzentrierten Ganzkörpereinreibung zu überfordern.

Solche Teileinreibungen sind zum Beispiel
- Armeinreibung,
- Brusteinreibung,
- Baucheinreibung,
- Beineinreibung/Fußeinreibung,
- Rückeneinreibung/Nackeneinreibung.

Sie können jeweils in modifizierter Form und Qualität auch als eigenständige Einreibung ausgeführt werden.

Neben der **Griffqualität** und dem **Tempo** der Einreibung können auch die Grundformen etwas variieren. Sehr einfache und schlichte Formen können durch zusätzliche Griffe bereichert werden, etwa bei der Bauch-, Bein- und Fußeinreibung. Die Rückeneinreibung ist am vielfältigsten zu variieren, je nach Lage der Patienten und der erwünschten Wirkung.

Grundformen

Es gibt in der Rhythmischen Einreibung Grundformen, die es zunächst zu erlernen gilt. Sämtliche Formen setzen sich in verschiedener Ausprägung und Kombination aus Kreis und Gerader zusammen. Dabei kann die Gerade alleine, z.B. in Form von Rückenabstrichen *(Abb. 9)*, oder der Kreis alleine, etwa in Form einer beidhändigen Baucheinreibung, vorkommen *(Abb. 10)*.

Oftmals treten sie jedoch zusammen in Er-

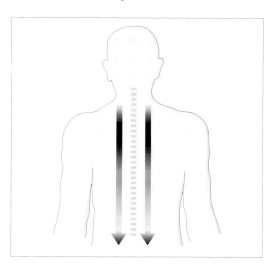

Abb. 9 Die Gerade

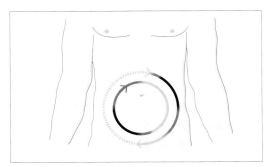

Abb. 10   Der Kreis

scheinung, so auch dann, wenn eine Kreisform in die nächste übergeht *(Abb. 11)*.
Die beiden Prinzipien Kreis und Gerade treten noch in verschiedenen anderen Kombinationen auf, schon alleine dadurch, dass häufig mit beiden Händen gearbeitet wird. Stellvertretend seien die phasenverschobenen Kreise und die Lemniskate genannt *(Abb. 12)*.
Der Verlauf und die Art der Formen orientieren sich an der menschlichen Gestalt. So wird verständlich, dass die Rhythmische Einreibung als menschengemäße Berührung erlebt werden kann. An der menschlichen Gestalt wiederum ist es z. B. der Verlauf der Muskeln, der Rippen, oder des Darmes, dem die Richtung und Form der Einreibung folgt. Dabei ist zu beachten, dass die Einreibung in der Mitte eines Muskels am meisten bewirken kann.
Manchmal erzeugt das reine Nachahmen und Übernehmen von Formen den Widerstand der Lernenden. Dann hat es sich bewährt, neben den Beobachtungen in der Praxis die Einreibung am eigenen Leib zu erfahren und beispielsweise zu spüren, wie sich das sog. »Knieκäppchen« anfühlt, wenn es von innen nach außen durchgeführt wird, und welcher Unterschied im Empfinden resultiert, wenn es in der Gegenrichtung erfolgt *(Abb. 13)*.
Es gibt also »körpergerechte Formen, die man lernen muss« *(7, S. 9)*. Sie sind als Grundlage zu betrachten. Hier wird gerne der Vergleich zu dem Erlernen des Alphabetes gezogen, das ebenfalls absolute Voraussetzung zur Entwicklung einer eigenen Handschrift ist. Und diese individualisierte Handschrift findet man bei allen Pflegenden, welche die Rhythmische Ein-

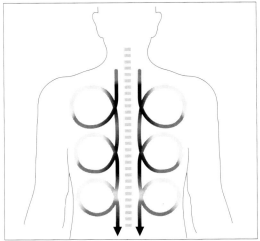

Abb. 11   Kombination von Kreis und Gerader

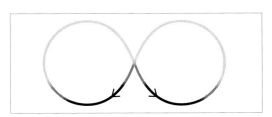

Abb. 12   Die Lemniskate

reibung praktizieren. Eine gekonnte Einreibung wird jedoch mehr durch die Individualität des Patienten als durch die der Behandelnden Variationen erfahren. Das mag zwar den Anfängern manchmal verwirrend erscheinen, aber ohne diese eigene Ausprägung wären es starre und tote Formen anstatt belebter, sich entwickelnder.

Die Bedeutung des Rhythmus

Allerdings muss auch diese individuelle Gestaltung den allgemeinen Grundsätzen der Berührung und des Rhythmus genügen, um von »Rhythmischer Einreibung« sprechen zu können:
Als unverzichtbar ist die **rhythmische Qualität** der Einreibung anzusehen. Es fällt schwer, den Rhythmus als Phänomen zu erfassen und die räumliche wie zeitliche Dimension zum Aus-

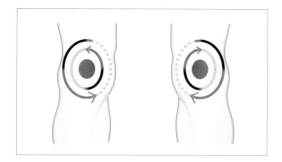

Abb. 13 Das »Kniekäppchen«

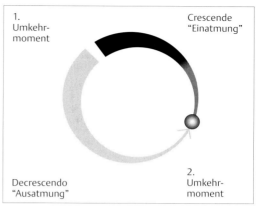

Abb. 14 Erster und zweiter Umkehrmoment

druck zu bringen. Nach *Hoerner* besteht das Wesen des Rhythmus aus:
- Polarität und Ausgleich
- stetiger Erneuerung
- elastischer Anpassung *(9, S. 24)*.

Lunge und Herz sind die Repräsentanten des rhythmischen Systems. Urbilder dafür sind Atemzug und Herzschlag. Beide spielen sich zwischen den Polaritäten der Enge, des Gepresstseins, der Zusammenziehung gegenüber der Weite, der Lösung, des Loslassens ab. Wie daraus ersichtlich, bedarf der Rhythmus für sein Zustandekommen zweier Gegensätze, etwa Ruhe und Bewegung. Auf die Griffqualität der Rhythmischen Einreibung übertragen, wird von den Polaritäten Binden und Lösen oder (isometrischer) Spannung und Entspannung gesprochen. Durch Berücksichtigen dieser Tatsache, kommt eine atmende Qualität zustande. So wird jeder einzelne Abstrich so wie jede Kreisform ein Anschwellen (Crescendo) und ein Abschwellen (Decrescendo) beinhalten.

Große-Brauckmann hat in dem Aufsatz »Der Atemzug – Bild und Vorbild für das Tun der Hände bei der Rhythmischen Einreibung« diese Zusammenhänge erarbeitet und dargestellt *(5)*. Dabei betont sie besonders die Umkehrmomente, die zum Wichtigsten des rhythmischen Geschehens gehören *(Abb. 14)*. Beim Atemzug sind sie jeweils zwischen Ein- und Ausatmung sowie Aus- und Einatmung zu finden, als kurze Pausen, welche die Umkehr des Atemstromes ermöglichen. Bei der Rhythmischen Einreibung befindet sich ein Umkehrmoment nach der Phase des Bindens, indem eine isometrische Entspannung der Hand erfolgt, welche die Phase des Lösens einleitet; der andere als Pause nach der Lösung, indem eine neuer Ansatz hergestellt wird. Bereits *Hippokrates* sprach davon, dass alles auf Binden und Lösen beruhe *(7, S. 55)*.

Rudolf Steiner beschreibt den Rhythmus als Träger der Gesundheit, von dem die eigentlichen Heilkräfte ausgehen. Im Gespräch wies er *Rudolf Hauschka* darauf hin: »Studieren Sie den Rhythmus; Rhythmus trägt Leben« *(8, S. 86)*.

Hinzu kommt die Beobachtung, dass Rhythmus, im Gegensatz zum Takt, belebend und verwandelnd wirkt. *Klages* drückt es so aus: »Der Takt wiederholt, der Rhythmus erneuert« *(nach 11, S. 580)*. Auf dieser Grundlage können die Schilderungen der Wirkung Rhythmischer Einreibung auf Behandelnde und Behandelte im Anschluss besser verstanden werden.

Weitere Komponenten

Die Wandlungsmöglichkeit als Grundprinzip des Lebens findet in der **stetigen Erneuerung** Ausdruck, indem der rhythmische Vorgang immer ähnlich, aber niemals gleich verläuft. Man denke an die Wellen am Strand, aber auch an eine Rhythmische Einreibung, bei der ebenfalls jede Form immer wieder etwas unterschiedlich gestaltet wird.

Zur **elastischen Anpassung** an die Erfordernisse kommt es bei der Welle zum Beispiel durch

Veränderung des Strandes oder durch die einsetzende Flut. Bei der Einreibung gelingt der Transfer mühelos, als Anpassung der Hand an die jeweiligen Körperformen.

Eine weitere unverzichtbare Komponente ist das Arbeiten »aus der Leichte für die Leichte.« Da nicht nur der physische Leib angesprochen werden soll, gilt es, andere Kräfte zu berücksichtigen: Anstatt den physischen Gesetzen der Schwere zu folgen, wird bei der Rhythmischen Einreibung angestrebt, gemäß den Auftriebs- oder Leichtekräften als ätherischer Wirksamkeit zu arbeiten. Ganz praktisch heißt dies, der Griffqualität anstatt Druck und Kraft Leichte, aber durch dichten Kontakt auch saugenden Charakter zu verleihen. Dadurch können auch Auswirkungen auf die Befindlichkeit der Pflegenden resultieren. Gelingt es, aus der Leichte zu arbeiten, können sie sich nach der Einreibung erfrischt und erquickt fühlen. Gelingt es noch nicht, arbeiten sie also aus dem physischen Gesetz der Schwere, können sich Müdigkeit und Erschöpfung sowie nicht selten Rückenbeschwerden zeigen.

Da die Rhythmische Einreibung eine sehr junge Tradition hat, wurde noch sehr wenig darüber gearbeitet und geschrieben. Hinzu kommt die Schwierigkeit, Tastempfindungen und Gefühlsqualitäten in Worten auszudrücken. Dazu scheint die Alltagssprache oftmals nicht ausreichend. Um diese Sprachlosigkeit zu überwinden, werden Wortkreationen vorgenommen oder Bilder gesucht, mit denen der Vorgang beschrieben werden kann. Neben Metaphern wie dem Atemzug kommen auch vergleichende Bilder zum Tragen, wie etwa das Landen eines Vogels auf der Wasseroberfläche, um den Beginn der Kontaktaufnahme zu beschreiben.

Durchführung der Rhythmischen Einreibung

Um eine lebendige Vorstellung vom Ablauf einer rhythmischen Einreibung zu ermöglichen, sollen die oben angeführten, allgemein gültigen Regeln exemplarisch auf ein Fallbeispiel angewendet werden. Dadurch kann es zudem der Leserin und dem Leser leichter gelingen, sich in die Situation hineinzuversetzen.

> **Beispiel**
>
> Frau L. ist während der Rekonvaleszenz nach einer Pneumonie noch immer sehr erschöpft und schwach. Nach einer Beratung mit dem Arzt wurde eine Armeinreibung mit Prunusöl angesetzt, die sie heute erstmalig erhalten soll.

Vorbereitung:
Möglichst frühzeitig, bereits vor dem Frühstück, informiere ich Frau L. und spreche mit ihr ab, wann die Einreibung stattfinden kann. Das ist zunächst von meiner Tagesplanung abhängig, je nachdem, welche Pflegemaßnahmen bei den anderen von mir zu betreuenden Patienten anstehen, aber auch von den geplanten Aktivitäten der Patientin sowie der anstehenden Therapie und Diagnostik. Wir unterhalten uns über das Vorgehen bei der Einreibung und darüber, wie wichtig es ist, dass sie ausgeruht ist und nicht von der künstlerischen Therapie angehetzt kommen muss; ebenso darüber, dass sie nicht gleich danach einen weiteren Termin wahrnehmen muss. Denn die Rhythmische Einreibung entfaltet, wie andere Therapien auch, erst in der Nachruhe ihre Wirksamkeit, indem der Organismus auf die fragende Anregung seine Antwort formuliert.

Um der von ihr geäußerten Gefahr vorzubeugen, dass parallel zu der geplanten Armeinreibung andere Therapeuten tätig werden wollen, schlage ich ihr vor, einen Stundenplan zu führen, der bei ihr für alle Beteiligten einzusehen ist und auf dem sie die festen Termine notiert. Dann können die regelmäßig stattfindenden Therapien und Maßnahmen jeden Tag zur selben Zeit durchgeführt werden. Außer dem Effekt, dass es zu keinen Überschneidungen kommt, ermöglicht solch ein Stundenplan eine rhythmische Tagesgestaltung.

Frau L. erkundigt sich, ob sie auch ihr Nachthemd ausziehen muss, was ich bejahe, und nach der Dauer der Armeinreibung, die ich mit Vorbereitung und Nachruhe auf ca. eine halbe Stunde veranschlage. Wir verabreden uns für 9.30 Uhr.

Bevor ich das Zimmer betrete, bereite ich das Material vor, indem ich zwei (Molton-)Tücher mit Wärmflaschen vorwärme. Auch das Prunusöl nehme ich mit, das in der Regel nicht separat im Wasserbad, sondern direkt vor dem Auftragen in der Hand angewärmt wird.

Bei längeren Einreibungen melde ich mich bei meinen Kolleginnen ab, weil ich oft erlebt habe, dass ich sonst unterbrochen werde. Dies geschieht zum einen, weil Besucher und andere Dienste ja nicht wissen können, dass ich gerade eine Einreibung vornehme, zum anderen, weil ich das Anwesenheitslicht nicht drücke, um einen störungsfreien Ablauf zu gewährleisten, und ich dann gesucht werde. Um dem vorzubeugen, hat es sich weiterhin bewährt, während der Behandlung und der Nachruhe ein Schild mit »Bitte nicht stören« an der Patiententür anzubringen. Dieses klebe ich nun dorthin und gehe mit dem vorbereiteten Material ins Patientenzimmer.

Frau L. hat gerade ein Telefonat beendet, und fragt, ob sie sich schon ausziehen solle. Ich bitte sie, kurz aufzustehen, und, falls nötig, noch auf die Toilette zu gehen, damit sie sich besser entspannen kann (Harndrang kann sehr hinderlich sein). Die Telefonleitung unterbreche ich, um Störungen zu vermeiden.

Eine Mitpatientin, Frau F. ist gerade nicht im Zimmer, die andere, Frau P., ist bettlägerig. Weil die Luft ziemlich verbraucht ist, lüfte ich in Absprache mit ihr kurz durch und frage sie, ob sie noch etwas benötigt, weil ich danach auf die Einreibung konzentriert sei. Einen Paravent stelle ich als Sichtschutz zwischen die Betten der beiden.

Um eine umhüllende und konzentrative Atmosphäre zu schaffen, schließe ich gerne die Vorhänge. Dies ist vor allem dann wichtig, wenn das einfallende Licht sonst die Patientin blenden würde. Dasselbe gilt für Nachttischlampe und andere Lichtquellen, die so verändert oder abgedunkelt werden, dass die Patientin nicht direkt in das Licht schauen muss.

Nun helfe ich Frau L. das Nachthemd auszuziehen, decke die Arme und den Brust-

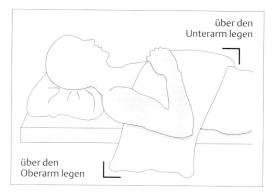

Abb. 15 Abdeckung von Armen und Brustbereich

bereich separat mit den Tüchern ab und mit der Decke zu *(Abb. 15)*.

Weiterhin überprüfe ich, ob die Füße warm sind, da kalte Füße als Ausdruck eines Ungleichgewichtes die Wirksamkeit der Anwendung beeinträchtigen können. Bei Bedarf helfe ich nach, indem ich eine Wärmflasche gebe oder vorab eine Fußeinreibung vornehme.

Wenn alles vorbereitet ist, ziehe ich die Uhr aus und stecke die Haare fest, damit sie mich während der Einreibung, wenn ich keine Hand frei habe, nicht behindern. Dasselbe gilt für lange, weite Ärmel, die stören und durch Streifen an anderen Körperpartien von der Einreibung ablenken. Manchmal muss ich mir die etwas kühlen Hände beim Waschen anwärmen; sind sie wirklich kalt, versuche ich zusätzlich, sie an einer Wärmflasche zu wärmen. Dabei konzentriere ich mich bereits auf die Patientin, die Ratio der vorzunehmenden Einreibung und auf das Ziel, das ich damit erreichen möchte.

Durchführung:

Als Durchführung kann bereits das Richten des Bettes, etwa das Hochstellen des Kopfteils, sowie eine eventuell notwendige Auskleidehilfe gelten. Die vorbereiteten, angewärmten Tücher dienen dabei zum einen als Bettschutz vor Öl oder Salbe, zum anderen als Abdeckung zur besseren Wärmeerhaltung. Nachdem die Kleidung des einzureibenden Gebietes entfernt ist, wird dieses mit schnell abnehm- und auflegbaren Tüchern abgedeckt, und die Patientin wird entsprechend sicher und bequem gelagert. Dies bedeutet im konkreten Fall, das Kopfkissen so zusammenzulegen, dass beide Schultern frei liegen, damit ich sie einreiben kann, ohne nochmals die Lagerung zu verändern.

An dieser Stelle sei an die Gestaltung der rhythmischen Qualität und der Leichte erinnert *(s. S. 150)*, die im Mittelpunkt der Durchführung Rhythmischer Einreibungen stehen. Viele der folgenden Kriterien sind damit in Zusammenhang zu sehen, werden davon bedingt oder erleichtern deren praktische Umsetzung.

Weil Wärme während des Einreibens erhalten werden soll, wird das zu behandelnde Gebiet erst unmittelbar vor der Einreibung aufgedeckt. Es hat sich bewährt, zunächst das Federbett abzudecken, die entsprechenden Tücher jedoch erst, nachdem das Öl in der Hand ist. Erfahrungsgemäß erfordert es Planung und Überlegung, das Zu- und Abdecken so zu gestalten, dass die Patientin nicht auskühlt, ohne »herumzutüddeln«, Unruhe zu erzeugen oder vom Einreiben selbst abzulenken.

Die Wichtigkeit klarer, gezielter und überlegter Handgriffe wird jedoch nicht nur beim Auf- und Abdecken deutlich, sondern ist für die Einreibung selbst bestimmend. Es kommt darauf an, ein »Zuviel« zu vermeiden; die Formen sind einfach, schlicht, ohne »Schnörkel«. Letztere entstehen leicht, solange das Gefühl besteht, viel tun zu müssen, um die Bewegung aktiv zu erzeugen. Sie entstehen weniger, wenn es gelingt, sich einem Bewegungsimpuls zur Verfügung zu stellen, der wie von hinten einstrahlend durch den Arm bis in die Hand geht. Diese Vorstellung hilft dabei, eine große und gezielte Bewegung auszuführen, anstatt mit Ellenbogen oder Handgelenk zu »rudern«.

Der Ablauf der Einreibung stellt eine Kontinuität dar, weshalb auf fließende Übergänge zwischen den verschiedenen Formen zu achten ist. Sie tragen dazu bei, die Einreibung zu einem harmonischen Ganzen zu fügen. Dazu zählt auch ein klarer, bewusst gestalteter Beginn und Abschluss.

Als Behandlerin stehe ich in leichter Schrittstellung seitlich am Patientenbett, mit Blickrichtung auf das Gesicht von Frau *L*. Die Schrittstellung ermöglicht mir, durch Gewichtverlagerung meine Position so zu verändern, dass ich auch weiter entfernte Körperpartien wie ihre Schulter in dem Bewegungsablauf erreiche. Dabei lehne ich mich nicht am Bettrand an, weil dadurch, ebenso wie durch Sitzen/Knien im Bett, das Arbeiten »aus der Leichte für die Leichte« erschwert wird. Die zugewandte Haltung findet in einem runden Rücken und geneigten Kopf Ausdruck.

Die Substanz trage ich vor der eigentlichen Einreibung in großzügig ausgeführter Grundform auf den Arm auf. Dabei öffne ich die Hand als ölhaltendes Behältnis immer mehr. Die Ölmenge beeinflusst die Qualität der Einreibung unmittelbar; nehme ich zu wenig Substanz, so bleibe ich leicht »hängen« und komme ins Stocken. Nehme ich zuviel Substanz, »glitsche« ich nur noch über die Haut und kann kein Gewebe mitsaugen. Außerdem hat überschüssiges Öl, das nicht in die Haut einzieht, einen unerwünschten kühlenden Effekt.

Während der Behandlung ist es wichtig, den Kontakt der Hände mit der Haut nicht zu unterbrechen, sondern immer eine Hand an der Patientin zu belassen. Auch nach beendeter Einreibung während des Zudeckens halte ich Kontakt mit der anderen Hand.

Die rhythmische Einreibung erfordert Konzentration. Deshalb empfinde ich Gespräche während der Einreibung als hinderlich. Oft werden sie während der Behandlung auch von den Patienten als Überforderung erlebt, weil sie die nonverbale Frage der Einreibung übertönen. Damit die Patientin durch mein konsequentes Schweigen nicht verunsichert wird, hat es sich bewährt, sie im Vorgespräch darauf hinzuweisen, dass ich während des Einreibens nicht reden werde.

Dies gelingt nur, wenn ich mit voller Aufmerksamkeit und Wachheit im Sinne meiner Intention handle. Das Gegenteil geschähe, wenn ich während des Einreibens z. B. überlegte, wie ich den Dienst weiter organisiere oder was ich nach Dienstschluss unternehmen werde.

Als eine Gefahr des konzentrierten Arbeitens sehe ich, dass ich mich aus Gründen der Aufmerksamkeit allzu dicht über die Patientin beuge und damit nicht den nötigen Abstand wahren kann, sondern ihr zu nahe trete. Diese mangelnde Distanz wird nicht selten als persönlich bedrängend erlebt. Deshalb versuche ich mich während des Einreibens so weit zu beobachten, dass ich den Abstand gegebenenfalls korrigieren kann.

Abschließend sei noch auf die Dauer der rhythmischen Einreibung hingewiesen. Sie wird leicht überschritten, weil es oftmals schwer ist, ein Ende zu finden, wenn sich die Hände wie von selbst bewegen: Wenn ich gerade dabei bin, mit beiden Händen das Schulterkäppchen zu gestalten, ist es enorm schwer aufzuhören, weil es sich »so schön dreht« ... Weiterhin habe ich oft Übungsbedarf, bin nicht so recht zufrieden mit der Qualität, und versuche, es noch besser zu machen. Und nicht zuletzt wird die Einreibung dann zu lange, wenn ich es besonders gut meine, entsprechend dem Motto »viel hilft viel«. Es ist jedoch ein bekanntes Phänomen, dass eine lange Behandlung leicht eine persönliche Note bekommt und den eingangs geschilderten Bedenken Vorschub leistet. Weit wirksamer im beschriebenen Sinne erweist es sich, mit einer kurzen Einreibung Anregung zu setzen. Richtwerte für eine Ganzeinreibung sind 15–20 Minuten, für Bein- oder Armeinreibungen maximal fünf Minuten, entsprechend kürzer für andere Teileinreibungen.

Nachbereitung:
Nun informiere ich Frau *L.*, dass sie in der Nachruhe ruhig einschlafen könne, da ich in 30 Minuten nach ihr schauen würde. Nachdem sie gut zugedeckt und bequem gelagert ist, lege ich ihr die Klingel bereit, falls sie etwas benötigt. Während der Nachruhe versuche ich, sie von Störungen abzuschirmen; auf ihren Wunsch ziehe ich die Vorhänge ganz zu.
Nach dem Waschen der Hände und dem Entsorgen des Materials reflektiere ich den Ablauf der Einreibung:
Wie war die Dauer? War die Patientin entspannt? Wie fühlte sich die Haut an? Hat sie viel oder wenig Öl gebraucht? Wie war die Temperatur der verschiedenen Hautpartien? Wie sah die Patientin nach der Einreibung aus?
So versuche ich, mich zu erinnern, den Ablauf zu überdenken sowie in Relation zu den jeweiligen Reaktionen, Änderungen für die nächste Behandlung zu planen.

Wirkungen der Rhythmischen Einreibung

Wahrnehmungen der Patienten

Neben der Beobachtungsfähigkeit, die es auszubilden gilt, um die Wirkungen der Rhythmischen Einreibung zu erfassen, ist es wichtig, die Patienten selbst zu befragen. Oftmals entsprechen ihre Beschreibungen den eigenen Beobachtungen, manchmal besteht eine Diskrepanz zwischen ihrer Befindlichkeit der Wahrnehmung der Pflegenden. So etwa bei Herrn *S.*, den ich nach der Ganzeinreibung mit rosiger Gesichtsfarbe als wohlig entspannt erlebt habe, der auf mein Rückfragen nach Beendigung der Nachruhe jedoch antwortet, er sei innerlich unruhig gewesen, weil er sich intensiven Gefühlen und Erinnerungen ausgeliefert fühlte.

Frau *B.*, die in einem akuten Migräneanfall erstmalig eine Rhythmische Einreibung kennen lernte, beschrieb ihr Erleben der Waden- und Fußeinreibung so plastisch, dass ich sie bat, ihren Bericht in schriftliche Form zu bringen. Frau *B.* litt zum Zeitpunkt der Einreibung neben starkem Migränekopfschmerz und Übelkeit auch an eiskalten Füßen.

Erfahrungsbericht

»Darf ich kommen? Bist du bereit? Kommst du mit? – fragen mich die Hände. Sie gleiten fragend nach unten, einige Male, bis ich bereit bin. Unten antworten sie mir, dass sie bleiben werden. Aber nicht an einem Ort, nein, auch andere Orte werden von ihnen begrüßt. Sie kommen nicht mehr fragend heran, sie sind schon vertrauter mit mir, ich bin vertrauter mit ihnen. Die Frage bleibt im Hintergrund.
Wie leises Wasser umspielen sie mich, vorwärts gleitend, an einem Hindernis einen Wirbel bildend, in ständiger Bewegung, ruhig, nirgends stauend.
Allmählich kann ich den Händen mehr entgegengehen, mit ihnen mich fließend bewegen, mich weiten, mich erwärmen, mich runden.

Viel zu bald verabschieden sich die Hände von mir, mit einer weichen, aber entschiedenen Bewegung. Doch welche Freude, das lebendige Fließen, der warme Strom, die ruhige Weite bleiben, auch ohne die Hände. Sie haben es nicht mitgenommen, sie haben es mir zurückgelassen.«

In diesem Erfahrungsbericht sind die wesentlichen Wirkungsweisen der Rhythmischen Einreibung bereits enthalten. Wichtig ist zunächst das vorsichtige und behutsame Annähern der behandelnden Hand an die zu behandelnde Partie und damit die unausgesprochene Frage des Behandlers an den Behandelten: »Darf ich kommen? Ist es dir recht?« Dieses allererste behutsame Anfragen geschieht im Sinne des Taktes und stellt dem Behandelten frei, ob er mitkommen kann und will. Ist ihm das nicht möglich, werden je nach Lokalisation und Indikation andere Wege gesucht, die gewünschte Wirkung zu erzielen oder die angeordnete Substanz aufzubringen. Letzteres kann z.B. statt einer Baucheinreibung mit Kümmelöl durch Auflegen eines Öllappens erfolgen. Weiterhin ist ein ständiges Abspüren wichtig, denn häufig ist die Ablehnung der Einreibung eine Anfangsreaktion, die nach einigen Tagen nicht mehr auftritt. Es hat sich auch bewährt, bei einer Ganzkörpereinreibung zunächst mit einem Körperteil zu beginnen, etwa mit den Beinen, um dann aufzubauen. Auch hier gilt es wieder, individuell zu entscheiden: Für den einen sind möglicherweise die Füße der intimste Körperteil. Er kann sich viel eher den Rücken oder Bauch einreiben lassen, während die Prioritäten für einen anderen Menschen an ganz anderer Stelle liegen. M. Büschel hat diese Tatsache belegt durch Aussagen von über hundert Pflegenden, die einzeichnen konnten, welche Körperzonen von ihnen besonders intim erlebt werden. Kein Bild glich dabei dem anderen (1, S. 369).
So stellen diese ersten Fragen die Ouvertüre der Behandlung dar. Jede äußere Anwendung, so auch die Rhythmische Einreibung stellt gleichsam eine Frage an den Organismus, die dieser mit einer Reaktion beantworten kann. Solch eine Frage kann natürlich, je nachdem, wie sie gestellt ist, gehört werden, oder nicht. Ist die Frage zu zaghaft und leise gestellt, wird sie eventuell leichter überhört; hat sie ein Thema gewählt, das ihm gerade nicht entspricht, fühlt sich der menschliche Organismus womöglich nicht angesprochen. Fehlt die anschließend notwendige Ruhe, gelingt es schwerlich, eine Antwort zu formulieren. Gelingt es jedoch, die richtige Qualität der Behandlung zu finden, so wird sich der Mensch unmittelbar und persönlich angesprochen und erkannt fühlen.

Beispiel

Eine ältere Dame, Frau K., die wegen einer Beckenfraktur Bettruhe hatte, wirkte zunehmend ungeduldiger und klagte über massive Schlafstörungen. Im Gespräch berichtet sie, dass sie diese Art von Unbeweglichkeit nicht ertrage, zumal sie ein Mensch sei, der sich viel bewegen müsse, um sich wohlzufühlen. Sie unternehme zu Hause lange Spaziergänge, und danach fühle sie sich wohlig müde und könne gut schlafen. Sie bestätigte meine Vermutung, momentan ihre Beine und Füße überhaupt nicht wahrzunehmen.
Als eine Möglichkeit neben der Bettgymnastik, die sie auch häufiger von sich aus machte, bot ich ihr eine Fußeinreibung an, die ich unter anregend-belebenden Kriterien durchführte. Besondere Beachtung schenkte ich zum einen der rhythmischen Qualität, zum anderen den kräftigen Sohlenabstrichen, bei denen der Fuß aus seiner entspannten Streckung soweit angehoben wird, dass es dem rechten Winkel beim Stehen entspricht. Die Wirkung war erstaunlich: Frau K. empfand dasselbe angenehme belebte und zugleich müde erwärmte Gefühl in den Beinen und Füßen, wie nach einem langen Spaziergang. In der Nachruhe schlief sie ein.

Die anregende Wirkung dieser Art Einreibung ist an deren rhythmische Qualität gebunden. Der Anregung folgt wie ein Pendelschlag die Entspannung.
Legt man beim Lehren, Üben und Ausführen besondere Aufmerksamkeit auf die beschriebene Qualität der Rhythmischen Einreibung, kann es gelingen, direkt auf das lebendig Strömende des Organismus einzuwirken. Indem es gelingt,

den Ätherleib anzuregen, können Phänomene wie Belebung, Leichte und Weite beobachtet werden. So wird nicht selten beschrieben, dass das behandelte Bein oder der Arm sich viel leichter anfühlt und damit bis zu 20 cm höher zu liegen scheint als die jeweils andere Extremität.

Das Gefühl der Leichte ist auch unmittelbar mit dem Empfinden von Erleichterung verbunden. So bat eine Patientin mit haltungsbedingten Verspannungen bei der Rückeneinreibung im schwäbischen Dialekt: »Machet Sie mir bitte wieder Flügele!« Es scheint vielleicht zunächst ungewohnt, eine hart verspannte Schulterpartie nicht mit Drücken und Kneten zu bearbeiten, sondern, ganz im Gegenteil, mit zart-saugenden Handbewegungen. Ausgehend davon, dass in der Verspannung das astralische Prinzip zum Ausdruck kommt, und sich dort als Verkrampfung manifestiert, kann es von anregenden und belebenden Bewegungen gemäß den ätherischen Gesetzmäßigkeiten wieder ins Strömen gebracht werden. Als noch wirksamer erweist sich oftmals die rhythmische Belebung anderer Körperpartien als der lokal betroffenen; beim verspannten Nacken etwa die Behandlung der Flanken und des Rückens.

Weitere Wirkungen

Auch viele Patienten mit Schmerzzuständen äußern eine derartige Erleichterung nach der Rhythmischen Einreibung, insbesondere bei Schmerzen, die aufgrund von Verspannungen und Verkrampfungen oder durch langes Liegen entstehen. Auch für andere Schmerzzustände gilt, dass sie häufig nicht lokal behandelt werden, da beim Schmerz zuviel Bewusstsein an der schmerzenden Stelle vorhanden ist und durch Bewusstmachen einer anderen Stelle eher Abhilfe geschaffen werden kann. Zum Beispiel kann im Sinne der funktionalen Dreigliederung behandelt werden, so etwa der Migränekopfschmerz mit einer ableitenden Wadeneinreibung.

Das Phänomen der Weite beschreiben häufig Asthmatiker oder Menschen mit Atemproblemen nach einer entsprechenden Rücken- oder Brusteinreibung. Im Gegensatz zur beklemmenden Enge der Atemnot wird sie in höchstem Maße erleichternd empfunden.

Wie eng mit vielen krankhaften Erscheinungen ein Stocken des Wärmeorganismus verbunden ist, kann an den eisig kalten Füßen der jungen Frau im Migräneanfall deutlich werden. Gelingt es jedoch, durch die Rhythmische Einreibung den Wärmestrom wieder in die kalten Füße zu locken, so entspannt sich auch das Ungleichgewicht, das durch die übermäßigen Stoffwechselvorgänge im Nerven-Sinnes-System in der Migräne zum Ausdruck kam. Es folgt demselben Wirkprinzip wie das Senffußbad, ist jedoch mit verstärkter Eigenaktivität des Organismus verbunden, der nach einer kurzen Anregung viel stärker selbst aufgerufen ist, tätig zu werden, als dies durch externe Wärmequellen wie Fußbad und Wärmflasche der Fall ist.

Die Rhythmische Einreibung kann über das Strömen des Ätherleibes die Eigentätigkeit und Selbstheilungskräfte des Patienten anregen. Nicht selten wirkt z. B. eine Bein- oder Fußeinreibung auf einen Patienten bewusstseinsklärend, und er ist den ganzen Tag über wacher als zuvor. Dieses Phänomen verdeutlicht, dass von einer Rhythmischen Einreibung Wirkungen ausgehen, die sich nicht auf die behandelte Körperpartie oder auf die Dauer der Anwendung beschränken.

Sie kann aber auch das Seelische ansprechen und erreichen. Vor allem entwickelt sich aus dem Sich-Verstanden-Fühlen Vertrauen zwischen dem Behandelnden und dem Patienten. Zudem scheint die Rhythmische Einreibung auch unmittelbar auf die Stimmung der Patienten zu wirken.

Beispiel

Herr M. wirkte während der ersten Tage seines Krankenhausaufenthaltes zur Tumordiagnostik sehr angespannt und gehalten. Nach der Rückeneinreibung löste sich seine starre Haltung und machte Trauer und Weinen Platz. Er schilderte mir, wie er sich nun wieder spüren könnte mit allen Gefühlen der Angst bis zur Hoffnung. In den daran anschließenden Gesprächen äußerte Herr M. des öfteren seine Befürchtungen, Sorgen und seine in Veränderung begriffene Einstellung zum Leben.

Nicht zuletzt wirkt die Rhythmische Einreibung auf das Ich des Menschen, das sich über den Wärmestrom wieder verstärkt im Organismus engagieren kann.

Sichere, klare und liebevolle Berührung wirkt oft mehr als viele Worte. Gerade auch verschlossene oder »schwierige« Patienten reagieren darauf, indem sie sich, oft überraschend, öffnen und zentrale Fragen stellen. Durch folgenden Hinweis von *M. Hauschka* wird dieses Phänomen verständlicher: »Die Empfindung des Mitfühlens und der Hilfsbereitschaft, ja die Liebe selbst, so stellt es *Rudolf Steiner* einmal dar, soll man in die *sorgfältige Technik* verwandeln. Dann fühlt sich der Patient sofort aufgehoben und verstanden, ja sogar viel besser, als wenn unnötige und vor allem ungefragte Ratschläge an ihn herangetragen werden. Man wird erleben, dass durch eine solche Haltung das normale menschlich warme Verhältnis zwischen Patient und Masseur (Pflegender, Anm. d. Verf.) nur gefördert werden kann.« *(7, S. 174)*

In diesem Sinne können auch »unsympathische« Patienten dennoch behandelt werden. Das Argument »Die Patientin kann ich nicht einreiben, sie ist mir unsympathisch«, wird unwirksam, wenn die Rhythmische Einreibung so verstanden wird. Dann geht es nämlich nicht darum, den Patienten Streicheleinheiten zukommen zu lassen, sondern es geht um eine therapeutische Maßnahme. Krass ausgedrückt: Ich brauche die Liebe nicht der Patienten, sondern meinem Handeln gegenüber!

Eine solche Einstellung bringt gleichzeitig eine Hinwendung in liebevoller Haltung zum Patienten mit sich. Dies geschieht im Sinne *J. Lusseyrans*, der es als Blinder so beschreibt, dass die Hände das, was sie richtig berührt haben, lieben müssen *(16)*.

Spürt der Patient wiederum dieses Anliegen der Pflegenden, eine »sorgfältige Technik« zu erreichen, und merkt, dass die Begegnung frei von ihren persönlichen Neigungen und Wünschen ist, kann er sich von ihr auch ohne allzu große persönliche Sympathie einreiben lassen. Die körperliche Haltung der Pflegenden während der Einreibung, d. h. die leichte Beugung und Hinwendung zum Patienten, wird so im übertragenen Sinne zu ihrer inneren Haltung.

Wie stark sich die innere Einstellung der Pflegenden auf die Qualität der Pflege auswirkt, belegen, neben der täglichen Erfahrung, immer mehr Studien *(14, 20)*. *Sylvia Käppeli* formulierte dies folgendermaßen: »Dabei scheint die Auffassung der Pflegerin vom Beruf derjenige Faktor zu sein, der bestimmt, auf welche Weise eine Schwester pflegerische Entscheidungen trifft und ausführt.« Die geistig-seelische Einstellung zum pflegerischen Handeln ist somit als Quelle der Motivation zu betrachten für eine individuelle, verstehende Pflege.

Deshalb ist für die Rhythmische Einreibung die Frage nach der persönlichen Haltung und pflegerischen Einstellung besonders wichtig. Die Auswirkungen der inneren Haltung auf die Qualität sind relativ gut beobachtbar. Weil es nicht nur eine Technik, sondern eine Haltung ist, die dabei zum Tragen kommt, kann niemand zum Erlernen der Rhythmischen Einreibung verpflichtet werden.

Berühren will gelernt sein

In den meisten Pflegesituationen sind wir mit uns zunächst fremden Menschen zusammen, mit denen wir uns erst vertraut machen müssen. Somit haben wir nicht die Ausgangsposition einer Mutter, die eine intensive Verbindung und tiefe Beziehung zu ihrem Kind hat. Während letztere mit geschmeidiger Hand dem Kind tröstend-zart über den Kopf streicht und sich ihre Hand der Körperform des Kindes selbstverständlich anschmiegt und damit die spontane Fähigkeit zu guter Berührung hat, fällt uns Pflegenden diese unbefangene Art der Berührung viel schwerer. Diese Berührungsqualität will demnach neu gelernt sein.

Es wird zur Kunst, den Körperformen einfach und unbefangen nachzugehen und die Hand geschmeidig anzupassen.

Kunst hängt mit Können zusammen und bezeichnet eine durch Übung erworbene Geschicklichkeit in der Ausführung einer bestimmten Arbeit. Das Handwerk ist mit der Kunst innig verwandt, es ist sozusagen die Amme derselben, denn aus dem Handwerk hat die Kunst ihre Nahrung gezogen. Die Beherrschung der Praxis, nebst steter Übung und Erfahrung, ist eine Grundvoraussetzung für die Ausübung einer Kunst. Die andere besteht im Beherrschen der Theorie. Somit ist das theoretische Wissen als zweites Standbein der Kunst anzusehen. *Erich Fromm* betont weiterhin, neben dem Können und Kennen, das Interesse des Künstlers an seinem Metier als Notwendigkeit; seine Sache müsse ihm wichtiger sein als alles andere *(3)*.

Diesem Interesse, dem dritten Standbein zum Erlernen einer Kunst, kommt in der Pflege und insbesondere bei der Rhythmischen Einreibung eine Schlüsselrolle zu. Es betrifft das Interesse am Menschen ebenso wie das an meiner Handlung und deren erzielter Wirkung.

Wie jede Kunst ist auch die Rhythmische Einreibung nicht so schnell erlernbar, sondern erfordert sehr viel Übung. Diese Tatsache sei mit einer persönlichen Erfahrung illustriert. Ich erwähnte vorhin, dass es erstaunlicherweise gelingen kann, indem man aus der Leichte heraus arbeitet, ohne Ermüdung und Rückenschmerzen einzureiben. Zum ersten Mal hatte ich dieses Erlebnis nach etwa zwei Jahren täglicher Übung und drei Einreibekursen! Nach einer Ganzeinreibung fühlte ich mich tatsächlich erfrischt und hatte keine Rückenbeschwerden.

Das möge die Leserin oder den Leser keinesfalls entmutigen, denn häufig verläuft dieser Prozess auch schneller. Außerdem sind auch kleinere Teilerfolge zu verzeichnen, z.B. wenn sich positive Wirkungen einstellen, die Patienten sich nach der Behandlung wohler fühlen oder davon begeistert sind. Dabei besteht allerdings auch die Gefahr, sich durch solche Rückmeldungen allzu schnell mit der Qualität der eigenen Arbeit zufriedenzugeben. Auch im Moment anerkennende Äußerungen wie: »Das fühlt sich sehr gut an« können kein ausreichender Maßstab sein. Vielmehr hat es sich als hilfreich erwiesen, zum einen auf die eigene Befindlichkeit und den eigenen Eindruck zu hören, zum anderen sich immer wieder von Kolleginnen korrigieren zu lassen. Denn Fehler schleichen sich allemal ein, am Patientenbett ebenso wie beim Lehren.

In diesem Sinne gelten für die Rhythmische Einreibung ganz besonders die Anforderungen an eine Kunst, die sich durch ständiges Üben erhält.

Die Komponenten der Kunst finden auch in der Art der Vermittlung Ausdruck. So genügt das praktische Vorstellen ohne Erklärungen und Hintergrundwissen keinesfalls, um die Rhythmische Einreibung zu erlernen. Jedoch wurde auch versucht zu verdeutlichen, dass sie ebensowenig allein über theoretische Erläuterungen erlernbar ist. Wie bei jeder praktisch zu erlernenden Tätigkeit muss die Anschauung dazu kommen. Als ich das erste Mal die Demonstration einer Einreibung beobachtete, dachte ich: »Naja, das kann ich auch«, eben weil alles so selbstverständlich und leicht aussieht. Erfahrungsgemäß denkt das jede Zuschauerin zunächst, um dann erst bei der Ausführung zu bemerken, dass das scheinbar Leichte in diesem Fall das Schwerste ist! Zur Versinnlichung der Vorgänge muss somit die eigene Erfahrung hinzukommen. Nicht selten erweist sich bereits die Beobachtung als unzureichend. Ich kann dann die demonstrierte Wadeneinreibung nicht einfach imitieren, weil ich plötzlich nicht mehr weiß, in welcher Richtung ich arbeiten soll und ob die patientennahe Hand stützt oder einreibt. Es kann mir auch passieren, dass meine Hand ganz angespannt ist und sich den Körperformen gar nicht so weich anschmiegen kann. ... Dann kommt es zu einem »Aha-Effekt«, wenn die Anleiterin, das Problem erkennend, erläutert, dass z.B. meine Körperhaltung es nicht erlaube, den Arm frei zu bewegen. Weiterhin ist es unverzichtbar, selbst zu empfinden, wie sich die Rhythmische Einreibung anfühlt. Wer eine Baucheinreibung mit kalten Händen erlebt hat, sagt wohl kaum mehr, das sei nicht schlimm. Wem durch zuviel Druck dabei übel wurde oder wer gleich danach zur Toilette musste, hat ebenfalls Erfahrungen gemacht, die ihn die Wirkungen der Rhythmischen Einreibung ernst nehmen lassen. Zum theoretischen Wissen und praktischen Üben kommt also die Selbsterfahrung. Weitere wichtige Elemente sind die Neutralität der Intention, die bedeutet, dass ich nicht im herkömmlichen Sinn etwas »will« und »mache«, sondern lerne, mich zur Verfügung zu stellen, sowie das beschriebene Interesse, das in eigenen Forschungsfragen Ausdruck finden kann. Inzwischen wurden manche Hilfen zum Erüben der angestrebten Qualität erarbeitet. Als

unterstützende Elemente der Rhythmischen Einreibung seien angedeutet:
- der Bewegungsansatz aus dem Schulterblatt/Oberarm,
- der flexible Stand,
- die gelöste Hand,
- der wandernde Kontakt.

Nähere Ausführungen bleiben sinnvollerweise aktuellen Übungssituationen vorbehalten.
Eine grundlegende Übung sei abschließend dargestellt, um der Leserin/dem Leser eine Vorstellung von dem hier theoretisch Ausgeführten zu ermöglichen:
Probieren Sie an einer glatten Wasseroberfläche, ihre Hand aufzulegen und großflächig in Kreisen zu bewegen, mit so wenig Druck, dass Sie nicht eintauchen oder »einbrechen« und trotzdem »satt« am Wasserspiegel sind. Dabei kann das Gefühl entstehen, dass beim vorsichtigen Abheben der Hand die Wasseroberfläche ein Stück mitkommt, sozusagen klebenbleibt, von Ihnen angesogen wird.
Just diese Erfahrung ist mit der saugenden Griffqualität gemeint, dem »Mit-dem-Gewebe-Arbeiten«. An diesem Phänomen kann deutlich werden, dass es sich bei der Rhythmischen Einreibung tatsächlich um einen Dialog handelt, der nicht einseitig bleibt, sondern bei dem das Gewebe der Behandelnden immer auch ein Stück entgegenkommt.

Schlussbetrachtung

Es scheint nicht sinnvoll, die Indikationen der Rhythmischen Einreibung nach ärztlicher und pflegerischer Verordnung zu trennen. Aus der Verbindung von Heilmittel und Rhythmischer Einreibung entsteht eine gesteigerte Wirksamkeit als etwas Neues. Im Gegensatz zum einfachen Aufbringen von Salben- oder Öllappen oder auch dem »irgendwie Draufschmieren« wird die Substanzwirkung durch rhythmisches Auftragen verbessert.
Demnach ist nicht nur die Substanz maßgeblich, sondern gleichermaßen die durch »sorgfältige Technik« erzielte Qualität der Rhythmischen Einreibung.
Von den allgemein beschriebenen Wirkungen der Rhythmischen Einreibung wie Beruhigung/Entspannung, Anregung/Belebung, Erleichterung und Durchwärmung werden folgende Wirkungen beobachtet, die die Lebensprozesse im menschlichen Körper unterstützen oder anregen:
- Beruhigen/Vertiefen der Atmung,
- Entspannung bei Unruhe/Ängsten,
- Lösung von Krampfzuständen,
- Förderung von Schlafen/Wachen,
- Verbesserung der Durchblutung,
- Förderung der Durchwärmung,
- Anregung der Verdauung,
- Wecken eines neuen Bewusstseins für den eigenen Körper, sodass z.B. ein gelähmter Körperteil wieder zu sich gehörig erlebt wird *(nach 4)*.

Möglicherweise können diese Wirkungen nicht gezielt von den Behandelnden angestrebt werden. Vielmehr scheint es in der Qualität des Rhythmischen begründet, dass der Organismus so »antwortet«, wie es seiner momentanen Befindlichkeit entspricht. Das würde bedeuten, dass er im Sinne der Selbstheilung auf die gleiche Einreibung einmal mit Entspannung, zu einem anderen Zeitpunkt mit Aktivität reagieren könnte.
Viele der Wirkungen dienen grundlegend der Gesundheit und dem Wohlbefinden der Patienten und sind deshalb im allgemeinen, interprofessionellen Sinne therapeutisches Anliegen. Eine Trennung in ärztliche oder pflegerische Anteile ist schwer vorzunehmen und wirkt leicht künstlich. So scheint mir die Formel:
- Ärztliche Verordnung = therapeutische Einreibung,
- pflegerische Verordnung = prophylaktische Einreibung

zu kurz zu greifen. Es kann z.B. sehr sinnvoll sein, im Nachtdienst als Einschlafhilfe eine Beineinreibung vorzunehmen, bei Obstipation eine anregende Baucheinreibung, bei Atembeklemmungen eine weitende Rückeneinreibung, zur Pneumonieprophylaxe eine atmungsvertiefende Einreibung.
Natürlich sind die Prophylaxen selbst eine häufige pflegerische Indikation für Rhythmische Einreibung. Die dafür verwandten Substanzen

können im Kapitel »Dekubitus-, Pneumonie- und Thromboseprophylaxe bei Schwerkranken« *(S. 139 ff.)* nachgelesen werden.

Die in der Rhythmischen Einreibung entwickelte Berührungsqualität ist auch bei vielerlei anderen pflegerischen Handreichungen anwendbar. Naheliegend ist dabei die Ganzwaschung, die nach den Prinzipien und Grundformen der Rhythmischen Einreibung erfolgen kann. Wie stark das »menschengemäße« Berühren empfunden wird und welche unmittelbare Auswirkungen es auf das Befinden der Patienten hat, machte mir eine junge Frau deutlich, die nach einer Sepsis retrospektiv ihre erste Erinnerung an eine entsprechend durchgeführte Ganzwaschung so beschrieb, dass sie in diesem Moment für ihr Gefühl wieder von einem Stück Fleisch zum Menschen wurde.

Beim Lagern und Mobilisieren ist die Übertragung der Maxime von Berührungsqualität auch relativ gut durchführbar. Inwieweit andere Handreichungen, wie das Anlegen der Blutdruckmanschette, das Reichen des Trinkbechers oder das Abziehen des Pflasters, ebenfalls unter diesen Gesichtspunkten erfolgen können, möge jede für sich überprüfen. *Große-Brauckmann* betont, dass dies sehr wohl möglich ist, und stellt dar, wie sogar ein Verbandwechsel mit Instrumenten nach den Gesetzmäßigkeiten »im Sinne der Einreibung« erfolgen kann: »Wenn man Vorgänge oder Tätigkeiten unter diesem Gesichtspunkt anschaut, bemerkt man, dass mit elastischer Anpassung und stetiger Erneuerung Polaritäten ausgeglichen werden können.« *(6, S. 96)* Eine gute Übung kann es sein, »im Sinne der Einreibung« eine Türklinke herunterzudrücken, die Türe zu öffnen, ins Zimmer zu treten, den Vorhang aufzuziehen, achtsam und respektvoll sich dem Patientenbett zu nähern.

Wer sich bei der minutiösen Durchführungsbeschreibung gewundert hat, dem mag diese Gewichtung nun verständlicher erscheinen.

Die Rhythmische Einreibung ist demnach mehr als eine Technik, die in bestimmten konkreten Pflegesituationen angewendet werden kann, sie ist auch eine Haltung, die die tägliche Arbeit in vielerlei Hinsicht beeinflusst.

Ist es nicht gerade diese Haltung, die eine respektvolle pflegerische Beziehung kennzeichnet? Bestimmt sie doch maßgeblich die Art, wie ich mich taktvoll nähere, mich mit dem Patienten vertraut mache, aber auch das richtige Maß halten kann von Nähe und Distanz, Lauschen und Sprechen, Verdichten und Lösen. Dadurch wirkt eine Atmosphäre, die Vertrauen erzeugen kann und der Beziehung zwischen Patientin und Pflegender förderlich ist.

Damit wird über die Rhythmische Einreibung hinaus die Beziehung der Pflegenden mit dem Patienten gestaltbar; die Nähe muss nicht mehr als beängstigend empfunden werden. Dies scheint vor allem dadurch zu geschehen, dass sich die Pflegenden bewusst zwischen Nähe und Abstand abwechselnd bewegen und nicht aus Scheu vor den Extremen keines von

Kategorie	Beispiel für Lernziele	Empfohlener Lernweg
Handwerk	Sie entwickeln ein Qualitätsbewusstsein für Berührungen in der Pflege.	A
Eigenes Lernziel		
Beziehung	Sie können Pflege als Berührungsberuf verstehen.	B
Eigenes Lernziel		
Wissen	Sie kennen Wirkungen, Indikationen der rhythmischen Einreibung nach Wegman/Hauschka und die Bedeutung von rhythmischer Bewegung und Berührungsqualität für das Befinden.	C
Eigenes Lernziel		

beiden zulassen können. Im sozialen Umgang mit Nähe und Distanz kann der Rhythmus somit zum Vorbild werden. Desgleichen aber auch im Umgang mit den Polaritäten, Engagement und Entspannung, Denken und Tun sowie Wahrnehmung und Reflexion im Leben der einzelnen, aber auch im Tagesablauf auf Station. Eine Vertiefung dieser Thematik würde freilich den Rahmen dieses Artikels sprengen.

Es konnte aufgezeigt werden, dass die Rhythmische Einreibung einen wesentlichen Beitrag zur Gestaltung der Pflege darstellt, zumal sie jedem Pflegenden einen Zugang zur professionellen Eigenständigkeit ermöglicht. Diese Überlegungen möchten dazu anregen, die junge Kunst der Rhythmischen Einreibung zu erlernen und weiterzuentwickeln.

Literatur

1. Büschel, M.-M.: Pflegende müssen ihre Hände mögen. Der Stellenwert der Berührung im Pflegealltag. Pflegezeitschrift 6 (1994) 366
2. Condrau, G., Schipperges, H.: Unsere Haut. Spiegel der Seele, Verbindung zur Welt. Kreuz, Zürich 1993
3. Fromm, E.: Die Kunst des Liebens. Ullstein, Berlin 1979
4. Große-Brauckmann, E.: Rhythmische Einreibungen. Deutsche Krankenpflege Zeitschrift 2 (1992) 94
5. Große-Brauckmann, E.: Der Atemzug - Bild und Vorbild für das Tun der Hände bei der Rhythmischen Einreibung. Rundbrief, Verband anthroposophisch orientierter Pfegeberufe e. V., Michaeli 1990 und Ostern 1990
6. Grossmann-Schnyder, M.: Berühren. Praktischer Leitfaden zur Psychotonik Glaser in Pflege und Therapie. Hippokrates, Stuttgart 1992
7. Hauschka, M.: Rhythmische Massage nach Dr. Ita Wegman. 3. Aufl. Karl Ulrich & Co., Nürnberg 1984
8. Hauschka, R.: Wetterleuchten einer Zeitenwende. Vittorio Klostermann, Frankfurt/Main 1966
9. Hoerner, W.: Zeit und Rhythmus. Die Ordnungsgesetze der Erde und des Menschen. 2. Aufl. Urachhaus Stuttgart 1991
10. Hug, M., Reiner, S., Surina, G.: Routinierte Berührungen. Die Schwester/Der Pfleger 27, 10 (1988) 770
11. Husemann, F. Wolff, O.: Das Bild des Menschen als Grundlage der Heilkunst. Freies Geistesleben, Stuttgart 1978
12. Inhester, O., Zimmermann, I.: Ganzkörperwaschung in der Pflege. Anleitung und Hilfen für Pflegepersonal und pflegende Angehörige. Schlüter, Hannover 1990
13. Inhester, O.: Ganzkörperwaschung. Analyse einer komplexen Situation als Beitrag zur Förderung pflegerischen Denkens. Die Schwester/Der Pfleger 31, Jahrgan 8 (1992) 712
14. Käppeli, S.: Ein Vergleich der Pflegebedürfnisse geriatrischer hospitalisierter Patienten mit der Pflege, welche die untersuchten Patienten erhielten. Schweizerische Ärztezeitung 66, 23 (1985) 1051
15. Lusseyran, J.: Das Leben beginnt heute. Klett, Stuttgart 1976
16. Lusseyran, J.: Das wiedergefundene Licht. dtv, München 1992
17. Montagu, A.: Körperkontakt. 7. Aufl. Klett-Cotta, Stuttgart 1992
18. Poletti, R.: Wege zur ganzheitlichen Krankenpflege; Praxisbezogene Anregungen. Recom, Basel 1987
19. Schmidbauer, W.: Die Angst vor Nähe. Rowohlt, Reinbek bei Hamburg 1985
20. Steffen-Bürgi, B.: »Offizielle« und »inoffizielle« Inhalte der Pflege. Pflege 4, (1991) 45
21. Steiner, R.: Allgemeine Menschenkunde als Grundlage der Pädagogik. Zbinden, Basel 1980
22. Sturm, V.: Krankenbett. Aufzeichnungen. Herder, Freiburg 1988

Wickel und Auflagen in der anthroposophisch erweiterten Praxis

Gabriele Weber

Wickel und Auflagen gehören seit Jahrtausenden in den Heilmittelschatz aller Kulturen. Innerhalb der anthroposophischen Medizin werden sie eingesetzt um Heilwirkungen über das Nerven-Sinnes-System an den Organismus heranzubringen. Nicht allein die Auswahl der Substanz, sondern auch die fachlich korrekte Durchführung entscheidet über die Wirksamkeit der Anwendung. In diesem Kapitel werden Gesichtspunkte zur Indikationsstellung aus dem Blickwinkel der anthroposophischen Medizin sowie die praktische Durchführung exemplarischer Anwendungen dargestellt.

Lernziel s. Seite 174

Einleitung

Wickel und Auflagen gehören in den Bereich der äußeren Anwendungen *(s. unten)*. Bei allen äußeren Anwendungen wirken wir zunächst über die Haut als einem Organ des Nerven-Sinnes-Systems. Von dort aus entfalten sich Wirkungen über den ganzen Organismus, also auch über das rhythmische System und das Stoffwechsel-Gliedmaßen-System.

Obwohl sie oftmals mit der anthroposophisch erweiterten Pflege gleichgesetzt werden, stellen sie nur einen Teil des Spektrums ihrer Möglichkeiten dar. Die Wirkungen der äußeren Anwendungen reichen vom Beruhigen, Ordnen, Ableiten bis hin zum Anregen der verschiedensten Stoffwechselprozesse.

Äußere Anwendungen

- Wickel
- Auflagen
- Kompressen
- Salbenlappen
- Ölpackungen
- Einreibungen
- Teilbäder
- Ganzbäder
- Kataplasmen

Geschichtlicher Ursprung

Wickel und Auflagen sind schon seit Jahrtausenden als Heilmittel bekannt. Schon *Hippokrates* (460–377 v. Chr.) setzte sich in seinen Schriften für eine Heilkunde ein, die dem Menschen Unterstützung geben soll in seiner Auseinandersetzung mit dem Krankheitsgeschehen.

In der neueren Zeit haben sich Menschen wie *Sebastian Kneipp* (Kneipp-Güsse), *Vinzenz Prießnitz* (Prießnitz-Wickel) und *Leopold Emanuel Felke* (Felke-Lehmpackung) um diese natürlichen Heilmethoden verdient gemacht. Sie richteten Badezentren ein, in denen die Menschen eine Linderung oder gar Heilung ihrer Beschwerden und Symptome fanden. Ein Teil dieser Anwendungen wird heute noch in den Badeabteilungen oder den Abteilungen für Physikalische Therapie der Krankenhäuser und Kurkliniken durchgeführt. Heutzutage kennen wir auch den Beruf des Medizinischen Bademeisters.

Wickel und Auflagen stellen als äußere Anwendungen einen Teil der Hydro- und der Thermotherapie dar. Inzwischen kann man gar von einer Renaissance der äußeren Anwendungen in Therapie und Pflege sprechen. Die Errungenschaften der modernen Medizin mit ihren verbesserten Narkose- und Operationsmöglichkeiten, ausgereiften Medikamenten und differenzierter Diagnostik haben diese Form der Behandlung lange in den Hintergrund gedrängt. Wenn überhaupt, so spielte sie lange Zeiten eine untergeordnete Rolle. Nun besinnen sich vor allem die Patienten und Patientinnen auf die Möglichkeiten, die diesen Mitteln und Methoden eigen sind. Leider wird im Umgang mit äußeren Anwendungen oft nach dem Entweder-oder-Prinzip – Schulmedizin oder Naturheilverfahren – entschieden. Dabei gibt es Erfahrungen, die deutlich zeigen, wie sich beide Therapierichtungen sowohl in der Medizin als auch in der Pflege durchdringen und ergänzen können.

Wickel und Auflagen als Bestandteil anthroposophisch erweiterter Pflege

Mit der Einrichtung der durch *Rudolf Steiner* inaugurierten Klinisch Therapeutischen Institute in Arlesheim/Schweiz und in Stuttgart setzte in den 20er Jahren dieses Jahrhunderts auch eine Erweiterung der Pflege durch das anthroposophische Menschenbild ein. Die Anschauung von den Wesensgliedern des Menschen, wie auch die funktionelle Dreigliederung des menschlichen Organismus brachten viele neue Aspekte für das pflegerische Tun mit sich.

Von Anfang an gehörten äußere Anwendungen mit zum Aufgabenfeld der Pflegenden und spielten eine wesentliche Rolle in der Therapie. Das spiegelt sich auch heute in der Tatsache wider, dass dieses Thema sowohl in den anthroposophisch erweiterten Pflegeausbildungen zum Lehrplan gehört als auch anlässlich der Einführung neuer Mitarbeiter und Mitarbeiterinnen in den anthroposophisch orientierten Kliniken und Sanatorien dargestellt wird. Diesem Umstand ist es zu verdanken, dass die äußeren Anwendungen hier eine gewisse Tradition erfahren haben. So können wir für unsere praktische Tätigkeit auf langjährige Erfahrungen zurückgreifen.

Im Folgenden sollen keine Einzelheiten der Durchführung von Wickeln und Auflagen besprochen werden, sondern die Hintergründe dieser Anwendungen aus der Anthroposophie heraus deutlich werden. Mit Hilfe des anthroposophisch erweiterten Menschenbildes ist uns eine Möglichkeit gegeben, gezielt Wirkung und Indikation der entsprechenden Maßnahme zu bestimmen. In diesem Kapitel wird vor allem die funktionelle Dreigliederung des menschlichen Organismus die Grundlage sein.

Wer es anstrebt, diese im Rahmen der Pflege anzuwenden, findet im Literaturverzeichnis *(S. 174)* einige hilfreiche Titel zur Auswahl. Außerdem ist der Besuch eines Fortbildungskurses sehr empfehlenswert.

Hier soll der Leser oder die Leserin zu einem grundlegenden Verständnis für diesen Bereich hingeführt werden. Dabei werden einige Anwendungen exemplarisch besprochen.

Zum menschenkundlichen Verständnis der äußeren Anwendung

Geht man auf den Ursprung des Wortes Therapie zurück, so kommt man zum griechischen Wortstamm »therapon«, was soviel bedeutet wie »Diener, Gefährte«. Pflegende sind Gefährten des kranken oder alten Menschen. Die Gemeinschaft der Pflegenden ist rund um die Uhr um den Betroffenen. Sie kennen die Bedürfnisse, Kümmernisse und Leiden, sie wissen was not tut. Daraus können sie ihr pflegerisches Handeln ableiten und individuell gestalten.

Äußere Anwendungen sind ein Teil der ärztlichen Therapie, und als Heilmittel zu betrachten. Somit ist eine ärztliche Anordnung notwendig, die jedoch durch den/die ausgebildeten Pflegenden angeregt werden kann.

Der Zusammenhang vom dreigliedrigen Menschen und der Heilpflanze

Wie im Beitrag über die funktionelle Dreigliederung dargestellt *(vgl. Kap. »Menschenkundliche Grundlagen«),* finden wir in der Leiblichkeit des Menschen eine dreifache Gliederung.

Das Nerven-Sinnes-System, das die Beziehung zur Außenwelt durch die Aufnahme von Sinneseindrücken ermöglicht, braucht für diese Tätigkeit Ruhe. Es herrscht relative Kälte. »Man muss einen kühlen Kopf bewahren, wenn man einen klaren Gedanken fassen will.« Dieser Ausspruch aus dem Volksmund charakterisiert einen wesentlichen Aspekt des Nerven-Sinnes-Systems. Ständige Aufnahme von Sinnesreizen und Denktätigkeit ermüden den Menschen rasch. Sie wirken abbauend, und wir brauchen den Ausgleich durch die aufbauenden Kräfte des Stoffwechsels.

Im Stoffwechsel-Gliedmaßen-System wird Leben aufgebaut. Bewegung und Wärme herr-

schen vor, wenn Stoffwechselvorgänge in den Bauchorganen oder im Muskel stattfinden.
Im Nerven-Sinnes-System überwiegen Ruhe und Kälte, die, wenn sie überhand nehmen, zu Verhärtung führen, z. B. zu Zerebralsklerose. Im Stoffwechsel-Gliedmaßen-System sind Bewegung und Wärme die Charakteristika, die bei maßloser Steigerung sich als Entzündungen und Auflösungsprozesse, z. B. Durchfallerkrankungen, äußern.
Zwischen Nerven-Sinnes-System und Stoffwechsel-Gliedmaßen-System gibt es ein vermittelndes Element, das rhythmische System. Dieses durchpulst den gesamten Leib und sucht zwischen der Nerven-Sinnes-Tätigkeit, die im Kopf, also im oberen Menschen, und der Stoffwechseltätigkeit, die im unteren Menschen vorherrscht, auszugleichen, zu harmonisieren.
Ähnliche Charakteristika finden sich auch in der Pflanzenwelt. Sie ermöglichen uns, zu einer gezielten Anwendung der Heilpflanzen im entsprechenden Krankheitsprozess zu kommen.

Auch bei den Pflanzen lassen sich drei Bereiche voneinander unterscheiden:
- Der Wurzelbereich, der im kühlen Erdreich wächst und für die Aufnahme von Nährstoffen und Wasser sorgt.
- Der Stengel- und Blattbereich, der die Nährstoffe und Säfte steigen und sinken lässt.
- Die Blüte, die in der Wärme der Sonne ihren einzigartigen Duft verströmt, dadurch die Insekten anlockt und nach der Bestäubung die Frucht bilden kann.

Das Erkennen dieser Zusammenhänge und der gezielte Einsatz von Heilpflanzen und auch anderen heilenden Substanzen machen die Erweiterung dieses Gebietes aus. Zunächst soll das Augenmerk aber auf das Verständnis von Gesundheit und Krankheit hingelenkt werden *(Tab. 6)*.

Gesundheit und Krankheit

Die vitalen Prozesse des Menschen unterliegen gewissen Schwankungen. Niemals haben wir

Tab. 6 Entsprechungen von Mensch und Heilpflanze

Mensch		(Heil-)Pflanze
oberer Mensch	**Kopf**: Nerven-Sinnes-System	**Wurzel**
	– Aufnahme von Sinneseindrücken	– Aufnahme von Nahrungsstoffen
	– Ruhe	– Kälte
	– Kälte	
mittlerer Mensch	**Herz/Lunge**: rhythmisches System	**Blatt**
	– Ausgleich	– Auf und Ab der Säfte (Frühling–Sommer/Herbst–Winter)
	– Vermittlung zwischen oberem und unterem Menschen	– Vermittlung zwischen oben und unten
	– Harmonie	
unterer Mensch	**Stoffwechselorgane/Muskeln:** Stoffwechsel-Gliedmaßen-System	**Stoffwechselorgane/Blüte**
	– Abgabe von Verdauungssekreten	– Abgabe von Duft (ätherische Öle)
	– Bewegung	– Wärme
	– Wärme	

es mit geradlinigen Verläufen zu tun, sondern wir erleben ein Hin- und Herpendeln zwischen zwei Polen. Dies gilt für das leibliche, seelische und geistige Leben. Es ist ein beständiger Wechsel von Aufbau- und Abbauprozessen: Dieser ist an bestimmte Rhythmen geknüpft. So überwiegen am Tage die Bewusstseinsprozesse im Nerven-Sinnes-System. Dies wird in der Nacht, wenn wir bewusstlos sind, wieder ausgeglichen. Die Hauptaktivität im Stoffwechsel-Gliedmaßen-System finden wir in der Nacht. Dann wird wieder Leiblichkeit aufgebaut. Aber auch nach einem üppigen Mittagessen überwiegt die Stoffwechselaktivität gegenüber der Bewusstseinstätigkeit. Auch hier spricht der Volksmund eine Tatsache kurz und prägnant aus: »Ein voller Bauch studiert nicht gern.«

Der Mensch hat also das Bestreben, die beiden Pole in einem Gleichgewicht zu halten bzw. dieses immer wieder aufs neue herzustellen. Dies ist der Zustand, den wir als »Gesundheit« bezeichnen. Krankheit wäre demzufolge der Verlust dieses Gleichgewichts bzw. der Verlust der ausgleichenden Kräfte.

Bestimmte Vorgänge haben sowohl räumlich, also im Leib des Menschen, als auch zeitlich, also in seiner Biografie einen festen Platz. Während im Kopf als Ort der Nerven-Sinnes-Tätigkeit der Abbau von Lebenskräften überwiegt, findet im Rumpf als Ort des Stoffwechsels rege Aufbautätigkeit statt. Während in der Kindheit der Aufbau der Leiblichkeit überwiegt, wird diese im Alter überwiegend abgebaut.

Das Krankheitsempfinden ist für jeden Menschen individuell geprägt. Die Kompensation des verlorenen Gleichgewichts kann sehr unterschiedlich aussehen. Der Blinde gleicht z.B. den Verlust des Augenlichtes durch die besondere Ausbildung der anderen Sinne aus. Ein Mensch, der durch einen Unfall an den Rollstuhl gefesselt ist, muss deshalb keineswegs ein unbewegtes Leben führen, wenn er sich die seelisch-geistige Beweglichkeit bewahrt hat oder sie entwickeln kann.

Anregung und Unterstützung der Selbstheilungskräfte

Der menschliche Organismus ist bestrebt, alle Vorgänge in einem bestimmten Maß zu halten. Wenn ihm dies nicht gelingt, können sich Krankheiten entwickeln. Eine Grundtendenz des aus dem Gleichgewicht gefallenen Organismus ist die Verhärtung (Sklerose). Wir finden sie in nahezu allen Regionen des Körpers, und immer bewirkt sie die Einschränkung oder den Verlust der Funktion des betroffenen Organs. Die Sklerose ist irreversibel. Beeinflussen kann man allenfalls die Rasanz, mit der sie fortschreitet.

Den Gegenpol zur Sklerose finden wir in den entzündlichen, fieberhaften Erkrankungen mit ihrer Tendenz zu Wärme und Bewegung. Den klassischen Verlauf dieser Krankheiten kann man sehr gut an den Kinderkrankheiten beobachten. Die Temperatur steigt sehr rasch an, die Symptome verschlechtern sich bis hin zu einem Krisenpunkt. Diesen kann man als Höhepunkt der Erkrankung und zugleich als Umkehrpunkt ansehen. Bald ist die Krise überwunden, die Temperatur geht zurück, und es treten Erholung und schließlich Heilung ein. Das Fieber erhöht den Stoffwechsel und ist der Motor für diesen Verlauf. Leider sind heute solche typischen Verläufe selten zu beobachten, da oftmals das Fieber als Symptom bekämpft wird.

Wenn wir nun mit Hilfe von äußeren Anwendungen die Selbstheilungsvorgänge anregen wollen, so wird es notwendig sein, sich diese Erkrankungstendenzen immer wieder zu vergegenwärtigen. Man muss beispielsweise wissen, dass es bei Gelenkarthrose zunächst zu Ablagerungen in den Gelenken kommt, die mit dem Verlust der Beweglichkeit einhergehen. Ein chronischer Verlauf kann bis zur Versteifung und zur Deformation führen. In dieser Phase des Krankheitsverlaufes sind die Patienten meistens bemüht, sich warm zu halten. Diese Phase der Verhärtung wird immer wieder durch akute Phasen abgelöst. In dieser Phase entwickelt der Patient plötzlich Fieber und die Gelenke sind überwärmt und fühlen sich heiß an. Dann ist der Patient oft dankbar für ein bisschen lokale Kühlung. Dies zeigt: Der

Organismus versucht, den Verhärtungsprozess aufzulösen.

An dieser Stelle setzen nun die Therapie und pflegerisches Handeln ein. Sie beginnen bei der Beachtung des Wärmehaushaltes und führen zur gezielt eingesetzten Anwendung.

Einige solcher Anwendungen werden nun im Einzelnen in ihrer Wirkungsweise exemplarisch besprochen.

Die Zitrone

In der einschlägigen Literatur sind drei wesentliche Anwendungen mit der Zitrone zu finden. Sie alle beruhen auf der Affinität der Zitrusfrucht zu den Stoffwechselprozessen im menschlichen Körper.

Dies zu verstehen, setzt zunächst voraus, dass man sich der Pflanze als Heilmittel nähert. Würden wir diese Betrachtungen im schulmedizinischen Sinne auf die Analyse der Wirkungsstoffe der Frucht beschränken, fänden wir keinen Anhaltspunkt für eine Indikation. Wohin, wenn nicht auf Inhaltsstoffe, sollen wir dann unsere Aufmerksamkeit lenken?

Die in der chemischen Analyse gefundenen Stoffe stellen sozusagen ein Endprodukt des Wachstums- und Entwicklungsprozesses der Pflanze dar. Diese Prozesse anzuschauen und ins Verhältnis zum Krankheitsgeschehen zu setzen, wird uns auf die richtige Spur bringen. Der Standort des Zitronenbaumes ist der warme, sonnendurchflutete Süden. Der kleine, immergrüne Baum kann zur gleichen Zeit blühen und fruchten und in einem Jahr bis zu 2000 Früchte hervorbringen. Das ist ein Zeichen für ein sehr üppiges Wachstums- und Stoffwechselgeschehen. In der äußeren Anwendung der Zitronenpflanze verwenden wir die Frucht. In ihr, vornehmlich in der Schale, finden wir ein charakteristisches ätherisches Öl.

Wenn man sich die Zitrone bildlich vorstellt oder sie gar sieht, riecht und schmeckt, so »läuft einem das Wasser im Munde zusammen«. Bald spüren wir jedoch etwas von Straffung, von Zusammenziehung in uns. Wir führen diese Wirkung auf die Säure zurück. Wichtig ist jedoch nicht nur die Säure als Endprodukt, sondern auch die Art und Weise, wie die Zitrone mit der Säure umgeht. Die Zitronenfrucht behält trotz zunehmender Reifung im Sonnenlicht ihre Säure und wird nicht, wie die meisten anderen Zitrusfrüchte, z. B. die Orange, süß. Das ist ein Zeichen für die starke umschließende und begrenzende Kraft der Zitronenfrucht. Sie kann sich erfolgreich gegen Wärme und Licht abschließen und erhält ihre Saftigkeit gegenüber den verhärtenden trocknenden Außeneinflüssen. Diese Abgrenzung findet sich auch noch bei der alten, runzeligen Frucht. Sie ist zwar oft steinhart und die Schale ist dünn geworden, sie ist jedoch in ihrem Innern noch voller Saft.

Bei folgenden Krankheitsprozessen kommt die Zitrone zur Anwendung (s. auch Tab. 7):
- Als **Halswickel**, mäßig temperiert: bei begin-

Tab. 7 Zitronenwickel

Verwendeter Pflanzenteil:	Frucht, vornehmlich Schale
Charakteristika:	Beherrschung der Stoffwechselprozesse
	Abgrenzung gegen Wärme und Licht
Indikation:	Verlagerte, vermehrte Stoffwechselprozesse mit Sekretbildung
Art der Anwendung:	– mäßig temperierter Wickel
	– heißer Wickel
Ort der Anwendung:	Hals
	Brust
	Wade

nenden schmerzenden Halsentzündungen und beginnenden grippalen Infekten,
- als **Brustwickel** bei Pneumonie und Bronchopneumonie, die von Fieber begleitet sind,
- als **Zusatz zum Wadenwickel** bei fiebriger Erkrankung allgemein und bei Kinderkrankheiten, um dem Fieber entgegenzuwirken.

Sucht man ein durchgängiges Kennzeichen für alle genannten Indikationen, so fällt auf, dass das Stoffwechselgeschehen in Körperregionen überhand genommen hat, wo es normalerweise nicht anzutreffen ist. Weiteres Zeichen dieses gesteigerten Stoffwechselprozesses ist die vermehrte Sekretproduktion. Um diesen vermehrten, entgleisten Stoffwechsel wieder auf sein normales Maß zurückzuführen, können die Prozesskräfte der Zitrone genutzt werden. Auch der Zusatz einer halben Zitrone zu einem heißen Fußbad oder das Anbringen einer Zitronenscheibe unter der Fußsohle über Nacht haben eine beeindruckende Wirkung bei beginnenden grippalen Infekten. Dem Körper wird gewissermaßen ein Bild von strukturierten Stoffwechselprozessen nahe gebracht, an dem er sich orientieren kann.

So lässt sich zusammenfassend sagen:
Die ausfließenden (Schleimproduktion) und auflösenden Tendenzen (Fieberfantasien und Unruhe) der genannten Erkrankungen werden durch die strukturierten Stoffwechselkräfte der Zitrone deutlich gestrafft und in die gesunden Bahnen zurückgelenkt. Damit tritt dann sogleich eine Besserung der Symptome ein.

Das Kohlblatt

Beim Wirsing- oder Weißkohlblatt als Heilpflanze handelt es sich vermutlich um eine noch wenig bekannte Möglichkeit der äußeren Anwendung.
Wie in der Küche kommt auch in der Pflege das Blatt des Kohlkopfes zur Anwendung, indem es gereinigt, von dicken Blattrippen befreit, gequetscht und eventuell leicht angewärmt direkt auf die betroffene Körperregion aufgelegt und fixiert wird. Die Indikationen sind vielfältig, und das Wirkungsspektrum ist beeindruckend.
Zunächst wollen wir wieder die Pflanze als solche betrachten. Die Kohlpflanzen gehören zu der Familie der Kreuzblütler. Diese finden sich vornehmlich auf wenig fruchtbaren, kargen Böden. Man trifft in dieser Familie eine besonders hohe Anzahl von sog. »Unkräutern« an. Sie sind es jedoch, die gerade den mangelhaften Bodenverhältnissen Leben abtrotzen. Alle Prozesse, vom Keimen übers Bewurzeln, Beblättern, Blühen bis hin zum Fruchten folgen sehr schnell aufeinander und beginnen bereits sehr früh im Jahr *(s. auch 4, Bd. I, S. 133 ff.)*. Dabei nimmt die Pflanze den Schwefel aus dem Boden in Form von Senfölglykosiden in sich auf. Diese bestimmen den charakteristischen Geschmack des rohen Blattes, den man als streng, ziehend, beißend und scharf beschreiben kann und der bisweilen auch etwas Kühles an sich hat. Zu riechen bekommt man diesen Schwefel erst, wenn eine Verletzung des Blattes vorliegt. Jeder kennt wohl den beißenden und zum Teil Tränen treibenden Geruch beim Schneiden von Kohlbättern. Wenn das Kohlblatt bereits gekocht wurde, so wurde der Geschmack durch den Erwärmungsprozess um einiges gemildert und viel von dem Schwefelgeruch freigesetzt.

Der Anteil der Pflanze, die hier besprochen und verwendet wird, ist das Blatt, das Kraut, und nicht etwa die Frucht, wie es uns beim Anblick des geschlossenen Kopfes vielleicht anmuten könnte. Die saftigen, fleischigen Blätter haben sich so fest umeinander gelegt, dass es schwer ist, diese nach und nach abzupellen. Wir haben es also mit einem fest geschlossenen, nach außen abgerundeten Wachstum zu tun, bei welchem das Stängelwachstum nahezu gegen Null gestaucht ist. Diese feste Struktur macht es dem Menschen letztlich auch so schwer, Kohl- und Krautgerichte zu verdauen.

Bewährte **Indikationen**, bei denen das Kohlblatt als äußere Anwendung verwendet wird, sind Lymphstau, Thrombose, Ulcus cruris, Dekubitalgeschwüre, Abszesse, rheumatische Beschwerden, Menstruationsbeschwerden und Metastasenschmerzen (Weichteil- und Knochenmetastasen).

Auf den ersten Blick erscheinen diese Erkrankungen sehr unterschiedlich. Sie weisen jedoch alle gemeinsame Besonderheiten auf: Es handelt sich um chronisch progrediente Krankheitsprozesse. Man kann den Eindruck gewin-

Tab. 8 Kohlauflage

Verwendeter Pflanzenteil:	Blatt
	Wirsing und/oder Weißkohl
Charakteristika:	Belebung von mangelhaften Bodenverhältnissen
Indikation:	Nachlassen der Stoffwechselprozesse
	Absterbevorgänge
Art der Anwendung:	Auflage des Kohlblattes (kühl bis temperiert)
Ort der Anwendung:	lokal, auf betroffener Region

nen, dass Lebensprozesse sich aus den Organen herausgezogen haben und so z. B. Flüssigkeiten und Stoffe wie tot liegen bleiben und nicht mehr in den Gesamtorganismus eingebunden sind. Bei Ulcus cruris und Dekubitus kommt es direkt zu Absterbevorgängen. Das Leben entweicht Stück für Stück. Dies gilt auch für die Rheumaerkrankung, bei der sich entzündliche und verhärtende Prozesse abwechseln.

Das aufgelegte Kohlblatt vermag hier Besserung und Linderung zu bringen. Gestaute Flüssigkeiten kommen wieder in Bewegung, werden aus der Schwere herausgehoben und dem Stoffwechsel wieder eingegliedert. Abszesse können reifen und sich eröffnen, offene Wunden werden gereinigt und neu belebt. Wo Ruhe vorherrschte, tritt nun wieder Bewegung auf. So ist es begreiflich, dass am Beginn einer Behandlung der Patient zunächst eine Zunahme der Schmerzen empfinden kann.

Besonders beeindruckend ist auch die schmerzstillende Wirkung des Kohlblattes bei Metastasen.

So bleibt als folgender Eindruck: Die starke Vitalität der Kohlpflanze ermöglicht es, die Krankheitsprozesse dem Leben wieder einzuordnen.

Die Kamille

Die Kamille ist wohl auch heute noch eine der bekanntesten Heilpflanzen. Wer hat nicht schon an sich selbst die heilende und wohltuende Wirkung von Kamillentee bei Unwohlsein, Magenbeschwerden, krampfartigen Leibschmerzen wie Blähungen und bei Verstopfung und Unruhe erlebt? Wer kennt sie nicht als Wundheilungsmittel bei schlecht heilenden Wunden? Für manchen von uns ist die Kamille der Inbegriff von Krankheit und ruft Erinnerungen an Krankheitserlebnisse wach. *Heinrich Waggerl* beschreibt dies wie folgt:

> Kamille
> Die Kraft, das Weh im Leib zu stillen
> verlieh der Schöpfer den Kamillen.
> Sie blühn und warten unverzagt
> auf jemand, den das Bauchweh plagt.
> Der Mensch jedoch in seiner Pein
> glaubt nicht an das, was allgemein
> zu haben ist. Er schreit nach Pillen.
> Verschont mich, sagt er, mit Kamillen,
> um Gotteswillen.
> (aus: Heiteres Herbarium, S. 20)

Glücklicherweise ist uns die Kamille als Heilmittel erhalten geblieben. Sie wurde bereits im Altertum als Heilpflanze verwendet und ist ein Beispiel für eine Blütenwirkung im Heilungsprozess. Äußerlich kann man sie bei den genannten Indikationen als heiße Bauchkompresse anwenden, da sie als Blüte eine besondere Beziehung zum Stoffwechselpol des Menschen hat.

Botanisch gesehen gehört sie zur Familie der Korbblütler. Diese Pflanzenfamilie ist in fast allen Zonen der Erde zu finden, wo es warm und hell ist. Sie liebt das Licht und die Wärme und braucht diese für die Ausbildung des Blütenkorbes. Als Wildpflanze ist sie recht selten und wird häufig mit ähnlichen Korbblütlern verwechselt.

Bereits im Herbst entwickeln sich aus dem Samen die ersten kleinen Blattrosetten, die im Winter unter Eis und Schnee kräftig werden und aus denen sich mit zunehmender Wärme ein kräftiger, saftiggrüner Spross mit vielen Blättern entwickelt. Wenn die Pflanze die ersten Blüten ansetzt, wird das Blattwachstum durch eine starke Verzweigung und das Stängelwachstum auseinandergedrängt und wirkt dadurch schütter und durchscheinend. Je mehr Blüten sich bilden, umso mehr geht das Blattwachstum zurück, die Blätter werden gelb und trocknen schließlich ganz ein. Die Blüten werden zartgelb und verbreiten bei leichter Berührung einen süßlichen, aromatischen, eben den typischen Kamillenduft *(10, S. 154)*.

Mit der Hilfe der Sonnenwärme bildet die Pflanze ihr charakteristisches ätherisches Öl in der Blüte aus. Dieses gewinnen wir durch Destillation oder durch die Zubereitung eines Teeaufgusses. Die Blüten haben, so scheint es, die Sonnenwärme in sich aufgenommen und in dem ätherischen Öl gebunden. Bei der entsprechenden Behandlung werden Licht und Wärmekräfte dann wieder freigesetzt und können so ihre spezifische Wirkung tun. Diese alles durchdringende goldige Wärme kann dann z. B. mit Hilfe einer Bauchkompresse an den Leib des Menschen herangebracht werden.

Die Wärme als Kennzeichen des Stoffwechselsystems ist bei den genannten Krankheitsprozessen abhanden gekommen. Oft geht ein Frösteln mit ihnen einher. Statt Bewegtheit finden wir Trägheit und Krampfneigung, die sich beispielsweise in Blähungen und Verstopfung äußern. Bei Unruhe und Nervosität fehlt es an der seelischen Wärme und Hülle. Diesen Zusammenhang verdeutlicht auch die deutsche Sprache *(s. Kap. »Der Wärmeorganismus des Menschen und seine Pflege«, S. 114 f.)*.

Werden die Wärme und die im ätherischen Öl gebundenen Wärme- und Lichtkräfte in Form der heißen Leibkompresse an den Leib herangebracht, kommt es schnell zur Linderung der Beschwerden, zu wohligem Sich-Erwärmen und -Entspannen. Hier wird die auf S. 170 angesprochene Verwandtschaft von Stoffwechselgeschehen und Wärmevorgängen in der Blüte deutlich.

Heiße Kompressen sind bei allen Formen von unklaren und akuten Bauchbeschwerden kontraindiziert!

Der Senf

Seiner Anwendung soll besondere Aufmerksamkeit gewidmet werden. Beim Senf handelt es sich um ein sehr wirkungsvolles Heilmittel, mit dem sehr verantwortungsvoll umgegangen werden muss, da bei unsachgemäßer Handhabung Verbrennungen auftreten können.

Wie ist diese enorme Hitzeentwicklung zu verstehen, wenn doch das Senfmehl als Breiumschlag (Kataplasma) oder als Fußbad mit maximal 40 °C warmem Wasser aufgelöst wird?

Die Senfpflanze gehört wie der Kohl zur Familie der Kreuzblütler. Sie ist in ganz Mitteleuropa heimisch und wächst wild. Bezüglich der Bodenverhältnisse ist sie anspruchslos und weist ebenso wie die Kohlpflanze eine hohe Vitalität auf.

Die Schwefelprozesse finden sich hier allerdings nicht im Blatt, sondern im Samen. Hierin zeigt sich wiederum der starke Zusammenhang zu den Wärmeprozessen. Diese werden

Verwendeter Pflanzenteil:	Blüte	**Tab. 9**
Charakteristika:	intensive Beziehung zu Licht und Wärme	**Kamillen-Bauchauflage**
Indikation:	stockende, krampfartige Stoffwechseltätigkeit im Stoffwechsel-Gliedmaßen-System	
Art der Anwendung:	heiße Auflage (Kompresse)	
Ort der Anwendung:	Bauch	

erst dann wieder frei, wenn das stark flüchtige Allyl-Senföl und die Senfglykoside im Wasser gelöst werden. Da der Senf Haut und Schleimhaut stark reizt, werden die Stoffwechselprozesse befeuert.

Hinsichtlich der Anwendungsformen und **Indikationen** des Senfmehles gilt:
- Als Brustwickel: bei Pneumonie und Bronchopneumonie.
- Als Fußbad: bei einer beginnenden Grippe mit Kopfweh sowie bei Migräneanfällen und chronischen Asthmaleiden *(vgl. auch Kap. »Die Pflege des psychisch kranken Menschen«, S. 225).*

Um zu einer differenzierten Indikationsstellung der Senfanwendung zu kommen, ist es erforderlich, sich den Verlauf einer Erkrankung zu vergegenwärtigen. So fragen wir uns bei Pneumonie zunächst:
- Handelt es sich um einen chronischen oder um einen akuten Verlauf?
- Sitzt der Schleim fest und kann nicht abgehustet werden?
- Welchen Verlauf nimmt die Körpertemperatur – ist der Patient hochfiebrig oder hat er eher mäßiges Fieber?
- Ist der Patient geschwächt oder stehen ihm Kräfte zur Überwindung der Krankheit zur Verfügung?

Zeigt die Pneumonie den klassischen akuten, fieberhaften Verlauf und ist der Patient in der Lage, das hohe Fieber ohne gravierende körperliche oder psychische Beeinträchtigung durchzustehen, unterstützt ein Senfmehl-Brustwickel mit seiner starken Wärmeanregung diesen Prozess. Beeinträchtigt das Fieber das Allgemeinbefinden des Patienten durch Kopfschmerzen, Kreislaufschwäche oder Somnolenz über die Maßen, so kann ein Zitronen-Brust- oder Wadenwickel Linderung verschaffen.

Handelt es sich um einen chronischen Verlauf mit geringem Fieber (>38,5 °C) oder um eine antibiotisch behandelte Pneumonie, bei der das Fieber in der Regel schnell sinkt, empfiehlt sich die Anwendung eines Ingwer-Brustwickels (5).

Bei Migräne und bei Kopfgrippe äußern sich überschießende Stoffwechselprozesse in Form von Kopfdruck, Pulsieren im Kopf, Hitze und vermehrter Sekretbildung. Sie treten gehäuft und massiv an einer Stelle auf, an die sie nicht gehören *(s. S. 42).* Es gilt also, mit einem Fußbad, als einer Anwendung am Stoffwechsel-Gliedmaßen-System, diese verschobenen Stoffwechselprozesse wieder an ihren natürlichen Platz zu rücken oder abzuleiten.

Beim chronischen Asthma tritt mit der Anregung des Stoffwechsel-Gliedmaßen-Poles oft-

Tab. 10 Senfmehl-Brustwickel (Kataplasma), Senfmehl-Fußbad

Verwendeter Pflanzenteil:	Samen	Charakteristika:	
	hohe Vitalität		Schwefelprozesse
Indikation:	**Verstärkte Stoffwechselprozesse:**	**Verlagerte Stoffwechselprozesse:**	
	Pneumonie	beginnende Grippe	
	Bronchopneumonie	Kopfweh	
		Migräne	
		chronisches Asthmaleiden	
Art der Anwendung:	Breiumschlag	Teilbad	
	Kataplasma		
Ort der Anwendung:	Brustkorb	Füße und Unterschenkel	

mals eine Erweiterung im rhythmischen System auf, was eine günstige Beeinflussung der Spastik mit sich bringt. Man beachte, wie träge und verfestigt oft das gesamte Verdauungssystem des Asthma-Patienten sein kann. Eine Lösung hier wirkt sich dann eben auch lösend auf das rhythmische System aus.

Der Senf kann helfen, die falsch lokalisierten Stoffwechselprozesse wieder an ihren Platz zu bringen oder schleppende Entzündungsprozesse zu einem Höhe- und Wendepunkt zu befeuern.

Somit unterscheidet sich die Wirkung wesentlich von der der Zitrone und auch der des Kohlblattes, das nicht so rasant anfeuernd wirkt. Demzufolge dauert eine Senfanwendung maximal 15–20 Minuten beim »geübten« Patienten, während ein Kohlblatt mehrere Stunden aufliegen kann.

Beobachtung und Beeinflussung von Stoffwechselaktivität und Wärmeprozess

Die Wirksamkeit aller äußeren Anwendungen hängt von der gezielten Indikationsstellung ab. Diese wiederum setzt eine genaue Beobachtung und Beurteilung des Stoffwechselgeschehens im Krankheitsbild voraus.

Folgende Fragen müssen wir uns als Pflegende stellen, bevor wir die verordnete Anwendung durchführen:
- In welche Richtung soll die Anregung oder Unterstützung der Selbstheilungskräfte gehen?
- Muss der Stoffwechsel gezielt provoziert oder zurückgedrängt, geordnet werden?

Ein wichtiger Anhaltspunkt zum Finden und Prüfen der Indikation ist die Beobachtung des Wärmehaushaltes oder der Wärmeverteilung am Patienten. Dabei gilt es zu bedenken, dass das Wärmeempfinden eines Menschen eine ganz individuelle und somit subjektive Empfindung ist *(s. Kap. »Wärme«, S. 115)*. Ferner ist es notwendig, den Wärmefluss, die Wärmeabstrahlung während der Behandlung zu betrachten. Bei der heißen Anwendung dehnt sich der Wärmeorganismus des Patienten aus, bei der kalten Anwendung zieht er sich zurück. Der therapeutische Erfolg dieser Anwendungen hängt wesentlich davon ab, inwieweit ein Einfühlen in ihre verschiedenen Nuancen möglich ist. Zugleich wird damit deutlich, wie sich diese Betrachtungsweise von Rezepten im klassischen Sinne unterscheidet.

Trotzdem oder vielleicht auch gerade deswegen gilt es jedoch, einige grundlegende Regeln zu beachten, die in den folgenden Absätzen besprochen werden.

Grundregeln zur Ausführung von Wickeln und Auflagen

Am Beginn dieses Beitrags wurde versucht, eine Basis für das Verständnis der äußeren Anwendung zu schaffen. Je tiefer der Pflegende in diese Tatsachen einzublicken vermag, umso größer sind seine Möglichkeiten, im besten Sinne therapeutisch zu wirken. Um sich diesem Verständnis zu nähern, braucht es die Fähigkeiten zu einem intensiven und sehr genauen Beobachten. Dabei ist es gut, sich von althergebrachten Gewohnheiten freizumachen. Nötig sind Mut und ein inneres Fragen, um wieder staunen zu lernen *(s. Kap. »Die Beobachtung in der Pflege«, S. 48 f.)*.

Um die Wirkung von Wickeln und Auflagen zu sichern, ist eine sachgerechte Durchführung notwendig.

Angewendete Substanzen

Die gewählten Beispiele zeigen, dass wir die verschiedensten Substanzen zur Anwendung bringen. Wie beim Verabreichen von Medikamenten sind auch hier genaue Kenntnisse über Wirkung und Nebenwirkung, Indikation und Anwendungsform erforderlich.

Bei den äußeren Anwendungen arbeiten wir meist mit Pflanzenauszügen. Nach Möglichkeit sollen nur biologisch und ökologisch einwandfreie Produkte verwendet, d.h. mit Spritzmitteln und Konservierungsstoffen behandelte Produkte vermieden werden. Die in den Substanzen unter Umständen enthaltenen Pflanzenschutzmittel (Pestizide) und Düngemittel können zu erheblichen Hautirritationen führen.

Bei der Verwendung von Tee sollte ebenfalls

größte Sorgfalt auf die Qualität gelegt werden. Der Einkauf in der Apotheke ist vorzuziehen, um sicherzugehen, dass die Droge frisch ist und z. B. ein bestimmtes Maß an ätherischem Öl enthält.

Bei der Zubereitung des Tees kommt es auf den verwendeten Pflanzenteil (Blüte, Stängel, Wurzel) an. Als Faustregel kann gelten: Je fester der Bestandteil, z. B. der Stängel, umso intensiver die Zubereitungsform, z. B. die Abkochung.

Bei Verwendung der zarten Kamillenblüten reicht ein Aufguss mit kurzer Ziehzeit (2 Minuten) vollkommen aus, um die ätherischen Öle aus der Blüte herauszulösen. Lässt man den Kamillentee länger ziehen, so wird er rasch bitter, weil neben dem ätherischen Öl die Bitter- und Gerbstoffe, die auch in der Kamille enthalten sind, herausgezogen wurden. Letztere sind für Wundspülungen wegen ihrer entzündungswidrigen und reizmildernden Wirkung von Bedeutung. Im übrigen kann die jeweilige Zubereitungsart in der im Anhang genannten Literatur nachgeschlagen werden.

Materialeinsatz

Neben Tees, Ölen, alkoholischen Auszügen oder Salben benötigen wir für Wickel und Auflagen auch Textilien: Tücher, die – mit Substanz durchtränkt – direkt auf die Haut aufgelegt werden können und solche, die nach außen einen festen und warmen Abschluss bilden. Auch an diese Tücher müssen bestimmte Anforderungen gestellt werden.

Das **Innentuch**, die eigentliche Auflage, muss die Substanz gut aufnehmen können, hautfreundlich und luftdurchlässig sein. Letzteres ist wichtig, damit der Wickel nicht zur Schwitzpackung wird. So kommen hier nur Baumwolle, Leinen und Seide in Frage. Gut eignen sich z. B. die dünnen Kinderwindeln für unseren Zweck. Da im Krankenhaus die Wäsche kochfest sein muss, entfällt dort die Seide.

Das abschließende **Außentuch** muss vor allem die Wärme gut halten können. Außerdem muss es sich anschmiegsam anlegen lassen und ebenfalls luftdurchlässig, d. h. atmungsaktiv sein. Am besten erfüllt reine Wolle diese Anforderungen. Im Krankenhaus jedoch wird man ein Wolltuch aus hygienischen Gründen nicht benutzen; es eignen sich Moltontücher, Biberwäsche und Frotteewäsche.

Manchmal ist es notwendig, ein weiteres Tuch zwischen Innen- und Außentuch zu legen, um z. B. das Wolltuch vor Verschmutzung und Verfilzung zu schützen. Dieses **Zwischentuch** sollte dann ebenfalls aus Baumwolle oder Leinen bestehen.

Leider ist es im Krankenhaus oft recht schwierig, reine Baumwollwäsche zu bekommen. Jeder, der schon einmal in einem Kittel aus Mischgewebe gearbeitet hat, kann jedoch nachempfinden, wie schnell sich die Hitze unter diesem Gewebe staut. Aus diesem Grunde dürfen bei den Materialanforderungen für Wickel und Auflagen keine Abstriche gemacht werden. Bei regelmäßiger Anwendung bietet es sich an, ein eigenes Sortiment in den verschiedenen Größen bereitzuhalten.

Besondere Vorbereitung für einen Wickel/eine Auflage

Ist die Entscheidung für eine äußere Anwendung gefallen, so ist es notwendig, sich die Kriterien für eine sachgemäße Durchführung vor Beginn der Arbeit noch einmal ins Bewusstsein zu rufen.

Zunächst sei die Information des Patienten genannt. Da wir auf seine Mitarbeit angewiesen sind, muss er über Sinn und Zweck und auch über den Ablauf und mögliche Reaktionen aufgeklärt werden. Ist eine Kooperation des Patienten nicht möglich, z. B. beim Kind und beim verwirrten Menschen, ist es manchmal notwendig, zu »milderen« Anwendungen wie Ölpackung oder Salbenauflage zu greifen. Nicht immer ist die Reaktion so spektakulär, wie sie z. B. bei der Anwendung mit Senf sein kann. Umso wichtiger ist es, dass der Patient seine Beobachtungen auch kleiner Veränderungen macht und uns diese mitteilen kann.

Manche Anwendungen wirken anregend auf die Ausscheidungsprozesse. Deshalb sollte der Patient vor der Anwendung zur Toilette gehen, beim Senfmehl-Brustwickel genügend Zellstoff oder einen Becher für den Schleim bereithalten. Da viele Wickel die Atmung anregen, ist vorher für gesunde Luft im Zimmer zu sorgen. Trotzdem sollte der Raum während der An-

wendung warm sein. Oftmals tritt im Verlaufe eines Wickels ein großes Ruhebedürfnis auf oder der Patient schläft bei oder nach der Anwendung ein:
- Ist seine Lagerung bequem?
- Blendet ihn grelles Deckenlicht oder die Sonne?
- Kann er in Ruhe schlafen oder steht noch eine Untersuchung an?
- Beginnt bald die Besuchszeit mit Unruhe im Zimmer?

Alle diese Fragen sollten vorab geklärt werden, denn nicht nur die Zeit während der Anwendung ist wichtig, sondern auch die Ruhe- und Entspannungsphase danach.
Um gute Rahmenbedingungen für den Patienten zu schaffen, gilt es, die äußeren Anwendungen in den Tagesablauf des Patienten und den Arbeitsablauf der Pflegenden einzubauen. Unter Umständen wird es notwendig sein, einige Veränderungen im Tagesablauf vorzunehmen oder einen Stundenplan für den Patienten zu erstellen. Ferner sollte eine Anwendung kontinuierlich und stets zur gleichen Tageszeit durchgeführt werden.
Die genauen Schritte der Durchführung einer Anwendung sind besonders deutlich bei *Els Eichler* nachzulesen (2). Die letzten Schritte der Vorbereitungsphase, wie z. B. das Tränken und Auswringen der Tücher, sollten unmittelbar am Bett des Patienten erfolgen. Auf diese Weise kann er ebenfalls an diesem Teil der Durchführung teilnehmen und eventuell auch schon zur Mitarbeit angeleitet werden.
Je größer die Sorgfalt des Pflegenden ist, umso größer ist auch die Aufmerksamkeit und innere Beteiligung des Patienten; dies kann auch skeptische Patienten überzeugen.

Schwerpunkte für die Beobachtung

Im Abschnitt über die Zusammenhänge zwischen dreigliedrigem Menschen und Heilpflanze wurde verdeutlicht, wie wichtig die eingehende und intensive Beobachtung ist. Das gilt sowohl für die richtige Indikationsstellung als auch für die Begleitung des Patienten während der Anwendung.
Dabei kann das Bild von Frage und Antwort zu einem besseren Verständnis beitragen. Wie oft stellen wir Fragen an einen Menschen, ohne die Antwort wirklich abzuwarten? Eine solche Haltung kann von Unaufmerksamkeit oder – schlimmer noch – von mangelndem Interesse zeugen. Interesse an den Antworten ist aber unbedingt notwendig, um sich selbst als Fragender weiterzuentwickeln und Neues hinzuzulernen. Auf die äußere Anwendung übertragen, bedeutet das: An den Organismus wird mit dieser Anwendung eine Frage gestellt. Die Antwort darauf ist die Reaktion des Patienten – auf körperlicher Ebene wie auch im seelischen Bereich.
Zunächst richten wir unser Augenmerk auf den Wärmeorganismus. Das eigene Wärmeempfinden des Menschen ist eine ganz subjektive Wahrnehmung und beim kranken Menschen oftmals empfindlich gestört.
Bei einem Wickel, einer Auflage wird der Wärmeorganismus maßgeblich angesprochen. Deshalb sind bestimmte Beobachtungskriterien von großer Bedeutung.

Kriterien zur Beobachtung des Wärmeorganismus

- Rektale Temperatur vor und nach der Anwendung,
- Temperaturverlauf während des Tages,
- Temperatur an den Extremitäten,
- Wärmezonen am Körper,
- Kältezonen am Körper,
- Veränderung der Wärmewahrnehmungsfähigkeit des Patienten (subjektives Empfinden).

Alle Beobachtungen stehen in einem Zusammenhang und haben ihre Bedeutung für die Therapie. Aus diesem Grund sind weitere allgemeine Beobachtungskriterien relevant.

Allgemeine Beobachtungskriterien

- Besserung der Beschwerden durch Wärme/Kälte,
- Verschlechterung der Beschwerden durch Wärme/Kälte,
- Veränderung der Ausscheidungsprozesse,
- Beeinträchtigung des Bewusstseins,

- Schlafqualität (schläft besser/schlechter ein/durch, träumt mehr/weniger),
- Veränderung des Ruhe- und Abgrenzungsbedürfnisses,
- Veränderung von Herz-, Kreislaufsituation (Blutdruckwerte, Pulsqualität).

Die Beobachtungen geben aufschlussreiche Hinweise in Bezug auf die Wirkung der Anwendung. Diese wiederum hängt ab von der sachgerechten Durchführung und der Indikationsstellung. Hier liegt eine große Verantwortung bei uns Pflegenden. Der Arzt ist auf unsere Fähigkeiten und Möglichkeiten angewiesen. Weiterhin erlauben die Beobachtungen Rückschlüsse auf die Stoffwechselprozesse und ermöglichen somit eine eventuell notwendige Abwandlung oder Korrektur eines Wickels oder einer Auflage.

Da die Wärmeverteilung abhängig ist von der Blutzirkulation, kann die Bedeutung einer genauen Beobachtung nicht genug betont werden. Eine Nichtbeachtung kann dazu führen, dass der Wickel oder die Auflage äußerst unangenehm oder paradox wirkt.

Wichtig sind weiterhin folgende Hinweise:
- Kleine Schritte führen oftmals schonender und heilsamer zum Ziel.
- Wadenwickel sollten niemals mit Eiswasser durchgeführt werden.
- Gemäß dem Motto »weniger ist oft mehr« kann es notwendig sein, sich mit der Temperatur eines Wickels beim Patienten »einschmeicheln« zu müssen, so z. B. die Bauchauflage von Tag zu Tag etwas wärmer anzulegen oder die Dauer des Senfmehl-Brustwickels täglich um eine Minute zu steigern.

Neue Qualitäten im therapeutischen Geschehen

Wenngleich Wickel und Auflagen schon lange einen angestammten Platz in der anthroposophisch erweiterten Medizin und Pflege haben, findet sich hier ein entwicklungsbedürftiges Gebiet. Es wartet darauf, mit forschendem Bewusstsein durchwandert zu werden, umso einen anderen, eben bewussteren Umgang mit diesen wunderbaren Möglichkeiten zu ermöglichen.

Die innere Haltung des Pflegenden

Die Qualität einer äußeren Anwendung ist ganz wesentlich bestimmt durch die innere Einstellung des Pflegenden. Es reicht nicht aus zu denken: »… was nicht hilft, schadet auch nichts …« Erst die richtige Haltung zur Sache ermöglicht uns, therapeutisch wirksam zu werden. Sie spiegelt sich wider in der Auseinandersetzung mit der Heilpflanze als grundlegende Substanz, sie macht uns wach und aufmerksam für unsere Beobachtungen und lässt uns sorgfältig und liebevoll in der Zubereitung und Durchführung werden. Fragend eröffnet sich uns die Welt, und wir können zu neuen Erkenntnissen kommen. Wenn der Patient bemerkt, dass sich der Pflegende mit warmem Interesse nähert, ist er auch eher geneigt, sich ihm zu öffnen und persönliche Empfindungen auszusprechen.

Eine solch fragende und interessierte Haltung verbindet sich unlösbar mit dem therapeutischen Geschehen. Sie ist die Fortsetzung der Heilwirkung der Pflanze. Sie und die pflegerische Haltung fließen zusammen und werden ein Ganzes.

Die Frage weckt das Interesse, die Aufmerksamkeit wird auf das Tun gelenkt. Nur so kann das Stadium des Ausprobierens überwunden und detaillierte Wahrnehmungen in Bezug auf die Wirkung der Anwendung gemacht werden. Der Umgang mit der Frage hält die Sinne wach und verhindert unreflektierten »Trott«. Routiniertes Handeln meint so gesehen, gelerntes, geübtes, letztlich professionelles Handeln. In diesem Sinne soll dieser Beitrag verstanden werden.

Kategorie	Beispiel für Lernziele	Empfohlener Lernweg
Handwerk	Sie können die exemplarisch dargestellten Anwendungen nach Rücksprache mit einem Arzt sicher praktizieren.	A
Eigenes Lernziel		
Beziehung	Sie können äußere Anwendungen so praktizieren, dass sie dem Patienten Vertrauen und Wohlbefinden vermitteln.	B
Eigenes Lernziel		
Wissen	Sie kennen die Indikationen und Kontraindikationen für die dargestellten Anwendungen.	C
Eigenes Lernziel		

Literatur

1. Dörfler, R.: Heilpflanzen. dtv, München 1987
2. Eichler, E.: Wickel und Auflagen. Verein für ein erweitertes Heilwesen, Bad Liebenzell 1981
3. Hunnius, C. u.a.: Wörterbuch. 6. Aufl.; völlig neu bearbeitet und stark erweitert von A. Burger und H. Wachter, de Gruyter, Berlin 1986
4. Pelikan, W.: Heilpflanzenkunde Band 1–3. Philosophisch-Anthroposophischer Verlag, Dornach 1982
5. Praxisintegrierte Studie zur Darstellung der Frühwirkungen von Ingwer (Zingiberis Officinalis) als äußere Anwendung. Filderstadt-Bonlanden
6. Sitzmann, F. (Hrsg.): Pflegehandbuch Herdecke. Springer, Berlin 1993
7. Thüler, Maya: Wohltuende Wickel. 4. Aufl., Selbstverlag, Worb 1991
8. van Benthem-van Beek Vollenhoven, A. et al.: Krankenpflege zu Hause auf der Grundlage der anthroposophisch orientierten Medizin. 2. Aufl., Verlag Freies Geistesleben, Stuttgart 1983
9. Waggerl, K. H.: Heiteres Herbarium. Otto Müller, Salzburg 1950
10. Weleda AG (Hrsg.): Weleda Almanach. Mensch und Natur. Erkennen–Erleben–Verwandeln, 2. Aufl., Schwäbisch Gmünd, 1984

Teil C

Beispiele

Schwangerschaft, Geburt, Wochenbett als Stufen zur Menschwerdung

Anna Wilde, Regula Markwalder

> Schwangerschaft, Geburt und Wochenbett werden aus dem anthroposophischen Menschenverständnis heraus dargestellt und pflegerische Hilfestellungen für die Schwangere aufgezeigt.

Lernziel s. Seite 184

Wann beginnt eigentlich das menschliche Leben?

Eine Frage, die Mütter und Väter, Theologen wie Wissenschaftler, Gynäkologen, Schriftsteller, Philosophen seit jeher beschäftigte, die Gemüter bewegte, die Geister erhitzte, zu Diskussionen und Kontroversen Anlass gab und immer noch gibt. Eine Frage, welche von den gesellschaftlichen, religiösen und wirtschaftlichen Veränderungen im Lauf der Geschichte geprägt wurde. Gibt es überhaupt einen Zeitpunkt, den man als Lebensbeginn bezeichnen könnte? Diese Frage ist eng verknüpft mit der Frage nach der Menschwerdung, die Leben und Tod umfassen und darüber hinausführen kann. Zunächst wird »Menschwerdung« in der Regel verstanden als die Embryonalentwicklung im Mutterleib. Alle diejenigen jedoch, die sich innerlich berühren lassen vom Anblick, vom Tönen, vom Duft, von der Ausstrahlung eines neugeborenen Kindes, werden bestätigen können, dass dieses Kind kein unbeschriebenes Blatt ist. Dieses Wesen ist nicht ausschließlich das Produkt eines biologischen Vorganges, das aus dem Vererbungsstrom seiner Eltern, seiner Vorfahren und seines Volkes hervorgeht, sondern es hat als Wesen schon einen Weg hinter sich. Viel wird heute von der Unsterblichkeit der Menschenseele gesprochen und geschrieben. Beschäftigen wir uns mit dem Anfang des Erdenlebens, so wird dementsprechend die Frage nach dem Ungeborensein, der Vorgeburtlichkeit, der Präexistenz wach: Wo liegt der Ursprung des menschlichen Wesens? Im Wort »Menschwerdung« ist einer der wesentlichsten Aspekte des Menschen enthalten: das Werden, die Entwicklung, die Verwandlung, der Weg. Wir alle haben schon mehr oder weniger nahe erlebt, wie grundlegend sich alles mit der Geburt eines Kindes verändert. Können wir auch seine ersten, zarten Ankündigungen wahrnehmen?

Bei Geburt und Tod kann es sich eigentlich nicht um einen Anfang bzw. ein Ende, als vielmehr um Übergänge, um Tore von einem Zustand in einen anderen handeln, um Umschlagpunkte zwischen zwei verschiedenen Daseinsformen. Der eigentliche Geburts- bzw. Todesmoment ist ein Augenblick, dauert oft nur Bruchteile von Sekunden, in deren Intensität sich Vergangenheit und Zukunft in der Gegenwart begegnen. Das ist der Moment, in dem der Mensch seinen Blick zurückwirft auf das Gewesene, das Zurückgelegte und ihn gleichzeitig in die Zukunft schickt, vorausblickend auf das Kommende, Bevorstehende.

Was geschieht bei den Schwellenereignissen von Geburt und Tod?

Was verwandelt sich? Beim kranken, sterbenden Menschen beobachten wir, dass sich sein Leib immer mehr dem Irdischen zuneigt. Im Moment des Todes wird der physische Leib Leichnam, zerfällt und wird zu Erde. Das Lebentragende, das Seelische und das Geistige aber zerfallen nicht. Gemäß dem Gedanken der Wiederverkörperung, der Reinkarnation, beschreibt *Rudolf Steiner*, wie sich diese drei höheren Wesensglieder des Menschen auch nach dessen physischem Tod weiterentwickeln.

Menschen, die klinisch tot waren und wieder zum Leben zurückgekehrt sind, können von Momenten ausgebreiteter Erinnerungsbilder ihres bisherigen Lebens erzählen. Ihre Vergangenheit liegt als Lebensrückschau, als objektives Lebenstableau vor ihnen. Diese Erlebnisse stehen in Verbindung mit dem Freiwerden, dem Herauslösen des Lebensleibes aus dem physischen Leib. So wie der physische Leib zur Erde zurückkehrt, so wird des Menschen Lebensleib von größeren Zusammenhängen aufgenommen. Die erworbenen Fähigkeiten dieses Lebensleibes lösen sich nicht auf, sondern bleiben bestehen.

Auf der nächsthöheren Stufe befreit sich der Seelenleib aus der physischen Bindung und der Verstorbene erlebt, was er anderen während seines Lebens an Glück und Leid zugefügt hat. Konsequent und exakt wird das Leben bis zum Moment der Geburt hin auf diese Weise rückwärts erlebt.

Erlebnisse solcher Art erwecken und verstärken zunehmend das Bedürfnis, für ein erneutes Erdenleben Ausgleichsmöglichkeiten zu schaffen. Dieses Bedürfnis wandelt sich in ein Sehnen, ein Drängen; das Ich will wieder zur Erde, um Geschehenes auszugleichen, seinen Impulsen zu folgen.

Das Ich schafft die Verbindung vom einen zum andern Leben, indem es durch die Erlebnisse des vergangenen Daseins mit Hilfe geistiger Wesenheiten, das heißt mit Engeln, seinen zukünftigen Leib mitgestaltet. Er wird ihm in seinem neuen Leben als geeignetes Werkzeug für die dort zu lösenden Aufgaben zur Verfügung stehen. Auf seinem Weg zur neuen Geburt nimmt das geistige Urbild des Menschen auch die aus den vorangegangenen Erdenleben zurückgelassenen Früchte und Fähigkeiten wieder auf.

Durch die Empfängnis wird der von den Eltern zur Verfügung gestellte physische Leib zum Gefäß für das sich herabsenkende Wesen. Die sich inkarnierende Individualität verbindet sich vom Moment der Befruchtung an mit dem entstehenden physischen Leib und tritt damit in den Zusammenhang mit dem Vererbungsstrom eines Volkes, einer Familie. Ab etwa der dritten Woche greift diese Individualität dann mehr und mehr in die physische Embryonalentwicklung ein. Eine Vielzahl von Kräften wirken an diesem geheimnisvollen, für unser Denken kaum nachvollziehbarem Werden mit.

Zu Beginn dieses Beitrags erwähnten wir die Lebensrückschau, die unmittelbar nach dem Tode erlebt wird. Eine Parallele dazu findet sich vorgeburtlich als Vorschau auf die kommenden Lebensmöglichkeiten. Dieses Wissen gerät normalerweise in Vergessenheit.

Lassen wir also diese Betrachtungen im Hintergrund mitschwingen, wenn wir nun auf Schwangerschaft, Geburt und Wochenbett schauen.

Die Schwangerschaft

➤ In keiner Situation des Lebens kann eine derartige Verbindung zwischen zwei Wesen, wie zwischen Mutter und Kind in der Erwartungszeit, gefunden werden

Dies betrifft nicht nur die physischen Zusammenhänge. Es besteht gleichsam ein sensibel wirksames Wechselspiel auf seelisch-geistiger Ebene zwischen der werdenden Mutter und dem wachsenden Kind.

Noch weiß die Frau vielleicht nichts von ihrer Schwangerschaft. Durch die Veränderungen, die sie an ihrem Organismus erlebt, wird sie bald darauf hingewiesen. An leisere Ankündigungen kann sie sich oft erst im Nachhinein erinnern.

Die Schwangerschaft kann in drei Hauptabschnitten betrachtet werden:

Die ersten drei Monate

In den ersten drei Monaten können zum Teil unangenehme Erscheinungen physischer und seelischer Art auftreten. Diese »Einnistungszeit« kann die Frau in unausgeglichene, verletzbare, labile und launische Zustände bringen. Die Auseinandersetzung dieser beiden Wesen kann sich in Unwohlsein und Übelkeit bei der Mutter ausdrücken. In dieser ersten Zeit findet geradezu ein »leiser Kampf« statt zwischen der Frau, die gewohnt war, als Einzelwesen zu existieren, die ihre Unabhängigkeit zu erringen suchte, und jenem anderen Geschöpf, das in der Mutter sich entwickeln will. Die Frau wird sozusagen aus ihrer Leiblichkeit etwas herausgedrängt, das Kind hingegen steigt herab aus dem Übersinnlichen und bildet seinen irdischen Leib mehr und mehr aus.

Beide Wesen bewegen sich aufeinander zu, lernen sich gegenseitig kennen.

Dieses Herausgehobensein über sich selbst ist vielleicht einer der Gründe für die großen Veränderungen, die die schwangere Frau erlebt. Diese Veränderungen fragen nach Verständnis, nach liebevoll verstehendem Mitgehen. Eine Prise feinen Humors kann oft Wunder wirken.

Im Unterleib der Frau wirkt eine kreative Aktivität, die auch ihre anregende Wirkung auf das Sinnes-Nerven-System hat: es können »Übergeschmäcke«, »Übergerüche«,« Überfantasien« auftreten. Wer kennt sie nicht, diese hochakuten Gelüste nach Sauerkraut oder Erdbeereis, nach Hering oder Sachertorte, nach Essiggurken oder Crèmeschnitte? Ein werdender Vater könnte sich dieses Gebiet zu einem persönlichen Anliegen machen und auf diese Weise positiv auf das Wohlbefinden der Frau und des sich entwickelnden Kindes einwirken.

Das mittlere Trimenon

Der mittlere Abschnitt einer Schwangerschaft bedeutet für die Frau und ihre Nächsten oft eine ausgeglichenere, gesundende Zeit. Die Vorstellungen werden konkreter, die physischen Unannehmlichkeiten der ersten Zeit sind meist abgeklungen. Eine stille, innere Freude wächst. In diese Zeit fällt auch die Suche nach dem geeigneten Platz für die Geburt. Die praktischen Vorbereitungen beginnen. Fragen, Wünsche, Vorstellungen, vielleicht auch Ängste bezüglich des Geburtsgeschehens sind für offene, empfängliche Ohren dankbar.

Die letzten drei Schwangerschaftsmonate

Gegen Ende der Schwangerschaft, wenn das Kind schon einen erheblichen Teil seiner körperlichen Entwicklung vollzogen hat, verändert sich das Erleben der Frau nochmals; so wie ihr Kind irdischer wird, an Leiblichkeit zunimmt, fühlt sie vermehrt ihre eigene Schwere. Die Beine sind abends heiß und geschwollen, der Rücken schmerzt, die Bewegungen werden beschwerlicher. Durch die Verlagerung des Körpergewichtes muss ein neues Gleichgewicht gefunden werden. So wird verständlich, dass Störungen oder krankhafte Veränderungen gehäufter im ersten und letzten Drittel der Schwangerschaft auftreten können.

Werdende Eltern beschäftigen sich mehr und mehr mit der Frage nach der »Pflege« der Schwangerschaft sowie einer geeigneten Geburtsvorbereitung. Ein großes, vielfältiges Angebot steht zur Verfügung. Die Schwangerschaft wird von der Frau als ein leiblicher wie auch seelisch-geistiger Vorgang erlebt. Dementsprechend suchen die Eltern zunehmend Zugang zu diesen beiden Bereichen. So soll unabhängig von speziellen Methoden die Grundhaltung aller Bemühungen im Begleiten einer Schwangerschaft darauf ausgerichtet sein, Raum zu schaffen für das, was in der werdenden Mutter angelegt ist an Gesundem, an echten Gefühlen und Empfindungen dem Kinde und sich selbst gegenüber. Das sich entwickelnde Gebiet der Geburtsvorbereitung will die werdenden Eltern dazu anregen, diese Vorgänge zu verstehen und sich darüber auszutauschen. Es will sie ermutigen, ihre Fragen, Ängste und Unsicherheiten auszudrücken.

Im praktischen Teil werden Anregungen gegeben, den Unannehmlichkeiten der Schwangerschaft zu begegnen, sowie Übungen angeboten, die den Geburtsfortschritt durch aktive Mitarbeit fördern. Oft sind diese Kurse vor allem für die berufstätige Frau ein Zeitraum, in dem sie ungeteilt sich selber und ihrem Kinde gehört: ein sehr wertvoller Aspekt der Geburtsvorbereitung.

Aber auch die innere Welt, die innige Verbundenheit, das leise Gespräch zwischen der Mutter, den Eltern, dem Kind will gepflegt werden.

> ➤ Was eine schwangere Frau in ihren Gedanken, ihren Gefühlen, ihren Handlungen trägt, hat ebenso Einfluss auf das Gedeihen des Kindes wie die Ernährung über die Plazenta

Jede Frau wird herausspüren, wie sie ihrem Kind nahe sein kann. Oft kann beobachtet werden, dass durch die Erwartungszeit neue Wahrnehmungsbereiche aufgehen: vielleicht tut sich der Frau anderes kund aus Natur, Musik-, Farbenwelt; ihr fallen Dinge und Menschen auf, an denen sie bisher vorbeigeschaut hatte;

die Schwangerschaft als Zeit, in der die werdende Mutter mehr sehen, mehr hören, mehr zwischen den Zeilen lesen kann. Was sich hier der Mutter offenbart – kann es als Botschaft des Kindes verstanden werden?

➤ Eine Anregung zur inneren Begegnung mit dem Kind können Madonnenbilder geben. Eine besondere Innigkeit birgt die »Sixtinische Madonna« des Malers *Raffael*. Das Original ist in Dresden in der Gemäldegalerie Alte Meister zu finden (Abb. 16)

Aus dem Hintergrund einer strahlend-glänzenden Lichtwelt kommend, trägt die Madonna das Kind zur Erde. Das Kind löst sich aus der Gemeinschaft mit den als Engelsköpfchen dargestellten, himmlischen Wesen: Abschied nehmend schauen sie dem Lichtkind auf dem Weg zur Menschengemeinschaft nach. Die Madonna hält es auf der einen Seite am warm-rot-leuchtenden Herzen von ihrer Hand gestützt und umhüllt von ihren Tüchern; auf der anderen Seite ist das Kind unmittelbar mit der Lichtwelt verbunden. Das Knie zur Erde hin gerichtet, deutet es auf seine Zukunft, sein irdisches Leben. Bei seinem Abstieg begegnet es zwei Gestalten. Die männliche schaut zurück:

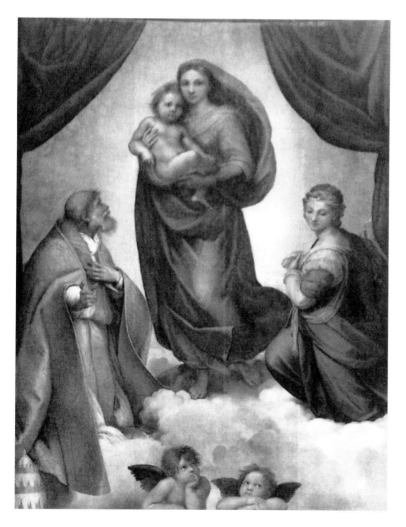

Abb. 16
Sixtinische Madonna

»Wo kommst du her?« Die weibliche fragt mit dem Blick zur Erde gewandt: »Wo gehst du hin?« Die Bewegung, die Dynamik ist ein wichtiges Element in diesem Bild. Zielsicher trägt uns die Madonna ihr Kind entgegen. Der Wind bläht ihre Gewänder. Noch wird sie mit ihrem Kind von Wolkengebilden getragen. Nach unten jedoch schließt ein holzartiger Balken das Bild ab, auf dem die Puttenengel als Zeichen unserer menschlichen Vorstellung von der himmlischen Welt dargestellt sind. Vor dieser irdischen Schwelle müssten wir als Betrachter stehenbleiben, wäre der grüne Vorhang zum Himmel nicht ein Stück weit geöffnet. An der Madonna geht das Wunder der Menschwerdung nicht ohne Zeichen vorbei: durch das Licht in ihrem Antlitz strahlt der Glanz der Sternenwelt. Ihre würdige Erscheinung zeigt die umhüllende, schützende, tragende Rolle der liebenden Mutter in aufrechter, freilassender Haltung.

Jede Schwangerschaft ist für die sinnliche Welt noch ein Geheimnis. Wohl sind verändernde Vorgänge sichtbar, erlebbar; das Eigentliche jedoch vollzieht sich im Verborgenen hinter dem Vorhang. Die Geburt, der Übergang vom vorirdischen zum irdischen Leben, ist der Augenblick, in dem sich der Vorhang für Momente öffnet, damit das in der Schwangerschaft herangewachsene, gehütete Geheimnis in Erscheinung treten kann. Die »Sixtinische Madonna« stellt eine besondere Geburt, die Christgeburt, dar. Aber auch bei jeder irdischen Geburt blitzt der Himmel für Augenblicke auf. Eine Bildbetrachtung dieser Art kann zu einer heiltragenden Pflege der Schwangerschaft werden – wie auch eine Stütze und Kraftquelle für die Geburt bedeuten.

Die Geburt

Was geschieht eigentlich bei der physischen Geburt des Menschen? Es geht nicht darum zu beschreiben, wie dieses Ereignis verläuft: Keine Mutter wird die Geburten ihrer Kinder jedesmal gleich empfinden, keine Hebamme kann sich auf Konstantes verlassen. Jede Geburt wird so einzigartig sein wie jeder Mensch, jeder Lebenslauf, auch wie jedes Sterben. Sie ist ein höchst geheimnisvoller, komplexer und vielschichtiger Prozess zwischen Mutter und Kind, auch zwischen Mutter, Vater und Kind, ja im allerweitesten Sinne zwischen Mensch und geistiger Welt. Sie kann von verschiedensten Gesichtspunkten, von mütterlicher oder kindlicher Seite, angeschaut werden. Sie stellt sich dar als religiöser, gesellschaftlicher, sozio-kultureller, medizinischer, hormoneller, biologischer und sexueller Akt.

In der Verborgenheit vor der äußeren Welt ruhte, wuchs und bewegte sich der Embryo umgeben von Hüllen verschiedenster Art: Eine erste Hüllenqualität hat das Fruchtwasser, welches das Kind vor Erschütterung schützt, in der Schwerelosigkeit leben lässt. Von den beiden Eihäuten Amnion und Chorion umschlossen lebt das Kind in dieser Flüssigkeit. Hüllen sind Grenzen, sie ermöglichen aber auch Verbindungen. Durch die Nabelschnur ist das Ungeborene mit der Plazenta, dem Nähr- und Atmungsorgan schlechthin verbunden. Eine weitere Hülle bildet die Gebärmutter um das werdende Leben, und dies alles wird von der mütterlichen Bauchdecke umschlossen.

All diese Hüllen stößt das Kind bei der Geburt von sich. Was begegnet ihm? Was erwartet es? Als erstes wird es von Menschenhänden empfangen. Diesen Menschenhänden vertraut sich das Neugeborene vorbehaltlos an. Zu diesen Menschen – zu diesen Elternhänden **will** das Kind. Neugeboren liegt es auf der Brust der Mutter. Allmählich stellt sich ein Wohlbehagen, eine Zufriedenheit ein, wenn es nach dem großen Moment des Erblickens des Lichtes von den Händen der Eltern warm umfasst, berührt, getröstet und gehalten wird. Vielleicht beginnt das Kind ruhig und interessiert in seiner Umgebung herumzuschauen. Für die Zukunft der jungen Familie ist es von tiefem Wert, wenn sich die Blicke von Kind und Eltern in dieser erstaunlichen Wachheit der ersten Minuten begegnen können. Vor der Geburt hat das geistig-seelische Leben der Mutter, ihre Freude, ihre Sorge, ihre Liebe und ihr Interesse durch die vorher erwähnten Hüllen gewirkt. Nachdem diese nun abgestoßen sind, wirkt die geistig-seelische Zuwendung unter anderem durch die tätige Liebe der Elternhände. Die so gestaltete Begrüßung bekräftigt den Willen, welcher das

Kind auf die Erde geleitet hat. Das Kind kann ermutigt und bestätigt werden in diesem Schritt, sodass es bis ins Leibliche hinein empfinden kann: »Es ist gut so – hier bleibe ich«.

Die ersten Lebensaugenblicke gehören zu den prägendsten des ganzen Lebens. Dies sind einige Gedanken zur Geburt als »Enthüllungserlebnis«.

Wir wollen die Geburt noch aus einem anderen Blickwinkel betrachten. Im Mutterleib ist das heranwachsende Kind ganz von Flüssigkeit umgeben. Schon früh hat das Herz-Kreislauf-System begonnen, sich zu entwickeln und zu arbeiten.

➤ Auch Sinneswahrnehmungen,
   Seh-, Tast- und Hörerlebnisse
   wirken auf das Kind

Wie verhält es sich mit der Atmung? Die Plazenta sorgt für den Gasaustausch, das heißt sie versorgt den kindlichen Organismus mit Sauerstoff und transportiert die Schlackenstoffe wieder ab. Innerhalb des Mutterleibes sind die kindlichen Lungen noch nicht entfaltet, kleben förmlich aneinander. Noch hat keine Luft sie je berührt. Flüssigkeit bewegt sich auch in ihnen. Dies ändert sich im Moment der Geburt schlagartig. Durch die Enge des Geburtskanals wird die Flüssigkeit aus den Lungen gepresst und so Platz geschaffen, dass ein anderes Element einziehen kann. In diesem Moment wird der Mensch zu einem Erdenwesen, hat er doch durch den ersten Atemzug, durch das regelmäßig werdende Ein- und Ausatmen den Schritt vom Wasser ans Land getan. Dass diese für das Leben elementare Veränderung sich vollzieht, hat nicht nur physiologische Bedeutung. In der biblischen Schöpfungsgeschichte über die Erschaffung des Menschen wird angedeutet, dass die Luft auch der Träger des Seelenhaften ist.

> »Und Gott der Herr machte den
>   Menschen aus einem Erdkloß
> und blies ihm ein den lebendigen
>   Odem in seine Nase.
> Und also ward der Mensch
> eine lebendige Seele.«
>   (1. Buch Mose, 2/7)

Ein weiterer Aspekt der Geburt darf im Rahmen dieser Ausführung nicht unerwähnt bleiben. Die Geburtshilfe hat in den letzten Jahrzehnten gewaltige äußere Veränderungen durchgemacht. Von einer invasiv geprägten medizinischen Disziplin, in der die ganze Machbarkeit und die Manipulationsmöglichkeiten der Technik Faszination ausübten und ihre Höhepunkte in z. T. menschenunwürdige Exzesse trieben, schlug das Pendel notgedrungen in die Gegenseite um. Dies ging von der Forderung der Betroffenen, der Frauen selbst aus. Der französische Geburtshelfer Leboyer hat mit seinen wichtigen Anregungen und Ermutigungen für eine »sanfte Geburt« einen ersten Schritt in diese Richtung getan.

Die so genannte humanitäre Geburtshilfe wird oft damit gleichgesetzt, technische Errungenschaften zu nützen, um die Geburtsarbeit für die Frau möglichst schmerzfrei zu gestalten.

➤ Denn: Weshalb tut eine Geburt
   weh, was soll an diesen
   Schmerzen sinnvoll sein?

Erleidet nur die Mutter den Geburtsschmerz? Erinnern wir uns an das Bild der Sixtinischen Madonna: Das Kindeswesen löst sich aus den Weiten des Kosmos, tritt durch das Nadelöhr der Geburt und liegt als Neugeborenes vielleicht etwas erschöpft auf der Brust der Mutter. Es ist ein weiter Weg, auf dem vieles geschehen muss! Die Größe und Weite des Himmels muss sich hineingebären in eine begrenzte Leiblichkeit. Gibt es so etwas wie einen »Inkarnationsschmerz«? Die herabsteigende Menschenseele muss und will diesem Verdichtungsprozess ins Irdische hinein folgen. Die Eltern können dafür ein Verständnis entwickeln und diese Vorgänge mittragen. Das gilt insbesondere für die Mutter, denn sie ist die Einzige, die durch ihre eigenen Schmerzen, durch den Wehenschmerz bewusst dem Kind in seinem Schmerz entgegengeht. So kann der rätselhafte, wohl bedeutungsvolle Zusammenhang zwischen den Schmerzen der Mutter und denjenigen des Kindes erlebbarer und in seiner Bedeutung verständlicher werden. Für Hebammen und Geburtshelfer wird es gerade deshalb zu einer ständigen Herausforderung, einem steten Anliegen, die Frau nach Möglichkeit in diesem Erleben zu begleiten.

Der Umgang mit den vier Elementen Erde, Wasser, Luft und Feuer (Wärme), bietet uns eine Vielzahl von Hilfen an, der Frau in den Geburtswehen beizustehen: Das Element der Erde, des Festen, der Form wenden wir an, indem wir mit den Händen massieren, am Ort des größten Schmerzes Gegendruck geben und dadurch entlasten. Der werdende Vater wird dabei mit einbezogen. Der Positionswechsel, verschiedene Lagerungen und Stellungen, vor allem aber deren Abwechslung, das heißt Bewegung, gehören in diesen Bereich.

Das warme Wasser vermag in oft wunderbarer Weise Schmerz zu lösen und zu entspannen und trägt manchmal erstaunlich zu einem positiven Geburtsfortschritt bei. Wir haben die Möglichkeit eines Voll- oder Fußbades.

> Die Geburt kann auch als eine große Ausatmung bezeichnet werden. Das Empfangene wird wieder losgelassen, ausgeatmet

Für die gebärende Frau ist die Atmung ein wertvolles Instrument, um mit den Wehen zu arbeiten und ihnen aktiv zu begegnen. Auch die geführte Atmung in Form von Tönen kann hilfreich sein, *(Hemmerich 1997)*. Oft findet die Frau ihren Rhythmus selber, manchmal bedarf sie auch der Führung, sodass der Vater und die Hebamme mit der Frau gemeinsam eine Wehe nach der andern »mitatmen«.

Und zu guter Letzt: mit kalten Füßen lässt es sich schwer gebären, so wie sich's schlecht einschlafen lässt, wenn man friert. Ist einem kalt, so hält man immer ein Stück weit an sich, kann nicht ganz loslassen. Die Entspannung aber ist das A und O des Gebärens. Oft helfen schon ein paar Wollsocken, eine Wärmflasche ins Kreuz, eine wärmende Hand an der Schulter. Aber nicht nur die in Grad Celsius gemessene Wärme spielt eine Rolle. Die Bedeutung einer gewissen seelischen Wärme, das, was Stimmung, innere Haltung ausmacht, ist von unschätzbarem, entscheidendem Wert für das Geburtsgeschehen.

Das Wochenbett

Ein großes Kapitel ist abgeschlossen, eine große Arbeit geleistet und überstanden, der Schmerz schon weitgehend vergessen. Die Willkommensfreude ist meist groß, der langersehnte Gast ist angekommen und von einem Moment zum anderen ist das Leben für die Mutter, die Eltern ganz verändert: nicht nur ein Kind ist geboren, eine **Familie** ist geboren.

> »Geboren wird nicht nur das Kind durch die Mutter, sondern auch die Mutter durch das Kind.«
> *(Gertrud von le Fort)*

Das Wochenbett ist eine Zeit des gegenseitigen Kennenlernens. Mutter und Kind waren bis zum Moment der Geburt untrennbar miteinander verbunden. Das Durchschneiden der Nabelschnur trennt sie in zwei physisch selbstständige Organismen, dennoch aber gehören sie unmittelbar zueinander. Sie sollen sich nahe sein, physisch nahe sein, sich sehen, hören, spüren, schmecken, riechen, dieselbe Luft atmen können – tagsüber und gerade auch nachts. So wächst die Mutter und mit ihr auch der Vater in natürlicher Weise in die ihnen neuen Aufgaben hinein, lernen erkennen, was ihr Kind braucht, was es ausdrücken will, wie sie ihm begegnen, ihm antworten können. Nicht nur die Eltern lernen ihr Kind kennen. Das Kind lernt seine Eltern und somit die Welt mit ihren Gesetzen kennen, denn es kommt von einer Welt mit anderen Gesetzen. Nie ist ein Mensch offener, empfänglicher, beeinflussbarer und prägbarer als als neugeborenes Kind. Alles, was als Eindruck (in jeder Hinsicht!) auf das Kind einwirkt, prägt es und wird von ihm aufgenommen. Alles in der Umgebung des Kindes ist wichtig, insbesondere die Stimmung der Menschen, die es umgeben. Es braucht Ruhe vor unnötigen Störungen von außen, damit diese feinen Vorgänge möglichst ungestört verlaufen können.

> Schon während der Schwangerschaft, oft auch unter der Geburt, steht die Frau mit ihrem Kind im Gespräch, häufig ohne hörbare Sprache

Im Wochenbett soll dieser Dialog verwandelt weitergeführt werden. Eine Form des Gesprächs miteinander ist die Ernährung, das Stillen. Die Haut des Neugeborenen weist bei der Geburt eine mehr oder weniger starke Schicht von so genannter Käseschmiere auf, einer fettig-weißlichen, salbenartigen Substanz, welche wichtige Nährstoffe enthält. Sie soll die Haut im feuchten Milieu schützen. Innerhalb kürzester Zeit dringt sie in diese ein und bildet somit eine erste Form der Ernährung wie auch eine Wärmehülle. Wir haben die große, aufmerksame Wachheit und Offenheit des Neugeborenen in der ersten Lebensstunde bereits erwähnt, auf die oft ein tiefer Schlaf folgen kann. In der wachen Zeit macht das Kind häufig auch erste Such- und Schmatzbewegungen. Legt man es an die Brust der Mutter, wird es in vielen Fällen schon genau wissen, was damit anzufangen ist. Sind sich Mutter und Kind auch in den folgenden Tagen und Nächten nahe, kann das Stillen zu einem ermutigenden Geben und Nehmen werden, zu einem tiefen Erlebnis für Mutter und Kind. Es wird in der heutigen Zeit nicht nötig sein, über die Vorteile der Muttermilchernährung aufzuklären bzw. unter Beweis zu stellen, dass die Muttermilch die geeignete Ernährung für das Kind in den ersten Monaten ist. Die Milchbildung erfolgt aus dem oberen Menschen, aus dem Brust- und Armbereich. Sie ist sehr empfindlich für Temperaturschwankungen. Es ist deshalb jeder stillenden Mutter zu empfehlen, sich vor Luftzug zu schützen, ihren Oberkörper warm zu halten.

➤ Nicht nur für die Mutter spielt die Wärme eine wichtige Rolle; auch das Kind braucht das Element der Wärme, damit es ungestört in sein »Erdenhaus« einziehen kann

Die Bekleidung »als Erinnerung«, als Fortsetzung, als Ablösung der edlen Hüllen der vorgeburtlichen Zeit sollen das Kind in einer gleichbleibenden Temperatur warm halten. In der Wärme gedeiht das Kind am besten. Natürliche Fasern können auf die eigene Hautatmung eingehen und vermögen ein Gleichgewicht zur Außenwelt zu schaffen.

Die warme, liebevolle Berührung der Elternhände findet ihre praktische Anwendung unter anderem in der Körperpflege. Durch das Wohlbehagen, welches das Kind dadurch noch tief unbewusst erlebt, wird es sich stärker mit seiner Leiblichkeit verbinden können. Diese Verbindung ist Grundlage einer kräftigen, gesunden, physisch-seelisch-geistigen Entwicklung. Je jünger das Kind ist, desto wachsamer, sorgfältiger und zurückhaltender werden wir das Kind pflegen.

Lilie und Rose

Die darstellende Kunst hat die Möglichkeit, Wesenhaftes an Erscheinungen und Begebenheiten des Lebens in einer Weise auszudrücken, die mit Worten nicht erreicht wird. Vielleicht konnte das auch durch die Betrachtung der Sixtinischen Madonna erlebbar werden.
In malerischen Darstellungen werden die weiße Lilie und die rote Rose immer wieder mit Empfängnis und Geburt in Verbindung gebracht und so in besonderer Weise aus der Pflanzenwelt hervorgehoben.
In Verkündigungsbildern schreitet der Engel Gabriel mit einer Lilie in der Hand auf Maria zu. Die blütenweiße, reine, unschuldige Lilie ist ein Bote für die geistige Welt. Sie ist eine Pflanze mit einem betörend-schweren Duft. Die Ankündigung eines Kindes durch die Lilie ist ein Bild für den Abstieg der Seele aus der geistigen in die irdische Welt.
Einen ganz anderen Eindruck gibt uns die rote Rose, die häufig in Geburtsdarstellungen zu finden ist (z.B. »Madonna im Rosenhag«, *Martin Schongauer*, Colmar). Die harmonische Rose ist das universelle Symbol der Liebe, die sich mit der Erde verbindet. In der Dornen- und Holzbildung erfährt die Rose eine Steigerung ihrer irdischen Qualitäten.

➤ Das Einbeziehen dieser Zusammenhänge bildet eine Gesinnung, aus der erweiternde Hilfestellungen für die Begleitung von Schwangerschaft, Geburt und Wochenbett entwickelt werden können

Kategorie	Beispiel für Lernziele	Empfohlener Lernweg
Handwerk	Sie können eine angemessene Atmosphäre vor, während und nach der Geburt für Mutter und Kind herstellen	A
Eigenes Lernziel		
Beziehung	Sie können aus dem Verständnis für die besondere Situation der (werdenden) Mutter Schwangerschaft Geburt und Wochenbett begleiten.	B
Eigenes Lernziel		
Wissen	Sie können Geburt und Tod als Schwellenereignisse zwischen geistiger und sinnlicher Welt verstehen.	C
Eigenes Lernziel		

Träumt die lichte Lilie noch in ihrem Duft, so befestigt sich in der Rose der wache, individuelle Wille zum Leben.

Durch das Tor der Geburt wandelt sich die Lilie zu der den eigenen Lebensfunken ergreifenden Rose: Die Wandlung der Lilie zur Rose als Bild der Erdenaufgabe, die das Kind auf den Stufen der Menschwerdung durch seinen Willensentschluss in Liebe ergreift.

Literatur

Glas, N.: Frühe Kindheit. 4. Aufl., J. Ch. Mellinger, Stuttgart 1983

Hassauer, W.: Die Geburt der Individualität. Verlag Urachhaus, Stuttgart 1984

Hemmerich, F. H.: Geführtes Tönen zur Geburtshilfe, Hygias Verlag, Westheim 1997

Steiner, R.: Das Prinzip der spirituellen Oekonomie im Zusammenhang mit Wiederverkörperungsfragen. GA 109/111 Budapest im Juni 1909. Rudolf Steiner Verlag, Dornach 1965. Vorträge vom 5./6./7. Juni 1909, Budapest

Steiner R.: Gebete für Mütter und Kinder, Rudolf Steiner Verlag, Dornach 1987

Steiner R.: Ueber Gesundheit und Krankheit, GA 348 Dornach 1922, Vortrag vom 30.12.1922, Rudolf Steiner Verlag, Dornach 1983

Die Pflege des Neugeborenen

Inge Heine, Rolf Heine

In diesem Kapitel werden Hinweise zur praktischen Pflege des gesunden Neugeborenen gegeben. Es wird gezeigt, wie durch die Gestaltung der räumlichen Umgebung, die Erstversorgung, das Wickeln und Bekleiden, das Stillen, und die Hautpflege der Übergang aus dem Mutterleib in unsere Welt kindgerecht gestaltet werden kann. Die Pflege wird als erster Schritt einer Erziehung zur Freiheit beschrieben.

Lernziel s. Seite 200

Elternberatung als Schwerpunkt der Wochenbettpflege

Der Wunsch der Eltern, möglichst schnell nach der Entbindung das Krankenhaus wieder verlassen zu können, sowie die Fallpauschalenregelung der Kostenträger stellen an die Pflege der Wöchnerin und des Neugeborenen besondere Anforderungen. Da innerhalb weniger Stunden oder Tage eine befriedigende Einführung der Eltern in die Pflege des Kindes kaum zu leisten ist, kommt der frühzeitigen Begleitung der Frau während der Schwangerschaft und nach der Entbindung entscheidende Bedeutung zu. Dabei ergänzen sich Hebammen, Ärzte und Pflegende in ihren jeweiligen Beratungs- und Hilfsangeboten.

Da heute werdende Eltern nur selten auf Pflegeerlebnisse mit Neugeborenen, Säuglingen oder Kleinkindern zurückblicken können, fehlt ihnen die Sicherheit, ja oftmals auch das gesunde Selbstvertrauen für den richtigen Umgang mit den alltäglichen Lebensäußerungen und seelischen Bedürfnissen ihres Kindes. Der Glaube es gäbe »eine wissenschaftlich gesicherte Wahrheit«, was gut ist für das Kind und was ihm schadet, prägt die Fragen der werdenden Eltern. Nicht mehr die soziale Tradition, sondern die medizinische Wissenschaft ist die Autorität, der man vertraut. Diese weit verbreitete Haltung untergräbt die auf der eigenen Wahrnehmung gründende Urteilsfähigkeit der Eltern. Hier muss jede Beratung ansetzen. Es gilt, die Wahrnehmungsfähigkeit und Urteilsfähigkeit von Mutter und Vater zu schulen, ihnen Selbstvertrauen und Mut zur eigenen Kompetenz zu vermitteln. Die Beratungsangebote von Hebammen, professionell Pflegenden und Selbsthilfegruppen bilden darüber hinaus ein soziales Netz, welches das traditionelle Beziehungsgefüge der Großfamilie zeitgemäß ersetzen muss.

Zur Didaktik der Elternberatung

Im Wesentlichen lassen sich vier Beratungssituationen unterscheiden:
- Vor der Geburt: Geburtsvortbereitungskurse, Schwangerschaftsgymnastik, Vorbereitungskurse auf die Elternschaft (Pflege und Erziehung)
- Während des Wochenbettes: Stillberatung, Demonstration und Üben der Körperpflege, Wickeln, Rückbildungsgymnastik
- Nach dem Wochenbett: Elternberatungskurse, Krabbelgruppen, PEKiP-Gruppen, Pikler-Gruppen, Babymassage, Stillgruppen
- Krisenintervention: bei Problemen aller Art.

Vor der Geburt

Vor der Geburt gilt es vor allem Ängste und Unsicherheiten abzubauen. Dies gelingt meist durch sachliche Information über den »normalen« Verlauf von Schwangerschaft, Geburt und Wochenbett. Eventuelle Komplikationen sollten in der Regel auf Nachfrage, oder wenn sich direkte Anhaltspunkte ergeben, erörtert werden. Das lebendig geschilderte Beispiel bewirkt hier oftmals mehr als umfassende theoretische Erläuterungen. Auch die Einbeziehung von Bildern, Träumen und Märchen schafft eine Verbindung zwischen abstraktem Wissen und den oft unbewussten Ängsten und Hoffnungen.

Während des Wochenbettes

Während des Wochenbettes sind die Eltern meist wenig über den Intellekt zu erreichen. Zu sehr stehen sie unter dem Eindruck der Geburt und des neuen Menschen, der sich in ihre Mitte gestellt hat. Gleichwohl prägen sich in den ersten Stunden und Tagen bei Kind und Eltern Lebens-, Pflege- und Beziehungsgewohnheiten aus, die die nächste Lebensphase entscheidend mitgestalten werden. Die Eltern lernen hier vornehmlich durch das Vorbild der Hebamme, der Pflegerinnen und erfahrener anderer Mütter. Nicht die einmalige Demonstration, sondern das mehrmalige sich gegenseitig Zeigen und Nachbesprechen haben den größten Erfolg.

Nach dem Wochenbett

Nach dem Wochenbett geht die Beratung an das soziale Umfeld der Eltern über. Neben den persönlichen und familiären Kontakten bilden nun Wiegenstuben, Eltern-Kind-Gruppen und PEKiP-Gruppen, Stillgruppen oder freie Krabbelgruppen (unter professioneller Anleitung) den Bezugsrahmen. Hier gilt es vor allem die Wahrnehmungsfähigkeit durch das Beobachten von Kindern unterschiedlicher Persönlichkeit und Entwicklungsreife anzuregen. Die elterliche Frage »... kann mein Kind das auch schon?« charakterisiert dabei den bangen Vergleich mit den anderen. Die Leitung der Gruppe wird nun darauf achten, dass diese vergleichenden Urteile weder zum frühkindlichen Leistungssport noch zu unbegründeten Ängsten vor Entwicklungsstörungen ausarten. Stattdessen kann hier das Staunen über die Gesetzmäßigkeiten der Persönlichkeitsentfaltung und die individuellen Entwicklungswege gelernt und als Kulturfaktor weit über den Bereich der Kinderpflege hinaus verankert werden.

BeraterInnen von Schwangeren und Eltern sind hier an einem bedeutenden gesellschaftlichen Umgestaltungsprozess beteiligt. Nach dem Aussterben der Großfamilie und dem Leiden an der Isolation der Kleinfamilie helfen sie, frei gewählte soziale Bezüge aufzubauen. Freiheit und Verantwortung als moderne pädagogische Maximen der Kindererziehung werden auch zur Grundlage der Erwachsenenbildung (vgl. 6).

Im Wesentlichen sind es sechs Bereiche, in denen die Eltern pflegerisch tätig werden oder Unterstützung und Beratung durch professionell Pflegende benötigen:
- Die räumliche Umgebung für das Neugeborene,
- die Bekleidung,
- die Körperpflege,
- das Stillen – die Ernährung,
- die Beziehung zwischen Eltern und Kind,
- die Erziehung.

Die räumliche Umgebung für das Neugeborene

Wenn das Kind aus dem Mutterleib kommt, verlässt es eine Welt der Wärme, Stille und Schwerelosigkeit. Mutig und voller Lebenswillen taucht es in einen Kosmos des Lichtes, der Geräusche, des Schmerzes und Mangels. Idealerweise gestalten Eltern und Pflegende den Übergang zwischen diesen beiden Welten so, dass alle Sinneseindrücke auf das kindliche Maß abgestimmt werden (vgl. 4). Dieser Gesichtspunkt wird uns auch bei der Bekleidung und der Körperpflege leiten. Zunächst wollen wir den Blick jedoch auf den unmittelbaren Lebensraum des Neugeborenen richten.

Die ersten Stunden nach der Geburt wird das Neugeborene ganz in der Nähe der Mutter verbringen. Auf ihrem Körper oder an ihrer Seite ruhend, atmet es ihren Geruch, spürt ihre Wärme, hört ihren Herzschlag und ihre Stimme. Um grelle Lichteindrücke zu vermeiden ist das Zimmer abgedunkelt. Nach einiger Zeit wird es in ein eigenes Bettchen oder eine Wiege (Abb. 17) gelegt. Das Bettchen ist mit einer festen Matratze (z. B. Kokos) ausgestattet, die mit einem Schurwollvlies bedeckt wird.

Schafschurwolle bietet ein ideales Mikroklima. Die Wolle wärmt, bindet Gerüche und absorbiert Feuchtigkeit. Dabei fühlt sie sich aber nicht nass an (Weiteres zum Thema Wolle, s. unten). Der Innenraum des Bettchens sollte dem Kind gerade so viel Raum gewähren, dass es seine Arme zur Seite ausstrecken kann. Kopf

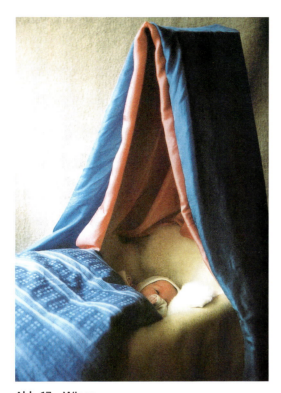

Abb. 17 Wiege

und Füße sind eine Handbreit vom Bettrand entfernt. Bei größeren Betten kann mit einem Dinkelspreukissen, Hirsekissen oder Wolldecken ein kleines Nest gebaut werden. Besonders das Dinkelspreukissen lässt sich leicht der Körperform anpassen. Es umschließt den kleinen Körper und vermittelt den sanften, anschmiegenden Druck, den es aus dem Mutterleib kennt. Nach oben wird das Bettchen von einem pfirsichblütfarbenen Seidenschleier umhüllt. Eine besonders schöne Farbstimmung wird erreicht, wenn man ein pflanzengefärbtes blaues und ein rosa Seidentuch übereinander hängt. Durch den Schleier gelangt Licht in ähnlichen Tönen wie im Uterus an das Kind. Ein kleines Tuch aus Baumwolle oder Leinen, das die Mutter bei sich getragen hat, kann das erste Spielzeug sein, durch welches das Kind den Geruch und die Nähe der Mutter spürt. Mobiles sollten dagegen in der ersten Lebenszeit vermieden werden. Sie beunruhigen das Kind durch nicht nachvollziehbare Bewegungen oder fesseln seine Aufmerksamkeit.

Auch Kuscheltiere oder anderes Spielzeug gehören nicht ins Bett des Neugeborenen. Das Gewahrwerden von Mutter und Vater, das Erlebnis des eigenen Körpers durch das Spiel der Finger, die Geräusche des Alltags, Stimmen, Farben, Lust und Leid, Hunger und Durst sind dem Kind zunächst Anregung und Beschäftigung genug. Die Sorge mancher Erwachenen, dem Kind könne es langweilig werden ist völlig unbegründet. Im Gegenteil wird eine frühe Gewöhnung an ein Reizangebot das Verlangen nach Ablenkung und Zerstreuung in der Zukunft bahnen.

Das erste Spiel mit Augen und Händen kann sich nur in der Rücken- und Seitenlage entfalten. Im Gegensatz zur Bauchlage unterstützt die Rückenlage damit die freie und selbständige Bewegungsentwicklung. Bei Säuglingen, die nach der Geburt häufig erbrechen, empfiehlt sich in den ersten Lebenstagen die Seitenlage (vgl. 8; s. auch »Beziehung – Erziehung – Entwicklung«, S. 197).

Die Temperatur im Schlafraum des gesunden Kindes beträgt ca. 20 °C. Durchzug wird vermieden. Ist die Wiege im elterlichen Schlaf- oder Wohnzimmer untergebracht, so müssen Fernsehapparat und Radio schweigen. Denn auch wenn das Kind schläft, wirken diese Reize tief in das kindliche Bewusstsein.

Eine Wickelmöglichkeit wird in der Nähe des Bettchens eingerichtet. Auch sie sollte eine umhüllte Atmosphäre bieten. Auch hier sollten nicht Spielsachen von der eigentlichen Funktion, nämlich der Pflege ablenken. Gut geeignet sind Wickelaufsätze, die den Eltern ein aufrechtes, rückenschonendes Arbeiten erlauben. In dem abgebildeten Wickelaufsatz (Abb. 18) kann sich das Kind frei bewegen, ohne dass es Gefahr läuft herunterzufallen. Wenn es älter wird, beginnt es sich an den Stäben hochzuziehen und kann in behüteter Umgebung spielerisch in das An- und Auskleiden oder das Waschen einbezogen werden (vgl. 9). Pflegeutensilien, Windeln und Kleidung werden in Griffweite untergebracht.

Wenn der Säugling in der Nacht durchschläft, spätestens aber nach einem halben Jahr, wird der Schlafplatz von Eltern und Kind getrennt.

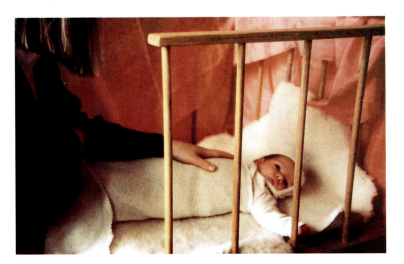

Abb. 18　Wickelaufsatz

Der mit der Umstellung von Muttermilch auf andere Nahrungsmittel begonnene »Abnabelungsprozess« findet jetzt auch räumlichen Ausdruck. Durchschlafstörungen können auch durch die übergroße Nähe zwischen Mutter und Kind bedingt sein. Hier ist ein früherer Zeitpunkt der Trennung oft ein echtes Heilmittel.

Das Kinderzimmer ist in milden Farben gestaltet, die Bettstatt bleibt mit einem »Himmel« geschützt. Bei der Auswahl der Möbel und Spielsachen sollte darauf geachtet werden, dass das Krabbelkind nicht durch Überfülle überfordert wird. Allgemein gilt: Ein Kinderzimmer ist dann kindgerecht eingerichtet, wenn man dem Kind nichts verbieten muss *(s. »Beziehung – Erziehung – Entwicklung«, S. 197)*.

Nach und nach erweitert sich der Bewegungsradius des Neugeborenen. Aus der raum- und zeitlosen Geschlossenheit des Uterus ist es in die Dimensionen unserer Welt eingetreten. Durch seine Sinne sucht es den Weg in die Welt. Durch sie wird es lernen zu begreifen. Wir werden ihm diesen Weg ebnen und ihm zeigen: »Die Welt ist dir freundlich gesinnt – sie ist gut!« *(vgl. 11)*.

Hinweise für die räumliche Gestaltung auf der Wochenstation

Um die oben geschilderten Bedingungen auf der Wochenstation herzustellen, bedarf es besonderer Anstrengungen. Idealerweise sollte es den Eltern ermöglicht werden, die ersten Stunden nach der Entbindung noch in der Obhut der Hebamme in einem wohnlichen Raum zu verbringen. Das Kind kann, nachdem es zum ersten Mal die Brust gekostet hat, am Körper der Mutter oder des Vaters einschlafen. Auch die Kinderwiege auf der Wochenstation kann mit Seidentüchern behängt werden. Das Licht im Zimmer bleibt gedämpft. Gespräche werden leise geführt.

Dinkel- oder Hirsespreukissen mit Wechselbezügen können ohne hygienische Bedenken auch auf einer Wochenstation und im Stillzimmer zur Verfügung gestellt werden. Schurwollwebpelze sowie Babywäsche aus Schurwolle oder Seide sollten von den Eltern mitgebracht werden. Indem das Kind sich an die eigene Bekleidung gewöhnen kann, wird ihm auch der Übergang von der Wochenstation nach Hause erleichtert.

Auf vielen Wochenstationen wird heute 24 Stunden Rooming-in angeboten. Das Zimmer sollte mit einem Wärmestrahler ausgestattet sein, der es erlaubt, das Kind im Zimmer zu wickeln. Ein Stillzimmer ermöglicht den Rückzug, wenn Besuche oder andere Ablenkungen das Stillen behindern. Die Möglichkeit, das Kind in die Obhut einer Kinderpflegerin zu geben, kann geschwächten Müttern, z.B. nach Kaiserschnittentbindung Entlastung bringen. Dem Angebot für Väter, die ersten Stunden oder Tage gemeinsam mit Mutter und Kind in einem Familienzimmer zu verbringen, wird in Zukunft im Hinblick auf die Entwicklung tragfähiger Familienbindungen verstärkte Bedeutung zukommen.

Bekleidung – das Wickeln

Das Neugeborene tritt nahezu völlig ungeschützt aus den Hüllen des Uterus und der Eihäute ans Licht der Welt. Nur die Käseschmiere und sein spärliches Haarkleid schützen es ein wenig vor Kälte und Austrocknung. Angesichts des kleinen, nackten Wesens vollziehen wir fast unbewusst eine typische pflegerische Geste. Wir hüllen es ein, umschließen es, spenden ihm Wärme und Schutz, denn der noch nicht ausgereifte Wärmeorganismus des Kindes bedarf der Pflege. Ohne Wärmehülle würde das Neugeborene binnen kurzer Zeit vollständig auskühlen und in einen lebensbedrohlichen Zustand geraten. Auch gegen zu hohe Außentemperaturen kann es sich noch nicht schützen. Seine Wärmeregulationsfähigkeit reicht nicht aus, um die für den Menschen normale Kerntemperatur von 37 °C zu erhalten. Diese Temperatur wird für ein optimales Wachsen und Ausreifen der Organe benötigt. Ausdruck für gesunde Wärmeverhältnisse sind warme Füße. Eine zu hohe Außentemperatur zeigt sich durch Schweißbildung auf dem Kopf.

Die Bekleidung des Säuglings trägt diesem Sachverhalt Rechnung. Besonders geeignet sind Naturtextilien aus Schurwolle, Seide und Baumwolle. Die aus dem Tierreich gewonnenen Fasern stehen dem Menschen näher als die pflanzlichen. Unter ihnen nimmt die Wolle des Schafes wiederum eine Sonderstellung ein. Sie ist in ihrem mikroskopischen Aufbau dem menschlichen Haar am ähnlichsten. Schurwolle mit natürlichem Fettgehalt (Lanolin) hat die Eigenschaft, eine gleichmäßige Wärmehülle zu bilden, Feuchtigkeit aufzunehmen und sie in Form von Wasserdampf an die Außenluft abzugeben. Wolle wirkt wie eine Schranke, die Feuchtigkeit unter zusätzlicher Wärmebildung nach außen leitet und von außen kommende Wärme und Feuchtigkeit abweist. Sie nimmt je nach Qualität 30–40 % ihres eigenen Gewichtes an Feuchtigkeit auf, ohne sich nass anzufühlen. Sie neutralisiert Ammoniak (Abbauprodukt des Urins), Schweiß und Gerüche aller Art. Außerdem hat sie antibakterielle und heilende Eigenschaften *(vgl. 3)*.

Die Baumwolle übernimmt als Pflanzenfaser nicht die dem menschlichen Haarkleid ähnlichen physiologischen Funktionen der Schafschurwolle. Dafür zeichnet sie sich durch Strapazierfähigkeit, Weichheit und Saugfähigkeit aus. Als handgepflücktes, unbehandeltes Produkt ist sie besonders für Allergiker oder Kinder mit empfindlicher Haut geeignet.

Ungeeignet für die Bekleidung des Neugeborenen sind synthetische Materialien, da sie entweder ungenügend wärmen oder die Wärme und Nässe stauen. Die in *Abb. 19* und *Abb. 20*

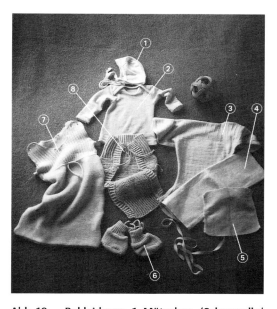

Abb. 19 Bekleidung: *1* Mützchen (Schurwolle/Seide), *2* Hemdchen mit Kreuzverschluss (Merino-Schurwolle), *3* anatomische Bindewindel (Baumwolle), *4* Molton zur Windeleinlage gefaltet (Baumwolle), *5* Windeleinlage gegen Wundsein (Seide), *6* Schuhe (Schurwolle), *7* Puck- und Schlafsäckchen, *8* Windelüberhose (Schurwolle)

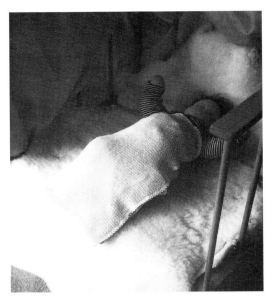

Abb. 20   Puck

dargestellten Kleidungsstücke stellen eine sinnvolle Grundausstattung des Neugeborenen dar. Besonders sei auf das Mützchen hingewiesen, das den, im Verhältnis zum übrigen Körper, sehr großen Kopf vor zu starkem Wärmeverlust schützt.

Das Neugeborene ist, wenn es nicht schläft, mit seinen Sinnen ganz an die Umgebung hingegeben. Jeder Sinnesreiz beeindruckt es viel unmittelbarer als den Erwachsenen, der sich abgrenzen kann. Die Bekleidung dient deshalb nicht allein der Wärmehülle, sondern sie schirmt das Neugeborene auch gegen die Umwelt ab. Auch aus diesem Grund ist die Umhüllung des Köpfchens mit einem Wolle- Seide- oder Baumwollmützchen angebracht. Eine zart gefärbte oder naturbelassene Kleidung schützt vor einem Überangebot an Sinneseindrücken natürlich besser als eine bunt bedruckte.

Die fehlende Abgrenzungsfähigkeit begegnet uns auch in den anfänglich unkoordinierten Bewegungen des Säuglings. Strampeln und Zucken, Rucken und Stoßen von Armen und Beinen prägen das Bild. Auch hier können wir dem Neugeborenen helfen, mehr bei sich zu bleiben und sich nicht an die Umgebung zu verlieren. Das feste Umschließen des kindlichen Körpers mit Windeln und Tüchern ist eine in unserem Kulturkreis erst in den letzten Jahrzehnten in Vergessenheit geratene Tradition, die wir gerne weiterpflegen wollen *(Abb. 21–26)*.

Eine Besonderheit der Neugeborenenkleidung ist die Windel. Durch den Einsatz von Einmalwindeln ist das Wickeln für viele Eltern kein Thema mehr. Wer allerdings dem Einsatz von Plastik als Kleidungsstück kritisch gegenübersteht, wird sich nach »Alternativen zur luftdichten Verpackung« fragen *(vgl. 2)*. Einige Argumente gegen die Einmalwindel:

- Einmalwindeln belasten in Herstellung und Müllbeseitigung die Umwelt.
- Sie stauen die Wärme.
- Die Flüssigkeitsabsorber stellen ein erhöhtes Allergierisiko dar.
- Einmalwindeln sind teurer im Gebrauch als Stoffwindeln.

Für den Einsatz von Stoffwindeln spricht Folgendes:

- Stoffwindeln sind umweltfreundlich
- Sie erzeugen ein gesundes Mikroklima im Windelbereich
- Sie haben ein geringes Allergierisiko (bei Wollallergien können atmungsaktive Kunstfaserüberhosen verwendet werden)
- In den meisten Regionen Deutschlands bieten Windeldienste die Abholung, Reinigung und Belieferung von verschiedenen Windelsystemen an. Die Windelausstattung kann meist auch über diese Dienste erworben, geliehen oder geleast werden.

Die *Abbildungen 21–26* zeigen beispielhaft das Wickeln mit Bindewindeln und Schurwollüberhose. Auf andere Windelsysteme kann in diesem Rahmen nicht eingegangen werden. Gerne verweisen wir Sie an die Windeldienste in Ihrer Umgebung *(vgl. 12)*.

Hinweise für den Einsatz von Stoffwindeln auf der Wochenstation

Dem Einsatz von Stoffwindeln steht auch auf einer Wochenstation nichts im Wege. Nicht zuletzt unter abfallwirtschaftlichen Gesichtspunkten ergeben sich hier Einsparpotentiale. Voraussetzung für die Einführung von Stoff-

Die Pflege des Neugeborenen 191

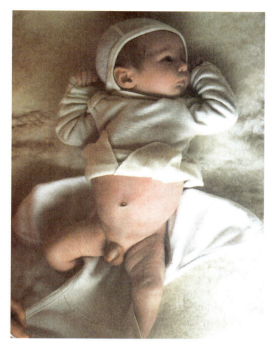
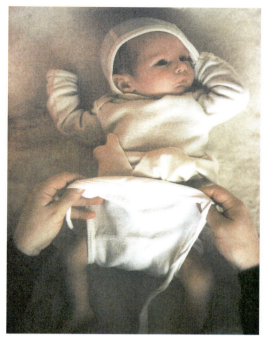

Abb. 21 bis Abb. 26 Wickeln mit Bindewindeln   Abb. 22

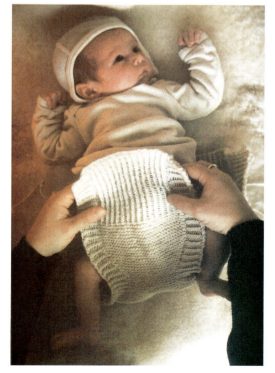
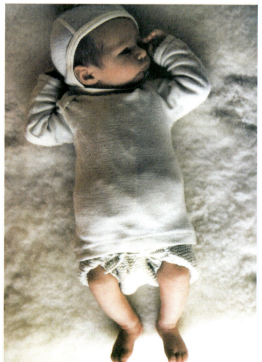

Abb. 23   Abb. 24

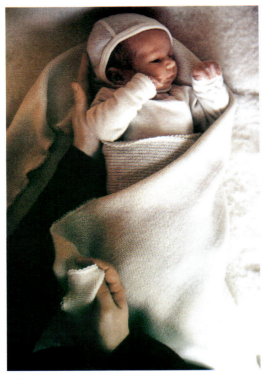

Abb. 25

windeln ist die Schulung der Pflegerinnen, die wiederum Mütter und Väter anleiten. Im Gegensatz zu den mit 95° waschbaren Baumwollwindeln können Schurwollwindelhosen aus hygienischen Gründen auf der Wochenstation nur verwendet werden, wenn sie von den Eltern mitgebracht werden. Beim wickeln mit Stoffwindeln ist auf eine gute Wärmehülle zu achten *(s. Abb. 21 – 26)*.

Die Körperpflege

Die ersten Begegnungen und Berührungen mit dem Neugeborenen stehen im Zeichen der Körperpflege. Eben geboren, werden die Atemwege befreit, das Kind auf den Bauch der Mutter gelegt, die Nabelschnur durchtrennt, Fruchtwasser und Blutreste entfernt. Noch trägt die Haut einen Schutz aus Käseschmiere, die wir nicht entfernen wollen. Deshalb verzichten wir gerne auf das früher übliche Bad nach der Geburt.

Die Körperpflege berücksichtigt im Wesentlichen drei Gesichtspunkte:
- Reinigung und Vorbeugung vor Infektionen
- Die Haut als Körpergrenze
- Berührung und Beziehung bei der Körperpflege.

Reinigung und Vorbeugung vor Infektionen

Zur täglichen Reinigung des Neugeborenen genügt es, Gesicht, Hände und Windelbereich mit klarem, warmem Wasser zu waschen und behutsam abzutupfen. Hautfalten an Hals und Achseln, auch der Bereich hinter den Ohren, werden durch tägliches vorsichtiges Auswischen mit einem milden Öl behandelt.

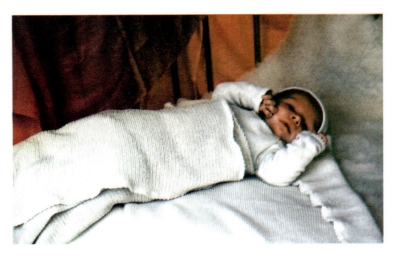

Abb. 26

Feuchtigkeitsansammlungen als eine Quelle für Mazerationen und Infektionen werden so vermieden. Um Mekonium oder andere zähe Verunreinigungen im Windelbereich zu entfernen, werden einige Tropfen Öl auf den feuchten Waschlappen oder einen sauberen Windelzipfel gegeben. Für die Waschung des Neugeborenen benötigt man in der Regel keine Seife. Auch die Nase wird mit einem in Wasser getränkten Wattestäbchen ausgewischt. Bei stärkerer Verschleimung oder Verkrustung eignet sich auch pysiologische Kochsalzlösung. Nach dieser Anwendung pflegt ein Tropfen Muttermilch die trockenen Schleimhäute. Wenn die Augen zu Verklebungen neigen, werden sie mit klarem abgekochtem Wasser von außen nach innen ausgewischt. Ein Tropfen Muttermilch oder Calendula-D4-Augentropfen können Entzündungen der Bindehaut zum Abklingen bringen. Schorfig, talgige Ablagerungen auf der Kopfhaut werden behutsam mit Wasser entfernt. Bei hartnäckigem Belag wird die Kopfhaut über Nacht mit Calendula-Kinderöl großzügig eingeölt. Am nächsten Tag lassen sich die Beläge meist leicht entfernen. Widerstrebende Reste dürfen belassen werden.

Die Haut als Körpergrenze

Die Haut des Neugeborenen besitzt noch nicht die Widerstandskraft der gereiften Haut. Der anfängliche Schutz durch die Käseschmiere ist nach wenigen Tagen aufgebraucht. Die Haut ist jetzt anfällig für Austrocknung, Reizung, Infektion und Allergie. Ihre Pflege liegt uns deshalb besonders am Herzen.

Meist geschieht die Hautpflege im Zusammenhang mit der Waschung. Die oben beschriebene Reinigung schont die Haut so gut es geht. Trotzdem benötigt sie oftmals einen zusätzlichen Schutz: Im Gesicht vor Wind, Kälte und Sonne durch fetthaltige Cremes oder Wasser in Öl-Emulsionen (*Weleda* Calendula-Kindercreme oder *Wala Rosencreme*); in den Hautfalten am Hals unter den Armen und hinter den Ohren vor Mazeration durch eine deckende Creme (*Weleda* Calendula-Babycreme). Im Windelbereich gibt es die häufigsten Probleme. Meist sind es Verdauungsstörungen, die zu reizenden Durchfällen und dann zur Entzündung führen.

Auch Stress, fieberhafte Erkrankungen und das Zahnen begünstigen den wunden Po, oft verbunden mit einem Soorbefall. Hier kann mit deckenden, entzündungshemmenden Salben vorgebeugt werden (*Weleda* Calendula-Babycreme). Wichtigster Behandlungsgrundsatz ist der häufige Windelwechsel. In die Windel eingelegte Quarkpackungen kühlen und heilen den hochroten, berührungsempfindlichen Po. Gute Heilungsresultate werden auch durch eine Bestreichung des Gesäßes mit Muttermilch erzielt. Sie fettet die Haut und wirkt antibakteriell. Besonders bei Überempfindlichkeiten gegenüber anderen Substanzen oder bei Allergikern ist sie das Mittel der Wahl. Auch beim Neugeborenenexanthem hat sich die äußere Anwendung von Muttermilch bewährt.

Die oben genannten Pflegecremes bestehen aus einer natürlichen Salbengrundlage auf der Basis von Ölen und Fetten sowie einem Zusatz von ätherischen Ölen. Öle und Fette sind sehr wärmeverwandte Substanzen. Pflanzen oder Tiere bilden sie, indem sie gleichsam das Sonnenlicht verdichten. Ein weiterer wichtiger Wärmeträger aus dem Tierreich ist das Bienenwachs. Es wird auch als Bestandteil von Pflegesubstanzen (z.B. *Weleda* Calendula-Kindercreme) angewendet. Die hohe Wärmespeicherkapazität der Öle, Fette und des Bienenwachses macht sie zu einem geeigneten Medium zum Schutz und zur Anregung des Wärmeorganismus des Kindes. In vielen natürlichen Pflegeprodukten werden Auszüge von Kamille oder Calendula (Ringelblume) verwendet. Diese beiden Pflanzen zeichnen sich durch ihre antibakteriellen, entzündungshemmenden, leicht gerbenden Eigenschaften aus. Die Kamille wirkt stärker im Nerven-Sinnes-Bereich, also beruhigend und lösend, die Calendula mehr im Stoffwechselbereich harmonisierend und ausgleichend. Durch die Verwendung so gearteter Pflegemittel wirken wir nicht allein auf das Hautorgan sondern auf den ganzen kindlichen Organismus.

Berührung und Beziehung bei der Körperpflege

In der ersten Lebenszeit besteht der Tag des Neugeborenen aus Schlafen, Trinken und Gepflegtwerden. Hier macht es die ersten Erfahrungen in der Beziehung mit anderen Menschen, im Besonderen mit den Händen, die es berühren. Das Neugeborene spürt, ob die Körperpflege nur funktional durchgeführt wird, oder ob eine echte Begegnung zwischen Mutter bzw. Vater und Kind stattfindet. Beispielsweise wird immer wieder die Verwendung von Einmalwindeln damit gerechtfertigt, dass man durch die Zeitersparnis beim Wickeln mehr Zeit für Spiel und »echte« Zuwendung hätte. Die Trennung zwischen unangenehmer Pflicht als notwendigem Übel und der dann folgenden angenehmen Belohnung in Spiel und Freizeit wird hier bereits veranlagt. Dabei könnte die Körperpflege zu einer für Mutter bzw. Vater und Kind erfreulichen Begegnung werden. Dies kann gelingen, wenn die Aufmerksamkeit ganz dem Kind und den einzelnen Schritten der Pflege zugewendet bleibt. Die Eltern werden dann das Kind altersgemäß berühren und es gemäß seinen Fähigkeiten in ihre Handlungen einbeziehen. Sie kündigen jeden Schritt beim Auskleiden, Waschen, Abtrocknen, Eincremen, Wickeln und Ankleiden an. Sie führen das Kind dabei mit Gesten und Blick *(vgl. 9, 10; s. auch »Berührung – Beziehung – Erziehung«, S. 197)*.

Ein besonderes Ereignis ist das Bad. Es ist aus Reinlichkeitsgründen für den Säugling nicht unbedingt notwendig, vielmehr vermittelt es dem Kind ein intensives Sinneserlebnis: Die allseits den Körper umfließende Wärme des Wassers (37 °C), die Schwerelosigkeit im Auftrieb, das Gehaltensein durch Arm und Hände der Mutter oder des Vaters, Lösung und Entspannung. Das erste Bad sollte erst nach ca. 40 Lebenstagen bereitet werden. Jetzt ist der Säugling schon tiefer mit den Elementen der Erde verbunden. Es muss nicht häufiger als einmal in der Woche stattfinden. Wird es regelmäßig am gleichen Wochentag, zur gleichen Uhrzeit und nach gleichem Ablauf durchgeführt, so fördert es das Empfinden für Rhythmen und gibt die Sicherheit des Wiederkehrenden. Damit die Haut im Wasser nicht entfettet, können 5 Esslöffel Muttermilch (auf 10 l Wasser) oder andere nicht schäumende Badezusätze zugegeben werden. (z.B. *Weleda* Kinderbad) Nach dem Bad wird die noch feuchte Haut mit einem pflanzlichen Öl eingeölt. »Unsere Liebe und Sorgfalt muss das Kind umgeben wie ein angenehmes, gleichmäßiges, warmes Bad« *(Emmy Pikler)*.

Das Stillen – die Ernährung

Auf dreifache Weise verbindet sich das Neugeborene unmittelbar nach der Geburt mit der Welt:
- Durch die Sinneseindrücke,
- durch die Atmung,
- durch die Nahrungsaufnahme.

Geleitet durch Wärme und Geruch findet das gesunde Neugeborene, wenn es auf den Bauch der Mutter gelegt wird, den Weg zur Brust. Erste Saugbewegungen stimulieren die Milchbildung und prägen das Saugverhalten des Kindes. Trotz dieses instinktiven Sich-Findens von Mutter und Kind zweifeln viele Mütter an ihrer Fähigkeit, das Kind mit der Brust zu ernähren, oder sie wollen aus sozialen Gründen (Berufstätigkeit, Partner) ihr Kind nicht stillen. Entscheidend für die Motivation und den Erfolg des Stillens sind daher Beratung schon während der Schwangerschaft, in den ersten Stunden und Tagen nach der Geburt sowie schnelle Beratungs- und Hilfsangebote während der Stillzeit. Die Beratung soll zunächst das Vertrauen in die natürliche Fähigkeit jeder Mutter, ihr Kind zu stillen, vermitteln. Nach der Geburt wird die praktische Hilfestellung beim Anlegen des Kindes, die Regulation der Milchbildung, die Entwicklung von Beobachtungskriterien für eine ausreichende Ernährung sowie die Prophylaxe von Brustentzündungen im Vordergrund stehen. Die Stillzeit beschließen wird die Beratung für den Übergang von der Brusternährung zu einer gesunden Kleinkindernährung.

Hilfestellung beim Anlegen des Kindes

Oberster Grundsatz bei der Hilfe zum Anlegen ist es, so wenig wie möglich Mutter und Kind beim Sich-Finden zu stören. Zunächst muss die Mutter eine bequeme Stillposition finden. Diese kann durch ein Stillkissen erleichtert und stabilisiert werden. Das Kind wird an die Brust gelegt, keinesfalls im Nacken oder am Kopf an die Brust gepresst. Vielmehr beobachtet die Hebamme oder die Pflegerin Mutter und Kind aus gebührender Entfernung, um aus der Ruhe ihrer Wahrnehmung gezielte Hinweise zu geben, wenn die Lage oder die ängstliche Scheu der Mutter den Weg des Kindes an die Brust verstellen. Diese wahrnehmende Rolle der Pflegerin ist besonders wichtig, wenn der Säugling ungestüm, vielleicht vor Hunger schreiend, sich selbst im Wege zur Quelle steht.

Wichtig zu beachten ist, dass der Säugling die Brustwarze gut erfasst und die gesamte Mammille fest umschlossen, die Unterlippe nach außen gewölbt, einsaugt. Die Stillposition kann immer wieder gewechselt werden, damit, zum Schutz vor Ragaden, die Brustwarze gleichmäßig belastet wird *(s. Abschn. »Saugverwirrung und Mastitisprophylaxe«)*. Normalerweise wird dem Kind, wenn eine Brust leergetrunken ist, auch die andere angeboten. Damit wird die Milchbildung optimal stimuliert. Sollte die Milchbildung trotzdem nicht ausreichend sein, kann durch nochmaliges Anlegen der ersten Seite oder durch häufigeres Stillen nachgeholfen werden. Bei zu starker Milchbildung wird nur eine Brust angelegt, die andere wird behutsam ausgestrichen. Da die größte Menge Muttermilch in den ersten 4–5 Minuten getrunken wird, dauert eine Stillmahlzeit in der Regel nicht länger als 30 Minuten. Nach dieser Zeit ist der Hunger gestillt und nur das Saugbedürfnis des Kindes oder das Nähebedürfnis der Mutter verlangen noch nach Dauer.

Saugverwirrung

Wenn der Säugling nicht ausreichend trinkt, kann das Zufüttern mit ungesüßtem Tee oder Wasser erforderlich sein (Glukose- oder Maltosezusatz nur nach ärztlicher Anordnung). Werden nun Trinkflaschen mit gewöhnlichem Sauger eingesetzt, bildet der Säugling ein Saugverhalten aus, das sich vom Trinken an der Brust erheblich unterscheidet. Dies kann zur Folge haben, dass das instinktiv richtige Saugverhalten an der Brust aufgegeben wird. Wegen des nun ineffektiven Saugens wendet sich das Kind frustriert von der Brust ab und der »spendableren« Flasche zu.

Dem kann vorgebeugt werden, indem alternativ zu Trinkflasche, Tee oder Muttermilch mit einem kleinen Löffel oder einem Glas mit gewölbtem Rand gegeben wird. Der Säugling nimmt die Flüssigkeit schnell und ohne sich zu verschlucken auf. Das natürliche Saugverhalten wird dadurch nicht beeinträchtigt. Falls über längere Zeit das Trinken an der Brust nicht möglich ist, kann der Playtex-Sauger Saugverwirrungen vorbeugen. Dieser Sauger verlangt vom Säugling eine dem Brusttrinken ähnliche Technik.

Muttermilch – Stutenmilch – Milchersatz

Dass Muttermilch die optimale Säuglingsernährung darstellt, ist heute inzwischen wieder zum Allgemeinwissen geworden. Wer in der Beratung von Wöchnerinnen dennoch Überzeugungsarbeit leisten muss, findet in folgender Übersicht die wichtigsten Argumente für das Stillen.

- Die Muttermilch passt sich in ihrer Zusammensetzung während der gesamten Stillzeit optimal an die Bedürfnisse des Säuglings an.
- Das Gestilltwerden ist für den Säugling eine Quelle des Vertrauens und der Geborgenheit.
- Für die Mutter ist das Stillen eine bedeutende Beziehungsschule.
- Frische Muttermilch ist keimfrei und wirkt antibakteriell.
- Muttermilch ist sicher vor industrieller Kontamination.
- Muttermilch unterstützt den noch schwachen Immunschutz des Säuglings.
- Muttermilch ist in allen Lebenslagen bequem und in der richtigen Temperatur verfügbar.
- Muttermich ist die kostengünstigste Ernährungsform.
- Muttermilch vermeidet Verpackung und Transportwege und ist somit ein Beitrag zum aktiven Umweltschutz.
- Muttermilch ist eine hervorragende Hautpflegesubstanz.

In wenigen Fällen ist das Stillen aus medizinischen oder sozialen Gründen nur teilweise oder gar nicht möglich. Als Ergänzung oder als Ersatznahrung ist die Stutenmilch besonders geeignet. Sie kommt der menschlichen Milch

Tab. 11 Übersicht über die wichtigsten Stillprobleme und Stillhilfen

Stillproblem	Mögliche Ursache	Beratung	Stillhilfen
Die Mutter hat (noch) nicht genügend Milch	Ungenügende Stimulation der Milchbildung, Stress	Häufiger Anlegen, die Mutter soll viel trinken (nicht mehr als 2,5 Liter), kohlehydratreich essen (s. Rezepte für die Milchbildung), in Ruhe Stillen	Senfauflage zwischen den Schulterblättern, Michbildungstee, Phytolacca D30, 3-mal 10 Tr.
Schmerzhafte Brustwarzen, Schrunden, Ragaden	Überreizung durch falsches Saugverhalten (nuckeln), empfindlicher Hauttyp	Brustwarzen trocken halten, Anlegepositionen verändern, evtl. nur eine Brust anlegen. auf korrektes Saugverhalten achten	Brustwarzenschutz (Medela). Warzenpflege mit Muttermilch oder Lanolin, evtl. vorübergehend abpumpen, Stilleinlagen aus Seide
Milchstau, beginnende Brustentzündung	Ungenügende Entleerung der Brust, Stress, Obstipation der Mutter	Kind soll die Brust ganz leertrinken, Stillposition wechseln, vor dem Stillen Brust leicht anwärmen und leicht ausstreichen, für Verdauung sorgen	Quarkwickel auf die Brust (körperwarm) Phytolacca D12, 3-mal 10 Tr., Quarz D10, 3-mal 1 Msp.
Das Kind beginnt gierig zu saugen und reißt sich dann schreiend von der Brust los.	Bauchkrämpfe oder Blähungen können durch die Nahrungsaufnahme ausgelöst werden	Ruhe schaffen, Anlegen bevor das Kind vor Hunger schreit	Baucheinreibung mit Cuprum metallicum praeparatum 0,1 % Salbe oder Oxalis 10 % Salbe
Kind saugt die Mamille nicht an, trinkt wenig oder gibt unter Schreien den Trinkversuch auf	Anlegetechnik Hohl- oder Flachwarzen evtl. Saugverwirrung	Geduld und Ruhe, geduldiges, wiederholtes Anlegen, Mammille vorformen, Flaschensauger vermeiden, Löffelfütterung	Abpumpen, Brusternährungsset (Medela) Brustwarzenformer (Medela) bei Hohl- oder Flachwarzen
Das Kind hat Hunger und geht nicht an die Brust	Überreizung, Unruhe im Zimmer, Mutter ist abgelenkt oder angespannt	Stille schaffen, Kind vor dem Stillen mit Lavendelöl einreiben Mutter beruhigen	
Das Kind schläft schnell an der Brust ein	Müdigkeit, Neugeborenen-Gelbsucht	Aufwecken durch Wickeln, Massage an Füßen und Händen, sehr oft anlegen, Vorsicht vor Austrocknung!	Evtl mit Brusternährungsset (Medela) kombinieren. bei Exsikkose Sondenernährung
Zu viel Milch	Milcheinschuss, zu starke Anregung der Milchbildung	nur eine Seite anlegen, andere Brust zur Entspannung von Hand entleeren, nicht abpumpen, weniger trinken	Brustschalen im BH tragen, Salbeitee, Phytolacca D1, (oft genügen 1-mal 10 Tr.)

Tab. 12 Vergleich von Muttermilch, Stutenmilch und Kuhmilch
(Angaben für die reife Milch in g/100 ml)

Muttermilch				Stutenmilch				Kuhmilch			
Eiweiß	KH	Fett	Mineralst.	Eiweiß	KH	Fett	Mineralst.	Eiweiß	KH	Fett	Mineralst.
1,2	7,1	4,0	0,2	2,2	6,2	1,5	0,42	3,45	4,8	3,8	0,73

in ihrer Zusammensetzung am nächsten (s. Tab. 12). Da der deutlich geringere Fettanteil gut durch ein Öl ersetzt werden kann, ist die Stutenmilch während der gesamten Stillzeit eine Alternative zu der herkömmlichen Formulanahrung auf Kuhmilchbasis oder anderen Kuhmilchzubereitungen.

Stutenmilch besitzt eine wesentlich geringere Allergenität als Kuhmilch, weshalb sie auch für Allergiker besonders geeignet ist. Im Falle einer Sensibilisierung wäre eine Diät unter Ausschluss von Stutenmilch problemlos möglich. Folgende Übersicht zeigt, wie Stutenmilch in Relation zum Alter des Säuglings zubereitet werden muss (vgl. 5):

- Bis ca. zum **5. Lebenstag** kann Stutenmilch **pur** gegeben werden.
- Ab ca. der **2. Lebenswoche** einschleichend bis zu **2,5 % Sonnenblumenöl** zusetzen.
- Ab ca. dem **4. Lebensmonat** evtl. zusätzlich **2–3 % Reisschleim**.

Kostaufbau – Abstillen

Durch das Stillen bleibt der Säugling körperlich mit der Mutter verbunden. Beide teilen Nähe, Wärme und Stimmungen in größter Unmittelbarkeit. Langsam, aber stetig wendet sich die Aufmerksamkeit des Kindes nach außen. Seine Sinnestätigkeit und seine Bewegungen beginnen sich auf ein Ziel zu richten. Die Aufnahme von Nahrung aus der Pflanzen- und Tierwelt ist die natürliche und konsequente Fortsetzung dieser Öffnung und Auseinandersetzung. Mit ca. sechs Monaten ist die körperliche und seelische Entwicklung soweit vorangeschritten, dass die Muttermilch schrittweise durch andere Nahrung ergänzt wird.

Der richtige Zeitpunkt zum Abstillen nähert sich, wenn bei der Mutter das Bedürfnis wieder erwacht, unabhägiger vom Kind zu werden. Eine Gesamtstillzeit von 6–9 Monaten scheint sich am günstigsten in die Entwicklung des Säuglings einzufügen. Oftmals geht der Impuls zum Abstillen aber auch vom Säugling selbst aus, wenn er an neuer Kost Geschmack gefunden hat oder Interesse für das entwickelt, was Eltern oder Geschwister essen. Immer bedeutet das Abstillen, dass ein neues Verhältnis von Mutter und Kind entstehen muss. Der Übergang von der Brust- zur Kleinkinderernährung kann durchaus ohne Flasche erfolgen, die oftmals das Säuglingsverhalten bis in die ersten Lebensjahre verlängert (vgl. 8).

Beziehung – Erziehung – Entwicklung

Die Beziehung zwischen den Eltern und dem neugeborenen Kind ist wie jede Schicksalsbegegnung völlig individuell. Sie wird vielen Eltern schon vor der Konzeption bewusst. In Träumen oder tief aus dem Innern aufsteigenden Gedanken kündigt sich das neue Wesen an (vgl. 1). Während der Schwangerschaft, wenn das Kind beginnt, sich im Leib der Mutter zu entfalten, suchen Eltern und Kind sich auf das gemeinsame Leben einzustimmen. Beschwerden während der Schwangerschaft sind oftmals körperlicher und seelischer Ausdruck des sich aufeinander Einlassens. Mit der Geburt tritt eine Individualität in die Welt – nicht ein unbeschriebenes Blatt oder ein genetisch determiniertes Wesen, wie man oft glauben machen möchte. Freilich bedarf es unserer Pflege, damit es sich entfalten und die spezifisch menschlichen Eigenschaften entwickeln kann: Den aufrechten Gang, Sprache und Denken. Mit diesen Eigenschaften wird der Grundstein gelegt, dass das Kind das »Abenteuer Menschsein« in Freiheit und Verantwortung wird bestehen können. Bei ihrer Entfaltung mitzuhelfen ist wohl das bedeutsamste Erziehungsziel in diesem ersten Lebensabschnitt *(vgl. 11)*.

Unterstützung der Bewegungsentwicklung durch die alltägliche Pflege

Das Kind lebt in den ersten Lebenstagen in angeborenen Verhaltensmustern und Reflexen (Saug-, Greif-, Schreireflex). Diese Reflexe müssen nach und nach überwunden werden. Dies geschieht, indem das Kind lernt, durch die Nachahmung menschlicher Bewegungen und Verhaltensweisen unwillkürliche Bewegungen durch willkürliche zu ersetzen. Das Kind folgt dem Blick der Mutter, ihrer Gestik und Mimik. Bald schon beginnt es, die Finger zum Mund zu führen und zu greifen, den Blick verweilen zu lassen, zu lauschen, zu lächeln.

Dem Kind sollte dabei Zeit gelassen werden. Ganz allein darf es neue Bewegungen, Geräusche, Laute entdecken. Schon in den ersten Lebenstagen gelingt es manchen Kindern, den Kopf gezielt einem Geräusch oder einer Lichtquelle zuzuwenden. Es folgt das Heben der Schultern und der Hüfte. So erreicht das Kind die Seitenlage. Nach ca. fünf Monaten wird es den Drang verspüren, sich von der Rückenlage über die Seite, auf den Bauch zu drehen. Das sieht manchmal recht anstrengend aus, vielleicht sind einige solcher Bemühungen ohne sichtbaren Erfolg. Mit jeder Anstrengung entwickelt es Kraft und Geschick für den nächsten Schritt in der Bewegungsentwicklung. Als Pflegende oder Eltern müssen wir hier keinesfalls nachhelfen wollen *(vgl. 8)*. Das gesunde Kind wird es nach einiger Bemühung mit Gewissheit schaffen. Durch Nachhelfen nehmen wir dem Kind die Erfahrung, aus eigener Kraft etwas bewirken zu können. Auch das verbale »Anfeuern« wirkt in einer solchen Situation eher der selbstbewussten Entwicklung entgegen. Einerseits wird das Kind von seinem eigentlichen Vorhaben abgelenkt, zum anderen wird dann nicht mehr das Erreichen des selbstgesteckten Zieles, sondern das Lob und die Freude der Eltern zum bestimmenden Handlungsmotiv. Hier können durch scheinbar unbedeutende, gutgemeinte Alltagsgewohnheiten charakterliche Eigenschaften vorgeprägt werden.

Erst wenn das Kind aufrecht gehen kann, hat es die spezifisch menschliche Bewegungsform erreicht. Über viele Zwischenschritte geht diese Entwicklung von der Rückenlage in die Bauchlage, über Rollen, Robben, Krabbeln zum freien Kniestand und Sitzen, zum Stehen, zum seitlichen Gehen am Geländer und schließlich zum freien Gehen. Tast- und Bewegungserfahrungen mit Armen, Beinen, Kopf und Rumpf legen die Grundlage für die spätere intellektuelle Entwicklung. Das Kind geht den Weg vom Greifen zum Begreifen, vom Stehen zum Verstehen! Das aufmerksame, stille Begleiten der Bewegungsinitiativen des Kindes, die verbale Ankündigung der pflegerischen Handgriffe, das Benennen der Gegenstände, das Abwarten der Kooperation des Kindes, das Zurückgewinnen seiner Aufmerksamkeit, wenn es abgelenkt ist, dies alles beschreibt eine pflegerische Haltung, die die Selbstständigkeit und Initiativkraft des Kindes während aller Phasen seiner Bewegungsentwicklung stärkt. In den ersten Lebenswochen sind nahezu alle Begegnungen mit dem Neugeborenen pflegerischer Art. Deshalb ist hier die Zeit, eine freudvolle Beziehung zum Kind zu entwickeln. Die alltägliche Pflege wird zum Beginn einer Erziehung zur Freiheit.

Die Pflege einer rhythmischen Lebensweise

Zwei Ansichten stehen sich bezüglich der Rhythmen des Säuglings scheinbar unvereinbar gegenüber. Die eine Meinung geht davon aus, dass ein gesundes Kind beim Trinken und Schlafen immer von allein einen eigenen Rhythmus findet, wenn man es nur lässt. In der Praxis werden Kinder, die nach dieser Anschauung gepflegt werden, gestillt, wenn sie Verlangen danach zeigen (»self-demand feeding«), und sie werden in ihr Bettchen gelegt, wenn sie dabei sind einzuschlafen. Die andere Ansicht lautet, dass das Kind keinen eigenen Rhythmus mitbringt, er deshalb durch die Eltern vorgegeben werden muss. Diese Kinder erhalten in der Regel alle vier Stunden ihre Nahrung und werden zu festgelegten Zeiten geweckt und zu Bett gebracht. Nach unserer Erfahrung findet das Kind selbstständig einen

Rhythmus, wenn die Eltern rhythmisch leben. Das ist heute die große Ausnahme. Die Unabhängigkeit vom Tag-Nacht-Rhythmus, von den Jahreszeiten oder von saisongebundener Ernährung ist heute eine kulturelle Errungenschaft, auf die wohl niemand mehr verzichten kann. Wir empfehlen daher einen Rhythmus zu suchen, der dem Bedürfnis des Kindes und der Eltern entspricht **und diesen Rhythmus zu pflegen**. Das bedeutet, dass ein Rhythmus solange konsequent beibehalten wird, bis eine entwicklungsbedingte Veränderung ansteht (z. B. wenn der Säugling in der Nacht durchschläft, bei Krankheit oder bei einer Ernährungsumstellung). Immer wieder muss auch der neu gefundene Rhythmus gepflegt werden. Damit die heute notwendige Freiheit in der »Wahl« des Rhythmus nicht zur oportunistischen Willkür degradiert, wird die Verantwortung gegenüber der lebensspendenden Kraft des Rhythmischen zur ernsten Aufgabe.

Ein Hauptproblem vieler Eltern ist das Einschätzen der Ursachen, wenn ihr Kind schreit. Hat es Hunger, hat es bei der letzten Mahlzeit vielleicht doch nicht genug bekommen, hat es Blähungen, will es Zuwendung, ist es krank? Meist wirkt jetzt das Stillen oder die Flasche zumindest vorübergehend »stillend«. Wenn aber die Nahrungsaufnahme jeden Kummer beseitigt, so wird sich hier kein Rhythmus einstellen können.

Ähnliches gilt für Kinder, die schreien, wenn sie in ihr Bett gelegt werden. Oft werden sie wieder auf den Arm genommen, herumgetragen, im Kinderwagen in den Schlaf geschoben oder (eine verbreitete moderne Methode) auf dem Kindersitz des Autos in den Schlaf gefahren. Manchmal ist die Ursache für diese Einschlafstörungen Luft in Magen oder Darm oder eine nasse Windel. Diese Störungen lassen sich leicht beheben. Das Kind wird sich nach »Bäuerchen« und frischer Windel, vielleicht einem Bauchwickel mit 2 % Fenchelöl bald beruhigen. Meist ist heute jedoch ein Gereizt- und Überwachsein der Kinder die Ursache für Einschlafstörungen. Wer kennt nicht die Situation: den ganzen Nachmittag gab es Besuche, das Kind wanderte fröhlich von Arm zu Arm, die Eltern glauben es sei nun rechtschaffen müde und würde leicht einschlafen. Das Gegenteil ist aber der Fall. Das Kind kommt nicht zur Ruhe, trinkt in unruhigen kurzen Zügen und bekommt Blähungen. Seelische Verdauungsstörungen sind hier die Ursache für das Einschlafproblem. Hier kommt der Vermeidung solcher Überbelastungen die größte Bedeutung zu. Akut können Einreibungen im Uhrzeigersinn um den Bauchnabel mit Cuprum metallicum praeparatum 0,1 % Salbe, Bauchwickel mit Oleum aethereum Melissae 10 % Hilfe bieten *(vgl. 7)*. Nicht immer gibt es äußere Ursachen für das Schreien. Manchmal suchen Kinder ein intensives Selbsterleben im Schreien gerade vor dem Einschlafen. Jetzt darf das Kind für sich sein. Die Intervention durch die Eltern verlängert in der Regel diese Schreiphase. Als Grundsatz kann gelten: Wir sollten dem Kind nicht das Weinen oder Schreien als Ausdruck des Missbehagens nehmen. Wohl können wir uns um die Behebung der Ursache kümmern, wissend, dass wir dem Kind nicht jeden Schmerz abnehmen oder von ihm fernhalten können. Mit einiger Erfahrung und Einfühlung kann man die unterschiedlichen Ausdrucksformen des Schreiens zuordnen. Das Hungerschreien klingt anders als das Schreien bei Bauchweh, das überreizte Schreien anders als das Schreien als »Einschlafritual« *(vgl. 10)*.

Die Nachahmung als Grundprinzip der Erziehung

Das Kind lernt ungefähr bis zum siebten Lebensjahr fast ausschließlich durch die Nachahmung seiner Umgebung. Erst danach wird intellektuelles Lernen möglich, ohne dass organbildende Kräfte für gedankliche Tätigkeit in Anspruch genommen werden. Bewegungen, Gestik, Mimik, Sprache, Tonfall, Tagesrhythmen, Gewohnheiten, soziale Fähigkeiten und vieles mehr werden auf der Grundlage des Temperamentes und der individuellen Persönlichkeit des Kindes unmittelbar durch Nachahmung übernommen. »Narren und Kinder sagen die Wahrheit«, weiß der Volksmund und meint damit, dass Kinder ihre Umgebung auf das Genaueste spiegeln. Kinder sind deshalb die Erzieher der Erwachsenen. Jede Schwäche, jedes falsche Wort, aber auch unsere Stärken (leider bemerken Eltern das Letztere selten) er-

Kategorie	Beispiel für Lernziele	Empfohlener Lernweg
Handwerk	Sie können Ihr Repertoire an Pflegemethoden durch natürliche Substanzen erweitern.	A
Eigenes Lernziel		
Beziehung	Sie können Mütter bei der Pflege Ihrer Kinder ermutigen und beraten.	B
Eigenes Lernziel		
Wissen	Sie kennen die Bedeutung der Pflege des Neugeborenen für seine weitere Entwicklung.	C
Eigenes Lernziel		

scheinen in dem nachgeahmten Verhalten der Kinder. Auch Stimmungen wie Trauer, Freude, Unruhe oder Ausgeglichenheit werden selbst von Neugeborenen seismographisch wahrgenommen. In diesem Sinn ist Erziehung vor allem Selbsterziehung. Pflege führt den neuen Erdenbürger auf den Weg zur Ausbildung und Vervollkommnung seines Menschseins. Sie ist für Pflegende und Eltern Anlass, sich der Würde und Aufgabe des eigenen Menschseins zu erinnern.

Literatur

1. Bauer, Hoffmeister, Görg: Gespräche mit Ungeborenen; Urachhaus, Stuttgart 1986
2. Bruder, Claudia: Babys natürlich wickeln; Rowohlt, Hamburg 1996
3. Endlich, Juliane: Die Bekleidung des Kindes; Freies Geistesleben, Stuttgart 1995
4. Hassauer, Werner: Die Geburt der Individualität; 3. Aufl. Urachhaus, Stuttgart 1995
5. Hentschel, Ute: Stutenmilch als Muttermilch Ersatzprodukt; Facharbeit im Rahmen der Ausbildung zur Still- und Laktationsberaterin, IBCLC, 1998/99, Stuttgart
6. Houten, Coenraad van: Erwachsenenbildung als Willenserweckung; 2. Aufl. Freies Geistesleben, Stuttgart 1996
7. Lange, Petra: Hausmittel für Kinder; Rowohlt, Hamburg 1987
8. Pikler, Emmi: Laßt mir Zeit; Pflaum, München 1988
9. Pikler, Emmi: Miteinander vertraut werden; Arbor, Freiamt 1994
10. Pikler, Emmi: Friedliche Babys, zufriedene Mütter; 3. Aufl. Herder, Freiburg 1982
11. Steiner, Rudolf: Die Erziehung des Kindes vom Standpunkt der Geisteswissenschaft; 7. Aufl. Dornach 1988
12. Verband der deutschen Windeldienste e.V., Tel.: 0800-0946335

Begleitende Literatur

13. Göbel, Glöckler: Kindersprechstunde, 11. Auflage Urachhaus, Stuttgart 1995
14. Stave, Uwe: Die Umwelt des kleinen Kindes, Urachhaus, Stuttgart 1992
15. Glöckler, Michaela: Elternsprechstunde, Urachhaus, Stuttgart 1989
16. Glöckler, Michaela: Eltern fragen heute; Urachhaus, Stuttgart 1992
17. Kühne, Petra: Säuglingsernährung; Arbeitskreis für Ernährungsforschung, Unterlengenhardt
18. Truchis, Chantal de: Wie Ihr Baby vertrauen gewinnt – zu sich selbst und in die Welt; Freiburg 1997
19. Truchis, Chantal de: Die ersten Schritte in die Welt; Freiburg 1998
20. Stadelmann, Ingeborg: Hebammensprechstunde; Eigenverlag, Kempten 1994

Der Entwicklungsgedanke als Grundlage für eine anthroposophisch erweiterte Kinderkrankenpflege

Carola Edelmann

Die Entwicklung des Kindes verläuft in Rhythmen von etwa sieben Jahren. Die Kenntnis dieser Rhythmen ist die Voraussetzung für die Behandlung und Pflege der in diesen Perioden typisch auftretenden Erkrankungen. Insbesondere die Unterstützung der Beziehung der Eltern zu ihrem Kind wird in der modernen Kinderkrankenpflege zu einem wesentlichen Faktor.

Lernziel s. Seite 210

Das Wesen des Kindes

Die anthroposophisch erweiterte Kinderkrankenpflege versteht sich als eine, durch die Menschenkunde *Rudolf Steiner*s vertiefte Kinderkrankenpflege. Verbinden wir unsere schulmedizinische Ausbildung mit dem von *Rudolf Steiner* entwickelten Menschenbild, das den Menschen als eine Einheit aus Körper, Seele und Geist sieht und den Gedanken des sich entwickelnden Menschen beinhaltet, so kann ein heilsam wirkendes Verständnis für das Wesen des Kindes entstehen. Dafür ist es notwendig, das werdende Wesen des Menschen kennen zu lernen und zu erfahren
- wie es sich von Geburt an durch die einzelnen Entwicklungsepochen hindurch verändert,
- welche Gesetzmäßigkeiten darin verborgen sind sowie
- inwiefern zwischen der Entwicklung des Kindes und seiner Krankheit ein Zusammenhang bestehen kann.

➤ In seinem Werk »Die Erziehung des Kindes vom Gesichtspunkte der Geisteswissenschaft« schildert *Rudolf Steiner* die Entwicklungsphasen des Kindes in Jahrsiebten (7)

Zusammenfassend lässt sich dies etwa so beschreiben:
Will man das Wesen des werdenden Menschen erkennen, so muss man von einer Betrachtung der verborgenen Natur des Menschen ausgehen.
Vor der Geburt ist der werdende Mensch von dem physischen Leib der Mutter umgeben. Die physische Geburt besteht darin, dass die physische Mutterhülle das Kind entlässt und die Umgebung der physischen Welt somit unmittelbar auf das Kind wirken kann. Der physische Leib des Menschen unterliegt denselben Gesetzmäßigkeiten wie die der Mineralienwelt.
Dieser physische Leib des Menschen ist vom Lebens- oder Ätherleib durchzogen, den *Rudolf Steiner* folgendermaßen beschreibt: »Mit allen Pflanzen hat der Mensch die Ernährung, das Wachstum, die Fortpflanzung gemeinsam. Hätte er nur einen physischen Körper wie der Stein, so könnte er nicht wachsen, sich ernähren und fortpflanzen. Er muss also etwas haben, was ihn fähig macht, die physischen Kräfte und Stoffe so zu verwerten, dass sie ihm Mittel werden, zu wachsen und so weiter. Das ist der Ätherleib.«
Nun finden der Aufbau der Organe und die Umwandlung des vererbten Leibes in einem, der Individualität angemessenen Leib statt. Den Abschluss dieser im Leib wirksamen Bildekräfte des Ätherleibes bildet der Zahnwechsel (7).

In den ersten sieben Jahren

Das Kind lebt ganz in der Nachahmung, und in der Nachahmung gießen sich seine physischen Organe in die Formen, die ihnen dann bleiben. Durch die Nachahmung sinnvoller Tätigkeit bekommt das Kind die Möglichkeit, einen kräftigen Willen zu entfalten.

Im zweiten Jahrsiebt

Der Ätherleib wird frei dafür, dass seine Kräfte für die Gedankenbildung herangezogen werden können. Das Kind ist jetzt schulreif. Im Vordergrund steht nun die Ausbildung eines gesunden Gefühlslebens, begleitet von liebevoller Autorität der Bezugspersonen.

Zu Beginn des dritten Jahrsiebts

Mit der Geschlechtsreife wird der Empfindungs- oder Astralleib »geboren«. Als Träger von Trieben, Begierden und Leidenschaften hat ihn der Mensch mit der Tierwelt gemein.
Nun tritt das Individuelle des Heranwachsenden stärker hervor. Auf die Entwicklung des Willens und Gefühlslebens folgt die Ausbildung des Denkens.
Rudolf Steiner beschreibt weiter: »Nun hat der Mensch ein viertes Glied seiner Wesenheit, das er nicht mit anderen Erdenwesen teilt. Dieses ist der Träger des menschlichen ›Ich‹. Indem der Mensch sich als ›Ich‹ bezeichnet, muss er in sich selbst sich benennen. Ein Wesen, das zu sich ›Ich‹ sagen kann, ist eine Welt für sich. Diejenigen Religionen, welche auf Geisteswissenschaft gebaut sind, haben das immer so empfunden. Sie haben daher gesagt: Mit dem ›Ich‹ beginne der ›Gott‹, der sich bei niedrigen Wesen nur von außen in den Erscheinungen der Umgebung offenbart, im Innern zu sprechen. Der Träger der hier geschilderten Fähigkeiten ist nun der ›Ich-Leib‹. Dieser ›Ich-Leib‹ ist der Träger der höheren Menschenseele. Durch ihn ist der Mensch die Krone der Erdenschöpfung.«
Der Entwicklungsgedanke *Rudolf Steiner*s umfasst insgesamt neun Entwicklungsepochen von je sieben Jahren, über die sich die körperliche, seelische und geistige Entwicklung des Menschen erstreckt. Diese Phasen sind nicht starre Gesetze, sondern lebendige Lebensabschnitte, die der Mensch von Geburt an in seiner ganz individuellen Entwicklung durchschreitet.
Im Folgenden wird versucht, durch die Schilderung der einzelnen Entwicklungsepochen des Kindes deren Gesetzmäßigkeiten und Schwierigkeiten zu erfassen, um im Anschluss daran eine dem Kind entsprechende Pflege zu entwickeln.

Die Entwicklungsstufen des Kindes mit Blick auf Krankheitsneigung und entsprechende Pflegeschwerpunkte

Der Säugling und das Kleinkind

Bei allem medizinischen Wissen um den Vorgang der Geburt eines Kindes ist dieser doch immer umgeben von einem Hauch von Wunder und dem Gefühl der Ehrfurcht, wenn ein Kind geboren wird. Auch wenn man im ersten Moment den Eindruck hat, dass sich die Neugeborenen sehr ähnlich sehen, kann man bei genauerem Hinsehen und durch den Kontakt mit dem Kind sofort spüren, dass ein Individuum auf die Welt gekommen ist. Das Bestreben, diesem Individuum gerecht zu werden, fordert alle unsere Sinne auf, es im Wesentlichen zu erkennen.
Mit dem ersten Atemzug zieht das seelisch-geistige Wesen des Kindes in den Körper ein. Dieser Einzug bedarf liebevoller Begleitung und Fürsorge. Die Gegenwart der Mutter, Ruhe und Wärme sind die wichtigsten Voraussetzungen dafür, dass sich das Kind in den eigenen Lebensrhythmus hineinfinden kann. Die Beziehung von Mutter und Kind ist sehr eng, was bei der Ernährung durch das Stillen besonders deutlich zum Ausdruck kommt.

▶ In den ersten Lebensjahren leistet das Kind Unglaubliches

Der ganz auf Pflege angewiesene Säugling entwickelt sich durch ausdauerndes Üben von Strampeln, Drehen, Sitzen, Krabbeln und Greifen zum zielbewusst schauenden und greifenden sowie schließlich aufrecht gehenden Kind. Überaus groß ist seine Freude über jede Errungenschaft auf dem Weg zum Gleichgewichthalten.

Parallel zur Bewegungsentwicklung kann man die Sprachentwicklung beobachten. Am Anfang sind die Eltern durch jegliches Weinen ihres Kindes sehr verunsichert. Doch schon bald werden sie die feinen Nuancen zu unterscheiden wissen, ob es nun Hunger, nasse Windeln oder Schmerzen sind, die das Kind mitteilen möchte. Es ist spannend zu beobachten, wie das Kind von den ersten Lauten zum Lallen kommt und dann in den köstlichsten Wortmalereien sich die Sprache erringt. Das Wörtchen »nein« wird plötzlich zum Lieblingswort erkoren, und die Bedürfnisse werden lautstark und hartnäckig kundgetan. Dieses Sich-dagegen-Stellen schafft Abstand und bildet Raum für das Ich-Erlebnis des Kindes, das sich ganz deutlich im großen Augenblick des ersten »Ich-Sagens« kundtut.

Alles, was das Kind von Geburt an erlernt, lernt es durch Nachahmung; es ist ganz Sinnesorgan. Durch diese Offenheit nehmen alle Eindrücke Einfluss bis in die leibliche Entwicklung des Kindes. Nehmen wir dies ernst, so hat es Konsequenzen in Bezug auf unser Verhalten dem Kind gegenüber, einschließlich der Gestaltung seiner Umgebung im weitesten Sinne. Es ist entscheidend für die Entwicklung des Kindes, dass es jetzt sinnvolles Handeln sowie Eindeutigkeit von Sprache und Geste erlebt. Weit mehr wird das Kind aus der nonverbalen Kommunikation lernen als durch irgendwelche noch so klugen Belehrungen.

Der Tagesablauf wird sich an dem Essens- und Schlafrhythmus des Kindes orientieren. Um die Fantasie des Kindes anzuregen, sollte die Umgebung bezüglich Form, Farbe und Gegenständen möglichst mit naturnahen Materialien gestaltet werden. Wie anfangs bereits erwähnt, übt die Nachahmung einen bedeutsamen Einfluss auf die Ausformung der Organe aus. Dies kann positiv unterstützt werden, indem wir dem Kind zum Beispiel eine Puppe aus einem Seidentuch machen: Ein kleiner Wolleknäuel, der in die Mitte des Tuches eingebunden wird, bildet den Kopf und durch das Zusammenknoten der jeweiligen Enden entstehen Arme und Beine. Im Gegensatz zu einer perfekt ausgestalteten Puppe werden bei dieser Seidenpuppe die Bildekräfte im Inneren des Kindes angeregt.

Die Bedeutung des Umfeldes

Welche Bedeutung das Umfeld für das Kind hat, soll nun ein praktisches Beispiel aus einer türkischen Familie zeigen:

Beispiel

Mehmet, ein Säugling von sechs Monaten, ein ehemaliges Frühgeborenes mit einer bronchopulmonalen Dysplasie, wird zum ersten Mal nach Hause entlassen. Bald wird er wieder eingewiesen, da er zu Hause ungenügend trinkt. In der Klinik findet er rasch wieder seinen Essensrhythmus, nimmt gut an Gewicht zu und kann bald wieder entlassen werden. Diesmal bittet der Stationsarzt die Häusliche Kinderkrankenpflege, das Kind und die Familie zu Hause zu betreuen.

Bei den Hausbesuchen wird deutlich, dass die Mutter, die kaum deutsch spricht, unter starkem Heimweh leidet. Die Familie wohnt beim Bruder des Mannes. Diese Wohnsituation ist eine Notlösung, die Mutter fühlt sich nur geduldet und sehnt sich nach einer eigenen Wohnung. Durch die familiäre Situation konnte die Mutter *Mehmet* selten in der Klinik besuchen und ist daher noch sehr unsicher in der Pflege ihres Sohnes.

Durch die bronchopulmonale Dysplasie zählt *Mehmet* zu den Risikokindern. Dies ist für die Mutter eine weitere Hürde, um zu *Mehmet* eine unkomplizierte Beziehung aufzubauen. Er ist zwar bereits ihr zweites Kind, doch durch Gespräche erfahre ich, dass die dreijährige Tochter in der Türkei geboren und dort hauptsächlich von der Großmutter betreut wurde. Ich versuche die Mutter mit der Pflege ihres Kindes vertraut zu machen.

Beim ersten Hausbesuch empfängt mich die Mutter, hilflos auf ihr schreiendes Kind deutend, das auf dem Ehebett liegt, strampelt und außer sich ist vom vielen Schreien. Rundherum sitzen strickend türkische Frauen und die kleine Schwester will auch gehört werden.

Abb. 27   Zipfelpuppe

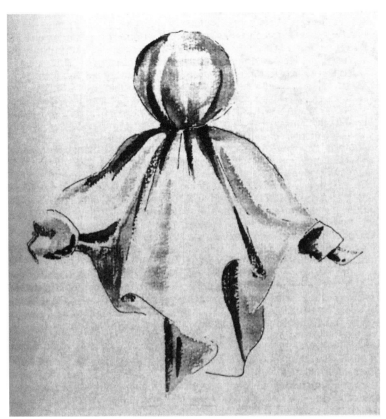

Ich stelle mich vor und nehme *Mehmet* erst einmal fest in den Arm, damit er einen Halt spüren kann. Er wird zunehmend ruhiger und nach kurzer Zeit ist sogar ein Blickkontakt möglich. Ich bitte die Mutter, frische Windeln zu holen, und, da das Kind schon lange nichts mehr getrunken hat, um eine Milchflasche.

Während ich *Mehmet* wickle, erzähle ich ihm, was ich mache, und versuche den Blickkontakt mit ihm zu halten, damit er sich nicht sofort wieder ins Schreien verliert. Ich wickle ihn langsam und achte darauf, wo er auf meine Handgriffe bereits antworten und mithelfen kann. Um ihm die Flasche zu geben, setze ich mich entspannt auf einen ruhigen Platz und nehme *Mehmet* wieder fest in den Arm. Ich habe Glück, er hat großen Hunger und trinkt, zwar langsam, aber ausdauernd.

Zuerst staunen die Frauen sprachlos, doch dann versuchen sie mir alles Mögliche zu erzählen; ich bitte sie, *Mehmet* jetzt nicht zu stören.

So versuche ich Schritt für Schritt bei den folgenden Hausbesuchen, gemeinsam mit dem Vater der Mutter Sicherheit in der Pflege ihres Kindes zu vermitteln. Angefangen von einem gesunden Essens- und Schlafrhythmus bis hin zum geeigneten Bettchen mit Himmel wird das Umfeld auf *Mehmets* Bedürfnisse eingerichtet. Zunehmend traut sich die Mutter mehr zu. Es ist interessant zu beobachten, wie allmählich ein ganz selbstverständlicher Umgang mit *Mehmet* entsteht; wie sie das richtige Gespür für die Bedürfnisse eines Säuglings entwickelt. Dies zeigt sich in der Art, wie sie ihn bewegt, ohne dass er dabei »Achterbahn fährt«, und wie sie darauf achtet, dass *Mehmet* immer warm genug gekleidet ist.

Eine Sozialarbeiterin bemüht sich intensiv um eine Wohnung. Letztendlich bestätigt ein möglich gewordener Umzug die Vermutung, dass die Hauptursache der Probleme in der Wohnsituation lag: Die eigene Wohnung verleiht der

Mutter ein neues Lebensgefühl, die Situation ist entspannt und fast von einem Tag auf den anderen sind die Ernährungsprobleme verschwunden. Auch motorisch macht das Kind große Entwicklungsschritte.

Die Gesichtspunkte

Wichtigste Ursache für *Mehmets* Ernährungsprobleme war die Schwierigkeit, dass die Mutter sich nicht zu Hause fühlen und somit auch nicht entfalten konnte. Dies spürte *Mehmet* ganz deutlich; er konnte sich somit in sein »neues Zuhause« nicht hineinfinden. Durch die lange Trennung von Mutter und Kind mussten die beiden erst wieder allmählich zueinander finden. Die Umgebung musste so gestaltet werden, dass auch *Mehmet* seinen Platz bekommen konnte.
Betrachten wir noch einmal jene Gesichtspunkte:
- dass das Neugeborene eine Individualität ist, also kein unbeschriebenes Blatt, sondern mit einer tief verborgenen Intention zur Welt kommt,
- dass Mutter und Kind eine Einheit bilden,
- dass beim Kind bis zur Schulreife die Nachahmung das bestimmende Element für seine Entwicklung ist,

so können wir nun eine, *Mehmets* Situation entsprechende Pflege erarbeiten.
Mehmet ist ein Kind, das sich massiv gegen die unbekannte Umwelt wehrte, im Krankenhaus fühlte er sich sofort wieder zu Hause. Mit Hilfe der Häuslichen Kinderkrankenpflege kann die Mutter in ihrer nicht unbedingt glücklichen, aber gewohnten Umgebung allmählich eine Beziehung zu ihrem Sohn aufbauen und ihn mit seinen Eigenheiten immer besser kennen lernen. Sie wird sicherer und gelassener im Umgang mit *Mehmet* und kann immer mehr eigene Ideen einbringen.
Als Pflegende bin ich Vorbild für die Mutter. Ich achte darauf, dass *Mehmet* ganz dabei sein kann, dass es nicht nur darauf ankommt, das Kind routiniert zu versorgen, sondern dass die Pflege so beziehungsreich ist, dass *Mehmet* anschließend zufrieden und wieder für sich sein kann. Dieses »Für-sich-sein-Können« wird wesentlich durch einen Himmel über dem Bettchen gefördert. Dadurch wird das Kind nicht ständig durch äußere Eindrücke gestört und nicht von sich abgelenkt.

Krankheitsneigungen

Das Phänomen der Nachahmung im ersten Jahrsiebt zeigt sich auch in der ausgeprägten Ansteckungsbereitschaft. In keinem Alter sind die Kinder so empfänglich für Infekte wie im ersten Jahrsiebt. Durch die Überwindung der Kinderkrankheiten wird das Immunsystem gestärkt, und die erworbene Immunität schützt vor späteren Ansteckungen. Besonders die Haut ist Schauplatz des Krankheitsprozesses bei Kinderkrankheiten. So vollzieht sich bis zur Schulreife eine regelrechte Schuppung und die individuelle Gestalt des Kindes kommt deutlicher zum Vorschein. Dies ist eindrucksvoll bei den gefürchteten **Masern** zu beobachten:
Zu Beginn triefen Augen und Nase, die Gesichtsform ist verschwommen und das Kind ist quengelig. Dann bekommt es hohes Fieber, ist licht- und kälteempfindlich und sehnt sich nach Ruhe. Plötzlich beginnt sich von den Ohren aus nach unten wandernd ein feinfleckiges Exanthem auszubreiten. Das Kind braucht nun entsprechend seinen Empfindlichkeiten Bettruhe, möglichst im abgedunkelten Raum, und genügend Wärme. Das hohe Fieber sollte nicht gesenkt werden. Kommt das Exanthem nicht zur vollen Blüte, so hilft eine lauwarme Salzwasserabwaschung, damit sich die Krankheit nicht nach innen verschlägt; sie beugt Komplikationen in Form einer Pneumonie oder Enzephalitis vor.
Für die Mutter ist es eine besonders anstrengende Zeit. Das Kind braucht sie jetzt rund um die Uhr am Krankenbett. Doch nach einigen Tagen wird ersichtlich, dass sich die Strapazen gelohnt haben. Das hohe Fieber und die durchgemachte Krankheit entlassen das Kind wie neugeboren. Glich das Kind vorher sehr den Eltern, so kommt jetzt deutlicher seine eigene Gestalt hervor. Sichtbar wird diese Entwicklung auch, wenn man Bilder des Kindes vergleicht, die das Kind vor und nach der überstandenen Krankheit gemalt hat.

Neben den akuten Erkrankungen zeigen sich in diesem Alter nun nicht selten die ersten Symptome von eventuell familiär veranlagten Erkrankungen, die sich zum Beispiel beim Diabetes mellitus, bei Krampfleiden oder bei Entwicklungsstörungen durch eine Frühgeburtlichkeit manifestieren können. Die Diagnose versetzt die Familie zunächst meist in einen Schockzustand. Vom anfänglichen Sträuben bis zum Akzeptieren der Erkrankung des Kindes ist es ein langer, mühsamer Weg, auf dem die Familie dringend Begleitung braucht.

Das Schulkind

Während beim Kleinkind die Ähnlichkeit mit den Eltern hinsichtlich des Ausdrucks noch sehr ausgeprägt ist, offenbart sich jetzt immer mehr von seiner inneren Persönlichkeit. Kräfte sind jetzt frei zum Erlernen von Lesen, Rechnen und Schreiben. Aus dem Kindergartenkind wird ein Schulkind. Zur Autorität der Eltern kommt die der Lehrerin oder des Lehrers, und nicht selten ist bei Meinungsverschiedenheiten die Rechtfertigung zu hören: »Mein Lehrer hat aber gesagt ...«

Das Schulkind ist geprägt von seelischen Gegensätzen, unter denen es oft unausgesprochen leidet. Gefühle werden bis ins Körperliche sichtbar z. B. die Schreckensblässe, Zornes- oder Schamröte. Das Kind pendelt zwischen Freud und Leid, zwischen Mut und Angst hin und her. Wie zuvor der Moment des ersten »Ich-Sagens« um das dritte Lebensjahr, so ist nun das neunte Lebensjahr ein markanter Zeitpunkt für die Ich-Entwicklung. Das Kind spürt nun die Trennung: »Ich und die Welt«. Dies kann als starke Einsamkeit erlebt werden. Vieles der Erwachsenenwelt wird nun angezweifelt, und nicht selten taucht die Frage an die Eltern auf: »Bin ich auch wirklich euer Kind?«

▶ Das Kind erwartet jetzt von den Eltern bzw. Erziehern, dass es ihnen vertrauen kann

Es bedarf des Erwachsenen als Vermittler zwischen sich und seiner Umgebung. Durch Erzählen von Fabeln und Legenden erhält das Kind seelische Nahrung, durch welche die Gesetzmäßigkeiten und Geheimnisse der Natur hindurchleuchten, bevor diese im Unterricht in vom Verstand geprägten Begriffen vermittelt werden. Im Umgang mit den Schulkameraden erlernt das Kind die sozialen Spielregeln. Unbewusst brauchen die Kinder immer noch einen geregelten Tagesablauf und Ordnung, auch wenn sie ständig versucht sind, das Gegenteil zu praktizieren. Eine phantasievolle und liebevolle Autorität der Bezugspersonen wird sie mühelos in Bann ziehen.

Dies bedeutet einerseits, dem Kind großzügig Raum im Ausprobieren seiner Kräfte zu geben, es aber gleichzeitig mit innerer Wachsamkeit zu begleiten, und andererseits, in den entsprechenden Situationen Grenzen zu setzen. So kann es lernen, eine seinem Temperament entsprechende seelische Balance auszubilden.

Krankheitsneigungen

Wo begegnen wir diesen Kindern in der Kinderheilkunde?

Körperlich ist das Kind im zweiten Jahrsiebt recht gesund. Trotzdem sind häufig Arztbesuche, wenn nicht sogar Klinikaufenthalte notwendig. Denn nicht selten endet eine misslungene Mutprobe mit einem Knochenbruch oder einer Gehirnerschütterung im Krankenhaus.

Das äußere Erscheinungsbild des zahnlückigen Schulkindes lässt auf sein inneres Seelenleben schließen: Altes lässt nach und Neues ist noch nicht in Sicht. Dies verunsichert das Kind. Es ist die Zeit der so genannten Schulkrankheiten: Die erwähnte seelische Labilität äußert sich meist mit Bauchschmerzen, Appetitlosigkeit, Herzstechen usw., wobei nicht übersehen werden darf, dass auch eine organische Ursache dahinter stehen kann.

Die Geschichte des achtjährigen *Daniel* kann uns einen Einblick in die seelische Verfassung eines Kindes im zweiten Jahrsiebt geben.

Beispiel

Daniel wird aufgrund seines Übergewichts in den Ferien in die Klinik eingewiesen. Er ist das einzige Kind besorgter Eltern. Die Mutter möchte mit aufgenommen werden. Der Junge ist sehr unglücklich darüber, einen Teil seiner Ferien in der Klinik verbringen zu müssen, und hält nur mühsam die Tränen zurück, als er erfährt, dass er groß genug ist, ohne die Mutter hier zu bleiben. Er bekommt ein Bett in einem großen Zimmer, wo schon Gleichaltrige neugierig auf den Neuen warten. Die Schwester stellt Daniel den Kindern vor und lässt ihn eins der noch freien Betten aussuchen. Teilnahmslos steuert er das Bett hinten in der Ecke an.

Nach dem Aufnahmegespräch erklärt die zuständige Schwester Daniel und seiner Mutter den Tagesablauf und die Besuchszeitenregelung. Die Mutter hilft Daniel noch, seinen Schrank einzuräumen. Nach dem Abendessen verabschiedet sie sich für eine Woche von Daniel.

Erst gönnen wir Daniel Zeit, sich einzuleben. So kann er uns und wir ihn mit seinen Nöten kennen lernen. Mit jedem Tag wird er neugieriger, was um ihn herum passiert. Dem morgendlichen Bad, das seinen Stoffwechsel und die Formkräfte anregen soll, kann er erst gar nichts Gutes abgewinnen, zumal er nicht trödeln kann, denn anschließend geht es zum Morgenkreis. Dort wird in gemeinsamer Runde der Tag eingesungen, und der Stationsarzt oder der Heilpädagoge erzählt eine dem Tag entsprechende Geschichte. Es ist spannend zu sehen, wie Daniel allmählich »Feuer fängt«, und nach ein paar Tagen zählt er zu den ersten im Morgenkreis.

Nach dem Frühstück nimmt der Heilpädagoge Daniel mit in die Spiel- und Bastelgruppe. Saß er anfangs zur Visitenzeit noch schüchtern auf seinem Bett, so präsentiert er jetzt stolz seine Bastelarbeit. Zur Essenszeit steht er nach wie vor als erster am Wagen und kann es kaum erwarten zu sehen, was sich unter dem Deckel auf seinem Teller verbirgt. Doch muss er sich gedulden, alle fangen gemeinsam an zu essen. Der Appetit ist dann allerdings sehr vom Gericht abhängig: Seine geliebten Nudeln verschlingt er im Nu, während er auf Gemüse und Getreide lange herumkaut. So mancher Tischnachbar entwickelt deshalb Mitleid mit ihm und schiebt ihm heimlich etwas zu.

Einer der Jungen liegt mit Gipsfuß im Bett. Daniel und er sind bald Freunde, und Daniel hat es übernommen, immer das Essenstablett des Jungen abzuräumen.

Nun ist Mittagsruhe angesagt. Sollte es vorher noch so langweilig gewesen sein, so sprießen jetzt die Ideen, was man alles anstellen könnte. Die Schwestern werden jetzt auf ihre Konsequenz und Gelassenheit getestet und nicht immer bestehen sie die Prüfung. Auch Daniel entwickelt zunehmend Unternehmungslust, wo Ruhe angesagt ist.

Nach der Zwischenmahlzeit um 15 Uhr ist Besuchszeit. Wenn nicht eine künstlerische Therapie wie Malen oder Plastizieren auf dem Stundenplan steht, darf Daniel mit dem Heilpädagogen in den Wald oder zum Tischtennis spielen. Nach dem Abendessen wird noch aufgeräumt, und dann folgt das Zähneputzen.

Daniel bekommt abends eine rhythmische Einreibung abwechselnd von Bauch oder Armen und Beinen mit einem ätherischen Öl.

Der Abendabschluss wird vom Heilpädagogen gestaltet. Die Kinder sind meist gespannt, wie die Geschichte vom Vorabend weitergeht. Nach dem Gute-Nacht-Lied kehrt dann allmählich die Nachtruhe ein und manchmal auch das Heimweh.

Doch wenn am Wochenende die Eltern zu Besuch kommen, hat Daniel viel zu erzählen. Mittlerweile kann ihn die Mutter auch einmal während der Woche besuchen und hat dann Gelegenheit, mit dem Stationsteam zu sprechen und sich Anregungen für zu Hause zu holen. Sie lernt Zusammenhänge von Daniels Essgewohnheiten mit seiner seelischen Verfassung kennen.

Dabei kristallisieren sich folgende Probleme heraus:

Da Daniel ein Einzelkind ist und seine Freunde aus der Schule nicht in der Nachbarschaft wohnen, ist es ihm zu Hause oft langweilig. Dies weckt in ihm das Bedürfnis zu naschen und seine Vorliebe zu süßen Getränken.

Die Mutter sorgt sich zwar liebevoll um Daniel, wird aber von ihrem Sohn nicht mehr uneingeschränkt akzeptiert. Er vermisst seine Freunde und anstatt sich auszutoben, stopft er alles in sich hinein.

Betreuung

Führen wir uns noch einmal das Kernprinzip des zweiten Jahrsiebts vor Augen:

In dieser Zeit gewinnt eine liebevolle Autorität an Bedeutung, die dem Kind in der Zeit der Unsicherheit und des Erlebens: »Ich bin hier und dort ist die Welt« als Orientierungshilfe zur Seite steht.

In der Klinik werden auf diesem Hintergrund folgende Schwerpunkte in der Betreuung gesetzt:

- Wichtig ist, dass die Familie akzeptiert, dass *Daniel* nun alt genug ist, ohne Mutter aufgenommen zu werden. Denn wie soll ein Kind Selbstvertrauen bekommen, wenn man es nicht loslassen kann?
- Das Thema »Essen« ist nur ein Teil des Tagesablaufes, der abwechslungsreich gestaltet wird.
- Mit den drei bis vier meist gleichaltrigen Mitpatienten schließt *Daniel* Freundschaft. Er übernimmt für seinen Bettnachbarn das Tablettabräumen und damit Verantwortung.
- Durch Bäder und Einreibungen hat er die Möglichkeit, seinen Körper wahrzunehmen. Der Stoffwechsel wird dadurch angeregt – und damit auch seine innere Aktivität.
- Seelische Anregung bekommt er auch in der Mal- und Plastiziertherapie.
- Bei gemeinsamen Therapeutenbesprechungen kann jeder aus dem Team seine Beobachtungen schildern, wodurch ein deutliches Bild von *Daniel* entsteht und somit auch Ideen für eine entsprechende Therapie zusammengetragen werden.
- In einem heilpädagogischen Gespräch können der Mutter durch das Aufzeigen der Zusammenhänge von *Daniels* Adipositas und seinen Problemen Empfehlungen für zu Hause mitgegeben werden.

In *Daniels* Fall könnte die Empfehlung so lauten

Essen oder das Zu-dick-Werden sollten in der Familie möglichst kein Thema sein. Dagegen hat ein liebevoll zubereitetes gemeinsames Essen einen berechtigten Stellenwert. Süße Getränke sollten Ausnahmen sein. Eine Süßigkeitenregelung ist meist hilfreich und hält das Kind vom ewigen Naschen ab. Solche Abmachungen können auch zwischen dem Kind und »seinem Kinderarzt« getroffen werden.

Den spannenden Fernsehfilmen sollte ein noch spannenderer Tagesablauf Konkurrenz machen. Erlernt *Daniel* bald das Fahrrad fahren, so hat er die Möglichkeit, seine Freunde öfter zu besuchen.

Letztendlich ist es auch wichtig, dass die Eltern akzeptieren, dass aus *Daniel* nicht unbedingt ein »Daniel Düsentrieb« werden muss.

Der Jugendliche

Der Vollständigkeit halber sei auch das Jugendalter erwähnt, selbst wenn wir dem dritten Jahrsiebt in der Pädiatrie nicht mehr so häufig begegnen.

Die Pubertät gleicht einem Schwellenübertritt. Es ist die Zeit der Differenzierung im Körperlichen, Seelischen und Geistigen. Körperlich findet neben der Geschlechtsreife ein erneuter Wachstumsschub statt. Die Extremitäten stehen nicht im richtigen Verhältnis zum übrigen Körper. Der Jugendliche wirkt entweder schlaksig und schwer oder dünn wie eine »Bohnenstange«. Er weiß nicht so recht wohin mit seinen Händen und Füßen.

Das äußere Auftreten entspricht noch keineswegs dem, wie sich der Jugendliche innerlich fühlt. Hinter mancher Koketterie oder Dreistigkeit verbirgt sich die noch leicht verletzbare Seele. Unbekannte Gefühle lassen den Jugendlichen rasch aufbrausen. Oft kann er sich selbst nicht leiden – schon gar nicht, wenn die Pickel sprießen.

> ➤ Für den Jugendlichen ist jetzt alles von großer Bedeutung, was in ihm das Interesse an der Welt und deren Zusammenhänge wachruft

Neben Geschichtsbewusstsein, Natur- und Kunsterleben ist es wichtig, dass er jetzt selbst praktisch tätig wird und so seine Fähigkeiten ausbilden und erproben kann. Diese Erfahrungen werden ihm helfen, zu einem gesunden Urteilsvermögen und zu eigener Meinungsbildung zu finden. »Tödlich« wirken jetzt Lustlosigkeit und Langeweile, durch die der Jugendliche in die Gefahr gerät, sich zu sehr mit sich selbst, seinen Wünschen und Launen zu beschäftigen. Die Autorität der Erwachsenen wird nun völlig in Frage gestellt, die Gesinnung der Eltern auf »Herz und Nieren« geprüft und der eigenen gegenübergestellt. Der Jugendliche will Menschen begegnen, die er sich selbst als Vorbild erwählt, die ihm »wahrhaftige« Werte vorleben. Er will wissen: »Wie ist die Welt? Wo stehe ich in dieser Welt?« Gerade diese Entwicklungsphase stellt eine große Herausforderung an den Erwachsenen dar. Es kommt jetzt besonders darauf an, wie er selbst in der Welt steht, wie fundiert und konsequent er sein Leben gestaltet und ob er trotzdem den anders denkenden Mitmenschen tolerant begegnet.

Bei der Entwicklung im dritten Jahrsiebt wurden der Schwellenübertritt und die damit verbundene Neigung zu Krisen angesprochen. Die mehr oder weniger bewusste Angst vor der Hürde zum Erwachsenenalter äußert sich zunehmend bei Mädchen – aber auch bei Jungen – in der Magersucht und/oder Esssucht. Die Jugendlichen sind geprägt von der Suche nach sich selbst und dem Sinn des Lebens. Ernährungsstörungen, die sich im dritten Jahrsiebt manifestieren, sind meistens Symptom für eine tiefe seelische Krise. Der Jugendliche schreckt vor dem Schritt ins Erwachsenenalter zurück und braucht dringend Menschen bzw. eine Therapie, die Selbstvertrauen und Mut in ihm wecken, die Schwellenangst zu überwinden.

Es ist äußerst wichtig, dass die Symptome rechtzeitig erkannt werden und geeignete Menschen als »Entwicklungshelfer« zur Stelle sind.

Da eine genauere Betrachtung dieser Erkrankung den Rahmen dieser Arbeit sprengen würde, sei auf das ausführliche Werk des Heilpädagogen *Henning Köhler*, »Die stille Sehnsucht nach Heimkehr«, verwiesen (4).

In der Betreuung und Pflege Jugendlicher werden wir stark mit uns selbst konfrontiert. Jetzt kommt es darauf an, wie weltgewandt wir sind. Pubertierendes Gehabe soll die Betreuenden nicht hindern, den Jugendlichen ernst zu nehmen.

Die Zeit, in der aufgrund von Autorität bestimmte Vorgaben akzeptiert wurden, ist jetzt vorbei. Der Jugendliche hat ein Recht darauf, über seine Krankheit aufgeklärt zu werden. Es kann nur gesundheitsfördernd wirken, wenn er in die Behandlung eingeweiht und aktiv und verantwortlich in die Pflege einbezogen wird.

Auch in diesem Alter spielt die Elternarbeit eine ernst zu nehmende Rolle. Die Kluft zwischen Eltern und Jugendlichen wird zunehmend größer, und es ist notwendig, dass die Eltern verstehen lernen, was sich im Innern ihres Kindes abspielt und weshalb. Gehen wir davon aus, dass der Jugendliche nicht nur durch seine Umgebung und durch die Erziehung geprägt wird, sondern bereits bei der Geburt als Neugeborenes mit einer individuellen Intention seinen Lebensweg begonnen hat, die seine Biografie entscheidend prägt, so ist es wichtig, dass wir dem Jugendlichen im Vertrauen auf seinen Wesenskern mit Interesse und Verständnis begegnen.

Das erweiterte Berufsbild der Kinderkrankenpflege

➤ Die Erkenntnis, dass Pflege und Pädagogik nicht voneinander zu trennen, ja sogar Beginn der Therapie sind, vertieft das Berufsbild der Kinderkrankenpflege

Die einzelnen Epochen der Kindheitsentwicklung fordern uns jeweils auf, uns in der Rolle als Pflegende neu zu bewähren.

Begegnen wir dem Kinde stets mit den innerlichen Fragen:
- Woher kommst du?
- Womit hast du dich durch deine Krankheit auseinanderzusetzen?
- Welche Entwicklungschancen erwachsen dir und deiner Familie aus deiner Erkrankung?

so wird dies unsere Haltung dem Patienten und seiner Krankheit gegenüber prägen.

Gelingt es uns, eine den Entwicklungsgesetzen der Kindheit entsprechende Pflege zu erarbeiten, so wird sich dies auf den im Folgenden dargestellten Ebenen bemerkbar machen:

Durch die Erweiterung des noch üblichen Begriffes der Pflege gewinnt unsere Tätigkeit an Tiefe und Einheit, die den Patienten als Einheit von Leib, Seele und Geist erfasst und sich so von einer auf die Symptome ausgerichteten Pflege zu einer ganzheitlichen Pflege hin entwickelt.

Kategorie	Beispiel für Lernziele	Empfohlener Lernweg
Beziehung	Sie können Eltern bei der Pflege ihrer kranken Kinder beraten.	B
Eigenes Lernziel		
Wissen	Sie können die Erkrankungen des Kindes vor dem Hintergrund seiner Entwicklung einschätzen.	C
Eigenes Lernziel		

Die Pflege wird zu einem gemeinsamen Prozess zwischen dem Pflegenden und dem Kind, das bereits von Geburt an als Individuum in die Pflege einbezogen wird.

Wir werden erfassen lernen, in welchem Zusammenhang das Kind mit seiner Krankheit steht, zum Teil vielleicht auch ahnen, welcher Sinn dahinter liegt. Durch diese Erkenntnisse werden wir kompetent, Eltern mit ihren Fragen zu beraten und verständnisvoll zu begleiten. Die Elternarbeit wird durch ein gemeinsames Pflegekonzept erleichtert, da durch die Eindeutigkeit der Pflege eine vertrauensvolle Zusammenarbeit entstehen kann.

Unserem Beruf werden wir ein neues Selbstverständnis entgegenbringen. Möglicherweise begegnen wir eines Tages dem Schild vor dem Krankenzimmer: »Pflege – bitte nicht stören«.

Die Grundlagen der anthroposophisch erweiterten Kinderkrankenpflege werden uns Orientierungshilfe für die in der vielfältigsten Weise auftretenden Pflegemethoden sein.

Beginnen wir, uns mit dem Entwicklungsgedanken *Rudolf Steiner*s zu beschäftigen, so kann sich unser Beruf als unendlich spannendes Forschungsgebiet entpuppen.

Literatur

1. Glöckler, M., Goebel, W.: Kindersprechstunde. Urachhaus, Stuttgart 1984.
2. Glöckler, M.: Elternsprechstunde. 2. Aufl., Urachhaus, Stuttgart 1991
3. Holtzapfel, W.: Krankheitsepochen der Kindheit. 4. Aufl., Verlag Freies Geistesleben, Stuttgart 1984
4. Köhler, H.: Die stille Sehnsucht nach Heimkehr. Zum menschenkundlichen Verständnis der Pubertätsmagersucht, Verlag Freies Geistesleben, Stuttgart 1987
5. Pikler, E.: Friedliche Babys – zufriedene Mütter. Pädagogische Ratschläge einer Kinderärztin. Herder, Freiburg 1992
6. Pikler, E.: Lasst mir Zeit – Die selbstständige Bewegungsentwicklung des Kindes bis zum freien Gehen. Pflaum, München 1988.
7. Pikler, E. u.a.: Miteinander vertraut werden – Erfahrungen und Gedanken zur Pflege von Säuglingen und Kleinkindern. Arbor Verlag, Freiamt. 1994
8. Steiner, R.: Die Erziehung des Kindes vom Gesichtspunkte der Geisteswissenschaft. Rudolf Steiner Verlag, Dornach 1992

Pflege des psychisch kranken Menschen

Michaela Heinle

Körperliche Krankheiten haben eine seelische Ursache, seelische Krankheiten sind in oft feinen Störungen der physischen Organe begründet. Diese Einsicht R. Steiners ist ein wichtiges Behandlungsprinzip der anthroposophischen Medizin. Ausgehend von der Tatsache, dass der Geist eines Menschen niemals erkranken kann, sondern lediglich sein Instrument, durch das er sich in der Welt äußern kann, gestört ist, wird in diesem Kapitel eine Übersicht über wesentliche Therapie- und Pflegeansätze gegeben. Es mag erstaunen, dass heute vieldiskutierte Methoden der psychotherapeutischen Behandlung nur am Rande Erwähnung finden. Dieser Mangel wird durch die Darstellung eines breiten Spektrums äußerer Anwendungen ersetzt, die für den Pflegenden eine Brücke zum inneren Zentrum seelisch erkrankter Menschen bilden können.

Lernziel s. Seite 225

Geschichtliches

➤ Die Pflege und die Behandlung psychisch Kranker ist eine verhältnismäßig junge Fachrichtung der Medizin

Erst im 19. Jahrhundert wurden die psychiatrischen Krankheiten ernst genommen. *Wilhelm Griesinger* (1817 – 1869) gründete die erste Universitäts-Psychiatrie. Er richtete sich gegen die folterartigen Ruhigstellungen, wie kalte Duschen oder den Drehstuhl. Das **alte Ich des Patienten** sollte zurückgerufen und gekräftigt werden. Er fand es zwecklos, Wahnideen zu diskutieren oder einem Patienten auszureden, wenn dieser sich grundlos verfolgt fühlte.

Am Anfang des 20. Jahrhunderts begann das Zeitalter der Psychotherapie und der Psychoanalyse mit ihren verschiedenen Techniken.

Seit Mitte dieses Jahrhunderts gibt es Psychopharmaka, die entscheidend zu Therapie und Pflege beitragen. Sie ermöglichen den Patienten auch, aktiver und bewusster mitzuarbeiten und sich schneller wieder in einen Arbeitsprozess zu integrieren.

Doch die Gabe allopathischer Medikamente, Beschäftigungstherapie und der Versuch rascher sozialer Wiedereingliederung bewirken noch keine wirklich tiefgreifende Heilung. Der kranke Mensch braucht mehr, um seine Krankheit zu überwinden oder mit ihr im inneren Einverständnis leben zu können.

Den geisteswissenschaftlichen Darstellungen *Rudolf Steiner*s verdanken wir ein völlig neues Verständnis für die Ursachen der so genannten Geisteskrankheiten und ihrer wesensgemäßen (rationellen) Behandlung.

Der Psychiater *Friedrich Husemann* (1887 – 1959) stellte sein Leben in den Dienst dieses medizinischen Impulses und schuf mit der Gründung des Sanatoriums Wieseneck, der heutigen Friedrich-Husemann-Klinik, einen Raum, in dem Menschen mit psychiatrischen Erkrankungen ihr Schicksal leben und Hilfe finden können.

Dazu schreibt er:

»Aufgrund unserer Erfahrung dürfen wir sagen: Die anthroposophische Weltanschauung gibt hier Möglichkeiten der Krankheitserkenntnis wie auch der Heilung, an die sonst nicht zu denken wäre. Die Anthroposophie schafft bis in die Gestaltung des praktischen Lebens, bis in scheinbare Äußerlichkeiten hinein jene Atmosphäre von Ruhe und Vertrauen auf die geistige Welt, die gewissermaßen die Luft eines Heilinstitutes sein muss. Sie ermöglicht, eine Brücke des Vertrauens, des Verständnisses und der Hilfsbereitschaft von Mensch zu Mensch zu bauen, deren Fehlen man heute auf allen Gebieten bemerkt . . .

Wer das Positive des heilenden Milieus empfindet, wird es auch den anderen Kranken gegenüber aufrecht erhalten, wenn z. B. schlechte

Stimmung oder Nörgelei den Aufbauprozess stören wollen. Sehr oft haben uns Gäste darin wertvolle Dienste geleistet. Oft schon musste ich denken: Wenn es keine Krankheiten gäbe, wieviele positive Beziehungen zwischen den Menschen wären nicht zustande gekommen! Krankheit hat immer auch eine soziale Aufgabe. Sie erfordert von Arzt und Helfer eine Vertiefung der Erkenntnis, eine Steigerung der Liebesfähigkeit, vom Kranken eine Überwindung des Befangenseins in der eigenen Persönlichkeit. So kann in einem Sanatorium immer mehr die Gesinnung entstehen: Krankheiten sind gemeinsame Aufgaben. Gewiß will der Kranke zunächst aus ganz persönlichen Gründen gesund werden; aber er wird es nie ganz werden können, wenn der Wunsch zur Gesundheit ein rein egoistischer bleibt. Der Kranke und der Heiler sollten empfinden: sie wirken an einem objektiven Geschehen, ja in Wirklichkeit am ganzen Weltprozess mit, wenn sie eine Krankheitserscheinung in Gesundheit umwandeln.« *(5)*

Grundlagen für die Pflege

Gerade die psychischen Krankheiten stellen eine besondere Herausforderung für den Erkrankten sowie für die helfenden Therapeuten dar. Die Pflegenden stehen dem Kranken auf seinem Weg durch die Krankheit bei und geben ihm Hilfen, an denen er sich halten und aufrichten kann. So werden Therapeut und Pflegende zu Schicksalshelfern beim Durchgang seelischer Krisen, in denen der Erkrankte sich nicht mehr selbst zu führen vermag. Wir sind dem Patienten ein Vorbild, an dem er sich orientieren kann, und wir verkörpern die gesunde Realität, den normalen Bezug zur Außenwelt. Wie oft können wir einem Menschen, der uns seine Lebensprobleme darlegt, schon allein dadurch Erleichterung verschaffen, dass wir wach zuhören, bewusst **mitfühlen und mitdenken**! Das Mitdenken wird immer besser gelingen, wenn wir uns ein umfassendes Wissen in den verschiedensten Bereichen der menschlichen Wesenheit aneignen.

▶ Mitfühlen heißt, die Probleme des anderen in sich bewegen und nachempfinden

Das so entstandene Gefühl kann dann in uns denkend **überschaut** werden. Der aus der Überschau gewonnene Gedanke wird zu einer Tat, die dem Kranken eine individuelle Hilfe sein kann.

Das Vertrauensverhältnis zwischen Pflegendem und Patient darf nicht zu einem Abhängigkeitsverhältnis werden, was in der Psychiatrie immer wieder eine Gefahr ist. Die Patienten sind oft nicht in der Lage, sich selbst zu führen, und suchen den inneren Halt am Pflegenden in einer ganz ausschließlichen Art und Weise. Dies muss erkannt werden.

»Die therapeutische Beziehung zum Patienten ist nicht eine private Angelegenheit, sie ist im Rahmen der Klinik Sache der ›therapeutischen Gemeinschaft‹. Sowenig einerseits Spontaneität und persönliche Anteilnahme aufseiten der Pflegenden (wie der Ärzte) fehlen dürften, so wenig darf andererseits die therapeutische Beziehung zum Patienten zur Privatsache einzelner gemacht werden.« *(1)*

Den Halt, den der Patient sucht, kann er in der Sicherheit finden, die eine harmonische Stationsatmosphäre und die fruchtbare Zusammenarbeit des Pflegeteams mit dem Arzt und den Therapeuten gewährt. Die Kraft, die der Patient benötigt, um wieder für sich selbst verantwortlich zu werden, muss aus der Therapie und den neu erübten Lebensfunktionen kommen.

Zur Diagnose

Während die Körpermedizin durch physische Untersuchungsmethoden wie Labortechnik oder Röntgen die Krankheit lokalisieren, begrifflich differenzieren und die Therapie danach einrichten kann, besteht in der Psychiatrie die Gefahr, den Patienten durch die Diagnose zu etikettieren. Dieses Etikett führt jedoch nicht zu einer gezielten Therapie oder zu einer bestimmten Behandlungsweise, die den Erkrankten mit seiner individuellen Symptomatik fördern würde. Ein Behandlungsplan, der sowohl aus dem Wahrnehmen der Krankheitszeichen als auch aus der Erkenntnis der

Lebens- und Schicksalszusammenhänge resultiert, kann zu einer wirkungsvolleren Therapie führen als die Medikation nach einer Ein-Wort-Diagnose wie »Schizophrenie« (6). Nicht zuletzt das Bemühen um ein Verständnis des Verhältnisses, das Leib, Seele und Geist zueinander einnehmen, führt zu einer rationellen Therapie.

Beobachtung von Seelischem und Geistigem

Das **Leibliche** des Menschen zeigt sich uns durch die Sinne. Schon am Leiblichen drückt sich vieles vom **seelischen Befinden** aus. So sehen wir an Mimik und Bewegung, hören an Stimme und Tonfall, welche Stimmung uns der Kranke übermittelt. Auch an der Gestaltung seiner Umgebung können wir einiges über die seelische Verfassung ablesen. Bei näherem kennen lernen werden wir der Stimmung gewahr, die der Kranke im sozialen Miteinander des Stationszusammenhanges verbreitet. Temperament, Charakter und Gewohnheiten lassen auf seinen seelischen Zustand schließen.

Um das Geistige des Kranken von seinen seelischen Äußerungen zu unterscheiden, müssen wir beobachten, was aus der Individualität des Menschen erwächst und wie die Persönlichkeit z.B. die Krankheit erträgt und bewältigt, wie sie von ihrem Ich aus Schicksalsschläge verarbeitet und was sie im Laufe ihres Lebens an Fähigkeiten, Interessen und Werten errungen hat. So können wir auch bei psychisch schwer Erkrankten das gesunde Geistige aufleuchten sehen und das höhere Ich durch die verdunkelte Seele wahrnehmen.

W. Griesinger beschrieb dies 1868 so:
»Der Mensch, auch der so genannte Geisteskranke, ist keine lebendige Maschine, deren Funktionen mit Befriedigung von Essen und Trinken und kahler mechanischer Arbeit abgetan wäre; er hat Sinne, er hat Interesse, er hat ein Herz. Wohl ist bei vielen psychisch Gestörten der Geist in Nacht versunken, das Gemüt erloschen, der Wille gebrochen, aber bei anderen sind diese Regungen noch vorhanden, wenn auch nur als unter der Asche glimmende Funken. Es sind kostbare Funken!«

Wer durch diese Momente einen schwer psychotischen, verwirrten Menschen einmal in seiner geistigen Wahrheit kennen gelernt hat, kennt das Glücksgefühl, das wie ein Hoffnungsstrahl im Therapeuten aufleuchten kann. So ist es das oberste Ziel innerhalb der anthroposophisch erweiterten Psychiatrie, immer die gesunde Individualität des Kranken vorauszusetzen und anzusprechen, auch wenn diese in einer schweren Phase der Krankheit wie abwesend erscheint.

Um ein Wissen über die Persönlichkeit des Kranken zu erlangen, können die Angehörigen und Freunde sowie der Patient selbst über seine Vergangenheit befragt werden. Wenn auch die Berichte des Kranken oft durch die Krankheit negativ gefärbt dargestellt werden, so zeigt ihm diese Frage doch, dass wir uns für ihn interessieren.

Pflegerische Tätigkeiten

Die speziellen Aufgaben der Psychiatrie-Pflege sind äußerlich weniger wahrnehmbar als in der somatischen Medizin und doch elementar wichtig für den Behandlungserfolg.

Vor allem ist der Pflegende selbst als Ansprechpartner für den Patienten und durch seine Vorbildwirkung ein therapeutisches Organ. Um dieser Aufgabe gerecht zu werden, muss sich der Pflegende Klarheit über seine eigene Seelenverfassung verschaffen. Sympathie, Antipathie, Ängste, Wut, Freude oder Trauer dürfen nicht unwillkürlich in den Begegnungen mit dem Patienten einfließen, sondern sollten in ein inneres Gleichmaß gebracht werden. Aus der aktiven Kraft, die der Pflegende durch die Selbstüberwindung erlangt, kann er therapeutisch aus seiner so gestärkten Persönlichkeit auf den Kranken wirken.

> »Die Art, wie jemand mit Menschen umgeht, steht unzweifelhaft im Zusammenhang mit der Art, wie er mit sich selbst umgeht.« (H. Barz)

In diesem Sinne können wir uns fragen: Wie sollen wir mit uns selbst umgehen und welche Kräfte müssen wir entwickeln, um auf die

Kranken heilsam wirken zu können? *(Vgl. hierzu Kap. »Pflege als Übungsweg«, S. 82 ff.)*
Es dient dem Kranken als Hilfe zur Überwindung seiner Nöte und Krankheitssymptome, wenn wir Pflegenden an der Bewältigung unserer eigenen Schwächen erkennend arbeiten. Durch die übende Selbsterkenntnis und Selbsterziehung können wir die Pflege am psychisch kranken Menschen als eigene Entwicklungschance empfinden.

Zum Verständnis psychiatrischer Erkrankungen

Bei den körperlichen Krankheiten ist mit dem physischen Leib die Raumgestalt des Menschen erkrankt. Der Mensch hat jedoch seine Seelenfähigkeiten Denken, Fühlen und Wollen frei verfügbar, er kann seine Krankheit als solche erkennen und mit eigener Verantwortung an ihr arbeiten oder mit ihr leben lernen.

> Eine seelische Krankheit manifestiert sich zunächst im Bereich der Biografie als der Zeitgestalt des Menschen

Der Lebenslauf tritt immer in der Zeit und durch die Zeit in Erscheinung. »Nur ein Wesen, das sich aus Leib, Seele und Geist aufbaut, ist imstande, mit seinem Ich einen Lebenslauf im beseelten Erdenleib zu gestalten.« (9)
Ob wir vom Siebenjahresrhythmus, dem bedeutendsten Rhythmus des menschlichen Lebens, oder von den verschiedenen Lebensphasen, der Kindheit, der Jugend, dem Erwachsensein und dem Alter, sprechen: Jede dieser Phasen gehört in einen bestimmten Zeitabschnitt des Lebens. Auch viele seelische Erkrankungen lassen sich aus diesen Lebensphasen verstehen.
Dieser Beitrag soll Einblick in die Pflege so genannter psychisch oder geistig Kranker geben. Da der Geist als der zeit- und raumlose Wesensteil des Menschen nicht erkranken kann, ist die Bezeichnung ›Geisteskrankheit‹ nicht sachgemäß. Aus geisteswissenschaftlicher Sicht »handelt es sich immer darum, dass der Geist in seiner Fähigkeit, sich zu äußern, von dem physischen Organismus gestört wird, und nie um eine eigentliche Erkrankung des geistigen oder seelischen Lebens selber.« *(Rudolf Steiner)*. Die im Seelischen erscheinenden Symptome haben ihre Ursache demzufolge in der schadhaften inneren Gestalt und Funktion eines Organsystems. Das in der jeweiligen Erkrankung geschädigte Organsystem ist dabei Ausgangspunkt für eine spezifische Therapie.
Unter dieser Voraussetzung wollen wir die Pflege bei folgenden Zuständen betrachten:
- Endogene manisch-depressive Psychosen,
- schizophrene Psychosen
- Angst- und Zwangsneurosen sowie hysterische oder Konversions-Neurosen.

Die Aufgaben der Pflege ergeben sich einerseits aus der Begleitung und Betreuung der Kranken, andererseits aus der Durchführung der bzw. Assistenz bei den verordneten körperlichen Behandlungen. Wie wir als Pflegende beim physisch Kranken die Körperfunktionen pflegen und ersetzen, so obliegt uns die Aufgabe beim seelisch Kranken, das zu ersetzen, was der Mensch sonst Kraft seiner Individualität erkennt, verantwortet und entscheidet. Oft unterstützen wir beim psychisch Kranken überhaupt erst einmal die Einsicht in die Krankheit, denn in vielen Fällen kann der Kranke seinen Zustand nicht als Krankheit wahrnehmen.

Endogene manisch-depressive Psychosen

Endogene Depressionen

Zunächst seien die seelischen und körperlichen **Symptome** eines Menschen mit einer endogenen Depression dargestellt, wie sie sich der unmittelbaren Beobachtung zeigen.
In vielen Fällen berichten Patienten, die an einer endogenen Depression leiden, dass sie sich abgeschlagen, schwach und zu nichts fähig fühlen, nicht einmal zum Schlafen. Die Bewegungen dieser Kranken sind stockend, sparsam, klein, geführt und verkrampft. Ihr Blick ist meist traurig, in sich gekehrt.
Die Umgebung dieser Kranken ist eher karg, und die Dinge um sie herum können sie nicht erfreuen: »Sie seien ihrer nicht wert.« So ist alles aufgeräumt, aber die Ordnung ist »unbe-

rührt«. Diese Menschen tragen auch oftmals Tag für Tag dieselbe, aus gesunden Tagen stammende, meist sehr geschmackvolle Kleidung. Jetzt fehlt ihnen jedoch die zur Abwechslung notwendige Beweglichkeit. Oft geht es so weit, dass die Patienten fürchten oder mit Bestimmtheit meinen, sie haben nichts mehr anzuziehen, obwohl der Schrank voll schöner Kleidung hängt.

Die Kranken werden beherrscht von Schuld- und Verarmungs- sowie Versündigungsgedanken und -ideen.

Ihr Verhältnis zur Zeit ist in der Weise gestört, dass sie keine Beziehung zur Zukunft aufnehmen können. Alles jedoch, was in der Vergangenheit geschehen ist, wird negativ beurteilt. So können aus früheren, geringen Vergehen große Schuldgefühle, Ängste und Versündigungsideen werden. Problematische Begebenheiten, die schon längst geklärt und verarbeitet waren, tauchen im kranken Gedankenleben der Patienten als ungelöste, unüberwindbare Schwierigkeiten und zwanghafte Gedanken oder quälende Vorstellungen wieder auf. Die Kranken fühlen sich nicht in der Lage, mit Zuversicht in die Zukunft zu arbeiten, das Unvollkommene vollkommener und die Fehler selbst wieder gutzumachen.

Neben den seelischen Symptomen sind auch typische leibliche Phänomene zu beobachten. So kann die Gesichtshaut trocken, spröde, mit roten Äderchen durchzogen sein. Sie ist dann dünn und schlaff, bei älteren Menschen stark faltig. Es entsteht der Eindruck, der Patient habe keinerlei Flüssigkeitspolster. Die Körperhaut ist dann trocken und schuppig, sodass sie auch bei Öleinreibungen kaum geschmeidig wird. Weiterhin können Flüssigkeitsaustausch, -absonderungen und -bewegungen des Körpers, wie Schweiß-, Speichel- und Tränenbildung, Verdauung, Miktion und Menstruation, vermindert sein oder stocken. So kann beispielsweise eine sekundäre Amenorrhöe auftreten. Oft vermögen es diese Menschen nicht unter Tränen zu weinen.

Obwohl die Schweißabsonderung vermindert ist, kann der Körpergeruch sehr stark sein. Durch die stockende Verdauung entsteht ein Geruch der Fäulnis, ja manchmal der Verwesung. Die Patienten haben auch oft kein Bedürfnis zu trinken oder zu essen. Vielmehr empfinden sie sich wie mit Beton ausgefüllt und äußern, es »gehe nichts mehr in sie hinein«, ihr Leib sei nicht mehr fähig, irgend etwas aufzunehmen, weil er durch die Obstipation auch nichts abgeben könne.

Weiter können wir beobachten, dass die Körpertemperatur mit 35 °C bis 36 °C eher niedrig ist, der Blutdruck meist hypoton und der Puls bradykard. Auch klagen diese Menschen oft über Herzklopfen oder Herzenge.

Zur menschenkundlichen Diagnose

Fasst man die dargestellten Symptome zu einem Bild, so dominieren Schwere und Starre über Leichte und Beweglichkeit sowohl im seelischen wie im körperlichen Befund. Die Stauungen und Stockungen im Flüssigkeitsorganismus mit dem Leber-Galle-System als Zentralorgan verhindern, dass das Ich des Kranken, das den Willensakt in Gang bringen soll, voll in dieses System eingreifen kann; es entsteht die Willenslähmung und die Gemütskrankheit Depression. Die ärztliche Therapie wird deshalb immer das Leber-Galle-System mitbehandeln *(9)*.

Anregungen zur Pflege

Aus den dargestellten Beobachtungen lassen sich für die Pflege folgende Gesichtspunkte herausarbeiten.

Leib und Seele sollen wieder in ein **rhythmisches Schwingen zwischen Innen und Außen**, zwischen Ruhe und Bewegung gebracht werden. Ein Ausdruck dafür wäre, wieder mit Tränen weinen zu können, für die Zukunft zu planen und in Bewegungen, Stimmungen und seelischen Ausdrucksmöglichkeiten wieder frei zu sein.

Zunächst ist es wichtig, nicht zuviel vom Kranken zu erwarten und zu fordern, sondern ihn da abzuholen, wo er gerade steht. Er befindet sich oftmals an einem Nullpunkt, beispielsweise wenn er keine Kraft hat, sich zu irgend etwas zu entschließen, auch nur aufzustehen, etwas zu sich zu nehmen, oder zu sprechen. Meist hegt er dann konkrete Selbstmordabsichten.

Wir können für die Anregung eines regelmäßigen **Schlafrhythmus** sorgen, z. B. durch warme Lavendel-Fußbäder am Abend zur Beruhigung und kühle Rosmarin-Abwaschungen am Morgen zur Anregung.

Zur Regulation der Körperrhythmen gehört auch eine **Rhythmisierung der Nahrungsaufnahme und der Ausscheidungen**. Der konstitutionell träge Stoffwechsel des Depressiven kann durch eine regelmäßige, leichte Kost angeregt werden. Die Kranken haben ohnehin keinen Appetit, und so werden sie eine leichte Leber-Galle-Diät eher akzeptieren als fette, schwere Mahlzeiten. Zunächst ist Regelmäßigkeit auch wichtiger als Menge.

Da die Kranken oftmals morgens nicht aus dem Bett kommen, könnte sich das Frühstück sehr in den Mittag hinein verschieben. Deshalb kommen wir dem Patienten entgegen und helfen ihm, indem wir ihm vorübergehend den Kaffee ans Bett bringen. Wir verwöhnen damit den Kranken nicht über das Maß, sondern holen ihn da ab, wo er gerade steht. Mit Sicherheit wird er dieses »Privileg« ablehnen, sobald es ihm besser geht. Denn gerade depressive Patienten sind sehr bescheiden und hilfsbereit, wenn sie sich wieder dazu in der Lage fühlen.

Auch wenn wir beim morgendlichen Waschen und Anziehen helfen oder die Nahrung verabreichen, nehmen wir dem Kranken etwas ab, was er zur Zeit nicht selbst leisten kann. Er wird diese Handlungen selbst übernehmen, sobald es ihm möglich ist.

Zur Anregung der Bewegung, der Atmung und der Willensaktivität können nach ärztlicher Verordnung **Dauerlauf, Wanderungen** und **Bergbesteigungen** gemacht werden. Diese Therapien werden bei Patienten durchgeführt, denen es schon etwas besser geht. Aber auch mit Schwerkranken sollte jeden Tag ein **Spaziergang** unternommen werden. Am Anfang muss er nicht lang sein, und suizidale Patienten müssen immer begleitet werden. Der Begleiter ist dann bemüht, dem Kranken die Natur zu zeigen. Tausenderlei Dinge sind da zu bemerken. Wenn der Kranke zunächst auch scheinbar uninteressiert mitgeht, so sind die bewusstgemachten Naturerlebnisse doch Inhalte, die sich neben seinen depressiven Gedanken behaupten und mit der Zeit zu echten Interessen wachsen können.

Ebenso ist es mit den **Gesprächen,** die wir mit den Patienten führen, denn der gesunde Anteil des Kranken will auch etwas über die Welt erfahren. Wichtig ist, dass wir die Dinge von ihrer positiven Seite schildern. Negatives ist nur »Wasser auf die depressiven Mühlen«, es ernährt nicht. Die Seele des Menschen braucht Nahrung aus der Natur, der Kunst und durch die positive Begegnung mit anderen Menschen. So wäre es auch sinnvoll, dem Kranken in einer tiefen Phase der Depression davon abzuraten, die Tageszeitung zu lesen, und ihm stattdessen die Geschehnisse des Tages so darzustellen, dass sie ihn nicht verunsichern.

Wir sind für den depressiv Erkrankten die Repräsentanten der gesunden Umwelt. In dieser Funktion wollen wir ihm Hoffnung machen, dass sein Zustand wieder abklingen wird, denn wir sind sicher, dass eine depressive Phase immer vorübergeht. Wir bilden als Team eine **Schutzfestung aus Hoffnung** um den depressiv Erkrankten. Oft haben Genesene geäußert: »Wenn Sie mir nicht soviel Hoffnung gemacht hätten, wüsste ich nicht, ob ich das durchgehalten hätte.«

Damit unterstützt die Pflege den ärztlichen therapeutischen Ansatz. Eine darüber hinausgehende Mitwirkung an der **ärztlich verordneten** Therapie erfolgt bei einer Reihe von Anwendungen, die hier kurz vorgestellt werden sollen.

Eine bei manchen depressiv Erkrankten sehr wirksame Therapie ist das **Heilwachen** (Schlafentzug). Der Kranke durchwacht dabei eine Nacht von ca. 1.30 Uhr an und den darauffolgenden Tag. Das Heilwachen bewirkt eine Aufhellung der Stimmung durch eine Aktivierung des Stoffwechsels über die Ein- und Ausscheidungsphasen des Leber-Galle-Systems. Diese Therapie wird in der Regel einmal wöchentlich verordnet. Die Patienten sollten dabei möglichst nicht alleine sein und gut zu essen bekommen, damit sie wach bleiben. Auch für Beschäftigung sollte gesorgt werden. Am Tag darauf dürfen die Kranken keine Anwendung bekommen, nach welcher sie ruhen oder im Bett liegen müssen.

Eine besonders wirkungsvolle Anregung des Stoffwechsels ist das **Darmbad**. Der Flüssigkeitshaushalt wird dabei stark aktiviert. Es werden bis zu 20 Liter lauwarmes Wasser irrigiert, von denen ca. 10 % resorbiert werden. Wichtig ist, dass der Kranke danach warm gehalten wird und eventuell zum Schwitzen kommt. Er soll mindestens vier Stunden Bettruhe einhalten. Das Bett wird deshalb vorher mit Wärmflaschen angewärmt. Außerdem sollte der Kranke nicht gleich wieder schweres Essen zu sich nehmen, sondern bei der nächsten Mahlzeit nur Tee und Zwieback erhalten.

Um den Leberstoffwechsel wieder in ein harmonisches Gleichgewicht zu bringen, werden oftmals **heiße Kompressen** mit Schafgarben- oder Wermuttee auf die Lebergegend verordnet. Diese Anwendungen finden meist nach der Hauptmahlzeit statt.

Zur Anregung des Wärmeorganismus werden auch **Überwärmungsbäder** nach *Schlenz* verordnet, ebenso **Öl-Dispersionsbäder** oder **Ganzkörpereinreibungen** mit medizinischen Ölen (Lavendel, Hypericum, Melisse).

Zusammenfassung

Wir schützen den Kranken vor aggressiven Handlungen gegen sich selbst, wie Selbstmord, Nahrungsverweigerung oder Verwahrlosung, und tragen seinen Zustand solange mit, bis in ihm selbst die Aktivität zu positivem, adäquatem Handeln und Denken gewachsen ist. Die Pflege verfolgt einerseits eine aktive Therapie zur Anregung des Stoffwechsels und der Harmonisierung des rhythmischen Schwingens von Leib und Seele. Andererseits stellt der Pflegende dem Kranken seine Ich-Kraft zur Verfügung, indem er für ihn mitdenkt und ihn zum Leben im weitesten Sinne motiviert.

Manische Phase

Eine depressive Phase kann in eine manische umschlagen. Sie bildet seelisch das fast genaue Gegenbild zur Depression. Hier scheint die Seele des Kranken sich nicht mehr mit ihrem Leib verbinden zu können. Die Stockung des Flüssigkeitsorganismus führt im Seelischen nicht zu einer traurigen, schweren Stimmung, sondern zu einer übermäßig leichten, eher oberflächlichen Lebensauffassung. »Was für die Seele des Depressiven zum Gefängnis wurde, aus dem sie u. U. durch Selbstmord zu entfliehen trachtet: der eigene Leib, das wird nun zum Spielzeug der Seele, nicht jedoch zu ihrem Werkzeug, durch das sie eine gesunde Verbindung zur Welt schaffen könnte.« *(9)*

Hier werden keine störenden Körperfunktionen, keine leiblichen Behinderungen wahrgenommen. Der Kranke verbindet sich nicht im mindesten mit seinem Leib. »Mir ist es noch nie so gut gegangen wie jetzt« äußert der Patient. Er spürt nicht, wenn seine Verdauung stockt, wenn er kalte Füße hat, oder sonstige **Symptome** zeigt. Seine Schlaflosigkeit begründet er damit, dass er gar nicht schlafen wolle, denn das sei Zeitverschwendung. Sein Appetit ist übermäßig gut, sodass es in einer Gemeinschaft zu Konflikten kommen kann, weil der manisch Erkrankte wegen seines großen Hungers alle Nahrungsmittel für sich beansprucht. Auch diese Kranken sind aus dem Lebensrhythmus, aus einer regelmäßigen Zeiteinteilung und dem Stimmungsgleichgewicht geraten. Sie leben mit ihrer Vorstellung in der Zukunft, stecken voller Pläne und neigen zu Größenwahn, Selbstherrlichkeit, Expansivität. Dabei kann es zur sexuellen Enthemmtheit kommen, bei Frauen nicht selten auch zum Schwangerschaftswahn, der bis zu der Vorstellung gehen kann, Drillinge zu erwarten.

Diese Patienten sind ansteckend heiter. Wenn wir ihren Expansionsdrang jedoch einzuschränken versuchen, kann ihnen die »Galle übergehen«. Sie werden dann aggressiv, toben und können auch handgreiflich werden. Trotzdem ist es notwendig, sie zu begrenzen, damit sie wieder in ein seelisches Gleichgewicht kommen und sich nicht in der Manie verausgaben, sich wirtschaftlich, physisch und seelisch vollkommen ruinieren.

Anregungen zur Pflege

Da manische Patienten oft keinerlei Krankheitseinsicht und keine Wahrnehmung haben, wie sie in der Gemeinschaft wirken, müssen wir sie immer wieder an die Regeln des menschlichen Zusammenlebens erinnern. Diese Patienten haben dafür ein offenes Ohr und sind für soziale Belange und Pflichten ansprechbar. Vieles kann mit den Bedürfnissen der Gemeinschaft oder eines anderen Menschen begründet werden: Den anderen zuliebe können Ordnung, Pünktlichkeit, Mäßigung bei Tisch, Einschränkung des Redeflusses, der Lautstärke, verlangt werden, ohne dass sich der Angesprochene gegängelt fühlt. Es können Spielregeln eingeführt werden, die dann von beiden Seiten eingehalten werden sollten.

Wenn beim depressiv Erkrankten Bewegung, Aktivierung und hoffnungsvermittelnde Führung angezeigt ist, so muss der manisch Erkrankte zur **Begrenzung** und zum Erüben sozialer Fähigkeiten angehalten werden. In den **Gesprächen** ist es ratsam, die oft originellen Ideen nicht aufzugreifen. Dies ist nicht ganz leicht, denn sowohl die anderen Patienten als auch die Pflegenden lassen sich gern von der ansteckenden Heiterkeit des manisch Kranken mitreißen. Das macht den Umgang sehr anstrengend, gerade für die Mitpatienten, von denen die meisten im Grunde gar nicht wirklich heiter sein können und wollen. Wir sollten dem Patienten im Gespräch ein realistisches Bild von sich und der Welt spiegeln und ihn anregen, sich mit echten Schwierigkeiten auseinander zu setzen.

Auch das Üben der Hilfsbereitschaft, die diese Patienten oft sehr gut ausgebildet haben, kann einen Ansatz bilden, den Expansionsdrang mit der Zeit in realistische Bahnen zu lenken.

Die **ärztlich verordnete** körperliche Behandlung wendet sich wie bei der endogenen Depression an das Leber-Galle-System. Es wird wiederum mit **heißen Leberkompressen** gearbeitet.

Um die Unruhe und die große seelische Expansion einzudämmen, können **kühle Bäder** verordnet werden (z.B. mit Lavendel). Je nach Erregungszustand empfinden die Patienten 28–35 °C als kühl oder angenehm. Auch kühle **Ganzpackungen** werden als beruhigend empfunden.

Zum Anregen des Schlafes sind **warme Lavendel- oder Senfmehl-Fußbäder** oder auch **Senf-Wadenwickel** angebracht.

Alle äußeren Anwendungen fordern die Geduld des Patienten. Deshalb kann den Kranken nach der Anwendung Raum für eine aktive Tätigkeit gegeben werden, freilich nicht nach schlafför-dernden Therapien. Wir sollten gerade bei diesen Kranken auf den rhythmischen Wechsel von Ruhe und Tätigkeit achten.

Schizophrene Psychosen

Hier erfüllt das Ich seine Aufgabe im Leibe, die räumliche und zeitliche Kontinuität herzustellen, nicht mehr. Folgende **Symptome** sind kennzeichnend: Das Verhältnis zur Zeit wird von schizophrenen Patienten sehr unterschiedlich empfunden. Bei den meisten hat man den Eindruck, sie lebten außerhalb der Zeit. Manche leben auch ganz in der Zukunft, wie manisch Erkrankte. Anderen dauert die Gegenwart viel zu lange, entsprechend der Empfindung eines kleinen Kindes. Auch gibt es schizophren Erkrankte, die mehr in der Vergangenheit leben, wie wir es von den depressiven Erkrankungen her kennen.

Das Hier und Jetzt ist erfüllt von Ängsten, Hoffnungen, übermächtigen Wünschen und Halluzinationen. Die Kranken planen nichts und können nicht aus der Vergangenheit schöpfen. Die den Körper betreffenden Gefühle werden oft wie Todeserlebnisse beschrieben. Sie fühlen sich gallertartig aufgelöst, meinen ihre Extremitäten nicht zu spüren, zu verbrennen, keine Luft mehr zu bekommen. Sie gehen fort, um sich zu verstecken, weil sie meinen, sterben zu müssen. Wenn dieser Zustand nicht mehr ausgehalten werden kann, tendieren die Kranken stark zum Suizid.

Als Ausdruck mangelnder Gestaltungskraft herrscht in der äußeren Umgebung des Schizophrenen oft ein unüberwindlich scheinendes Chaos: Um ein ungemachtes Bett finden sich beispielsweise Kleider, Briefe, Bücher, Steine, Kräuter, Tannenzapfen, Zettel; oft auch Tabak, Zigaretten und Streichhölzer; alles liegt wild durcheinander. Nichts kann weggeworfen werden, alles hat Bedeutung und ist wert, gehalten zu werden. Es scheint, als ob alle Dinge ein Stück des Kranken selbst geworden seien. Er fürchtet, ein Stück von sich selbst zu verlieren, wenn er sie fortwürfe. Auch die Kleidung wird oft nicht gewechselt, oder der Kranke kann sich nicht mit ihr verbinden und zerreißt sie, sobald er sich auszieht.

Die Mimik des Kranken ist in der Regel arm, fast maskenhaft und zeigt kaum Gefühlsregungen. Die Augen können ihr Gegenüber nicht richtig fixieren. Der Kranke schaut über seinen Gesprächspartner hinweg oder an ihm vorbei ins Weite. Man hat den Eindruck, nicht persönlich angesehen zu werden. Dieser Blick ist typisch dafür, dass sich das Ich nicht im Leibe halten kann.

Bisweilen kann es sehr lange dauern, bis der Patient eine beabsichtigte Handlung auszuführen vermag. Seine Bewegungen scheinen marionettenhaft von außen gelenkt. Er besitzt keine Ausdauer und Spannkraft.

Bei der Betrachtung des leiblichen Erscheinungsbildes finden wir meist eine fettig glänzende, talgige, schlecht durchblutete und unreine Haut, ähnlich der eines Pubertierenden. Die Schweißabsonderung ist umso beißender und stechender im Geruch, je schlechter es dem Kranken geht. Tränen- und Speichelfluss können oft überstark sein, was manchmal auch durch Medikamente bedingt ist.

Die Kreislaufsituation kann einer leichten bis schweren Schocklage entsprechen. Der Blutdruck ist hypoton, der Puls tachykard. Die Temperatur kann mit 35 °–36 °C sehr tief liegen, sich aber manchmal bis zum akuten Fieber steigern, das unbehandelt zum Tode führen kann (febrile Katatonie).

Häufig beobachten wir Verdauungs-, Miktions- und Menstruationsstörungen, die vom Patienten manchmal übermäßig und manchmal überhaupt nicht bemerkt werden. Diese Ausscheidungsvorgänge können nach jeder Richtung entgleisen: Durchfall, Obstipation, Harnverhalten und Harnsperre. In den Lebensprozessen findet sich keinerlei Rhythmus. Oft sind auch Atmung und Puls arhythmisch, obwohl keine organische Störung zu ermitteln ist.

Unter Umständen sind Halluzinationen, Wahnvorstellungen, innere Unruhe oder Unrast der Grund für die Schlaflosigkeit des Patienten. Oft wird ein psychotischer Schub von einer sich über mehrere Tage erstreckenden Phase der Schlaflosigkeit vorbereitet.

Menschenkundliche Aspekte

Die Spaltung der Persönlichkeit, die wir bei dieser Krankheit finden, kann von einem zu starken Abbau des Organeiweißes herrühren. Vor allem im Nierensystem, das eine besondere Beziehung zum Eiweißstoffwechsel hat, kann es zu feinstofflichen »Organdeformationen« kommen. Von dort aus kann sich die Krankheitsursache auch auf andere Organsysteme, wie Lunge (Wahnbildungen), Leber (Depressionen) oder Herz (Tobsucht) ausbreiten. *(9)*

Anregungen zur Pflege

Es gibt Situationen, in denen der Kranke nicht in der Lage ist, sich selbst zu führen, am Leben zu erhalten oder an einer Gemeinschaft adäquat teilzunehmen. Er ist möglicherweise verwirrt, nicht mehr ansprechbar, unruhig, aggressiv, manchmal auch autoaggressiv oder suizidal. Die Unruhe kann so stark sein, dass ein körperlicher Zusammenbruch droht mit Herz-Kreislauf-Versagen, vor allem bei älteren Menschen.

Diese Störungen eskalieren von selbst, wenn keine Grenzen gesetzt werden, beispielsweise mittels Psychopharmaka, die die krankhaften seelischen Äußerungen der Patienten hemmen. Er wird »psychisch gefesselt«. In den äußersten psychiatrischen Ausnahmefällen besteht auch die Notwendigkeit der Fixierung am Bett. Diese muss ärztlich verfügt und binnen 24 Stunden richterlich bewilligt werden.

Fixierung und Psychopharmaka bewirken eine Ruhigstellung, vergleichbar einer chirurgischen Maßnahme bei einem Knochenbruch. Tritt der Fall einer Fixierung ein, so sind wir Pflegende aufgefordert, den Kranken wie auf einer Intensivstation ständig zu betreuen und zu überwachen. Er muss konsequent und liebevoll behandelt werden, auch wenn er aggressiv, unruhig oder fordernd ist. Wir denken und fühlen für ihn mit, ob er bequem liegt, ob er Hunger, Durst haben könnte, sich vielleicht langweilt oder alleine fühlt. Eine gewisse Verwöhnung mittels der Erfüllung kleiner Wünsche kann hilfreich sein. So kann man ihm etwas Besonderes zu essen oder zu trinken geben oder noch ein weiteres Kissen bringen. Wenn er in der Lage ist zuzuhören, können wir ihm vorlesen, oder wir sind einfach da, ohne viel zu sprechen. Der Kranke soll das Gefühl bekommen, nicht allein gelassen zu sein und sich auf uns stützen zu können.

In der abklingenden Phase eines akuten psychotischen Schubes fallen die Patienten oft in einen depressiven Zustand. Sie ziehen sich zurück, legen sich ins Bett oder können nichts tun. Diesen Zustand sollten wir, im Gegensatz zum depressiven Patienten, beobachtend, verstehend und akzeptierend zulassen, denn der Kranke hat durch seine eben überstandene Psychose ein ziemliches Schlaf- und Kräftedefizit. Es fällt ihm zunächst schwer, konstruktive Tätigkeiten auszuführen. Dennoch können wir ihn in angemessener Weise langsam wieder an ein aktives Leben gewöhnen. Die Gefahr einer erneuten Dekompensation ist bei Überforderung leicht gegeben. Erst nachdem das Ich den Leib wieder als sein Instrument ergriffen hat, kann der Kranke sich auch richtig ins Leben stellen. In der Regel ist dies der Fall, sobald der Kranke dazu in der Lage ist.

Eine weitere pflegerische Aufgabe ist die Stärkung des Durchhaltevermögens des Kranken durch **Üben im Alltag**. Jede Tätigkeit, sei es Körperpflege, Ausführung künstlerischer Therapie oder Arbeit, soll zu einer »regelmäßigen Handlung« werden. Dazu gehört auch, dass wir den Patienten anregen, sich gute Gewohnheiten anzueignen. Tischsitten, Höflichkeit, Pünktlichkeit, Ordnung, Sauberkeit, aber auch das regelmäßige Sprechen eines Gebetes oder eines Spruches sind weitere Momente, die ordnend und gestaltend auf das Seelenleben wirken. Dieses Üben geschieht nicht im Sinne einer Verhaltenstherapie, sondern bezweckt ein bewusstes, freigewähltes Kräftigen der Seelenkräfte (*vgl. Kap. »Pflege als Übungsweg«, S. 86 ff.*).

In der Gesprächsführung wollen wir die Kranken an die Realität heranführen und Interessen für Welt und Natur wecken. Es ist nicht sinnvoll, ihm etwa einen Wahn ausreden zu wollen. Trotzdem sollten wir unsere gesunde Sicht der Dinge dem Kranken nüchtern und ohne Belehrung mitteilen, keinesfalls über die verrückte Sicht des Patienten abwertend urteilen oder aber seine Wahnideen aufgreifen.

Im Gegensatz zu depressiv Erkrankten sollten sich schizophrene Patienten keinen großen körperlich-seelischen Anstrengungen und Reizen aussetzen. Dauerlauf, Bergbesteigungen, Jazz und Rockmusik, weite Auto- oder Flugreisen oder durchwachte Nächte verstärken die Krankheitstendenz.

Im Vordergrund der **ärztlich verordneten äußeren Anwendungen** bei schizophrenen Psychosen stehen Anwendungen, die hüllebildend sind: Rhythmische **Ganzkörpereinreibungen** mit Equisetum-, Zitronen- oder Stibiumöl.

Bei unruhigen oder sich heiß und erregt fühlenden Kranken werden zuweilen **kühle Ganzpackungen** mit Lavendel- oder Thuja-Essenz verordnet.

Um die Leibesgrenzen bewusst zu machen und um die Funktion des Nierenorgans, das im geisteswissenschaftlichen Sinn das Ausgangsorgan für den schizophrenen Prozess darstellt, anzuregen, werden oft **Senfmehl-Nierenkompressen** verordnet.

Einreibungen der Nierengegend mit Kupfer-Salbe und Equisetum-Teekompressen wirken ebenfalls anregend und durchwärmend.

Bei Schlafstörungen, starken Wahngedanken mit Kopfschmerzen, aber auch bei Unruhe werden **Senfmehl-Fußbäder** oder **Senf-Wadenwickel** zur Beruhigung verordnet. Auch **ansteigende Zitronen-Fußbäder**, die zu einer Steigerung der Körpertemperatur führen sollen, lassen den Kranken zu sich selbst kommen. Bei Vollbädern ist Vorsicht geboten, weil Wasser und Wärme mit ihrer lösenden und entspannenden Wirkung dazu führen können, dass sich der psychotisch Kranke selbst verliert.

Wenn bei der schizophrenen Psychose eine depressive Stimmungslage vorherrscht, kann die Leber mit **heißen Schafgarbenkompressen** behandelt werden. Auch bei diesem Krankheitsbild ist es im Allgemeinen angebracht, die Leber mit zu therapieren, weil sie durch die Gabe von Psychopharmaka immer in Mitleidenschaft gezogen wird.

Zusammenfassung

Die an einer schizophrenen Psychose Erkrankten bedürfen einer liebevollen, aber konsequenten Führung, die ein Gleichgewicht zwischen Ruhe und Aktivität herstellt. Sie sind erwachsene Menschen, die darunter leiden, in der Psychose dieses oder jenes kindliche oder irrationale Verhalten gezeigt zu haben. Wenn

Pflegende und Therapeuten im Kranken immer den Erwachsenen ansprechen und sich nie auf ein regressives Verhalten einlassen, helfen sie ihm, sich in seiner Würde zu behaupten.

Neurosen

Menschenkundliche Betrachtung

Im Laufe der Entwicklung lebt sich das menschliche Ich, die individuelle Persönlichkeit, in den physischen Leib ein und lernt ihn als Instrument ergreifen. Die Seele verbindet sich atmend mit der Welt. In der Ausatmung gibt sie sich der Welt hin, einatmend kommt sie zu sich selbst zurück und nimmt die Außenwelt in sich hinein. So entsteht im Gefühlsleben das Wechselspiel von Sympathie und Antipathie, Lust und Unlust, den Urpolaritäten aller Empfindungen und Affekte. Diese Affekte der Seele werden durch das Ich reguliert und im Gleichgewicht gehalten.

Schockerlebnisse, grobe Erziehungsfehler oder konstitutionelle Schwächen und vererbte Krankheiten können in der Kindheit die Organbildung stören und es Seele und Ich unmöglich machen, den Leib in gesunder Weise als Instrument zu gebrauchen.

»Im Fall der Zwangskrankheit werden die krankhaften Vorstellungen zur ›inneren Umwelt‹, und der Kranke steht ihnen kritisch und zugleich ohnmächtig gegenüber.« *(R. Treichler)* Das Ich kann die Eindrücke der Welt nicht richtig durchdringen. Sie wirken dann in die unbewusste Organsphäre hinein und zeigen sich später als Ängste und Missempfindungen bis hin zu Organneurosen, funktionellen Organkrankheiten oder psychosomatischen Krankheiten *(4)*.

Wenn sich die Seele in der Einatmung nicht mehr von Vorstellungen und Umwelteindrücken befreien kann, so entwickelt der Kranke zu wenig vertrauende Hingabe und verkrampft sich in Angstgefühlen, die sich im Bereich des Willens als Zwangshandlungen oder Phobien äußern.

Die entgegengesetzte Entwicklung kann eintreten, wenn die Seele sich zu wenig mit dem eigenen Innenraum verbindet, sich also in der Ausatmung verliert. Dies zeigt sich darin, dass der Kranke sich in Illusionen und Wunschvorstellungen verliert, um vor den Angstgefühlen und Zwangshandlungen zu fliehen. Diese Symptome lassen sich unter der Diagnose der hysterischen Neurose zusammenfassen *(s. S. 222 f.)*.

Angst- und Zwangsneurose

Bei vielen Patienten mit einer Angst- oder Zwangsneurose beobachten wir ein sehr gepflegtes Äußeres. Die Haut, sofern nicht durch häufiges Waschen, vor allem der Hände, spröde und rissig, ist meist gut gepflegt und zeigt ein normales Inkarnat. Bei schwereren Störungen kann sie blass sein, weil der Patient möglicherweise lange nicht ins Freie gegangen ist. Die Haare sind meist perfekt hergerichtet, unter Umständen werden sie täglich gewaschen und gelegt.

Andere **Symptome**: Die Mimik wirkt freundlich, aber nicht fröhlich, sondern verkrampft. Alle Bewegungen scheinen bewusst geführt und ebenfalls verkrampft. Vielfach beobachten wir merkwürdige Handlungsweisen, allerdings erst nach mehreren Tagen, weil der Kranke alles scheinbar Anormale zu verbergen trachtet. Sein Umgang mit Schmutz, die Art und Weise, wie er seine Hände wäscht, sich entkleidet oder sich duscht erscheinen kompliziert und mit langen Überlegungen verbunden. Auf die Frage, warum das so und nicht einfacher gemacht werde, bekommen wir Angstvorstellungen zu hören: Um sich wirklich nicht zu beschmutzen, geht er immer bewusst an beschmutzten Gegenständen vorbei; um sicher zu sein, dass wirklich keine Infektion eintritt, wäscht er sich noch die Hände. Wenn wir dann weiter fragen, warum das so lange dauere, gibt der Patient z. B. an, er habe für jeden Schritt des Waschvorganges eine gewisse Anzahl von Zahlen, die er sich immer vorsage. Das gebe ihm die Sicherheit, dass er nun sauber sei. Aber schließlich genügt auch das nicht mehr, und das Zählen muss immer neu begonnen werden. So kann sich der Kranke in tausenderlei Ängste, Zwänge und Befürchtungen hinein verkrampfen, bis ihn schließlich die Angst, verrückt zu werden, Gefühle von Enge in der Brust oder sonstige körperliche Beschwerden zum Arzt führen. Der Kranke vermutet als Folge auf jede seiner Handlungen etwas Schlimmes, er ist pessimistisch und eingekerkert in Katastrophenvorstellungen.

Die Umgebung, Bett, Nachttisch und Zimmer, hält er auf seine Weise ordentlich. Alles hat seinen Platz, alles wird in einer kontrollierten Art und Weise abgelegt. So kann es manchmal scheinbar chaotisch aussehen und das andere Mal kahl. Ist dem depressiv Erkrankten eine unberührte Ordnung eigen, so zeigt sie sich beim Zwangskranken kontrolliert. Sie darf nicht gestört werden, da dies wiederum große Ängste und Zwangshandlungen auslösen würde.

Oft haben die Kranken keinen anderen Lebensinhalt mehr als den, gegen ihre Ängste mit Zwängen anzugehen.

Anregungen zur Pflege

Wie können wir den furchtbaren Kreislauf aufbrechen, in dem sich der Kranke verstrickt hat, ohne uns gleichsam in seine Ängste einbauen zu lassen, wie das häufig mit der Familie des Kranken geschieht? Das verkrampfte Ankämpfen gegen die Zwangsvorstellungen und Ängste wäre nur geeignet, den »Zwang« zu verstärken. Für den körperlichen Bereich werden **lösende Bäder** mit Kamille oder Melisse, bei sehr melancholischen Kranken auch mit Hypericum, oder Oxalis-Essenz **ärztlich verordnet**. **Oxalis-Bauchkompressen** oder **Bauchauflagen mit Lavendelöl** führen ebenfalls zur Entspannung und Entkrampfung, entweder mittags oder am Abend zum Einschlafen.

Eine weitere sehr wirksame Therapie sind **Überwärmungsbäder**; zur tiefen Erwärmung des Leibes werden auch **Ingwer-Nierenkompressen** verordnet.

Im Blick auf die Seele können wir versuchen, denjenigen Persönlichkeitsanteil zu stärken, der die krankhafte Vorstellung als solche erkennen und kritisch bewerten kann. Das Ich des Menschen kann Abstand nehmen von allen Symptomen, und es gilt, dieses Ich aus der seelischen Welt, in der es gefangen ist, zu befreien. Dies ist möglich, wenn der Kranke lernt, seine Symptome mit Gelassenheit und Humor anzunehmen:

»Nichts ist mehr geeignet, Distanz zu schaffen, als der **Humor**. Wagen wir es doch, diese Tatsache uns zunutze zu machen; versuchen wir einmal, der neurotischen Angst gleichsam den Wind aus den Segeln zu nehmen.« (2)

Im seelischen Erüben von Gelassenheit und Humor können wir dem Kranken Hilfen zur Selbsthilfe geben. Wir bieten ihm Ideen und Übungsmöglichkeiten an, wie er seinen Zwangsvorstellungen den »Wind aus den Segeln« nehmen kann. Er soll nicht nur lernen, etwas trotz seiner Angst zu tun, sondern gerade dasjenige zu tun, wovor er Angst hat, also gerade jene Situationen aufzusuchen, in denen ihn die Angst gewöhnlich besonders bedrängt.

Nach der Vorgehensweise der Logotherapie und Existenzanalyse des Wiener Psychiaters *Viktor Frankl* soll sich der Kranke gerade **dasjenige** herzlich wünschen, wovor er Angst hat. Die Angst fällt dann in sich zusammen, da das, was man sich sehnlich wünscht, keine Angst einflößen kann.

Diese Methode der **paradoxen Intention** darf nur von einem Arzt angewandt werden, der sich mit dieser Therapieform bekannt gemacht hat (2).

Der Sinn der paradoxen Intention liegt darin, die Angst einflößenden Vorstellungen so zu übertreiben, dass sie nicht mehr im Rahmen des Möglichen liegen, sondern so übertrieben sind, dass sie zum Lachen reizen. Wenn wir als Pflegende eine solche Therapie begleiten, sollten wir dies mit viel Humor und Fantasie tun. Der Kranke muss lernen, mit Hilfe des Ich seine Fantasie so zu beleben, dass sie zur Heiterkeit wird. Damit engagiert er sein Ich, nicht gegen die kranken Vorstellungen anzurennen, sondern sie ins Humorvolle, Phantastische umzuwandeln.

Eine Hilfe, dies zu erlernen, kann auch die **Kunst** sein, z.B. Musik, Dichtung, Schauspiel, Sprachgestaltung, Malerei, Heileurythmie. Aber auch **Naturbeobachtungen**, inhaltvolle Gespräche und die Beschäftigung mit **Biografien** können die Kranken von ihren zwanghaften Gedanken ablenken und das Interesse für die Welt öffnen.

Hysterische oder Konversions-Neurose

Bei der hysterischen Neurose werden Ängste nicht durch Zwänge kompensiert, sondern die

Kranken flüchten sich in Wunschträume und Illusionen. Die Ängste und Zwänge des hysterischen Patienten entstehen aus der Unsicherheit, die er gegenüber der Welt empfindet. Dies äußert sich in seiner seelischen »Dünnhäutigkeit«, Verletzbarkeit und dem Gefühl, sich zu verlieren oder sich nicht mehr selbst zu spüren. Letzteres wird oft mit Selbstverletzungen kompensiert. Akzeptieren wir diese Dünnhäutigkeit nicht und treten dem Kranken, wenn auch voller Sympathie, zu nahe, so muss er sich zur Wehr setzen und tut dies, indem er uns an unserer schwächsten Stelle schmerzlich trifft. Begegnen wir dieser Abwehr mit Antipathie, so geraten wir in einen Circulus vitiosus. Der Kranke agiert so lange, möglicherweise bis zum Suizidversuch, bis wir seine **Symptome** wirklich ernst nehmen.

Dies gilt auch für die Vielzahl verschiedenartiger somatischer Beschwerden, vom einfachen Völlegefühl bis zu Symptomen unheilbarer Krankheiten, wie Muskelschwund, Epilepsie, Lähmungen und dergleichen. Mit diesen Symptomen finden die Ängste eine somatische Begründung.

Unter den hysterisch Kranken beobachten wir meist Frauen, die äußerlich nicht besonders auffallen. Sie wirken allenfalls ein wenig blass und befinden sich je nach Krankheitssymptom in heiterer oder depressiver Stimmung. Die Mimik ist weniger verkrampft als beim Zwangskranken. Sie sind entspannt bis geschmeidig in ihren Bewegungen. Da das Bindegewebe oft locker ist, können sie ihre Gliedmaßen leicht überstrecken. Sie neigen zum Dickwerden, vor allem im Bereich der unteren Körperpartien.

Kleidung, Äußeres sowie Umgebung sind geschmackvoll gestaltet. Die Erkrankten besitzen einen ausgesprochenen Sinn für Ästhetik. Im Gegensatz zur äußeren Umgebung des schizophrenen Patienten ist die der hysterisch Erkrankten wohl etwas überladen, aber doch geordnet und kann vom Betroffenen auch ab und zu verändert werden.

Anregungen zur Pflege

Sowohl der hysterische Anfall als auch der Selbsttötungsversuch sind unbewusste Mittel und Hilferufe des Patienten. Diese heißt es zu erkennen, ohne in ein emotionales Actio-Reactio-Verhältnis zu geraten. Als Pflege- und Behandlungsteam sind wir in einem ganz besonderen Maß herausgefordert, dem Patienten in einer **objektiven Art und Weise** beizustehen und gerecht zu werden.

Die Therapeuten und der Patient müssen abschätzen und überschauen lernen, aus welchem Grund dieses oder jenes Symptom besteht oder gerade auftritt. Folgende Punkte sind zu erwägen:

1. Können die Symptome nicht doch eine körperliche Ursache haben? Diese Frage muss nach allen Regeln der Kunst entschieden werden.
2. Ist das Krankheitssymptom eine Flucht des Patienten vor unliebsamen Verrichtungen oder Pflichten, die unbewusst in ihm Beschwerden entstehen lassen? In diesem Fall muss dieser Sachverhalt ins Bewusstsein gehoben und psychotherapeutisch bearbeitet, aber auch, wie weiter unten beschrieben, mit konsequentem Üben angegangen werden.
3. Sind die Symptome des Kranken als Reaktion auf eine Handlung der Mitmenschen zu werten, als Appell an das Team?

Im letzteren Fall versuchen wir, den Kranken ernst zu nehmen, indem wir ihn fragen, was **er** gegen die Beschwerden tun würde. Wenn er es nicht weiß, weil **wir** ja reagieren sollen, dann können wir ihm Vorschläge machen, die ihn in seiner Eigenverantwortlichkeit ansprechen und ihm möglichst keinen »Krankheitsgewinn« bringen sollen. So helfen beispielsweise bei Bauchbeschwerden zwei, drei Tage Haferschleim und Wermuttee sowie Bettruhe mehr als Wärmflaschen, Einreibungen und warme Wickel, die freilich auch verordnet werden können.

Da die Kranken sich gerade anfangs gerne überfordern auf Grund der Illusion, bei intensiver Beschäftigung schneller zu gesunden, ist es zunächst ratsam, den Kranken mit der Therapie gezielt zu unterfordern. Dies kann bis zur Verordnung einer strengen, vielleicht drei Tage währenden Bettruhe gehen und signalisiert dem Patienten, dass seine somatischen Beschwerden ernst genommen werden. Bleibt der Patient im Bett, weil er z.B. an einer psychogenen Lähmung leidet, beginnt die Therapie dort.

Ob es sich um eine Lähmung handelt, eine Phobie, eine Angst, allein spazieren zu gehen, sich in einer Stadt alleine zu bewegen, oder um Entscheidungsschwäche: Es geht darum, dass der Kranke sich mit Hilfe der Therapie eine Hülle schafft, die ihm Sicherheit gibt, sich in der Welt zu behaupten.

➤ Ein Beispiel für die Art und Weise, wie die Kranken üben könnten, zeigt der junge Goethe in »Dichtung und Wahrheit«:

»Ich befand mich in einem Gesundheitszustand, der mich bei allem, was ich unternehmen wollte und sollte, hinreichend förderte; nur war mir noch eine gewisse Reizbarkeit übrig geblieben, die mich nicht immer im Gleichgewicht ließ. Ein starker Schall war mir zuwider, krankhafte Gegenstände erregten mir Ekel und Abscheu; besonders ängstigte mich ein Schwindel, der mich jedesmal befiel, wenn ich von einer Höhe herunter blickte. Allen diesen Mängeln suchte ich abzuhelfen, und zwar, weil ich keine Zeit verlieren wollte, auf eine etwas heftige Weise. Abends beim Zapfenstreich ging ich neben der Menge Trommeln her, deren gewaltsame Wirbel und Schläge das Herz im Busen hätten zersprengen mögen. Ich erstieg ganz allein den Gipfel des Münsterturmes und saß in dem so genannten Hals, unter dem Knopf oder der Krone, wie man's nennt, wohl eine Viertelstunde lang, bis ich es wagte, wieder heraus in die freie Luft zu treten, wo man auf einer Platte, die kaum eine Elle ins Gevierte haben wird, ohne sich sonderlich anhalten zu können, stehend das unendliche Land vor sich sieht, indessen die nächsten Umgebungen und Zierraten die Kirche und alles, worauf und worüber man steht, verbergen. Es ist völlig, als wenn man sich auf einer Montgolfière in die Luft erhoben sähe. Dergleichen Angst und Qual wiederholte ich so oft, bis der Eindruck mir gleichgültig ward, und ich habe nachher bei Bergreisen und geologischen Studien, bei großen Bauten, wo ich mit den Zimmerleuten um die Wette über die freiliegenden Balken und über die Gesimse des Gebäudes herlief, ja in Rom, wo man eben dergleichen Wagstücke ausüben muß, um bedeutende Kunstwerke näher zu sehen, von jenen Vorübungen großen Vorteil gezogen. Die Anatomie war mir auch deshalb doppelt wert, weil sie mich den widerwärtigen Anblick ertragen lehrte, indem sie meine Wißbegierde befriedigte. Und so besuchte ich auch das Klinikum des älteren Dr. Ehrmann sowie die Lektionen der Entbindungskunst seines Sohnes in der doppelten Absicht, alle Zustände kennenzulernen und mich von aller Apprehension (apprehensiv: reizbar, furchtsam, M. H.) gegen widerwärtige Dinge zu befreien. Ich habe es auch wirklich darin so weit gebracht, dass mich nichts dergleichen jemals aus der Fassung setzen konnte.

Aber nicht allein gegen diese sinnlichen Eindrücke, sondern auch gegen die Anfechtungen der Einbildungskraft suchte ich mich zu stählen. Die ahnungs- und schauervollen Eindrücke der Finsternis, der Kirchhöfe, einsamer Orte, nächtlicher Kirchen und Kapellen und was hiermit verwandt sein mag, wusste ich mir ebenfalls gleichgültig zu machen; und auch darin brachte ich es soweit, dass mir Tag und Nacht und jedes Lokal völlig gleich war, ja dass, als in später Zeit mich die Lust ankam, wieder einmal in solcher Umgebung die angenehmen Schauer der Jugend zu fühlen, ich diese in mir kaum durch die seltsamsten und fürchterlichsten Bilder, die ich hervorrief, wieder einigermaßen erzwingen konnte. ....«

Unsere pflegerische Aufgabe besteht in der **Begleitung** des Patienten, wenn er durch das Aufsuchen der angstbesetzten Situationen in kleinen Schritten sein Ich stärkt. Der Kranke muss sich eine »dicke Haut« aneignen. Erst mit unserer Hilfe, als vorläufiger Ich-Stütze, dann nach und nach allein. Wir lassen den Patienten selbst die Geschwindigkeit des Vorgehens bestimmen, wenn wir sehen, dass er sich aktiv bemüht. Zu Hilfe kommen hier die künstlerischen Therapien, die das Seelenleben strukturierend ordnen können: Plastizieren, Zeichnen, Heileurythmie, Sprachgestaltung, Musiktherapie *(9)*.

In den Gesprächen werden wir oft in die Krankheitsproblematik hineingezogen, um die sich die Gedanken der Patienten ausschließlich drehen. Daher ist es sinnvoll, objektive Themen anzusprechen und das Interesse des Kranken sowohl für die Dinge zu wecken, die ihm vor dem Ausbruch der Krankheit Freude bereiteten, z. B. sein Beruf oder sein Hobby. Aber auch für neue Bereiche sollte man ihn motivieren. Die Welt birgt unendliche Möglichkeiten. Zu einem späteren Zeitpunkt kann der Patient vielleicht auch etwas vor der Stationsgemeinschaft vortragen, was ebenfalls eine intensive Begleitung erfordert, die immer Mut machen und Begeisterung wecken soll.

Körperlich werden **kühle Abwaschungen**, **Wechselfußbäder**, oder **Kneipp-Güsse** verordnet. **Krankengymnastik** und andere Übungen zur körperlichen Ertüchtigung sind wirksam. Sie sollten nie auf einmal, sondern nacheinander in kleinen Schritten angewendet werden.

Zur Erwärmung und Kräftigung kann der Kranke **Ingwer-Kompressen** auf Niere oder Rücken bekommen. Auch **Oxalis-Auflagen** auf den Bauch werden oft verordnet. Um die Seele wieder stärker im Leibe zu engagieren, können **Senfmehl-Fußbäder**, oder **Senf-Wadenwickel**, aber auch **Meersalz-Fußbäder** mit 5 %igem Meersalz verabreicht werden.

Um den Patienten »zu sich« kommen zu lassen, hilft alles, was eine zusammenziehende Wirkung hat, wie **purer Zitronensaft, Wermuttee, Gentianawurzelabsud, auch kühle Abwaschungen mit Rosmarin-Bademilch oder Meersalzabwaschungen.**

Zusammenfassung

Während die Fantasie beim Zwangskranken angeregt werden muss, bedarf es beim hysterisch Kranken der Formung und Gestaltung der überquellenden Fantasiekräfte. Wenn es dem Patienten gelingt, seine Fantasie zu gestalten, kann er sie bewusst und fruchtbar in sein Leben integrieren, ohne sich in Krankheiten, Illusionen und irreale Wünsche zu flüchten.

Neurotisch Kranke sind auf ihre eigene Verantwortung anzusprechen. Sie bedürfen jedoch der überschauenden Führung, die ihnen hilft, ihre **Ich-Kraft zu stärken**, damit sie sich selbstständig auf den Weg zur Gesundheit begeben können.

Dieser Beitrag entstand aus der langjährigen Arbeit mit psychisch kranken Menschen in der Friedrich-Husemann-Klinik. Leider kann er nur in gekürzter Form wiedergegeben werden.

Literatur

1. Barz, H.: Praktische Psychiatrie. Kap. »Private Beziehungen zu Patienten, Umgang mit sich selbst«, Huber, Bern 1972
2. Frankl, V. E.: Ärztliche Seelsorge. Die logotherapeutische Technik der paradoxen Intention. 6. Aufl., S. Fischer Frankfurt 1987
3. Hauschka, M.: Rhythmische Massage. Nürnberg 1978
4. Husemann, F.: Das Bild des Menschen als Grundlage der Heilkunst. Bd. 2, Kap. »Zur Anatomie der Leber«, »Die Entwicklung der Seele«, »Störungen der Seelenentwicklung«, 10. Aufl., Verlag Freies Geistesleben, Stuttgart 1991

Kategorie	Beispiel für Lernziele	Empfohlener Lernweg
Handwerk	Sie können einem depressiven Menschen Halt und Grenze vermitteln.	A
Eigenes Lernziel		
Beziehung	Sie können den gesunden Ich-Kern durch die Nöte und seelischen Deformationen des Erkrankten hindurch suchen.	B
Eigenes Lernziel		
Wissen	Sie kennen die Bedeutung der körperlichen Behandlung für die Therapie des psychisch Kranken in der anthroposophischen Medizin.	C
Eigenes Lernziel		

5. Husemann, F.: Rundbrief des Verbandes anthroposophisch orientierter Pflegeberufe. Ostern 1992
6. Rave-Schwank, M., Winter-v. Lersner, Ch.: Psychiatrische Krankenpflege. Kap. Die Bedeutung der Diagnose in der Psychiatrie 6. Aufl., G. Fischer Stuttgart 1994
7. Steiner, R.: Wo findet man den Geist? GA 57, Rudolf Steiner Verlag Berlin 1909
8. Steiner, R.: Physiologisch Therapeutisches auf Grundlage der Geisteswissenschaft. 2. Vortrag vom 8.10.1920, GA 314, Rudolf Steiner Verlag, Dornach 1965
9. Treichler, R.: Die Entwicklung der Seele im Lebenslauf. Kap. »Lebenslauf und Rhythmus, Krankheit als Entwicklungsstörung und Entwicklungshilfe«, 3. Aufl., Verlag Freies Geistesleben, Stuttgart 1990
10. Treichler, M.: Sprechstunde Psychotherapie. Urachhaus, Stuttgart 1993

Von der Sinnfrage der Krebskrankheit zur Pflege der Sinne

Bernhard Deckers

Trotz eines immensen Forschungsaufwandes ist es bislang nicht gelungen, der Krebskrankheit Herr zu werden. Kaum eine andere Erkrankung konfrontiert den Patienten in gleicher Weise mit dem Thema *Tod*. Sie stellt den Patienten selbst, aber auch seine Angehörigen und Begleiter vor die Frage nach dem Sinn des Lebens. Der oft schon lange vor Ausbruch der Krankheit beginnende Rückzug des Ichs aus dem Leib findet sich auch auf der zellulären Ebene. Ausgehend von der Pathologie der Krebserkrankung, wie sie vom Gesichtspunkt der anthroposophischen Medizin betrachtet werden kann, führt das Kapitel hin zu pflegerischen Hilfen in der Begleitung Krebskranker. Dabei wird untersucht, wie die Pflege der Sinne konkrete Verbesserungen der Lebensqualität herbeiführen und den Wandlungs- und Heilungswillen des Patienten unterstützen kann.

Lernziel s. Seite 237

Zur Fragestellung

➤ Über die Begegnung
  mit Krebspatienten in der
  Krankenpflege

»Was mir als erstes bewusst wurde, war die eigentliche Bedeutung, das Unausweichliche dieser Krankheit. Vor dem Krebs hatte ich mehrere lebensbedrohliche Herz- und Gefäßerkrankungen. Nun bemerkte ich eine interessante Veränderung in meiner Reaktion gegenüber dieser neuen Erkrankung. Während ich niemals gezögert hatte, zu sagen, ich hätte rheumatisches Fieber oder einen Herzinfarkt oder sonst irgend etwas gehabt, wenn ich danach gefragt wurde, hatte ich aus irgendeinem Grund Hemmungen zu sagen: ›Ich habe Krebs.‹« *(2, S. 912)*

Das Rätsel der Krebskrankheit, die Mauer des Schweigens, die sich um sie herum aufbaut, scheint zugleich etwas Wesentliches über diese Krankheit zum Ausdruck zu bringen. Diesem Wesentlichen auf die Spur zu kommen und daraus Ansätze für die Pflege zu gewinnen, soll in diesem Kapitel versucht werden.

In der Begegnung mit Krebskranken fallen insbesondere drei Charakteristika auf:
- Die Krankheitsverläufe sind meist sehr eigenwillig, nicht vorhersagbar, planbar oder standardisierbar.
- Die Fragen, die die Krebskranken – ausgesprochen oder unausgesprochen – stellen, sind radikal: Sie betreffen das Sterben, die Sterbensqualität und Sterbehilfe sowie den Sinn von Leben, Krankheit und Tod.
- Die Erinnerung der Pflegenden an Krebspatienten ist oft lebendiger, »bunter« als die Erinnerung an die vielen anderen Patienten.

Lokalisation und Progredienz des Tumorprozesses rufen die unterschiedlichsten Symptome und Beschwerden hervor, sodass man als Therapeut oder Pflegender Gefahr läuft, sich darin zu verzetteln und zu verlieren. Einerseits bietet die Krebskrankheit ein sehr reichhaltiges Erscheinungsbild, denn sie kann nahezu überall im Organismus auftreten, andererseits wirft sie Fragen radikaler, grundsätzlicher Natur auf. Eine ganz an Symptomen, Befunden und Wirkung bzw. Nebenwirkung der Behandlung orientierte Betreuung des Patienten bleibt an der Oberfläche und steht in einem schwer zu ertragenden Spannungsverhältnis zu den Lebensfragen, die durch die Krankheit gestellt werden.

Im Folgenden soll versucht werden, auf die feineren Vorgänge im Organismus aufmerksam zu machen und sie in ein Verhältnis zu Leib, Seele und Geist des Menschen zu setzen, damit aus einem solchen Verständnis der Krebskrankheit heraus Geistesgegenwart entstehen kann, die handlungsfähig macht in den vielen

Momenten des Pflegealltags. Die Allzuständigkeit der Pflege soll nicht durch weitere Pflegetechniken ausgedehnt werden, die nach dem Prinzip: »Bei Krebs macht man …« angelegt sind, sondern es werden eine Vertiefung des Krankheitsverständnisses sowie Hilfe und Ermutigung für Patienten und Pflegende angestrebt.

Über den Entstehungsprozess der Krebskrankheit

Im menschlichen Organismus sind zwei Lebensprinzipien zu beobachten, die sich im Gesunden gegenseitig die Hand reichen, sich ergänzen zu einem einheitlichen Ganzen: Das Prinzip des Wachstums und das Prinzip der Gestaltung, der Gestalt-Bildung. Bei einer Wunde sind diese beiden Prinzipien im Verlauf der Wundheilung zu beobachten: Auf der einen Seite bildet sich rasch Gewebe nach, auf der anderen Seite wird diese Nachbildung gebremst; es wird ihr entgegengesteuert, sodass nicht eine willkürliche Neubildung, sondern eine exakte Nachahmung dessen entsteht, was vorher war. Das Wachstum wird an bestimmten Grenzlinien gestoppt, sodass die Gestalt wiederersteht. Allenfalls findet noch abschließend bzw. vorübergehend eine Verhornung, eine Narbenbildung statt, die aber auch nicht über eine bestimmte Grenze hinausgeht.

Das Prinzip der Zelle, sich zu teilen und damit zu vermehren, führt, wenn es sich selbst überlassen bleibt, zur Wucherung (Proliferation) und zum Chaos. Diesem reinen Wachstumsprinzip tritt eine Kraft höherer Ordnung entgegen: das Gestaltungsprinzip, das dem Wachstumsprozess eine Richtung, ein Profil, ein Gesicht gibt; das bedeutet, dass die Zellen in ihrem Aufbau und ihrer Funktion differenziert werden. »Die Zelle ist eigentlich dasjenige, was sich eigensinnig geltend macht mit einem Eigenwachstum, mit einem Eigenleben gegen dasjenige, was der Mensch ist.« (5)

Das Differenzierungsprinzip und die darin wirkende Gestaltungskraft geben dem »Eigensinnigen« der Zelle einen neuen, höheren »Sinn«. Interessant in diesem Zusammenhang ist die Tatsache, dass die Bösartigkeit einer Krebszelle auch an dem Grad ihrer Ent-Differenzierung abgelesen wird. Das heißt, je weniger eine Zelle sich unterordnet und eine bestimmte Aufgabe im Ganzen des Organismus übernimmt, umso mehr richtet sie sich gegen den Organismus.

Bemerkenswert ist, dass der Krebs, genauer: das Karzinom, sich am Epithel- oder Deckzellgewebe bildet. Dieses Gewebe bildet die Grenze zwischen dem Inneren und dem Äußeren eines Organs und stellt die Hülle, die Haut dar, die das Innere schützt und festlegt, was dazu gehört und was nicht. An dieser Haut ist zugleich auch nach außen hin die charakteristische Gestalt eines Organs und eines Organismus erkennbar. Und sie ist Grenzübergang, durch den einerseits Stoffe, andererseits Reize, Signale hin- und herwandern. Damit Letzteres möglich ist, sind spezielle Wahrnehmungsorgane (Rezeptoren) in diese Grenzschicht integriert. Bei der äußeren Haut des Menschen sind es die Sinnesorgane, die sich dem Licht, der Wärme, dem Klang, der Berührung usw. darbieten.

Wenn nun entartete Zellen vom Epithelgewebe ausgehend eine Wucherung, eine Ausstülpung bilden, so geschieht dies nur, weil der Organismus seine Integrations- und Gestaltungskraft an dieser Stelle zurückgenommen hat. Die Wucherung wird nicht wahrgenommen, der Organismus ist ihr gegenüber quasi blind. Jeder Mensch wird im Laufe seines Lebens mit diesen Wachstumsbestrebungen konfrontiert. Der gesunde Organismus erkennt diese Bestrebungen und Bildungen als fremd, er kann unterscheiden, was zu ihm gehört und was ihm fremd ist. Am eindrucksvollsten ist diese gesunde Kraft des Organismus zu erleben in der Entzündung als einem parenteralen Verdauungsprozess, wo dem Erkennen und Unterscheiden das Verdauen (Phagozytose) und Ausscheiden folgt. Wie das Ich des Menschen sich für eine Idee erwärmen, begeistern kann und diese sich zu eigen macht, geschieht dies in der Entzündung auf physischer Ebene.

Hinzu kommt, »dass nicht der Tumor als Ansammlung atypischer Zellen die Basalmembran primär durchwächst, sondern dass vom Organismus aus Kapillaren aus dem unter der Basalmembran gelegenen Bindegewebe die Basalmembran auflösen und in das winzige Häufchen atypischer Zellen hineinwachsen. Erst nachdem er vom Organismus mit Blut versorgt wird, bekommt der zunächst kleine maligne Zellhaufen die Potenz zu seinem mächtigen, grenzendurchbrechenden Wachstum. Auch im Weiteren bleibt er dabei abhängig vom Kapillarsystem des Organs, das er zerstört. Wo dieses ihm nicht entgegenwächst, in ihn eindringt und ernährt, kann der Tumor nicht weiter wachsen.« *(4)*

Der Organismus kommt ohne Wahrnehmung dem Tumorprozess entgegen, wird gleichsam von diesem angezogen und geht schließlich selbst in diesem Prozess unter. Der Krebs zerstört somit letztlich seine eigene Lebensgrundlage. Der »Wirt« erstickt in diesem Chaos, das er selbst ernährt, aber nicht gestaltet hat. Um es in einem Bild zu sagen: Der nicht gefasste Brunnen lässt das Wasser ungenutzt verströmen und versiegen.

Das Ich des Menschen, das die Individualität menschlichen Lebens ausmacht, gibt dem menschlichen Leib seine charakteristische Gestalt. Es hat die Möglichkeit, sich mit einer Idee als Aufgabe zu verbinden und die Seele dafür zu begeistern, damit diese die Kraft entfaltet, aus der Idee Tat werden zu lassen. In der Krebskrankheit erscheint dieses Ich geschwächt gegenüber den autonom gewordenen Wachstumskräften im Leiblichen. Es verliert sich an Lebensvorgänge, die leben, indem sie ständig nur ihre eigene Substanz vermehren, reproduzieren: »Wer sein Leben erhalten will, wird es verlieren.« *(Lukas 17,11)* Dieses Leben, das nur sich selbst erhalten will, verläuft im Stillen, weil es nicht eigentlich mit der Um-Welt kommuniziert und kommt erst dann zu Bewusstsein, wenn es den Organismus zerstört.

Die Gestalt bildende Kraft im Organismus, letztlich das Ich des Menschen, erscheint somit in der Krebskrankheit zurückgenommen gegenüber den reinen Wachstumskräften. An den Grenzschichten des Körpers, an denen die Gestaltbildung besonders zum Vorschein kommt, aber auch Trennung zwischen und Wahrnehmung von Innen- und Außenwelt stattfindet, entsteht das Karzinom. Diejenige Kraft, die ihre Stärke gerade darin entwickelt, dass sie zu unterscheiden und abzuwehren, aber auch zu integrieren vermag, wird vom Krebsprozess gleichsam aufgesaugt und droht in ihm unterzugehen. Als pflegerisch-therapeutischer Ansatz ergibt sich unter diesem Gesichtspunkt die Aufgabe, den Patienten in der Bildung und Gestaltung von Grenzen zu unterstützen. Einerseits braucht die Innenwelt des Erkrankten Schutz und Hülle gegenüber der Außenwelt. Andererseits muss die verdauende Tätigkeit des Organismus gestärkt werden, damit die »Nahrung«, z. B. auch Sinneseindrücke, zu seinen Gunsten verwertet werden kann.

Das Erleben des Krebspatienten

»Mir kommt es so vor, als würde ich mein ganzes Leben lang versuchen, einen sehr steilen Berg zu ersteigen. Es gibt immer mal Felsvorsprünge, auf denen ich mich ausruhen, etwas Freude erleben kann. Aber ich muss immer weiter klettern, und mein Berg hat einfach keinen Gipfel, bei dem ich jemals ankommen würde.«

»Ich konnte meine Arbeit bei der Gewerkschaft nicht ausstehen. Aber um zur Musik zurückzukehren, war ich zu alt, obwohl ich es versucht habe. Ich wusste, dass ich da bleiben musste, wo ich war. Es gab keinen Ausweg, egal wie ich es drehte und wendete.«

»Je mehr ich mich bemühte, sie niederzureißen, desto höher und dichter wurde die Wand aus Dornen, die ich um mich herum aufgebaut hatte. Ich kam nicht durch, ich konnte keinen Mitmenschen erreichen. Ich komme mir vor wie Dornröschen, doch der Wald ist inzwischen so undurchdringlich geworden, dass niemand mich finden wird. Der Pfad ist vom Dickicht völlig überwuchert, man kann ihn nie mehr benutzen.«

»Was ich auch anfing, nichts hat funktioniert. Ich konnte nicht mehr (schreiben), und *Tom* auch nicht mehr. Und je krampfhafter wir uns bemühten, desto schlimmer wurde es. Ich habe alles für ihn aufgegeben, und heute weiß ich, dass uns das zerstört hat. Wir haben uns gegenseitig erstickt. Es schien einfach keinen Ausweg zu geben . . . Ich habe mir oft gedacht: Hier komm' ich erst raus, wenn ich tot bin.« *(3, S. 125)*

Diese Aussagen von Krebskranken sind laut *Lawrence LeShan*, einem amerikanischen Psychotherapeuten mit über 40-jähriger Erfahrung in der Betreuung Krebskranker, charakteristisch für Menschen, die dazu neigen, sich innerlich zurückzuhalten in Konfliktsituationen, die eine Scheu haben, in die Auseinandersetzung zu gehen, wenn es schwierig wird, und lieber harmonische Verhältnisse bevorzugen. Diese Rückzugshaltung, dieses Unvermögen, sich an der Welt zu beteiligen, dieses »Kenn-ich-schon«, dieses »Lieber-nicht« oder »Das-bringt-ja-doch-nichts« hat zur Folge, dass man alles von außen in sich hineinnimmt, ohne es aktiv zu begleiten, zu »verdauen«. So kann man aus seinen Erlebnissen keinen Gewinn ziehen und daran reifen. Das Ich des Menschen, das sich gerade dort entwickelt und stärkt, wo es unterscheiden, abwehren und integrieren muss, schwächt sich, indem es sich aus der Auseinandersetzung zurücknimmt. *LeShan* spricht hier von einem verhinderten »inneren Wachstum«; gemeint ist hiermit geistig-seelisches, nicht leibliches Wachstum.

Seelische Eindrücke, die nicht von der Seele selbst angenommen und verarbeitet, sondern möglicherweise ein Leben lang zurückgedrängt werden, suchen ihren Ausweg im Leiblichen und machen krank. Was im Seelischen des Menschen vergeblich nach Weiterentwicklung drängt, sucht sich das Leben im Physischen. Eine aufschlussreiche Darstellung dieser Zusammenhänge findet sich bei *Goyert.* Insbesondere sei hier auf die Beiträge von *Goyert* und *Treichler* verwiesen. *(1).*

Die Sinnfrage des Krebspatienten

Die Frage nach der Krebskrankheit wird unmittelbar als eine Frage nach Leben und Tod angesehen, weil die Krankheit selbst, ihr Entstehungsprozess, eine Auseinandersetzung um Leben und Tod ist. Der Krebskranke fragt sich: »Warum gerade ich?« »Welchen Sinn hat das – ist es nicht sinnlos?« »Was habe ich denn falsch gemacht?« Es gibt Krebskranke, denen diese Fragen nicht bewusst sind, die stumm vor sich hin leiden. Allenfalls sind solche Fragen in ihrer Umgebung greifbar, wenn z. B. ein fassungsloser Angehöriger sie stellt.

Andere wiederum verbreiten diese Fragestellungen eher in Form seelischer Stimmungen. Die Fragen stehen ihnen ins Gesicht geschrieben, aber die Betroffenen sind innerlich zu sehr von Angst und Verzweiflung überflutet, um sie zu äußern. Eine unerträgliche Situation – auch für die Umstehenden!

Manche Patienten sprechen ganz unvermittelt, aber sehr klar solche Fragen aus. Letztlich wird die Grundfrage des Lebens gestellt: Wer bin ich? – Es wird deutlich, dass die Frage nach dem Sinn von Leben und Krankheit mit der Frage nach der Identität des Menschen zusammenhängt. Im Neuen Testament findet sich in der Erzählung von der Auferweckung des Lazarus der Satz: »Diese Krankheit ist nicht zum Tode, sondern dass durch sie Gott sich offenbare« *(Johannes 11,4).* Es ist hier also von Offenbarung durch Krankheit die Rede. Was oder wer soll durch Krankheit offenbart werden? »Die Krankheit des Menschen ist nicht, was sie schien, ein Maschinendefekt – sie ist nichts als er selbst, besser: seine Gelegenheit, er selbst zu werden« *(Viktor von Weizsäcker).*

So wird die Frage nach dem Ich des Menschen zur therapeutischen Grundfrage besonders bei der Krebskrankheit, und es gilt, dieses Ich des Menschen, welches unterzugehen droht, aufzuspüren und es zu stärken. Es geht darum, »die Individualität des Patienten zu finden, zu bestätigen und sie als etwas Einzigartiges zu preisen« *(3).*

Für die Pflege des krebskranken Menschen bedeutet dies, den Alltag so zu gestalten, dass der Kranke im Interesse an der Welt sich selbst wiederfinden kann.

Pflege des Ich – Pflege der Sinne

Der Versuch, die Ergebnisse der leiblichen und seelisch-geistigen Vorgänge in der Krebskrankheit zusammenzufassen, ergibt etwa folgendes Bild:

Der geistig-seelische Bereich mit dem Ich als Wesenskern des Menschen lässt sich nicht vollends ein auf einen Austausch, eine Auseinandersetzung mit der Welt. Das Wahrnehmen, aber auch das Aktivsein in der Welt geschieht nicht mit voller innerer Beteiligung. Die menschliche Seele braucht aber gerade diese Berührung, diese Reibung mit der Außenwelt, die schon beim Trotzen in der Kindheit anfängt, damit sie daran ihr Eigenes, Individuelles entwickeln, ihre Identität erkennen kann. Aber sie hat Angst davor, individuell zu sein, weil sie fürchtet, unsympathisch zu werden. Oder sie will unabhängig sein und erscheint in ihrer sozialen Umgebung als eine starke, dominierende Persönlichkeit, was in Wirklichkeit ein Überdecken der inneren Unsicherheit sein mag.

Diese Unfähigkeit, ganz ins Leben einzutauchen und bereichert daraus hervorzugehen, führt zur Isolation, zum Rückzug. Aus Desinteresse entsteht Resignation, Verzweiflung, Angst, und die kreativen Kräfte werden gehemmt und bleiben nur im Physischen wirksam. Das geschwächte Ich gestaltet nicht mehr sein Leben, sondern überlässt es den nun überschießenden, unkontrollierten Lebensprozessen. Wie kann nun das Ich des an Krebs erkrankten Menschen angesprochen, gestärkt, wieder zurückgeholt werden ins Leben? Wie kann die Seele wieder Interesse gewinnen an der Welt, um sich daran zu erwärmen und zu ernähren? Wie kann sie wieder zu einer fruchtbaren Beziehung zum Leben gelangen?

Die menschliche Seele erfährt von der Welt durch die Sinne als den Toren zur Seele. Die Seele verarbeitet die Sinneseindrücke, macht sie sich zu eigen, zu ihrem Erfahrungsschatz und kann diesen dann wiederum produktiv nutzen. Schmecken, Riechen, Tasten, Hören und Sehen sind Tätigkeiten, die durch aktives Zutun des Menschen Regungen der verschiedensten Art hervorrufen. *Rudolf Steiner* beschreibt eine Ordnung von zwölf Sinnen, deren Bedeutung im Wahrnehmungsprozess durch die moderne Sinnesphysiologie und Erkenntnistheorie nach und nach bestätigt wird.

Zur Darstellung der durch die Sinne vermittelten Erlebnisbereiche *vgl. Tab. 13.* Die darauf folgende Besprechung der einzelnen Sinnestätigkeiten beschreibt Ansätze für die Arbeit mit den Patienten *(6).*

Tasten

Im Bereich des Tastens fühlen wir uns besonders zu Hause in der Krankenpflege, ist doch das Element der Berührung dasjenige, was zum Wesentlichen unseres Berufes gehört. Es erlangt besondere Bedeutung auch dadurch, dass wir in einer eher berührungsfeindlichen Kultur aufwachsen, in der sich viele Surrogate

Tab. 13 Die zwölf durch die Sinne vermittelten Erlebnisbereiche

Das Ich des anderen wahrnehmen	**vorwiegend das Geistige des Menschen ansprechende Sinne**
Gedanken wahrnehmen	
Sprache erleben	
Hören	
Wärme empfinden	**primär das Gefühlsleben des Menschen berührende Sinne**
Sehen	
Riechen	
Schmecken	
Gleichgewicht erleben	**auf den eigenen Leib gerichtete Sinne**
Bewegung empfinden	
Das Befinden wahrnehmen	
Tasten	

wie Technik oder Medien in die menschliche Beziehung und die Erlebnisse des Menschen einmischen.

Grenzt man die Erlebnisqualitäten Wärme, Bewegung, Hören, Sehen vom Tasterlebnis ab, so ergibt sich ein doppelter Aspekt des Tastsinnes: Einerseits empfindet mein Körper einen Eindruck, eine Verschiebung der Haut und des darunter liegenden Gewebes; es handelt sich also primär um ein Erlebnis der Oberfläche meines Körpers, meiner leiblichen Grenze: »Hier fange ich an«, »Das gehört zu mir«, »Das bin ich«. Wenn man etwas Unglaubliches erlebt, fragt man sich manchmal, ob man dies träume. Man hat das Bedürfnis, sich zu berühren, sich zu kneifen, sich die Augen zu reiben: »Bin ich noch da?« Auch bei Nervosität und Aufregung ist das der Fall: Durch nervöses Nesteln, Kratzen, Kauen an Händen, Gesicht, Lippen etc. wird unbewusst versucht, sich seiner selbst zu vergewissern.

Andererseits vermittelt uns das Tasten ein Urteil von dem anderen, dem Fremden, das nicht zu mir gehört, dem Harten oder Weichen, Spitzen oder Eckigen etc. Wie spannend kann es sein, mit geschlossenen Augen etwas zu tasten, ohne dieses »Weiß-ich-schon, Kenn-ich-schon« des Sehsinnes. Es ist von Bedeutung für den Krebspatienten, sein Interesse, seine Aufmerksamkeit für seinen eigenen Leib durch die Berührung zu wecken. Die bewusste, geführte Berührung beim körperlichen Kontakt mit dem Patienten bei der Körperpflege und bei den äußeren Anwendungen und Einreibungen vermitteln über die Sinnesempfindung ein Erlebnis der Leibesgrenze und ein Erlebnis von Hülle und Schutz. Die Empfindung für die Grenze zwischen innen und außen, für das, was dazugehört oder nicht, wird gefördert. Das Erlebnis »Das bin ich«, das durch die Berührung hervorgerufen wird, relativiert Angst- und Schmerzgefühle.

Das Befinden wahrnehmen

Der Lebenssinn vermittelt uns etwas von unserer inneren, leiblichen Gestimmtheit und wird uns erst bewusst, wenn ein Gefühl des Unbehagens sich konkretisiert zu einem Hunger- oder Durstgefühl. Umgekehrt kann das »Sich-rundum-Wohlfühlen« sich steigern zu dem Erlebnis: »Ich bin ganz in mir drin und mein Körper steht mir voll zur Verfügung« – »Ich und mein Leib sind eins«.

Der Lebenssinn sagt mir etwas darüber, ob die Lebensvorgänge des Leibesinneren wie Atmung, Ernährung und Ausscheidung miteinander harmonisieren und ich als »Herr im Haus« frei darüber verfügen kann, oder ob irgendetwas meine Aufmerksamkeit bindet und mich irritiert. Das bewusste klare Wahrnehmen des körperlichen Befindens ist ein wichtiger Vorgang, zumal eine nicht bewusst gemachte Unstimmigkeit das ganze Lebensgefühl prägen kann.

Die tägliche Übung, nach dem Befinden des Patienten zu fragen (»Wie geht es?«), erlangt dann besondere Bedeutung, wenn dies von einem wachen Interesse des Fragenden begleitet ist. Die regelmäßige Erkundigung nach Temperatur, Puls, Stuhlgang etc. kann das wache Empfinden des Patienten für seinen Leib fördern. Bei Patienten mit hypochondrischer Neigung ist gerade das Aufmerksammachen auf die gesunden Lebensprozesse wichtig.

Das Lebensgefühl des Krebskranken ist oftmals geprägt durch Lustlosigkeit, Antriebslosigkeit, Appetitlosigkeit, Schwäche. Sie sind als unspezifische Symptome Ausdruck des inneren Rückzugs von der Umwelt. Wenn es gelingt, z.B. durch die individuelle liebevolle Zubereitung oder Gestaltung einer Mahlzeit dem Patienten einen kleinen Genuss zu ermöglichen, durch das Lüften des Zimmers oder eine Waschung eine Erfrischung zu gewähren oder mit dem Eintreten für eine ungestörte Mittagsruhe Entspannungsmomente zu schaffen, dann ist es dem Kranken eher möglich, sich in seinem Leib zu Hause zu fühlen, als in einer Umgebung, die keinen Sinn für die Bedeutung dieser kleinen Genüsse hat.

Bewegung empfinden und Gleichgewicht erleben

Der Bewegungssinn bezieht sich auf Lage, Haltung und Bewegung des Körpers und der Gliedmaßen zueinander. Wir erkennen zum Beispiel dann seine Bedeutung, wenn eine Bewegung falsch »dosiert« war, wenn wir etwas umstoßen oder über das Ziel hinausschießen. Der Mensch erlebt in der Bewegung seine Freiheit im Leibe, er freut sich daran, wenn er beispielsweise im Sport, beim Tanzen oder im künstlerischen Bereich die Bewegung beherrscht. Problematisch erweist es sich, wenn immer die gleiche Bewegung, der gleiche Handgriff ausgeführt wird, sodass der Mensch wie eine Maschine funktioniert und die Bewegung nicht mehr aktiv bestimmt. Diese wirkt dann wie von außen marionettenhaft geführt.

Der Gleichgewichtssinn bezieht sich auf die Orientierung, die Ausrichtung des Menschen in den Dimensionen des Raumes. Es erfordert z. B. eine permanente Leistung des Gleichgewichtssinns, damit sich der Mensch aufrichten kann. Jeder von uns kennt die panischen Gefühle, wenn plötzlich Schwindel auftritt oder wenn man unter Wasser die Orientierung verliert: Der Gleichgewichtssinn gibt uns innere Sicherheit.

Am Patienten kann deutlich werden, wie sehr z. B. in der Depression die äußere Unbeweglichkeit der inneren Starre entspricht: Die Gedanken werden schwer und unbeweglich, man bewegt sich in immer denselben Gedankenkreisen; im Physischen entspricht dies einer Bewegungsarmut, Verlangsamung, »Lähmung« der Bewegung, die bis zum Erstarren der inneren Lebensprozesse gehen kann, so z. B. bei Obstipation. Bei der Krebskrankheit treten ganz ähnliche Prozesse auf, wenn beispielsweise »das Denken seine Elastizität, seine Kreativität und Produktivität verliert« und sich »fixe Ideen« bilden« (4).

Jegliche Anregung der Eigenbewegung des Patienten kann dazu verhelfen, die innere Starre und Schwere zu überwinden. Das befreiende Erlebnis der Bewegung und Aufrichtung des Leibes fördert die Überwindung seelischer Lähmung und Unbeweglichkeit des Denkens.

Ein Krebspatient, der zur stationären Aufnahme in die Klinik kam, sagte, er müsse kämpfen. Wo und wie sollte er kämpfen? Meist brütete er dumpf vor sich hin und richtete seine Aufmerksamkeit mehr nach innen auf sein körperliches Befinden. Eines Morgens wurde auf dem Flur vor seinem Zimmer gesungen. Er riss die Tür auf, stürzte auf den Flur und war freudig bewegt. Für einen kurzen Augenblick war er ein anderer Mensch geworden.

Schmecken

Dass der Mensch sich für etwas interessiert, d. h. innerlich auf etwas zugeht, kann damit beginnen, dass er »Geschmack an etwas findet«. Morgens nach dem Aufstehen hat man das Bedürfnis, den schalen Geschmack im Mund zu überwinden und »einen Geschmack von der Welt« zu bekommen, irgendetwas Frisches, Wachmachendes, Anregendes, was das Schmecken belebt. Wenn dann dieser Eigengeschmack überwunden ist, stellt sich Appetit ein auf etwas, was einem konkreten inneren Bedürfnis entspricht: Appetit auf etwas Süßes, Salziges, Herzhaftes …

Eine Krebspatientin, die mit Übelkeit und Appetitlosigkeit zu kämpfen hatte, äußerte eines Abends ein »Gelüste« auf Hawaii-Toast. Es gelang mit einigem Aufwand auf der Pflegestation, die »Lust« zu befriedigen. Der Patientin bekam dieses Essen sehr gut, und in der Folgezeit entwickelte sie auch wieder mehr Appetit und kam zu Kräften. Die Umkehrung eines Prozesses, der von Übelkeit und Appetitlosigkeit bestimmt war, war gelungen. Es wäre sicherlich wünschenswert, wenn es der Pflege gelänge, im Sinne der Anregung des Schmeckens die Mahlzeiten mehr zu individualisieren.

In diesem Zusammenhang können einige Dinge beachtet werden:
- Der Zeitpunkt der Mahlzeit sollte auf den Patienten abgestimmt werden. Viele Krebspatienten fühlen sich erst am späteren Vormittag zur Nahrungsaufnahme in der Lage;
- Das Essen sollte durch eine innere Einstimmung (»Essensritual«) vorbereitet werden.
- Ein leichtes Bittermittel kann den Appetit anregen und die Verdauungssekrete stimulieren.
- Auf dem Teller sollten zunächst nur kleine oder kleinste, schön angerichtete Mengen erscheinen.
- Ein feucht-warmer Leibwickel, z. B. ein Schafgarben-Leibwickel, kann die Verdauungstätigkeit unterstützen.

Riechen

Im Riechen dehnt sich der Mensch über das Schmecken hinaus, zugleich kann aber auch ein unangenehmer Geruch dazu führen, dass man sich in sich zusammenzieht, den Atem anhält, bis dahin, dass einem übel wird und man die Besinnung verliert. Es ist schwierig, sich gegen einen Geruch abzugrenzen. Umso mehr kommt hier gelegentlich ein Gefühlsurteil zum Vorschein: »Ich kann dich nicht riechen!«
Gerade im Geruch erleben wir also, wie sehr sich die menschliche Seele bei Sympathie dehnen, bei Antipathie zurückziehen kann. Wie wohltuend aber ist es, wenn die Atmung frei ist und wir tief Luft holen oder auch einmal ausseufzen können. Das Geruchsmilieu, die Atmosphäre um einen Krebspatienten herum, kann ihn physisch-seelisch-geistig daran hindern, auszuatmen, loszulassen, etwas von sich zu geben. In dieser Hinsicht ist auch die Wahl von Pflegesubstanzen bis hin zum Putz- und Desinfektionsmittel von Bedeutung. Wie wenig anregend ist häufig der Geruch in Krankenhäusern, aber auch der eigene »Saft und Mief«, in dem der Kranke sich aufhält!

Sehen

Das Sehen ist diejenige Sinnestätigkeit, die im menschlichen Bewusstsein dominiert.
Das Auge ist auch ein Organ des Bewegungssinnes. Es folgt einer Kontur, bewegt sich dabei, und diese Bewegung wird wahrgenommen. So ist es, was das Erlebnis betrifft, durchaus ein Unterschied, ob der Mensch sich ständig nur mit rechtwinkliger, geradliniger Architektur umgibt oder mit den Augen die Spitzbögen einer gotischen Kathedrale nachzufahren sucht. Und es macht durchaus Sinn, zumal wenn man das Bett nicht verlassen kann, dass die dem Bett gegenüberliegende Wand nicht eintönigeinfarbig, sondern mittels verschiedener Farbschattierungen belebt ist. Dabei ist daran zu erinnern, dass die Bezeichnungen »kalte« und »warme« Farben ihre Berechtigung haben. Es ist einleuchtend, dass sich warme, lichtvolle Farbtöne zu innerem Licht und innerer Wärme umwandeln können.
So kann es hier zur pflegerischen Aufgabe werden, die Lichtverhältnisse im Raum und den Umgang mit Bildern zu gestalten, denn gerade dem Krebspatienten erscheint häufig die Welt und sein eigenes Leben farblos, grau in grau und es mangelt ihm an der inneren Fähigkeit, Farbiges, z.B. aus der eigenen Erinnerung in sich erstehen zu lassen.
Ein junger Krebspatient nahm einige Wochen lang im Herbst die Veränderung der Blätter eines bestimmten Baumes vor seinem Krankenzimmer Tag für Tag wahr und versuchte, durch Fotografieren diese Entwicklung zu dokumentieren. Es war seine besondere Gabe, solche Dinge zu »genießen«.

Wärme empfinden

Wie sehr gerade das Wärmeempfinden bei vielen Menschen gestört ist, kann man daran ablesen, dass oftmals kaum wahrgenommen wird, ob man z.B. kalte oder warme Füße hat. Und auch die Empfindung des Qualitätsunterschiedes in der Wärmeerzeugung durch elektrische Heizung oder Holzofen ist verflacht. Andererseits empfinden wir genau, wie wichtig Wärme für unsere seelische Stimmung ist. Dieses »Sich-Erwärmen« für etwas bis hin zu Begeisterung ist die unmittelbare Vorstufe des »In-Bewegung-Geratens«. Die Wärme ist das Element, in dem etwas wachsen und reifen kann. Die kalten Hände und Füße, das Zittern und Frösteln bei Aufregung, Nervosität und Angst entsprechen einem inneren Rückzug der Seele.
Bei den äußeren Anwendungen und Einreibungen in der Krankenpflege *(s. Kap. »Wickel und Auflagen«, S. 172)* ist von ganz entscheidender Bedeutung, ob man auf eine Wärmeresonanz, eine Wärmereaktion des Patienten stößt. Die Wärme, mit der man dem Patienten begegnen muss, hängt von dessen Wärmereagibilität ab. Nur dann, wenn menschliche Regung von Wärme ergriffen wird, ist sie beseelt, ist der Mensch darin anwesend. Hierin besteht ein wesentlicher Unterschied zur mechanischen, maschinellen Bewegung.
Wärmebildung und Entartung sind zwei gegenläufige Prozesse; der Wärmeorganismus des Krebskranken ist gestört, unterbrochen an der Stelle, wo fremdes Leben wuchert. In der

Vorgeschichte dieser Patientengruppe findet man auch häufiger eine mangelnde Fieberreaktion bei Infekten, einen eher unterkühlten Wärmeorganismus und eine fehlende Rhythmik in der Körpertemperatur.

Die anthroposophische Therapie der Krebserkrankung findet deshalb einen wesentlichen Ansatz in der Anregung und Stabilisierung des Wärmeorganismus durch den Einsatz der Mistel als spezifischem Krebsheilmittel *(vgl. L. Simonin 1)*.

Umso wichtiger erscheint neben der kühlen, rationalen Sachlichkeit der Medizin die Wärme als das aktive und aktivierende Element der Krankenpflege. Das geschieht dadurch, dass die Wärme beim Patienten sensibel mit dem Patienten gemeinsam wahrgenommen wird und dass die Wärme des Patienten gepflegt wird, und zwar von der wärmenden Hülle bis hin zur äußeren Anregung des Wärmeorganismus. Dabei kommen einerseits hygienische Maßnahmen in Betracht, so zum Beispiel:

- Achten auf warme Kleidung,
- Bewusstmachen der subjektiven und objektiven Wärmeverhältnisse,
- Vermeiden langanhaltender Kälteexposition.

Auch pflegerisch-therapeutische Maßnahmen sind angezeigt, so beispielsweise
- die Einreibung mit einem Öl,
- Öl-Dispersionsbäder,
- Ingwer-Nierenwickel.

Wärme als leibliches und als seelisch-geistiges Milieu um den Patienten herum ist Voraussetzung dafür, dass sich die Persönlichkeit des Patienten entfalten kann.

Hören

Bei den vier oberen Sinnen des Menschen geht die Aktivität, die Ausübung der Sinnestätigkeit, besonders in die Hände derjenigen über, die den Krebspatienten begleiten. Denn gerade hier, wo sich die Sinneswahrnehmung qualitativ am weitesten nach außen bewegt, wo man zum Zuhörer wird, seinen eigenen Innenraum freimacht für das andere, ist der Krebspatient am ehesten überfordert. Seine Wahrnehmung, seine Aufmerksamkeit ist zu sehr gebunden an innere, leibliche Vorgänge, das seelische Interesse am anderen Menschen ist durch Introversion gelähmt. Der Blick des Betroffenen ist nach innen gerichtet. Es gilt hier, die zu sehr leiborientierte Wahrnehmung der Seele wieder zu lösen, die Seele wieder in ihrem eigenen Bereich sich entfalten zu lassen. Gerade hier wird es nötig, dass sich die verkümmerte Anlage zur Sinnestätigkeit durch Begegnung mit ihresgleichen entfalten kann. Dies gilt auch für die im Folgenden beschriebenen Sinne.

Wie sehr gerade das Gehörte den seelischen Innenraum des Menschen erfüllen kann, erleben wir in der Musik. Die innere »Akustik«, der innere Resonanzraum kann über das Hören noch intensiver in Schwingung versetzt werden, als dies beim Erlebnis von Licht und Wärme der Fall ist. Voraussetzung dafür ist, wie bereits angesprochen, dass man innerlich frei wird und dem Tönen des anderen sein Ohr leihen kann. Wie sehr ist unser aufmerksames Zuhören schon durch eine Geräuschkulisse gestört! Können wir in der Pflege den Innenraum bilden für das Zuhören oder macht der Takt unserer Arbeit die Musik?

Ein Krebspatient, der bereits mehrere Spritzen eines schmerzstillenden Mittels bekommen hatte, sagte mit schwacher Stimme zum Pflegenden: »Ich will keine solchen Spritzen mehr!« Darauf der dabeistehende Angehörige: »Ach was – hören Sie nicht auf ihn, die braucht er doch!« – Hören auf jemanden, nachlauschendes Bemühen wird gerade dort nötig, wo die Stimme leise und schwach ist. Umgekehrt kann etwas in den Raum Gesprochenes den Kranken besser erreichen, wenn es nicht beiläufig geschieht, sondern wenn dieser spürt, dass man sich ihm dabei voll zuwendet.

Sprache erleben und Gedanken wahrnehmen

Bei den drei oberen Sinnestätigkeiten Sprachsinn, Gedanken- (Wahrnehmungs-) Sinn und Ich- (Wahrnehmungs-) Sinn erscheint es am schwierigsten, jeweils ein entsprechendes Sinnesorgan zuzuordnen. Ein Grund dafür mag in dem Problem liegen, die Sinnesbezirke von einander zu differenzieren. Voraussetzung für die Ausbildung und Entwicklung der betreffenden Sinnesorgane ist die Aufmerksamkeit für die betreffenden Qualitäten. Der Gedankensinn entwickelt sich beispielsweise in der Begegnung mit der Gedankenwelt eines anderen Menschen.

Für das heranwachsende Kind ist entscheidend, in welcher Weise das Sprachmilieu der Muttersprache gepflegt wird. Wenn Sprache nur benutzt wird als Code für bestimmte Bedeutungsinhalte, wenn also gewissermaßen nur »genuschelt« wird, dann kann sich kaum ein Sinn für Sprache, ein Sinn für den Klang der Sprache entwickeln. Wird beispielsweise das Wort »Ruhe« reduziert auf den Informationsgehalt »Ruhe« = »Disziplin«, so kann die Sprache nicht durch Lautwert und Klangfarbe wirken. Ganz anders beim ungeduldig ausgerufenen »Ruhe!« Wie man Musik nicht auf das Äquivalent der Schwingungszahl reduzieren kann, ist es nicht möglich, Poesie ganz auf sich wirken zu lassen, wenn sie nicht auch gesprochen erscheint. Als Beispiel hierfür sei das Gedicht »Wasserfall bei Nacht« von *Christian Morgenstern* angeführt:

> »Ruhe, Ruhe, tiefe Ruhe.
> Lautlos schlummern Menschen, Tiere.
> Nur des Gipfels Gletschertruhe
> schüttet talwärts ihre Wasser...«

Welche Gestaltungskraft brauchen wir, um den Klangleib dieses Gedichtes ertönen zu lassen! Es gehört Mut dazu, Selbstüberwindung, die Sprache zum Erklingen zu bringen, in sie gestaltend einzugreifen. Das peinlich-scheue Tuscheln wie hinter vorgehaltener Hand gehört mit zu der Mauer des Schweigens und Verdrängens um den Patienten herum. Haben wir den Mut, ein klangvolles (nicht lautes!) »Guten Morgen« am Krankenbett ertönen zu lassen? Gerade auch bei diesen Alltagsworten gelingt es immer wieder für den Moment, die Kraft des Kranken zu mobilisieren, sodass er selber in den objektiven Klang des Wortes einschwingen kann und für einen Augenblick die Schwere der Krankheit überwindet.

Das Verstehen eines anderen Menschen ist nicht allein von der Sprache abhängig, sondern wird auch von Gestik und Mimik dargestellt. So ist es möglich, Gedanken auszusprechen, ohne ein einziges Wort zu sagen. Damit der Mensch aufnehmen kann, was der andere sagen will, muss er seine eigenen Gedankeninhalte zurückstellen und versuchen, in die Denkbewegung des anderen hineinzugehen. Dies ist mehr als nur eine intellektuelle Fähigkeit, denn selbst wenn das Gesagte unlogisch ist, kann es dennoch wahr sein, einen Sinn haben. Die Neigung zur Abstraktion, die Tendenz, alles, was der Gesprächspartner sagt, in bestimmte Definitionen und Modelle hineinzupressen und darin nur eine Selbstbestätigung zu suchen, hindert die wirkliche Begegnung. Der kühle Kopf, der in bestimmten Situationen berechtigt ist, lässt nicht so sehr den ganzen Menschen an der Begegnung teilhaben. Das Herz des Menschen hat ebenfalls Wahrnehmungsfähigkeiten geistiger Art; dies deutet die englische und französische Sprache mit den Worten: »by heart« und »par cœur« an. Und in der Bibel heißt es: »Sie bewahrte seine Worte in ihrem Herzen.« Wie kommen Worte »ins Herz«?

»Wenn davon gesprochen wird, dass die Gedanken blass sind, sollte man daraus nicht den Schluss ziehen, dass man keine Gedanken braucht, um als Mensch zu leben. Die Gedanken sollten nur nicht so schwach sein, dass sie im Kopfe oben sitzen bleiben. Sie sollten so stark sein, dass sie durch das Herz und den ganzen Menschen bis in die Füße hinunterströmen; denn es ist wahrhaft besser, wenn statt bloßer roter und weißer Blutkörperchen auch Gedanken unser Blut durchpulsen. Es ist gewiss wertvoll, wenn der Mensch auch ein Herz hat und nicht bloß Gedanken. Aber das Wertvollste ist, wenn die Gedanken ein Herz haben. Das haben wir jedoch ganz verloren« *(Steiner)*.

Das Zitat zu Beginn dieses Beitrages *(S. 227)* verdeutlichte die »Hemmung« des Krebspatienten, sich über seine Krankheit auszusprechen. Die Übung des Gedanken-Wahrnehmungs-Sinnes ist wesentliche Voraussetzung, um zu verstehen, was der Patient eigentlich sagen will. Damit wird die Mauer des Schweigens durchbrochen. Je mehr ich den Patienten verstehe, umso mehr lernt auch er seinen Gedanken-Wahrnehmungs-Sinn zu gebrauchen. Und erst dann findet eigentlich Begegnung statt.

Das Ich des anderen wahrnehmen

Ein Urerlebnis menschlicher Begegnung ist der Schreck, dass der andere ganz anders ist als ich. Es ist nicht leicht, den Abgrund zwischen Ich und Du zu akzeptieren; lieber spricht man von einem »Wir-Gefühl« und meint, sich an den gemeinsamen Gewohnheiten und äußeren Zeichen der Zusammengehörigkeit festhalten zu müssen. Das Einsamkeitserlebnis als Urerfahrung des Ich und das Erlebnis des Unterschiedes zwischen Ich und Du gehören substanziell zur menschlichen Begegnung, ist doch gerade darin das ganz Authentische, das Unverwechselbare, der Wesenskern des anderen erfahrbar. Beim Krebspatienten werden gelegentlich nach einer Phase der Angst, der Scheu und der bescheidenen Zurückhaltung Ansprüche angemeldet; Reibungen entstehen, Aggressivität wird spürbar. Zum Ausdruck kommt quasi ein »gerechter Zorn«. Dahinter verbirgt sich der Versuch, dem Leben einen eigenen Stempel, eine eigene Prägung zu verleihen, und man ist erstaunt, welche Kraft der Persönlichkeit spürbar wird (»So kenne ich ihn gar nicht!«).

Die Selbstbezogenheit und Isolation des Krebskranken können wir nicht überwinden, indem wir ihn von sich und seiner Problematik ablenken. Wir können aber durch unser liebevolles Interesse ihn dazu ermutigen, über sich selbst hinauszuwachsen: Das wahrgenommene Ich erhält den Anreiz zu wachsen, weil es gesucht wird.

Das innere Bemühen des Pflegenden, das Ich des Patienten aufzuspüren, kann darin bestehen, sich immer wieder zu fragen: Wer ist er? Wo ist er? Was will er?, oder noch konkreter: Was ist seine Frage? Was beschäftigt ihn? Manchmal muss man den Mut haben, eine Frage auszusprechen, zum Beispiel: Warum glaubst Du, bist Du krank geworden?

Vielleicht findet dann eine Begegnung statt, in der der Gefragte erlebt: Ich bin verstanden!

Schlussbemerkung

In diesem Beitrag wurde versucht zu verdeutlichen, inwiefern die Gestaltung des Milieus um den Krebspatienten hinsichtlich der Betätigung der Sinne eine Aufgabe der Krankenpflege werden kann. Der Kranke soll hierdurch eine Hilfe erhalten, eine aktive Beziehung zu seiner Umwelt aufzunehmen. Er soll darin unterstützt werden, die innere Lähmung und Isolation zu überwinden, um die Gestaltung seines Lebens wieder verstärkt selbst in die Hand zu nehmen. Für die Pflegenden bedeutet dieses Aufgabengebiet eine größere und wachere Aufmerksamkeit für die alltäglichen, scheinbar unwichtigen Dinge des Lebens. Insbesondere richtet sich diese Aufmerksamkeit auf diejenigen Erlebnisquellen, die dem Kranken eher verschlossen sind. So wird mit dem Kranken gemeinsam durch die aktive, mit Interesse verfolgte Betätigung der Sinne eine Gestaltungskraft geübt, die dem erkrankten Organismus, der um die Gestaltung seiner Lebensprozesse ringt, zugute kommt.

Kategorie	Beispiel für Lernziele	Empfohlener Lernweg
Handwerk	Sie können die Lebensqualität des Krebskranken durch die Anregung seiner zwölf Sinnesbezirke verbessern.	A
Eigenes Lernziel		
Beziehung	Sie können den Krebskranken bei seiner Suche nach Aufgabe und Sinn unterstützen.	B
Eigenes Lernziel		
Wissen	Sie wissen um die Bedeutung der Sinnfrage für die Heilung und das Leben mit der Erkrankung.	C
Eigenes Lernziel		

Literatur

1. Goyert, A. et al.: Der krebskranke Mensch in der anthroposophischen Medizin. Verlag Freies Geistesleben, Stuttgart 1989
2. Juchli, L.: Krankenpflege. 7. Aufl., Thieme, Stuttgart 1994
3. LeShan, L.: Diagnose Krebs. Wendepunkt und Neubeginn. Klett-Cotta, Stuttgart 1993
4. Schürholz, J.: Krebskrankheit – eine Allgemeinkrankheit? Deutsche Krankenpflegezeitschrift 45, 2 (1992) 84
5. Steiner, R.: Geisteswissenschaft und Medizin. 7. Vortrag, GA 312, Rudolf Steiner Verlag, Dornach 1961
6. Steiner, R.: Zur Sinneslehre. Verlag Freies Geistesleben, Stuttgart 1980

Pflege-Überleitung als Schwellenbegleitung

Marly Joosten, Jürgen Haake

> Die Einweisung in das Krankenhaus oder die Rückverlegung aus dem Krankenhaus in die häusliche Umgebung oder ein Pflegeheim stellt für viele Patienten eine fast unüberwindliche Schwelle dar. Hier wurde in den letzten Jahren die Pflegeüberleitung als wichtiges Instrument entwickelt, um einen patientenbezogenen Übergang herzustellen. In diesem Kapitel werden die grundlegenden Schritte der Pflegeüberleitung dargestellt und an einem Fallbeispiel erläutert.

Lernziel s. Seite 246

Herausforderungen durch die Gegenwart

Die sozialpolitischen Rahmenbedingungen im Gesundheitswesen haben sich in den letzten Jahren durch die eingetretene Kostenexplosion und die daraus resultierenden Sparmaßnahmen erheblich verändert. Alle im Gesundheitswesen tätigen Menschen und Institutionen müssen sich diesen Veränderungsprozessen stellen, neue Formen der Versorgung des Patienten entwickeln und neue Arbeitsbedingungen suchen und akzeptieren. Insbesondere die Krankenhäuser müssen sich zukünftig noch stärker dem wirtschaftlichen Druck der Kostensenkungen und dem Anspruch an eine qualifizierte Versorgung ihrer Patienten stellen. Die Verweildauerverkürzung und der Abbau von Fehlbelegungen stellen große Herausforderungen an die Krankenhäuser und ihren medizinischen Auftrag. Dabei soll einer aktivierenden und rehabilitierenden Pflege Vorrang eingeräumt werden und die ambulante medizinische und pflegerische Versorgung der Patienten an Bedeutung gewinnen. Das wesentliche Ziel gegenwärtiger und zukünftiger Gesundheitspolitik dürfte daher in der Weiterentwicklung der Verzahnung von stationärer und ambulanter Versorgung der Patienten liegen.

Aus der Verweildauerverkürzung ergibt sich eine Verdichtung des Arbeitsprozesses auf den Stationen. Die pflegerische Betreuung ist dann primär auf die aktuelle und akute stationäre Pflegesituation ausgerichtet. Der Blick für eine pflegerische, nachstationäre Versorgung geht verloren und die damit einhergehende Leistung zur Organisation dieser Versorgung können kaum noch erbracht werden. Durch eine erhöhte Lebenserwartung wird aber in Zukunft die Zahl der pflegebedürftigen Menschen, die eine nachstationäre Versorgung benötigen, noch zunehmen.

Die demographische Entwicklung unserer Gesellschaft ist durch sinkende Geburtenzahlen und den kontinuierlichen Anstieg der Lebenserwartung gekennzeichnet. Hiermit einher geht die Zunahme chronischer Erkrankungen bis hin zur Multimorbidität. Die Familienstruktur hat sich bereits von der Großfamilie hin zu Einzelhaushalten entwickelt. Immer mehr Menschen werden immer längere Zeiträume der pflegerischen Betreuung in Anspruch nehmen. **Diese Entwicklung erfordert zunehmend individuelle Pflegemöglichkeiten im häuslichen Bereich, im betreuten Wohnen, in der Kurzzeitpflege, im Hospiz oder im Altenpflegeheim.**

Die Einführung der Pflegeversicherung im Jahre 1995 in Deutschland hat zwar die Möglichkeiten, insbesondere der ambulanten Pflege, verbessert, die Vernetzung der stationären und ambulanten Pflege aber noch nicht bewirken können. Dies ist erst durch die Einführung der Pflegeüberleitung auf den Weg gebracht. Sie sichert als pflegerisches Bindeglied zwischen stationärer Krankenhausbehandlung und der weiteren nachstationären Versorgung des Patienten die Kontinuität und Qualität der Pflege und stellt damit die Verzahnung beider Bereiche her.

Definition und Inhalt

> Der Begriff Pflege-Überleitung umfasst alle Gefühle, Gedanken und Handlungen die notwendig sind, um eine weitere kontinuierliche Qualität in der Pflege beim Übergang vom Krankenhaus in die ambulante Pflege oder Pflegeheimversorgung zu gewährleisten. Dies gilt auch beim Übergang von der ambulanten Pflege oder vom Pflegeheim ins Krankenhaus. Joosten 1993

Diese Definition beinhaltet einen Prozess, in dem der Patient, aber auch seine Angehörigen, im Mittelpunkt stehen. Beide sind durch eine eingetretene Pflegebedürftigkeit des Patienten mit anschließender Krankenhausaufnahme an eine Schnittstelle in ihrem Leben gekommen.

Die Frage, wie es danach weitergeht, ist für beide oft eine Schicksalsfrage, die neue Lebenswege und Veränderungen im täglichen Leben einleiten kann.

Die Pflege-Überleitung im Krankenhaus ist dabei vom Zeitpunkt der Aufnahme bis über die Entlassung hinaus eine Begleitung über unterschiedlichste Schwellensituationen hinweg. Sie hat den Anspruch, in dieser Schwellensituation eine menschengemäße Qualität zu erreichen. Dazu ist eine differenzierte Bildgestaltung des bisherigen Lebensweges notwendig. Im Mittelpunkt steht die einmalige Individualität des Patienten und seiner Angehörigen mit ihren eigenen Lebensaufgaben und deren Verknüpfungen. Diese innige Bildgestaltung ist für den sich daran anschließenden Gedankenprozess der Ausgangspunkt, um klare Entscheidungen zur adäquaten Gestaltung des sozial-pflegerischen Umfeldes nach der Entlassung aus dem Krankenhaus treffen zu können. Anschließend wird die Pflege-Überleitung weitergeführt, in dem die getroffenen Entscheidungen durch organisatorisches Handeln umgesetzt werden und der gesamte Prozess über die Entlassung hinaus evaluiert wird.

Vergangenheit und Zukunft

Wie aus der Definition hervorgeht, gibt es zwei Wege der Pflege-Überleitung, die man deutlich von einander unterscheiden kann:

- Die Pflege-Überleitung **ins** Krankenhaus **hinein,**
- die Pflege-Überleitung **aus** dem Krankenhaus **heraus.**

Beiden Formen ist gemeinsam, dass der aktuelle Lebens- und Pflegezustand des Patienten weitervermittelt wird, damit daran angeknüpft werden kann.

Im ersten Fall kommt der Patient ins Krankenhaus, weil die Situation, bedingt durch seine Krankheit, zu Hause mit oder ohne Hilfe einer ambulanten Pflege, im betreuten Wohnen, im Pflegeheim oder im Hospiz so nicht mehr tragbar ist. Der Patient braucht jetzt einen medizinischen, therapeutischen oder pflegerischen Impuls für seine weitere Zukunft. Dieser Impuls wird im Krankenhaus gegeben, damit der Patient in seine bisherige Lebenssituation zurück oder den Weg in eine neue gehen kann.

Dazu muss die bisherige Lebenssituation des Patienten an das therapeutischen Team im Krankenhaus von den Pflegenden aus den Pflegeheimen oder von der ambulanten Pflege übergeleitet werden. Dieser Austausch ist unentbehrlich, um dem Patienten einen lückenlosen Übergang ins Krankenhaus zu ermöglichen; er bietet aber kein unmittelbares pflegerisches oder therapeutisches Zukunftskonzept. Im Krankenhaus greift man den weitergeleiteten Ist-Zustand auf. Damit wird die Vergangenheit des Patienten während der Krankenhausbehandlung in ein neues Pflege- und Therapiekonzept für die Zukunft umgewandelt.

Das stellt an die Pflege-Überleitung aus dem Krankenhaus heraus andere Anforderungen als an die ins Krankenhaus hinein. Aus dem Krankenhaus heraus muss sie alle neu entstandenen Zukunftsaspekte über den Entlassungszeitpunkt hinaus zusammenbringen, um damit für die alte Wohn- und Lebenssituation einen neuen zukunftsfähigen Rahmen zu gestalten. Dies ist eine Abrundung des Krankenhausprozesses, die im Krankenhaus selbst geleistet werden muss. Daraus wird ersichtlich, dass die erste Art der Pflege-Überleitung **ins** Krankenhaus von der **Vergangenheit** ausgeht und die Pflege-Überleitung **aus** dem Krankenhaus heraus stärker die **Zukunftsaspekte** berücksichtigen muss. Beide sind in ihrem Aufgabengebiet unerlässlich und dürfen in ihren unterschiedlichen Schwerpunkten nicht verwechselt werden.

Pflege-Überleitung im Prozess

Durch die Pflege-Überleitung wird die im Krankenhaus, im Pflegeheim oder in der ambulanten Pflege gewonnene Qualität in der Betreuung dadurch gesichert, dass möglichst alle Erfahrungen mit dem Patienten, das Wissen über seinen Krankheitszustand und sein soziales Umfeld mit seinem Einverständnis an die ihn fortan pflegenden, therapierenden und betreuenden Menschen weitergegeben werden. Dadurch wird für den Patienten und seine Angehörigen eine Brücke gebaut, über die sie sicher in andere Hände übergeleitet werden.

Die Pflege-Überleitung begleitet und gestaltet aber auch die Entwicklung und Umwandlung der Lebensqualitäten des Patienten und seiner Angehörigen. Dies kommt insbesondere dann zum Tragen, wenn der Patient mitten aus dem Leben heraus erkrankt, und er seine bisherige Lebensgestaltung nicht mehr so weiterführen kann wie bisher.

So ein einschneidender biografischer Wendepunkt entsteht, wenn jemand z. B. plötzlich einen Schlaganfall erleidet, durch einen Unfall querschnittsgelähmt oder durch eine akute Gehirnblutung pflegebedürftig wird. Auch die Verschlechterung einer bestehenden Krankheit, z. B. einer Multiplen Sklerose, einer Tumorerkrankung oder einer Alzheimer-Krankheit, kann eine Veränderung bedingen.

Insbesondere die Wegbegleitung von sterbenden Patienten nach Hause, ins Hospiz oder ins Pflegeheim und die Lebensgestaltung dort sind Aufgaben, die durch die Pflege-Überleitung wahrgenommen werden. Dies geschieht in enger Kommunikation mit allen Berufsgruppen im therapeutischen Team und durch intensive Gespräche mit dem Patienten und seinen Angehörigen.

Um diese umfangreichen Aufgaben zu strukturieren und zu verdeutlichen, ist es hilfreich, sie in ihrem prozessualen Geschehen aufzugliedern, wenngleich sie in der Wirklichkeit nie so getrennt auftreten. Unter einem Prozess (lat. processus = Verlauf) verstehen wir im Allgemeinen einen Verlauf, eine Entwicklung mit einem definierten Anfangs- und Endpunkt. Der Prozess der Pflege-Überleitung lässt sich in drei Phasen und sechs Schritte aufgliedern (Abb. 28).

In der **ersten Phase** werden alle den Patienten und seine Angehörigen betreffenden Informationen gesammelt, die für die weitere Gestaltung des Lebensweges nach der Entlassung wichtig sein könnten. Dies geschieht im ersten Schritt durch eine sozial-pflegerische Anamnese unter dem oben genannten Gesichtspunkt. In diesem Gespräch ist eine intensive Wahrnehmung des Patienten und seiner Angehörigen möglich. Wesentlich ist hierbei, ein möglichst umfangreiches Bild vom Wesen, vom Willen und den Ressourcen des Patienten und seiner Angehörigen zu gewinnen.

Die Krankenschwester oder der Pfleger für die Überleitung muss hierbei dem Patienten und seinen Angehörigen, ihren Situationen und Intentionen bewusst eine empathisch-pflegerische Geste entgegenbringen.

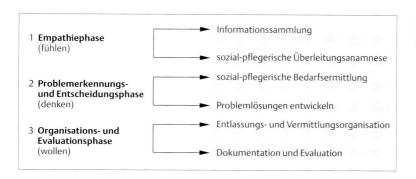

Abb. 28
Phasen im Pflege-Überleitungsprozess

In der **zweiten Phase** wird das gewonnene Bild mit Hilfe des Patienten und seiner Angehörigen geordnet, bewertet und es wird nach Lösungen gesucht. Hierbei kommt es darauf an, die wesentlichen Probleme für die weitere Gestaltung des Lebensweges und Umfeldes des Patienten zu erkennen, zu benennen und mit dem Patienten, seinen Angehörigen und dem therapeutischen Team nach Lösungen zu suchen. Im Mittelpunkt steht dabei der ausgesprochene oder unausgesprochene Wille des Patienten. Die Krankenschwester oder der Pfleger für die Überleitung wirkt hierbei klärend und erweckend, damit das Wesentliche, das im Willen des Patienten lebt, sich verwirklichen kann.

In der **dritten Phase** des Pflege-Überleitungsprozesses werden nun alle organisatorischen Schritte in die Wege geleitet, um den weiteren Weg des Patienten zu gestalten. Es werden Anträge gestellt (z. B. zur Pflegeversicherung), die weitere Pflege und Betreuung eingeleitet (z. B. ambulante Pflege, Anleitung der Angehörigen), Hilfsmittel bestellt (z. B. Rollstuhl und Pflegebett) und unterstützende Dienste informiert (z. B. Hausnotrufsystem, Essen auf Rädern). Ein ganzes Bündel von Maßnahmen wird vorbereitet damit der Patient in seinem von ihm gewollten Umfeld den weiteren Lebens- oder Sterbensweg beschreiben kann. Die Krankenschwester oder der Pfleger für die Überleitung muss hierbei besonnen organisieren und führen, damit der angestrebte Weg des Patienten wirklich gegangen werden kann.

Die Pflege-Überleitung durchdringt mit den drei Seelenfähigkeiten des **Fühlens, Denkens** und **Wollens** die Schwellensituation für den Patienten und seine Angehörigen und leistet damit einen Beitrag zu menschengemäßen Lebensentscheidungen.

Um den Pflege-Überleitungsprozess ins Bild zu bringen, folgt jetzt die Fallbeschreibung einer Pflege-Überleitung aus dem Gemeinschaftskrankenhaus Herdecke (GKH).

> Ziel: Pflege-Überleitung einer Patientin von einer Inneren Station zurück nach Hause.

Bildgestaltung – Empathiephase (fühlen)

Frau W. ist eine 73-jährige Patientin, die wiederholt lange Aufenthalte im Gemeinschaftskrankenhaus hatte. Sie ist verwitwet seit ihrem 42. Lebensjahr und hat nie wieder geheiratet. Ihre zwei Söhne hat sie allein aufgezogen, sie arbeitete als Putzhilfe. Sie hatte ein schweres Leben hinter sich und ist seit 13 Jahren arbeitsunfähig. Eine arbeitslose Nichte hat sie bis jetzt gepflegt und wohnt bei ihr zu Hause in der Wohnung. Ein Sohn ist verheiratet, hat drei Kinder und wohnt weit entfernt. Der andere Sohn ist ledig und wohnt noch bei seiner Mutter.

Sie ist seit einem Jahr völlig abhängig von ihrer Nichte in allen Aktivitäten ihres täglichen Lebens. Ihre entstellten Hände und Füße kann sie seit einem halben Jahr nicht mehr betätigen. Ihre Nichte möchte weiterhin, dass Frau W. nicht ins Pflegeheim geht, obwohl sie die jetzt aufgetretenen pflegerischen Probleme nicht mehr bewältigen kann. Auch Fr. W. will auf keinen Fall in ein Pflegeheim.

Diagnose

Völlige Immobilität aller Gelenke durch langjährige progredient-chronische Polyarthritis (PCP) mit unerträglichen Schmerzen (vor allem beim Lagern). Diabetes mellitus mit Neigung zu Hypoglykämie (Einweisung im Koma). Massiver Blutverlust durch Ulcus duodeni (im Krankenhaus aufgetreten), parenterale Ernährung (über einen CVK). Herzinsuffizienz bei koronarer Herzkrankheit (KHK). Etwa taubeneigroßer, nekrotisierender Dekubitus am Steiß (dreimal täglich Verbandswechsel), Durchfälle, Urininkontinenz.

Pflegestatus

Frau W. braucht eine sehr aufwendige, intensive Pflege. Sie bekommt einen Port, damit sie zu Hause vorläufig parenteral ernährt werden kann. Es wird wegen der Urininkontinenz ein SpFK (suprapubischer Fistelkatheter) gelegt. Im Gemeinschaftskrankenhaus Herdecke wurde mehrfach nekrotisches Gewebe chirurgisch entfernt. Die Wunde musste dreimal täglich, nach jeweils drei verschiedenen Verordnungen, steril versorgt werden. Diese Verbandswechsel waren sehr diffizil und wegen des Problems der Lagerung kaum von einer Schwester allein zu leisten.

Frau W. kann sich zu Hause gar nicht melden, weil sie dort keine Spezialklingel hat wie im Krankenhaus (akustische Klingel, reagiert auf Rufen). Sie hat Angst, vom Hausarzt nicht genug Schmerz- und Pflegemittel verschrieben zu bekommen. Sie hat wegen ihrer Schmerzen besonders große Angst, gelagert zu werden.

Es treten immer wieder Ängste auf, wie die Weiterbetreuung zu Hause sein soll. Sie sieht, dass ihre Nichte jetzt mit all diesen pflegerischen Problemen überfordert ist. Sie weiß nicht weiter, denn »ins Pflegeheim zu gehen ist mein Tod!«, wie sie öfters äußert.

Problemerkennungs- und Entscheidungsphase (denken)

Die Pflege-Überleitung inventarisierte die zu lösenden Probleme, damit Frau W. wieder zu Hause gepflegt werden konnte.

1. Die ambulante Pflege sollte eingeschaltet werden um Folgendes zu versorgen:
   - Einen Verbandswechsel des Steißes (steril!) 3-mal täglich.
     BZ-Kontrolle 2-mal täglich,
   - Anhängen der Infusionen über den Port 2-mal täglich,
   - Versorgung des Ports und des SpFK 1-mal täglich,
   - Lagern 4-mal täglich, mit der Nichte zusammen,
2. Frau W. brauchte folgende Hilfsmittel, die durch die Pflege-Überleitung bestellt werden mussten:
   - einen Infusionsständer mit Infusomaten,
   - eine Wechseldruckmatratze,
   - eine akustische Spezialklingel.
   Einen Rollstuhl, Krankenbett und Toilettenstuhl hatte sie bereits!
3. Es war notwendig die Nichte und den Sohn schon im Krankenhaus in der Lagerung von Frau W. anzuleiten. Nachts um 24 Uhr und morgens um 6 Uhr sollte gelagert werden. Die Nichte sollte darüber hinaus einen Hauspflegekurs am GKH mitmachen.
4. Der Hausarzt sollte wegen des Problems der Schmerzmittel und dem Verschreiben der enormen Mengen sterilen Verbandsmaterials angerufen werden.
5. Es musste Krankengymnastik für zu Hause verordnet werden.
6. Die Finanzierung der Pflege zu Hause musste geklärt und die Erhöhung der Pflegeversicherung auf Stufe III beantragt werden.

Im Anschluss an die Inventarisierung der zu Hause notwendigen Pflege wurden die Nichte und die beiden Söhne ins Krankenhaus eingeladen, um zusammen mit Frau W. zu beraten, wie die Pflege zu Hause gut organisiert werden könnte. Die Angehörigen waren sehr offen und hilfsbereit.

Die Lagerung um 24 Uhr und um 6 Uhr wollten sie zusammen durchführen. Um Frau W.'s Ängste vor dem Gelagertwerden abzubauen, wurde die Anleitung der pflegenden Angehörigen am Krankenbett und die Teilnahme an einem Hauspflegekurs im GKH vorgeschlagen. Beide nahmen das Angebot an.

Es war allen deutlich, dass die ambulante Pflege eingeschaltet werden sollte. Frau W. hatte schon früher einen Pflegedienst in Anspruch genommen, der ihr gut gefallen hatte. Dieser sollte für die Übernahme der Pflege angefragt werden.

Die Nichte wurde gebeten, bei den Verbandswechseln zu helfen, da dafür zwei Personen notwendig waren.

Mit dem von Frau W. angegebenen ambulanten Pflegedienst sollte ein Termin für eine Einführung in die Verbandstechnik am Bett von Frau W. vereinbart werden.

Die Pflege-Überleitung sollte die Hilfsmittel mittels ärztlichen Rezeptes bestellen.

Die Hausärztin sollte von der Pflege-Überleitung eine Liste mit den benötigten Verbandsmitteln und Medikamenten bekommen.

Organisations- und Evaluationsphase (wollen)

Im Rahmen der Pflege-Überleitung ereignete sich Folgendes:

Die Krankenschwester für Pflege-Überleitung rief den ambulanten Pflegedienst an. Die Einsatzleitung war offen und bereit, mit allen Beteiligten zusammenzuarbeiten. Sie sagte zu, einige Male vor dem Entlassungstermin mit zwei Schwestern ins Krankenhaus zu kommen, um eine direkte Übergabe am Krankenbett entgegen zu nehmen und den Verbandswechsel kennenzulernen. Die Hilfe der Nichte war ihnen sehr willkommen.

Dieses Treffen fand mit der Bezugsschwester und einer Schülerin statt, die Frau W. lange gepflegt hatte. Auf Anregung der Pflege-Überleitung wurde zusätzlich zum pflegerischen Entlassungsbericht eine Liste erstellt, in der sämtliche Verbands- und Pflegemittel aufgeführt waren und die dem Hausarzt zum üblichen Arztbrief beigegeben wurde. Damit sollte dem Hausarzt Einsicht in die täglich benötigten und zu verschreibenden Pflegemittel gegeben werden. Um diesen Schritt durchzuführen, war außerdem ein Informationsgespräch mit dem Stationsarzt und der Sekretärin nötig.

Wegen der Spezialklingel wurde mit der Ergotherapie Verbindung aufgenommen. Das Verleihen einer »Akustikklingel« war möglich. Sie durfte so lange ausgeliehen werden, bis die neu beantragte eingetroffen war. Nach der vorherigen Entlassung war die Krankengymnastik nicht weitergeführt worden, weil sie nicht übergeben worden war. Im heutigen Fall wurde der Kontakt zur Krankengymnastik im Krankenhaus und ambulant aufgenommen, um die Fortsetzung der Therapie zu gewährleisten.

Für Frau W. war es eine große Beruhigung, dass die Pflegenden vom GKH und der ambulanten Pflege sich an ihrem Bett getroffen hatten. Sie freute sich auf ihre Entlassung, die soweit auch planmäßig verlief, bis der Anruf der Hausärztin kam. Diese war nicht bereit, die erforderlichen Mengen an Verbands- und Pflegemitteln zu verschreiben. Sie sei dafür nicht zuständig, aber einverstanden, eine Überweisung zur Wundversorgung in die chirurgische Ambulanz zu schreiben. Mit dieser Überweisung ging die Pflege-Überleitung in die chirurgische Ambulanz unseres Krankenhauses und besprach das vorliegende Problem (Frau W. ist dort schon lange bekannt). Es wurde mit der Krankenkasse telefoniert, um über die benötigten Verbands- und Pflegemittel zu sprechen. Man war auch dort über die Mengen empört, machte sich aber klar, dass die Patientin sonst wieder ins Krankenhaus zurückverlegt werden müsste. Ein entsprechendes Rezept wurde ausgestellt. So konnte die Nichte am Entlassungstag in der Apotheke abholen, was für die Qualität der Pflege zu Hause notwendig war.

Wechseldruckmatratze und Infusomaten wurden bereits zwei Tage vor der Entlassung zu Hause bei Frau W. installiert. Die Akustikklingel wurde ausgeliehen.

Die **Finanzierung** der Pflege erfolgte durch die **Pflegeversicherung in Stufe III** und über Behandlungspflege §37-2 SGB-V. Die Pflegeüberleitung hatte dies vor der Entlassung mit der Kranken- und Pflegekasse geklärt.

Der Stationsarzt nahm nochmals mit der Hausärztin Kontakt auf, um auch die Krankengymnastik für zu Hause sicher zu stellen.

Nach 53 Tagen konnte Frau W. in ihre Wohnung entlassen werden! Sie war glücklich mit der gefundenen Lösung. Nach der Entlassung hatte die Krankenschwester für Pflege-Überleitung mehrmals Kontakt mit Frau W. und dem ambulanten Pflegedienst. Es klappte alles gut zu Hause. So konnte Frau W. noch einige Zeit zu Hause leben, bevor sie dort friedlich an allgemeiner Schwäche verstarb.

An diesem Fallbeispiel wird deutlich, dass viele Menschen mit einbezogen werden müssen, um eine, in diesem Beispiel sehr umfassende, Pflege-Überleitung zu gewährleisten. Ohne eine für die Pflege-Überleitung freigestellte Krankenschwester wäre der mitunter lange Weg einer Überleitung in dieser Form nicht durchführbar gewesen. Die beschriebene Überleitung hat drei Tage an Organisation in Anspruch genommen. Erschwerend wirkte in diesem Fall das Verschreibungsmonopol der Hausärzte. Ohne Verbands- und Pflegemittel hätte die Patientin sehr bald ins Krankenhaus zurückkehren müssen.

Gestaltung der Zukunft

Wie der Weg des Patienten nach einem Krankenhausaufenthalt aussieht, hängt von drei Faktoren ab:
- Der Persönlichkeit des Patienten und seinem sozialen Umfeld,
- dem Menschenbild, das die Gesellschaft hat, in welcher der Patient lebt,

- den Menschen, die den Patienten betreuen, pflegen und therapieren.

Die Persönlichkeit des Menschen entwickelt sich unter den Entwicklungsgesetzmäßigkeiten der Jahrsiebte *(s. Kap. »Krankheit und Schicksal«, S. 68)*. Bis zum 21. Lebensjahr, steht vornehmlich die Entwicklung des Leibes im Vordergrund, bis zum 42. Lebensjahr die seelische Entwicklung und in den folgenden Jahrsiebten die geistige Entwicklung. Wenn es dem Menschen gelingt, seine Individualität zu entwickeln, so stehen ihm damit auch Kräfte zur Verfügung, um das persönliche Schicksal seiner Erkrankung anzunehmen und den weiteren Weg mitzugestalten. Von seiner Persönlichkeit und der biografischen Situation, in der er erkrankt, hängt auch das soziale Umfeld ab, das er selbst mitgestaltet hat und das ihm nun mehr oder weniger in seiner weiteren Lebensgestaltung mitträgt.

Das Menschenbild und die daraus hervorgehenden Wertvorstellungen unserer heutigen Gesellschaft bestimmen auch die finanziellen Rahmenbedingungen in denen kranke, alte und sterbende Menschen gepflegt werden. Sie prägen die Ausstattung der sozialen Einrichtungen, welche die Gesellschaft dem Menschen bietet, um von Krankheit zu genesen, in Würde zu altern oder den eigenen Tod zu sterben.

Das therapeutische Team, jeder Pflegende an seiner besonderen Stelle, entscheidet für sich, wie er mit der Persönlichkeit des Patienten und mit den gesellschaftlichen Rahmenbedingungen umgehen will. Vom persönlichen Engagement des Einzelnen hängt es ab, ob er wirklich hören und verstehen will, was dieser konkrete Patient benötigt und wohin er gehen will. Für die Pflege-Überleitung bedeutet dies, bei der Gestaltung der Zukunft des Patienten auf seine Individualität einzugehen, die gesellschaftlichen Rahmenbedingungen zu erkennen und für individuelle Lösungen zu nutzen sowie der Zusammenarbeit im therapeutischem Team Impulse zu geben und sie zu koordinieren.

Damit steht auch die Pflege-Überleitung an einer Schnittstelle von menschheitsgeschichtlicher Bedeutung, an der über die Entwicklung von weiterführenden Seelenqualitäten entschieden wird.

Diese Schwellensituation schildert *Rudolf Steiner* im Vortrag »Wie kann die seelische Not der Gegenwart überwunden werden?« (10. Oktober 1916):

Ich habe Sie hingewiesen auf die Schwierigkeiten, welche bestehen im fünften nachatlantischen Zeitraum. Denn der fünfte nachatlantische Zeitraum drängt nach einer ganz bestimmten Entwicklungsrichtung: nach der Entwicklung der Bewusstseinsseele. Aber diese Bewusstseinsseele, eben weil sie sich gerade als Bewusstseinsseele entwickeln soll, muss Widerstände haben, muss durch Prüfungen hindurchgehen. So sehen wir, dass sowohl dem sozialen Verständnis wie der Gedankenfreiheit die heftigsten Widerstände erwachsen.

Und man versteht heute nicht einmal, dass diese Widerstände da sind; denn in den weitesten Kreisen werden diese Widerstände gerade als das richtige betrachtet, dem nicht entgegengewirkt werden soll, sondern das gerade ganz besonders ausgebildet werden soll.

Es gibt aber schon viele, viele Menschen, die ein offenes Herz und ein gutes Verständnis haben für dasjenige, in was der moderne Mensch hineingestellt ist, die einen offenen Sinn und ein gutes Verständnis haben für das, was heute schon zu sehen ist: wie dadurch, dass die karmischen Verhältnisse der Menschen in die eben charakterisierte Krise eingetreten sind, es anfängt, dass die Kinder die Eltern, die Eltern die Kinder nicht mehr verstehen, dass die Geschwister einander nicht mehr verstehen, die Völker einander nicht mehr verstehen, es gibt heute schon genug Menschen, die diesen zwar notwendigen, aber eben nur richtig wirkenden, wenn mit Verständnis durchdrungenen Verhältnissen blutenden Herzens gegenüberstehen. Denn aus dem Herzblut heraus müssen bewusst die Impulse für dies neue Weltenwirken gewonnen werden. Was von selbst entstehen wird, wird Entfremdung der einzelnen untereinander sein. Was aus menschlichen Herzen wird herausquellen, das wird bewusst anzustreben sein. Schwierigkeiten geht jede einzelne Seele im fünften nachatlantischen Zeitraum entgegen. Denn nur in der Überwindung dieser Schwierigkeiten werden sich die Prüfungen ergeben, unter denen die Bewusstseinsseele entwickelt werden kann« *(1)*.

Eine Pflege-Überleitung, die sich ausschließlich dem wirtschaftlichen Druck beugt und ein **materialistisches Menschenbild** als Grundlage nimmt, wird nur dazu beitragen, dass der einzelne pflegebedürftige Mensch irgendwo weiter versorgt wird.

Eine Pflege-Überleitung aus dem **anthroposophischen Menschenverständnis** heraus wird den Menschen im Zeitalter der Bewusstseinsseele in seiner Entfremdung und Einsamkeit begleiten müssen, um damit seine Individualität durch diese zeitgemäßen Prüfungen hindurch zu bewahren und zu neuen Lebensimpulsen zu führen. Aus dieser inneren Haltung heraus suchen wir das auf den Patienten abgestimmte Umfeld zu gestalten.

Die Pflege-Überleitung ist eine Spezialisierung innerhalb der Pflege, weil sie ihr Augenmerk speziell auf Umbruchsituationen richtet. Aus dem gewohnten Alltag heraus steht der Patient notgedrungen Veränderungen und neuen Herausforderungen gegenüber und muss aus dem Krankenhaus heraus die Zukunft neu ergreifen können. Um Brüche zu verhüten und menschliche Qualitäten in der Pflege zu sichern, baut die Pflege-Überleitung Brücken zwischen den verschiedenen Prozess- und Zeitabschnitten. In diesem Sinne wird Pflege-Überleitung als **Schwellenbegleitung** erlebbar.

Im Denken Klarheit,
Im Fühlen Innigkeit,
Im Wollen Besonnenheit:
Erstreb ich diese,
So kann ich hoffen,
Dass ich zurecht
Mich finden werde
Auf Lebenspfaden
Vor Menschenherzen
Im Pflichtenkreise.
Denn Klarheit
Entstammt dem Seelenlichte
Und Innigkeit
Erhält die Geisteswärme,
Besonnenheit
Verstärkt die Lebenskraft
Und alles dies
Erstrebt in Gottvertrauen,
Lenket auf Menschenwegen
Zu guten, sicheren Lebensschritten.

Rudolf Steiner (2)

Kategorie	Beispiel für Lernziele	Empfohlener Lernweg
Handwerk	Sie können die Ressourcen des Patienten ermitteln und die Entlassungsplanung gezielt unterstützen.	A
Eigenes Lernziel		
Beziehung	Sie können Ängste und Sorgen des Patienten und seiner Angehörigen verstehen und ihnen Hilfen anbieten.	B
Eigenes Lernziel		
Wissen	Sie kennen Wege, um die Kontinuität der Pflege nach der Entlassung zu gewährleisten.	C
Eigenes Lernziel		

Literatur

1. Steiner, R.: Wie kann die seelische Not der Gegenwart überwunden werden? Vortrag vom 10. Okt. 1916, Sonderdruck aus GA Nr. 168
2. Steiner, R.: Wahrspruchworte., GA Nr. 40, Rudolf Steiner Verlag, Dornach/Schweiz

Weiterführende Literatur

Arbeitsgemeinschaft Pflege-Überleitung NRW, Info-Mappe über die Autoren

DBFK, Landesverbände Berlin-Brandenburg e. V. und Mecklenburg-Vorpommern (Okt. 1997) Diskussionspapier »Pflegeüberleitung im Krankenhaus«

Deutscher Berufsverband für Pflegeberufe/Landesverband Berlin/Brandenburg Bundesmodellprojekt Betreute Überleitung schwerpflegebedürftiger Patienten. Ein Beitrag zur Vernetzung. Humboldt-Krankenhaus, Bezirksamt Reinickendorf, Berlin 1995

Grandjean, J.: Nahtloser Übergang. Pflege-Überleitung. In: Häusliche Pflege 11 (1995): 848–852

Joosten, M.: Die Pflegeüberleitung vom Krankenhaus in die ambulante Betreuung und Altenheimpflege. Von der Lücke zur Brücke. Thieme, Stuttgart 1995

Joosten, M.: Das Fachgespräch. Krankenhaus Umschau 2 (1996): 75–77

Joosten, M.: Modell einer erfolgreichen Vernetzung. Die Brücke am Gemeinschaftskrankenhaus Herdecke. Heilberufe ambulant, 5 (1999): 6–9

Liedtke, D., Schulz-Gödker, A.: Modellprojekt: Betreute Überleitung. An der Schnittstelle zwischen Krankenhaus und ambulanter Pflege. Pflege aktuell 11/5(1994): 663–665

Altenpflege als Pflege des »Mensch-Seins«

Ada van der Star, Annegret Camps

> Die Pflege des alten Menschen im Altenheim unterscheidet sich grundlegend von der Pflege im Krankenhaus. In diesem Kapitel wird der besondere Pflegebedarf des alten Menschen im Hinblick auf die Bedeutung des Alters in der Biografie untersucht. Wert und Sinn des Alters werden auf der Grundlage des anthroposophischen Menschenverständnisses dargestellt. Aktivierende und erhaltende Pflege werden an den konkreten Bedürfnissen des alten Menschen gemessen. Das oftmals vorherrschende Defizitmodell des Alters wird durch die Achtung der Würde des alten Menschen ersetzt.

Lernziel s. Seite 255

Der Unterschied zwischen Kranken- und Altenpflege

Für beide Berufe steht pflegerische Tätigkeit an zentraler Stelle. Gleichwohl lebt sich dieses gemeinsame Element in ganz unterschiedlichen Berufsaufträgen aus.
Als »krank« bezeichnen wir einen Menschen, der, aus welchen Gründen auch immer, in einen Zustand geraten ist, von dem er meint, er hindere ihn an der Vollführung seiner Biografie. Ob es sich nun darum handelt, dass er sein Essen nicht verdauen, seine Gedanken nicht mehr selber führen, sich nicht mehr bewegen oder sich nicht mehr äußern kann: Er fühlt sich davon abgehalten, so zu sein und sich zu entwickeln wie er möchte.
Die Krankenpflege versteht sich heute so, dass sie die Funktionen übernimmt, die der Kranke zurzeit nicht selber ausführen kann, ihn dabei unterstützt und fördert, sich selber wieder in die Hand zu nehmen, ihm zu helfen, wieder Anschluss an seine Biografie zu finden und ihn schließlich wieder in die Gesellschaft zu entlassen. Dabei vollzieht sich eine Veränderung. Im Idealfalle wird der Kranke wieder ganz gesund, und möglicherweise lernt er sich weiter so zu verhalten, dass er nicht wieder in die Krankheit fällt. Möglicherweise muss er lernen, in einem reduzierten Zustand den Faden wieder aufzunehmen.

▶ Noch immer stellt das Sterben für die Medizin eher ein Missgeschick dar, das man lieber vermeiden oder wenigstens hinauszögern möchte

Die Tradition der professionellen Altenpflege ist noch nicht sehr alt. Die Berufsausbildung ist aus der Krankenpflege hervorgegangen und wird auch heute noch oft als ein Teilgebiet davon angesehen. Einrichtungen der Altenpflege werden noch stark vom »Krankenhaus-Stil« geprägt.
So gibt es »Pflegestationen«, »Schwesternzimmer«, eine Stationsleitung, Arztvisiten, feste Zeiten, zu denen gewaschen, gegessen, ja sogar der Darm oder die Blase entleert werden dürfen oder müssen.
Die Situation eines alten Menschen in einem Pflegeheim ist jedoch eine grundsätzlich andere als die des Kranken im Krankenhaus.
Er kommt nicht nur für eine kürzere Zeit »zu Besuch«, bis er wieder hergestellt ist, sondern er **wohnt** im Altenheim. Solange seine irdische Biografie währen wird, wird dieses Heim sein Zuhause sein, und erst mit dem Sterben wird er es wieder verlassen.
Der Weg zum Tod führt immer wieder über das Abgeben. Er beginnt mit dem Abschied von der eigenen Wohnung, vom persönlichen sozialen Umfeld und er wird weiter von Verlusten begleitet: Verlust der Eigenständigkeit durch Trübung der Sinne, Einschränkungen der Bewegung, der Anregungen für die Seele, der Sprache usw.
Dennoch ist Alter nicht als Krankheit zu verstehen, ebensowenig wie wir einen neugeborenen Menschen, der inkontinent, sprachlos und völ-

lig unkoordiniert in der Bewegung ist und sich seiner Sinnesorgane noch kaum bedienen kann, als krank betrachten würden! Was der Mensch in der Kindheit und Jugend mit Freude zu ergreifen lernt, muss er im Alter schmerzhaft wieder zu entbehren lernen. Es stellt sich sogar oft eine Situation ein, in der der hilfebedürftige alte Mensch dem kleinen Kinde ähnlich wird, und der Vergleich wird häufig unmittelbar gezogen. Man sagt, alte Menschen seien »wie Kinder«. Äußerlich betrachtet, stimmt das bis zu einem gewissen Grade auch, mit dem Unterschied, dass der alte Mensch eine Fülle von Erdenerfahrungen gesammelt hat, die dem Kinde noch fremd sind. Erfahrungen, die verarbeitet wurden, andere, die zu Fähigkeiten führten, und solche, die unbearbeitet in den Tiefen der Seele liegen geblieben sind.

Dieser Tatbestand stellt ganz eigene Anforderungen an die Altenpflege, die gerade nicht, wie in der Krankenpflege, auf Veränderungen der Lebenssituation hinzielt, sondern auf Begleitung in einer zum Leben gehörigen Phase. Auch Körperpflege gehört zu dieser Aufgabe. Sie nimmt sogar ein großes Kräftepotential der Altenpfleger in Anspruch. Aber die Besonderheit der Altenpflege liegt darin, Menschen eine Situation zu schaffen, worin sie dieses Stadium ihrer Biografie in Würde durchleben können.

➤ Selbstverständlich müssen auch jetzt noch Krankheiten behandelt und Prophylaxen durchgeführt werden. Das ist die krankenpflegerische Seite der Altenpflege

Sie ist aber nur ein Teilbereich. Die Aufgabe liegt vielmehr darin, die Menschen in ihrem Alterungsprozess zu begleiten, ihnen behilflich zu sein, ohne ihnen zuviel abzunehmen oder sie mit wohlgemeinten Aktivierungsversuchen zu sehr zu stören. Der Altenpfleger ist Gast beim alten Menschen, er muss sich ihm und seinen Bedürfnissen anpassen und ihm helfen, dass er sein Leben in der rechten Weise führen und sich schließlich daraus lösen kann.

In der Krankenpflege gibt es Möglichkeiten zur Spezialisierung, z. B. nach Alter, Geschlecht und nach Art der Erkrankungen. In der Altenpflege dagegen ist die übergreifende Aufgabe, immer wieder einen geschützten Rahmen zu schaffen, in dem dann viele andere Menschen, seien es Angehörige, Therapeuten, Hauswirtschafts- oder Rechtskundige, Ärzte oder Pfarrer ihre Hilfen beisteuern können. Schauen wir die Altenpflegeausbildung an, so finden wir Tätigkeiten aus all diesen Berufen auf dem Unterrichtsplan vertreten.

Während man sich in der Medizin konkrete Vorstellungen von Krankheit und Gesundheit machen kann, bleibt es aber eine schwer zu lösende Frage, wie es sich anfühlt, »alt« zu sein. Erst im Laufe des Lebens vermitteln eigene Erfahrungen ab und zu eine Ahnung davon. Aber eigentlich können wir uns doch kaum vorstellen, wie es ist, 30, 40 oder gar 50 Jahre älter zu sein! Diese Spannung bleibt.

Und wie weiß der Altenpfleger, nachdem der alte Mensch würdig gestorben ist, ob seine Arbeit erfolgreich war? Solange es keine konkreten Gedanken über das Leben nach dem Tod gibt, ist es kaum zu wagen, eine Antwort auf diese Frage zu erhoffen. Erfüllung aber mag dieser Beruf geben, wenn man den Auftrag darin sieht, dieses Leben nach dem Tode so gut wie möglich vorzubereiten *(vgl. Kap. »Begleitung und Pflege Sterbender«, S. 274).*

Altenpflege und Lebensgestaltung

➤ Seit dem Anfang der 80er Jahre ist die Geragogik als ein neues Fach in der Altenpflege aufgetaucht. Häufig wird diese als erziehender Auftrag gegenüber den alten Menschen aufgefasst, in enger Anlehnung an die Pädagogik

Tatsächlich findet man in vielen Städten ein mehr oder weniger reiches Angebot an Kursen für ältere Menschen etc. bis hin zur Universität im dritten Lebensalter. Diese Angebote richten sich aber an Menschen, die selbstständig sind und keine Hilfe von Altenpflegern brauchen.

Die konkrete Pflege kann ihren geragogischen Auftrag darin finden, dass sie versucht, den Lebensrahmen für die sehr alten und/oder kranken Menschen angemessen zu gestalten, eine kulturelle Atmosphäre zu schaffen, in der der Greis sich im wahrsten Sinne des Wortes entfalten kann (gr. geraios = Greis, Würdenträger; gr. agoge = Führung, Leitung). Diesen ganz alten Menschen, die an ihrem Lebensende stehen, bleibt nur noch wenig Zeit. Die Aktivitäten des täglichen Lebens kosten sehr viel von der noch verbleibenden Kraft. Es wäre schade, wenn diese Menschen den Rest ihrer Kräfte durch einen lediglich oberflächlichen Zeitvertreib vergeuden müssten.

Bei aller Bemühung um Erneuerung in der Altenarbeit sind jedoch noch immer »Altennachmittage« weit verbreitet, die hauptsächlich darin bestehen, dass man, bei Genuss von Kaffee und Kuchen, schmunzelnd oder mit mitleidigem, verständnisvollem Lächeln irgendein belangloses »Vergnügen« anbietet. Es wird geschunkelt, die gute alte Zeit aufgewärmt oder der Weihnachtsmann teilt Geschenke aus, z.B. einen Waschlappen und eine Flasche Saft oder Bier nach Wunsch! Die übrige Zeit sitzen die alten Menschen im neonbeleuchteten Flur oder am Fußende ihres Pflegebettes. Geragogik kann aber auch für ganz alte Menschen zum Instrument der Lebensgestaltung werden, indem man Umgebung und Tageslauf in einer Art und Weise gestaltet, dass sie einen menschengemäßen Lebensraum geben, z.B. indem sie den Gesetzen der Natur Rechnung tragen, kulturell den Menschen entsprechen und den Sinnen sinnvolle Anregungen geben.

> So etwas kann auf vielerlei Arten geschehen; es hängt stark mit der inneren Entwicklung, mit Bildung und Phantasie eines jeden einzelnen Altenpflegers zusammen

Die freundlich-wohnliche Gestaltung der Räume, die Beachtung von Lebensgewohnheiten, Vorlieben und Abneigungen der alten Menschen, sie können dazu verhelfen, aus der Institution ein Heim zu machen, in dem Menschen sich wohlfühlen. Blumenschmuck und kleine Dinge aus der Natur, z.B. auf einem »Jahreszeitentisch«, vielleicht sogar Tiere im Umkreis, geben Gelegenheit, den Jahreslauf bewusst mitzuerleben, dem darüber hinaus durch das Feiern von Festen Akzente gesetzt werden können. Gerade desorientierte alte Menschen erleben sich dadurch eingebettet in Zeit und Raum und finden so Sicherheit und Orientierung. Anregungen für Seele und Geist werden durch ein Angebot von kulturellen Veranstaltungen und, wenn möglich, auch durch künstlerisch-kreative Arbeit gegeben.

Eine besondere Schlüsselstellung nimmt hier die Musik ein. Nicht nur Konzerte und Unterhaltung erfreuen die alten Menschen, sondern oft ist es vor allem die Gelegenheit, altbekannte Lieder selber zu singen. Manch ein stark hilfsbedürftiger alter Mensch, der uns in der Pflege nur passiv erscheint, entfaltet beim Singen seine Persönlichkeit auf ungeahnte Weise und wird zum tragenden Element einer Singgruppe. Sein Menschsein kommt zur Erscheinung und strahlt aus bis in die alltäglichen Begegnungen, in denen, von außen betrachtet, die Hilflosigkeit wieder im Vordergrund steht.

Ähnliches zeigt sich, wenn es alten Menschen ermöglicht wird, am Gottesdienst teilzunehmen. Aufmerksam beobachtende Altenpfleger berichten, dass der alte Mensch in der Nachwirkung dieses Erlebnisses verändert erscheint, wie wenn seine Menschenwürde eine Bekräftigung erfahren habe.

Solche »Sternstunden«, auch wenn sie selten sind, können Pflegenden Richtlinien für den Umgang mit der Persönlichkeit des alten Menschen geben, auch bis in die alltäglichsten Verrichtungen hinein.

Ein weiteres, sehr konkret auf die Persönlichkeit bezogenes Arbeitsfeld ist die Beschäftigung mit der Biografie der alten Menschen, ein Gebiet, in das auch Angehörige mit einbezogen werden können.

Welch ein Schatz an Lebensfrüchten ist doch in alten Menschen verborgen! Aus der Kenntnis der Lebensgeschichte erwächst in allen Beteiligten Interesse, Verständnis und Respekt gegenüber den ihnen anvertrauten Menschen, die dadurch von bloß Empfangenden zu Schenkenden werden können, die aber auch durch das Akzeptieren eigener Verfehlungen und Unvollkommenheiten zu einer Verarbeitung des sich rundenden Lebens kommen.

> Um all diesen Anforderungen gerecht zu werden, braucht der Altenpfleger einen hohen Grad an Allgemein- und Persönlichkeitsbildung

So wichtig aktivierende Beschäftigungsangebote auch sind, so darf doch aber eines nicht vergessen werden: Alte Menschen brauchen ein geraumes Maß an Zeit, in der sie sich dem bloßen »Sinnen« hingeben können. Dieses Sinnen kann man als eine Art von Verarbeiten der Lebenserfahrungen betrachten. *Rudolf Steiner* klärt uns darüber auf, dass der alternde Mensch, ob er sich dessen bewusst ist oder nicht, die sich aus dem Körper lösenden Kräfte in ihren Gesetzmäßigkeiten erlebt und dadurch auch zu einer gewissen Art von Weisheit gelangt *(2, S. 81 f.)*.

An dieser Erfahrung dürfen wir den ganz alten Menschen nicht durch ein Zuviel an Beschäftigungsangeboten hindern. Wenn der Pflegende ein Bewusstsein für den Wert dieses »In-sich-Versunken-Seins« entwickeln kann, wird er nicht mehr geplagt von der an seinen persönlichen Bedürfnissen gemessenen Vorstellung, dass seine Schützlinge nicht genügend Abwechslung hätten. Die aus der Einsicht in die tatsächlichen Bedürfnisse der alten Menschen resultierende Zufriedenheit der Altenpfleger bildet die Voraussetzung für eine friedvolle Stimmung in einer Pflegegruppe. Auch dies ist ein Aspekt der Geragogik.

Bei den bisherigen Betrachtungen ist die Pflege alter Menschen zu Hause unberücksichtigt geblieben. Im Wesentlichen gilt hier das oben Gesagte. Nur stellt sich dabei die Frage, wie weit die häusliche Umgebung dem Menschen im Alter wirklich gerecht werden kann. Wie gut das Netz der Versorgung auch organisiert sein mag, häufig wird nicht beachtet, dass der alte Mensch oftmals lange Zeit sich selber und seiner Hilflosigkeit überlassen bleibt.

> Allein gelassen kann diese Hilflosigkeit bedrohlich werden. Die frei werdenden Lebenskräfte können dann ihre positive Wirkung nicht entfalten. Alte Menschen brauchen die Gemeinschaft. Und: Die Gesellschaft braucht alte Menschen, die ihre Arbeit wohlwollend betrachten, denn Arbeit will gesehen werden

Gleichwohl ist die Entscheidung, zu Hause oder im Heim alt zu werden, Angelegenheit des alten Menschen und seiner Angehörigen. Selbst wenn es Torheit wäre, dass ein alter Mensch zu Hause bleiben möchte, sollte dieser Wunsch respektiert werden, wenn die ihn umgebenden Menschen das tragen können und wollen.

Andererseits kann die – schmerzliche – Trennung von den eigenen vier Wänden auch als eine Chance verstanden werden, das Sterben schon im Leben zu üben. Je freiwilliger der Mensch im Alter Trennungen bewusst vollziehen kann, desto friedlicher verläuft der Alterungsprozess. Zudem hilft das Miterleben und Verstehen der Ablösungsprozesse den im Umkreis beteiligten Menschen, ein anderes Verhältnis zum eigenen Leben zu bekommen und die Welten jenseits des Erdenlebens mehr in das Leben einzubeziehen.

Menschenbild und Motivation in der Altenpflege

Der Sinn des Alterns

Die Auffassungen vom Alter zeigen heute sowohl im Bewusstsein der Öffentlichkeit (gespiegelt in den Medien) als auch in der Wissenschaft (in sozialwissenschaftlichen Alterstheorien) zwei Tendenzen. Die eine geht davon aus, Alter sei natürlicherweise verbunden mit einem Rückzug aus dem aktiven Leben, aus dem Beruf, aus dem sozialen Umfeld, ja sogar aus der Familie. Dies entspreche dem inneren Bedürfnis des alten Menschen nach Ruhe und Zufriedenheit. Der natürliche Abbauprozess wird nicht nur biologisch gesehen, sondern auch auf geistig-seelische Aktivitäten übertragen. Der alte Mensch will sich nicht mehr engagieren. Es kommt zum Disengagement.

Demgegenüber setzt sich zunehmend die Aktivitäts-Theorie durch, die in der Disengagement-Theorie die Gefahr sieht, dass der alte Mensch zu früh als inaktiv abgestempelt wird, dass vorhandene Potentiale von Kreativität, Lernfähigkeit, Wissen, körperlicher Leistungsfähigkeit ungenutzt verschüttet werden: »Wer rastet, der rostet« *(3)*. Ein wachsendes Angebot von Aktivitäten auf vielen Gebieten des Lebens trägt dieser Anschauung Rechnung. Politisches Engagement bis zur Parteigründung, Seniorensport, Universitätsstudium für Senioren, ja selbst Senioren-Discos sind heute nichts Ungewöhnliches mehr.

Es kann sich hier nun nicht darum handeln, zu entscheiden, welche von beiden Theorien die Richtige ist. In beiden ist Wahres enthalten, jede für sich erweist sich jedoch als problematisch, wenn sie einseitig verstanden wird: Die eine zeigt uns den alten Menschen gefangen in seinen Abbau-Vorgängen und rechtfertigt seine Ausgliederung in Funktionslosigkeit und Rollenverlust. Die andere scheint zu sagen: »Bloß nicht alt werden!«, und beachtet nicht, dass wir mit dem Tod schließlich doch eine Ausgliederung durchzumachen haben, die dann nur noch als Niederlage erlebt werden kann und daher so lange wie möglich hinausgeschoben und verdrängt wird. Eine Vorbereitung auf den Tod hat in dem aktiven »Un-Ruhestand« keinen Raum.

Beide Theorien basieren letztlich auf einem Defizitmodell vom Altern, das in dem einen Fall einfach hingenommen und im anderen so weit wie möglich ignoriert oder bekämpft wird. Je nachdem, welche Anschauung zugrunde liegt, wird Altenpflege entweder bewahrend, behütend, entlastend sein, oder aber anregend und aktivierend im Sinne von Hilfe zur Selbsthilfe.

In der Ausbildung wird heute mehr und mehr Wert gelegt auf aktivierende Pflege, und es erscheint als Ausdruck guter Pflegequalität, wenn möglichst viele Menschen in einem Pflegeheim tagsüber angekleidet und außerhalb ihres Bettes anzutreffen sind. Dabei kann man sich als Ausbilder schnell in dem Dilemma finden, dass man Auszubildende zwar für eine aktivierende Pflege motivieren und ausrüsten kann, dass aber im Arbeitsalltag unter den zunehmend schwerer werdenden Bedingungen eine solche Pflege oft gar nicht durchführbar ist. Im Sinne der Aktivitätstheorie und aus Kostengründen werden die alten Menschen so lange wie möglich in der häuslichen Umgebung gelassen, was meist auch ihrer persönlichen Neigung entspricht. Das hat zur Folge, dass Altenpfleger im Heim immer mehr mit hochbetagten, stark pflegebedürftigen, oft desorientierten, also den hilflosesten alten Menschen zu tun haben. Zwangsläufig muss hier die aktivierende Pflege in den Hintergrund geraten, weil sich eine Versorgung, die den Pflegebedürftigen passiv und unselbstständig hält, bei einem derartig hohen Arbeitsanfall leichter und schneller durchführen lässt. Damit wird bereits in der Ausbildung ein schlechtes Gewissen oder Frustration veranlagt, weil Anspruch und Wirklichkeit nicht miteinander zu vereinbaren sind. Routiniertes Arbeiten ohne Ideale oder der Ausstieg aus dem Beruf sind die bekannten Folgen. Zurück bleibt eine freudlose Müdigkeit bei Pflegenden und Gepflegten, die einen wesentlichen Beitrag zur bedrückenden, muffig-öden Stimmung in Alten- und Pflegeheimen leistet.

Die Disengagement- und die Aktivitätstheorie können kein Menschenbild vorstellen, das Grundlage für eine dauerhafte Motivation in der Altenpflege hergibt. Sie können wohl Richtlinien abgeben, wie im einen oder anderen Fall gearbeitet werden könnte, geben jedoch keine Antwort auf die Frage nach dem Sinn des Alterns.

> ➤ Anthroposophie geht davon aus, dass jeder Tag und jede Stunde, die ein Mensch auf Erden lebt, und sei er noch so hinfällig, desorientiert oder gar bewusstlos, nicht nur für ihn selbst, sondern sogar für die ganze Menschheit von Bedeutung ist. Wie kann das sein?

Die Fähigkeiten, die den Menschen über jedes Tier hinausheben, sind der aufrechte Gang, das Sprechen und das Denken. Wie das kleine Kind diese in den ersten Lebensjahren nach und nach erlernt, muss der alternde Mensch sie zum Lebensende allmählich wieder loslassen.

Das Gehen wird beschwerlicher, Bewegungen werden nur mit Mühe ausgeführt oder auch gerne unterlassen. Die Sprache kann einerseits behindert werden durch krankheitsbedingte Störungen, andererseits kann man auch den Eindruck haben, dass manche alte Menschen einfach nicht mehr das Bedürfnis nach Kommunikation haben. In Bezug auf das Denken wird über Vergesslichkeit geklagt, das Kurzzeitgedächtnis lässt bekanntermaßen nach und erschwert damit die Orientierung im gegenwärtigen Alltagsleben.

Diese naturgemäßen Alterungsprozesse gleichzusetzen mit einem totalen Abbau auch im Seelisch-Geistigen hieße das Alter als ein Versagen der Kräfte insgesamt zu verstehen. Eine Auffassung, aus der sich eine »Erlösung« durch aktive Sterbehilfe als eine logische Konsequenz ergeben kann. Der »Gnadentod« verkürzt das als sinnlos empfundene Leiden.

Ein Schlüssel zum Sinn des Alters ergibt sich aber dann, wenn im Schwächerwerden des Körpers und der darauf basierenden Funktionen zugleich eine Chance zur Höherentwicklung im Seelisch-Geistigen gesehen werden kann. Indem der Leib schwächer, trockener und brüchiger wird, können die höheren Wesensglieder ihn immer weniger durchdringen und ergreifen; sie lösen sich mehr und mehr, und der Geist wird frei.

> »Nur hat dann der Mensch nicht die Möglichkeit, ihn festzuhalten, weil er hier der physischen Welt gegenübersteht und sich durch den Leib äußern will. Was da immer selbständiger und selbständiger wird, das tritt erst nach dem Tode vollständig in Erscheinung. Also nicht, dass das Geistig-Seelische gegen das Alter zu abstumpft, im Gegenteil: es wird immer freier und freier ...« (R. Steiner, 2.4.1918)

Wie wenn man sich auf eine Reise in ein fremdes Land dadurch vorbereitet, dass man sich zuvor zu Hause aus Büchern und Bildern Kenntnisse darüber erwirbt, so kann das Erleben der allmählichen Loslösung vom Leibe als ein Lernprozess für das Ich angesehen werden, das bereits zu Lebzeiten einen Vorgeschmack dessen zu spüren bekommt, was es als ein rein geistiges Dasein nach dem Tode erwartet.

Die Theorie vom Disengagement im Alter kann in gewisser Weise berechtigt erscheinen, wenn man dabei die körperliche Entwicklung im Auge hat. Aktivität im Alter ist in erster Linie auf Seelisch-Geistiges zu beziehen. Sie nur auf leiblicher Ebene auszuleben, würde am Ende doch eine Niederlage bedeuten.

Das Ansprechen des Geistes, ganz gleich in welchem Ausmaß er sich noch durch den Leib äußern kann, gibt dem alten Menschen Gelegenheit, diesen als Realität zu erleben, d.h. sich in seinem Mensch-Sein erkannt zu fühlen.

Die Anregung des Menschen in der Pflege

Unabhängig davon, ob wir nun eine aktivierende oder behütende Pflege durchführen wollen, können wir stets versuchen, dieses Mensch-Sein in der Pflege anzuregen, indem wir uns zunächst selbst um geordnete Bewegungen und aufrechte Haltung bemühen, desgleichen um deutliches Sprechen und aufrichtige Kommunikation sowie um eine breite Allgemeinbildung und Weltinteresse als Grundlage für anregende Gedanken, aber auch um konkrete Orientierungshilfen im Alltag. Was mit Anregung des »Mensch-Seins« gemeint ist, soll nun am Beispiel des Aufrichtens genauer erläutert werden.

Große Taten und spektakuläre Ereignisse werden meistens mit großen Worten bekannt gemacht. Wir werden auf vielfältige Weise davon in Kenntnis gesetzt. Was im Verborgenen geschieht – wer kann die Größe ermessen? – wird dagegen in der Regel nur von Wenigen bemerkt.

Wenn man im Pflegeberuf arbeitet, kann man immer wieder erleben, welche Leistungen schwache Menschen vollbringen, wenn sie sich bemühen, die Aufrichte zu erlangen. Unter großer Anstrengung stellen sie sich den niederdrückenden Kräften und der eigenen Schwäche entgegen, um auch nur eine kurze Zeit auf den

Füßen zu stehen. Was den Gesunden unzählige Male unbemerkt gelingt: Für den kranken oder alten Menschen kann es das Ereignis des Tages werden.

➤ Welche Kraft verhilft den Menschen dazu, sich aufrichten zu können? Schon in alten Kulturen – und vielleicht mehr als heute – war diese Kraft bekannt und wurde beschrieben:

» ... Am Morgen bist du aufgegangen am Horizont
und bist strahlend als Sonne des Tages.
Was auf Füßen steht, erwacht, **du hast sie aufgerichtet**.
Sie waschen ihren Leib, sie nehmen die Kleidung,
Ihre Hände erheben sich in Anbetung, weil du erschienen bist ...«
   (aus dem Sonnengesang des *Echnaton*, Ägypten; Hervorheb. d. Verf.)

Alte Menschen, auch wenn sie nicht pflegebedürftig sind, sind auf natürliche Weise den Kräften der Verhärtung ausgesetzt. Jede Bemühung, dieser Verhärtung entgegenzuwirken, mobilisiert positive Kraft, Auftriebskraft. Tag für Tag, wenn Menschen sich erheben, besonders, wenn sie dabei Schwere und Schwäche überwinden müssen, wecken sie in sich diese Kraft, die die Menschen früherer Zeiten als eine göttliche, wie von außen tragend, erlebt haben.

➤ Heute erleben wir diese Kraft von innen her wirkend

Wir dürfen sie als Auferstehungskraft bezeichnen, die durch den Christus-Impuls als ein Keim in unser Inneres gelegt wurde. Erkennen wir die kosmische Dimension des Aufrecht-Seins als Ausdruck des menschlichen Ich, dann kann uns das motivieren, Menschen, die ständig im Bett liegen, wenigstens für kurze Momente in eine sitzende Haltung zu bringen, Menschen, die im Rollstuhl sitzen, wenigstens einmal am Tag das Erlebnis zu verschaffen, auf den Füßen zu stehen und solchen, die im Gehen behindert sind, zu helfen, immer wieder ein paar Schritte zu tun, und wenn es nur eine kurze Strecke ist.

Es gibt aber auch Menschen, die schwer darniederliegen, die keinen Anteil mehr nehmen können am alltäglichen Leben, mit stark vermindertem Bewusstsein dahindämmern und denen man fast wünschen möchte, sie könnten endlich durch den Tod erlöst werden. Auch, und gerade für sie gilt, dass, solange noch ein Fünkchen Leben in ihrem Leibe ist, diese göttliche Kraft in ihnen wohnt und der Schwerkraft, der der Körper erst durch den Tod gänzlich unterliegt, Lebenskraft, Aufrichtekraft entgegenstellt.

Das Aufrichten kann auf körperlicher Ebene, wie beschrieben, geschehen; eine Erhebung kann aber auch im Seelischen stattfinden, etwa in der Überwindung von niederdrückenden Stimmungen, Resignation, Depression, und es kann eine Erhebung im Geiste erfolgen durch Gebet, Meditation und Erkenntnisbemühung. Auf welcher Ebene die Aufrichte gefunden und mit welchem Grad von Bewusstsein dies begleitet wird, das ist in den wechselnden Zuständen des Lebens immer verschieden. – Allen Bemühungen um die Aufrichte ist aber gemeinsam, dass sie das Vorhandensein positiver Kräfte in der Welt vermehrt.

➤ Um dieser Kräfte willen lohnt es sich, im Altenpflegeberuf zu arbeiten! Auch und gerade, wenn die Anforderungen immer schwerer werden. In diesem Licht betrachtet, bekommt jede menschenwürdige Pflegehandlung, auch die geringste, einen Sinn

Gerade die Gebresten und Bedrückungen des Alters bieten uns Gelegenheit, diese positiven Kräfte zu üben. Versuchen wir uns einmal vorzustellen, welch ein Potential allein in unseren gegenwärtig lebenden alten Menschen vorhanden ist.

Angriffe auf das Ich gibt es in der Welt in reichlichem Maße, z. B. durch Gewalt, Manipulation, Drogen. Unterstützung und Förderung des Ich

Kategorie	Beispiel für Lernziele	Empfohlener Lernweg
Handwerk	Sie können die »Ruhe« des Alters aktiv zulassen.	A
Eigenes Lernziel		
Beziehung	Sie können in der alltäglichen Pflege den unsterblichen Wesenskern des alten Menschen im Blick behalten.	B
Eigenes Lernziel		
Wissen	Sie wissen um die Kraft der Aufrichte für das Menschsein.	C
Eigenes Lernziel		

kann durch Pflege dieser positiven Kräfte, und seien sie noch so gering, erreicht werden. Wir können sie als ein Gegengewicht gegen alle Destruktivität und Bequemlichkeit ansehen. Die Bemühungen schwacher, kranker und alter Menschen um die Aufrichte-Kraft sind besondere »Heldentaten«, solche bescheidener Art, von denen keine Zeitung berichtet. Vielleicht sind aber so genannte große Taten nur möglich auf dem Boden dieser von einzelnen Menschen entwickelten positiven Kräfte.

Literatur

1. Steiner, R.: Erdensterben und Weltenleben. Anthroposophische Lebensgaben. Bewusstseinsnotwendigkeiten für Gegenwart und Zukunft. GA 181, Rudolf Steiner Verlag, Dornach 1967
2. Steiner, R.: Die Verbindung zwischen Lebenden und Toten. Vorträge 1916, Vortrag vom 22.2.16, GA 168, Rudolf Steiner Verlag, Dornach 1968
3. Voges, W.: Soziologie des höheren Lebensalters. Maro, Augsburg 1984

Aspekte zur Pflege psychisch kranker und verwirrter alter Menschen

Christel Kaul

Die Pflege psychisch kranker und verwirrter alter Menschen stellt für die Pflegenden eine immense Belastung dar. Einerseits sollen Autonomie und Würde, anderseits die Sicherheit des Erkrankten und seiner Mitmenschen gewahrt werden. Nur aus einem differenzierten Verständnis für die Bewusstseinslage des Kranken und die Kenntnis der Ursachen der Verwirrungen können Pflegende dieser Aufgabe gerecht werden. In diesem Kapitel werden Verwirrtheitszustände und psychische Alterserkrankungen als gestörte Alterungsprozesse betrachtet. Der Abschied vom aktiven Leben, seine Metamorphosen und das Hereinleuchten der geistigen Welt in das Bewusstsein des alten Menschen werden an vielen Beispielen erläutert. Das Kapitel enthält zahlreiche praktische Hilfestellungen für den Umgang mit völlig verfahrenen Situationen, zeigt Perspektiven auf und macht Pflegenden Mut sich diesen schwierigen Begegnungen zu stellen.

Lernziel s. Seite 268

Zur Situation der demenzerkrankten Menschen und ihrer Betreuer

Heute leben in den Alten- und Pflegeheimen immer mehr Menschen mit schwersten psychischen und Demenzerkrankungen. Oft kommen sie erst unter dem Zwang der Umstände von zu Hause ins Heim, wenn sie nicht mehr in der Lage sind, sich selbst zu versorgen oder niemand mehr mit ihnen umgehen kann. Dies bedeutet, dass die Schwelle, an der alte Menschen ein Verständnis für die neue Situation noch erlangen und sie bewusst mitgestalten könnten, oft schon lange überschritten ist. Dieses »Nicht-mehr-ansprechbar-Sein« und »Sich-nicht-mehr-aussprechen-Können« wird durch den nicht bewusst vollzogenen Ortswechsel und den damit verbundenen menschlichen Bezugswechsel dramatisch verstärkt. Die unter diesen Umständen ins Heim übersiedelten Menschen verfallen dann in Dumpfheit und Verweigerung oder in Unruhe bis hin zur Wut und tätlichen Aggression. Häufig wird zusätzlich durch Psychopharmaka eine dichte Wolke um ihr Bewusstsein gelegt. Sie finden sich nicht mehr zurecht, können Situationen nicht mehr durchschauen und sind ständig auf der Suche nach dem verlorenen Zuhause. Wenn sie dies verbal nicht mehr ausdrücken können, geraten sie in tiefe innere Verzweiflung und Verlorenheit.

Die Betreuung dieser Menschen führt trotz vielfältiger Hilfen Pflegende und vor allem die Angehörigen an physische und seelische Grenzen. Sie leiden gleichermaßen an der Situation und an sich selbst, an Gefühlen der Ohnmacht, des Versagens und des Nicht-verstanden-Werdens. Die Aggression der Bewohner kann wiederum in den Pflegenden Aggression und Zweifel am eigenen Selbstverständnis auslösen. Resignation oder der Versuch, den alten Menschen zur Anpassung zu zwingen, sind dabei ein häufiger Ausdruck der Überforderung.

Eine junge Pflegerin kam aufgebracht weinend aus dem Zimmer einer Bewohnerin und sagte: »Ich bin doch kein aggressiver Mensch, aber ich habe Frau M. fürchterlich angeschrien. Ich bin verzweifelt über mich selbst.«

Demenzerkrankte Menschen werden heute meist als störend und beängstigend empfunden. Die Verwirrten verwirren das Bild, das man sich gerne von sich selbst macht. Sie stellen das Ideal der Selbstbestimmung radikal in Frage. In einem gesellschaftlichen Umfeld, das geprägt ist von der rasenden technischen Entwicklung und der Illusion des Alles-Machbaren, finden Pflegende daher kaum Verständnis und Unterstützung in ihrer Arbeit. Große Kraft und Selbstschulung sind nötig, um distanzvolles Mitleid zu üben und nicht in den Sog der Verzweiflung und Hoffnungslosigkeit hineingezogen zu werden.

Die Verwandlung von körperlichem Abbau in seelisch-geistige Entwicklung

Aufbau- und Abbaukräfte durchziehen in Metamorphosen das gesamte menschliche Leben. Aufbaukräfte haben in der Kindheit und Jugend ein notwendiges Übergewicht. Der Säugling muss in die Welt hineinwachsen. In der Mitte des Lebens wird der Höhepunkt innerer und äußerer Kraft erreicht, Aufbau und Abbau sind im Gleichgewicht. Danach beginnt eine langsame Umkehrung. Der Lebenskräfte-Aufbau geht zurück und Abbauprozesse verstärken sich. Dem Abbau durch körperliche und intellektuelle Arbeit kann immer weniger Lebenskraft und Regeneration entgegengesetzt werden. Altern bedeutet ein Zurückziehen der Aufbaukräfte. Der alte Mensch wächst aus der physischen Welt hinaus, er entlebt. Dieser Prozess wird erlebbar am zunehmenden Wärmeverlust, am Austrocknen der Haut, am Verlust der Elastizität oder am Schwächer-Werden der Sinnesorgane. Der Leib wird immer »lebloser«. Der Alterstod tritt ein, wenn die zur Verfügung stehenden Lebenskräfte aufgebraucht sind.

Das Altern ist gekennzeichnet durch physischen Abbau. Der seelisch-geistige Alterungsprozess hat seine eigenen Entwicklungsstufen. Er verläuft polar zu den geschilderten Auf- und Abbaukräften. Kindheit und Jugend sind geprägt vom Aufnehmen und Lernen. In der Mitte des Lebens wird das Aufgenommene und Gelernte zu Fähigkeiten umgewandelt und angewandt. Der Mensch wird selbstständig und eigenverantwortlich. Nach der Lebensmitte können Zusammenhänge tiefer erkannt, verwandelt und weitergegeben werden. Erprobtes und Erfahrenes wird immer bewusster durchschaut. Die Frage nach dem Sinn des eigenen Lebensweges bekommt einen weitereren Horizont. Dieser Prozess geschieht nicht von selbst, sondern entwickelt sich nur durch die eigene Willensanstrengung. Er ist geprägt von der existenziellen Frage »Bin ich als Mensch völlig abhängig vom fortschreitenden körperlichen Abbauprozess oder kann meine innere Entwicklung davon befreit werden?« An dieser Frage entscheidet sich, welche Bedeutung das Altern für den Einzelnen hat.

Tritt das Erleben des körperlichen Abbaus in den Vordergrund, so besteht die Gefahr, dass das Alter als Bedrohung der Existenz empfunden oder verdrängt wird. Auch das starre Festhalten an Gewohnheiten, der Verlust des Selbstwertgefühls und die daraus resultierenden Erwartungen und Beschuldigungen an die Umgebung sind meist das Ergebnis einer Anschauung, die das Alter als Defizit begreift. Gelingt es sich seelisch-geistig beweglich zu halten, dem leiblichen Abbau die innere Größe entgegenzustellen, dann kann der Wunsch entstehen, den eigenen Lebenslauf zu klären und aufzuarbeiten, das Leben zu ordnen, Gelassenheit, Weitsicht, Friede und Liebe zu entwickeln als Geschenk an die Welt. Auf diesem Weg kann der Mensch trotz aller Widrigkeiten und körperlicher Einschränkungen bis zum Ende Gestalter seines Lebens bleiben.

> »Ich schaue nicht mehr auf das, was ich nicht mehr kann, ich freue mich über das, was ich noch kann und ich danke für jeden Tag. Ich bin bereit zu gehen.«

Gerade das Loslassen eröffnet im Alter die Chance, die Perlen des Lebens zu finden. Dies geschieht nicht ohne Schmerz. Der Illusionsschleier, der sich während des Lebens über die eigentlich bedeutenden Dinge der Welt gelegt hat, der in gewisser Weise auch Schutz gegeben hat, wegzuziehen, erfordert Mut – Demut. Es gilt die allgegenwärtigen körperlichen Zwänge im Alt-Werden umzuwandeln in Freiheit. Freiwerden von dem äußerlich Geschoben- und Gezogenwerden, schenkt Ruhe und Gelassenheit. In dieser Stille können wir unser Selbst fragend erlauschen.

Alterserkrankungen sind der schmerzliche Hinweis, dass das physische Kleid abgetragen und abgenutzt ist und nicht erneuert werden kann. Sie verstärken die Auseinandersetzung zwischen Festhalten und Loslassen. Sie machen aufmerksam auf den Weg, den jeder Mensch in Freiheit oder widerstrebend gehen muss – den Weg zum Tod. Ist der Mensch nur Teil der belebten Natur oder ist er auch Glied einer geistigen Welt? Ist Tod Untergang oder Verwandlung? Ist das Alter eine Nachbereitung des Lebenslaufes und Vorbereitung für das Leben in der geistigen Welt? Dann wäre das Alter ein Vorraum, ein Läuterungs- und Reinigungsraum für den Schwellenübergang. Alterserkrankungen bedeuten großen Schmerz und können doch der Bewusstwerdung dieses Prozesses dienen. Durch Verständnis wird Verwandlung möglich, die Seele wird frei. Vergangene Erlebnisse bekommen ein anderes Gesicht und Gewicht. Der Sinn des eigenen Lebensweges schimmert dann auch durch Schmerzen, Verletzungen und Versäumnisse hindurch.

Zum menschenkundlichen Verständnis der Altersdemenz

Leibgebundene Aufbaukräfte verwandeln sich im Laufe des Lebens zum großen Teil in Bewusstseinskräfte. Gelingt diese Metamorphose nicht vollständig, so drängen sich die normalerweise völlig unbewussten Lebensvorgänge ins Bewusstsein. Denken und Vorstellen werden von Lebensprozessen überschwemmt. Nicht mehr die Welt bildet sich im Bewusstsein ab, sondern die eigenen Lebensvorgänge. Sie verwirren Denken, Fühlen und Wollen, weil ihre Herkunft nicht den Tiefen der Leiblichkeit zugeordnet werden kann.
Auf drei Gebieten tritt der Mensch mit der Umwelt in Beziehung. In der Nahrungsaufnahme nimmt er die Welt stofflich in sich auf. Durch die Atmung verbindet er sich in feinerer und bewussterer Weise. Durch die Sinneseindrücke nimmt er die Welt gänzlich immateriell in sich hinein. Im Folgenden wird beschrieben, wie es innerhalb des Ernährungslebens, des Atmungslebens und des Sinneslebens zu Störungen im Bewusstsein kommen kann, wenn leibgebundene Prozesse nicht altersgemäß umgewandelt werden.

Die Nahrungsaufnahme und ihre Metamorphose

Die physische Nahrung wird von den Verdauungsorganen aufgenommen, angeglichen, zerstört und jenseits der Darmwand in körpereigene Substanz verwandelt. Unverwertbares wird ausgeschieden. Die Nahrung ermöglicht Aufbau, Regeneration und die Reproduktion des Leibes. Ihr verdanken wir die Erhaltung unseres Leibes und damit die Fähigkeit in der Welt tätig werden zu können. Mit unseren Gliedmaßen gestalten wir die Welt willentlich. Der gesunde Mensch nimmt diese Vorgänge nicht wahr. Nur Schmerzen bringen Verdauungsvorgänge zu Bewusstsein. Im Stoffwechsel herrscht unbewusster Wille *(Tab. 14)*.

Zur Pathologie unverwandelter Stoffwechselprozesse im Alter

Die Stoffwechseltätigkeit lässt im Alter nach. Wenn in der biografischen Entwicklung die Umwandlung des leiblichen Aufbaues in seelisch-geistiges Wachtum nicht ausreichend stattgefunden hat, bleibt das Seelisch-Geistige wie angekettet an die leiblichen Lebensvorgänge. Die unbewussten Stoffwechselprozesse überwältigen das Bewusstsein, und der altern-

Tab. 14 Der Stoffwechsel und seine Wirkung

Stoffwechsel = Aufnahme – Umwandlung – Ausscheidung			
Der Stoffwechsel ermöglicht			
Nach innen	Aufbau – Regeneration – Reproduktion	Gestaltung des Leibes	Unbewusster Wille
Nach außen	Gliedmaßentätigkeit	Gestaltung der Welt	Bewusster Wille

de Mensch wird zu ihrem Spielball. Der Abhängigkeit des Leibes von der Nahrung entspricht die genuss- und lustvolle Bindung der Seele an die Stoffwechselprozesse. Damit die Seele im Alter, wenn das leibliche Bedürfnis nach Essen und Trinken versiegt, nicht an den Leib gekettet bleibt, muss schon frühzeitig ein Ausgleich gefunden werden. Nur das bewusste Freiwerden von der Körperlichkeit und von der materiellen Sicherheit bietet für die Seele die Chance, nicht den absteigenden Weg des Leibes mitzugehen. Wenn das nicht schon im Laufe des Lebens geübt wird, dominiert im Alter die Befindlichkeit des physischen Körpers das Lebensgefühl. Es entstehen Verlusterlebnisse und Zwangsvorstellungen.

An folgenden typischen Verhaltensweisen kann dieser Vorgang beobachtet werden: Zunächst gewinnt für den betroffenen alternden Menschen die Nahrungsaufnahme immer mehr an Bedeutung, bis er schließlich nur noch von Nahrungsaufnahme zu Nahrungsaufnahme lebt. So lange er **isst**, ist er, dazwischen wirkt er unzufrieden und behauptet, er bekäme zu wenig oder er habe noch gar nichts zu essen bekommen. Vielleicht fragt er auch alle zehn Minuten, wann es denn endlich Essen gibt. Hervorragendes Gesprächsthema ist das Essen und die damit verbundenen körperlichen Empfindungen. Er kann sich vom Lebensprozess Ernährung nicht emanzipieren, und da dieser abnimmt, abstirbt, stirbt er seelisch mit. Die Verbundenheit mit der Nahrung kann im Weiteren immer zwanghafter werden, bis hin zu Wahnvorstellungen, die durchaus nicht immer das Thema Nahrung zum Inhalt haben. Bestehlungswahn oder das zwanghafte Aneignen von Dingen als »Ausgleich« für den erlebten stofflichen Mangel, können Ausdruck einer zu starken seelischen Verbundenheit mit der leibgebunden Seite der Nahrung sein.

Dringen die in der Verdauung wirksamen Abbau- und Zerstörungsprozesse ins Bewusstsein, entstehen Bilder von Zerstörung und Auflösung. Die betroffenen Menschen fühlen sich zerrissen oder fühlen sich unter dem Zwang selbst zerstören zu müssen. Oft verursachen diese Bilder schreckliche Zustände, vor allen Dingen in der Nacht. Aus den ins Bewusstsein dringenden Stoffwechselprozessen entstehen Zwanghaftigkeit und Ängste.

Pflegerisch-therapeutische Hilfen

Zunächst kommt es darauf an, die Aussagen dieser Menschen richtig zu verstehen. Auf verschiedene Art kann man sich an die Bedeutung einer Aussage herantasten.

> **Zwei Beispiele:**
>
> »Mein Mantel ist mir gestohlen worden.« Ich gehe mit dem Menschen in sein Zimmer und zeige ihm den Mantel. Es gibt die Reaktion des Erkennens »Ach, da ist er ja!« Der Vorgang war also Ausdruck der Vergesslichkeit. Vielleicht wird er in Kürze das Ereignis und den Mantel wieder vergessen haben.
> Der gleiche Vorgang. Es zeigt sich aber kein Erkennen. Er reagiert überhaupt nicht auf den Mantel, sondern sucht unruhig weiter. Er signalisiert dadurch: »Ich verliere meinen Erdenmantel, ich komme an meinen Leib nicht mehr heran«. Diese Menschen wollen sich deshalb oft nicht ausziehen, tragen mehrere Sachen übereinander. Die Kleidung wird ihnen zur Haut.
> Auch die gegenteilige Reaktion ist möglich: Der Leib wird als Hindernis und angstmachende Hülle erlebt. Sie wollen die Hülle loswerden und ziehen deshalb ihre Kleidung immer wieder aus. Sie laufen unruhig umher – laufen vor sich selber weg.

Kleidung und Ernährung werden hier unbewusst als Chiffre für den Leib und seine Erhaltung gebraucht. Diese häufige, auch in Träumen auftauchende Metapher enthält einen wichtigen therapeutischen Hinweis. Der Leib will als Hülle der Seele behandelt werden. Therapie und Pflege setzen sich deshalb nicht primär mit dem Bild (dem »Mantel«) auseinander sondern mit dem Leib als Hülle, die Pflege und Schutz benötigt. Es gilt Halt zu geben, aufzurichten, zu stärken und gleichzeitig Leichte und Lösung zu ermöglichen. Folgende Pflegemaßnahmen unterstützen diese Gesten:

- Rhythmische Einreibungen nach Wegman und Hauschka,
- rhythmische und gleichbleibende Gestaltung des Tagesablaufs,

- auf warme Bekleidung auch im Sommer achten,
- zum Einschlafen: Ein warmes Fußbad oder das Bett mit Wärmflaschen vorwärmen, Wollsocken anziehen,
- die Beine ausstreichen und dann die Fußsohlen mit der Handfläche wärmen,
- eine Kerze anzünden und ein Gedicht oder Gebet sprechen, ein Lied singen,
- beim Gutenachtsagen die Hand auf die des alten Menschen legen, bewusst den Namen nennen und in die Augen schauen,
- spazieren gehen und ein Wanderlied dabei singen; aufmerksam machen auf die Natur, Dinge betasten, Blumen berühren, den Duft riechen. Wolle zupfen usw.; über den Tastsinn Grenze und Begegnung erleben lassen.

Die Atmung und ihre Metamorphose

Eine zweite Art, in der wir die Welt in uns aufnehmen, ist die Atmung. Durch die Atmung verbinden wir uns intensiv mit der Umwelt. Die Luft ist zunächst Außenwelt, wird aber für Augenblicke Innenwelt um dann nach kurzer Zeit wieder ausgeatmet zu werden. Ein Teil der Luft verbindet sich mit dem Organismus und wird umgewandelt. (Sauerstoff-Aufnahme, Umwandlung in Kohlendioxid-Abgabe). Zwischen Ein- und Ausatmen findet sich ein kurzes Innehalten, eine kleine Stauung. Die Unterbrechung eines gleichmäßigen Stromes wirkt im Unterbewusstsein als Aufwachprozess. Im Vergleich mit der Nahrungsaufnahme ist die Berührung mit der Umwelt intensiver, aber auch flüchtiger. Außerdem atmen wir mit anderen zusammen die gleiche Luft ein und atmen unser Eigenes in das Ganze hinein. Es findet ein sozialer Austausch im Atmen statt. Der Atmungsprozess ist halbbewusst, träumend und stark mit dem Fühlen verbunden, was man an der Kopplung von Gefühlselementen und Atemrhythmus gut beobachten kann. Ist der Atem organisch gestört, wirkt sich das unmittelbar auf das seelische Erleben aus. Aber auch die Seele beeinflusst den Atem. Bei einem großen Schreck stockt uns der Atem. Wenn wir uns wohlfühlen, atmen wir regelmäßig und tief ein und aus. Im Atem wird unser Verhältnis zu unserer Umgebung deutlich. In einem Seufzer zeigt sich, dass wir nicht im Gleichgewicht zur Welt stehen. Die Atmung verbindet und löst. Das seelisch-geistige Wesen verbindet sich durch die Atmung mit dem Irdischen und löst sich im ständigen Wechsel. Der Inkarnationsprozess beginnt mit dem ersten Atemzug bei der Geburt, mit dem letzten Ausatmen im Sterben löst sich die Seele aus der physischen Welt heraus.

Altersdepression als seelischer Elastizitätsverlust

Die häufig auftretende Altersdepression hängt unmittelbar mit dem Atmungsprozess zusammen. Die Atembewegung wird im Alter natürlicherweise langsamer und flacher. Oft hält ein alter Mensch den Atem zu sehr zurück, und die seelische Beweglichkeit schließt sich unbewusst daran an.
Beim Asthma und beim Lungenemphysem hat sich dieser Prozess organisch manifestiert. Dadurch, dass eine Tendenz zum »Atem-Zurückhalten« vorliegt, erweitert sich mit der Zeit die Lunge. Sie verliert nach und nach ihre Elastizität und es staut sich ein immer größerer schlechtbelüfteter Raum. Bei der Altersdepression findet ein vergleichbarer Vorgang im Seelischen statt. Viele Gefühle werden im Laufe des Lebens in der Seele eingekerkert und nun fehlt die seelische Elastizität, um seelisch auszuatmen. Dadurch wird es immer weniger möglich, Neues einzuatmen. Das Seelenleben erfährt keine Erwärmung und Durchlichtung und verkümmert.
Der alte Mensch zieht sich immer mehr in sich zurück, wird einsam und traurig und verbittert schließlich innerlich. Diese innere Erstarrung drückt sich auch im Leiblichen aus. Der Körper verkrampft bis zur Unbeweglichkeit, die Mimik verarmt und wird steinern. Er wird äußerlich und innerlich unbeweglich. Man hat das Gefühl, das Wesen dieses Menschen ist im Körper eingesperrt. Es entsteht innerliche und äußerliche Kälte. Selbst im Schlaf findet keine wirkliche Lösung statt, der Körper bleibt verkrampft. Eine schon während des Lebens bestehende Tendenz zum inneren Rückzug kann sich nun im Alter verstärken.

Pflegerisch-therapeutische Hilfen

Harmonisierend wirken auch hier physische Wärme, Rhythmus, Bewegung und seelische Wärme – Liebe. Stille, nicht nachlassende Zuwendung, ist für die Begleitung dieser Menschen wichtig. Alle provozierenden Gesten verschließen noch mehr. Im Einzelnen kommen zu Anwendung:
- Rhythmische Einreibungen am ganzen Körper, Hände und Füße sehr intensiv; Wärmende Kleidung,
- aufrichten, seelisch und körperlich,
- mit Unterstützung von Kissen und Fußbank den im Bett oder im Sessel zusammengesunkenen Körper behutsam aufrichten,
- immer wieder kurze Wege gehen,
- Vollbäder mit weckenden Ölen (Rosmarin, Kiefer, Zitrone),
- Märchen vorlesen, die die Geste des Schenkens in sich tragen (z.B. das Sterntaler-Märchen); der Text darf nicht zu lang sein.
- als stille Geste die Hand hüllend ohne Druck auf die Hand oder um die Schulter legen; sie hat eine tief entspannende und befreiende Wirkung.
- Anregung rhythmischer Bewegungen mit der Geste »Geben und Nehmen« – »sich öffnen und zurückziehen«, »lösen und binden«, »einen Ball in die Hände legen und wiedergeben lassen«; die Geste steigert sich solange, bis der Ball geworfen werden kann. Eine weitere Steigerung besteht darin, einen Stab über den Kopf nach hinten und vorn zu führen. Zur Unterstützung dieser Übung kann man folgenden rhythmischen Spruch sprechen:

Säerspruch
Bemesst den Schritt!
Bemesst den Schwung!
Die Erde bleibt noch lange jung!
Dort fällt ein Korn,
das stirbt und ruht.
Die Ruh ist süß.
Es hat es gut.
Hier eins, das durch die Scholle bricht.
Es hat es gut. Süß ist das Licht.
Und keiner fällt, aus dieser Welt.
Und jedes fällt, wie's Gott gefällt.
                Conrad Ferdinand Meyer

Durch diese Hilfen entsteht die Möglichkeit des Sprechens über belastende Erlebnisse. Auch Lachen kann befreien. Depressiven Menschen fällt dies schwer. Das Sprichwort: »Humor ist, wenn man trotzdem lacht« zeigt, dass Heiterkeit auch in belasteten Situationen ein Ausweg sein kann.

Eine alte Dame wurde regelmäßig an Wochenenden von ihrem Sohn besucht und zu Ausflügen in unsere wunderschöne Umgebung eingeladen. Wenn sie zurückkam und ich sie fragte, ob es schön gewesen sei, sagte sie immer: »Ja, aber jetzt sind sie wieder weg!« - oder Ähnliches. Ein ganz kurzes helles »Ja« und dann der Vorhang des »aber«.

Wir hatten ein gutes Verhältnis, und so fragte ich sie eines Tages: »Darf ich immer wenn Sie »ja, aber« sagen, leise lächeln?«, sie antwortete: »Ja – aber« und dann lächelte sie selbst und sagte: »schon wieder«. Sie konnte sich ihr »Ja, aber« nicht mehr abgewöhnen, lächelte jedoch über sich selbst und schaute uns sehr warm dabei an. Damit brachte sie sich selbst ins Gleichgewicht.

Die Metamorphose der Sinne

(vgl. Kap. »Von der Sinnfrage der Krebskrankheit zur Pflege der Sinne«, S. 230 ff.)

Die Sinne und die seelischen Alterserscheinungen

Über die Sinne tritt der Mensch mit der Welt in Beziehung. Das Ich-Bewusstsein bildet sich an Sinneswahrnehmungen. Durch sie erschließt es sich die Welt. Sinneseindrücke sind eine Art subtiler Ernährung. So wie es gesunde oder minderwertige, bekömmliche oder unbekömmliche Lebensmittel gibt, so gibt es auch aufbauende, lebensspendende und abbauende oder schädigende Sinneseindrücke. Hier wie dort gibt es ein Zuviel oder ein Zuwenig. Sinneseindrücke haben eine direkte Auswirkung auf die leibliche Organisation. Ein erschreckender Reiz lässt die Haut erbleichen, der Atem stockt. Ein Eindruck, der uns begeistert, wärmt und rötet das Gesicht. Der Atem wird schneller. Sinneseindrücke greifen in die Blutzirkulation, den Atem und den Stoffwechsel ein. Es ist bekannt, dass eine harmonisch gestaltete Umgebung gesundend, eine kalte, chaotische kränkend wirkt.

Alle Wahrnehmungsinhalte stünden als zusammenhanglose Einzelheiten da, wenn wir nicht durch das Denken die dazugehörigen Begriffe bilden und sie miteinander in Beziehung setzen würden. Die Sinne lassen uns nur eine Seite der Wirklichkeit erkennen, die andere müssen wir aktiv hinzufügen. Begriffe und Vorstellungen, die wir uns erarbeiten, leben in uns und werden Bestandteil der individuellen Welt-Anschauung. So wirken Wahrnehmungen und Begriffsbildungen fort, auch wenn die sie veranlassenden Ereignisse längst vergangen sind. Diese im Laufe des Lebens errungenen und oft vergessenen Inhalte beleben uns im Alter, gerade auch wenn die Beziehung zur Welt durch die Schwäche der Sinne altersgemäß nachlässt.

Durch diese Einschränkung der Sinneswahrnehmung kann die Verbindung mit der übrigen Welt verloren gehen. Das Leben kann sich nur noch in den eigenen Vorstellungswelten entwickeln. Dies führt zur Orientierungslosigkeit und Illusion, zur Erstarrung und Isolation. War das zurückliegende Leben eines alten Menschen überwiegend geprägt von äußeren, materiellen Reizen und Werten, so wird die verminderte Sinnesfunktion zu einem furchtbaren Verlusterlebnis. Nur wenn diesem Verlust ein reiches, lebendiges, im Laufe des Lebens durch Interesse an der Welt erworbenes seelisch-geistiges Innenleben entgegensteht, erwächst Freiheit vom Leiblichen.

> Wenn das Sehen vergessen ist,
> wird das Licht unendlich reich!
> Wenn das Hören vernichtet ist:
> sammelt sich das Herz
> auf die ewigen Tiefen.
> Wenn die Sinne des Wahrnehmens
> vernichtet sind:
> wird der Mensch fähig,
> sich von allen Reizen
> der Welt zu lösen
> rein, offen und vollständig
> in vollkommener Einung
> mit dem All,
> weit, schrankenlos wie
> ein belebender Lufthauch,
> keinen Trennungen
> des Menschentums untertan.
> *Laotze*

Der Lebenssinn verwandelt sich in Gleichmut

Der Lebenssinn vermittelt eine Wahrnehmung von der Befindlichkeit der eigenen Leibesfunktionen. Stärke oder Schwäche, Vitalität oder Morbidität werden durch ihn wahrgenommen. Bleibt der alte Mensch fixiert auf diese Wahrnehmungen, so begibt er sich in die Abhängigkeit von der Schwäche des Stoffwechsels. Er neigt zur Verdrießlichkeit, schlechter Laune und Pessimismus. Aufmerksamkeit und Gleichmut gegenüber den eigenen Stoffwechselvorgängen sind oft der einzige Schutz gegenüber dem Rückzug der Lebenskräfte aus der Leiblichkeit.

Pflegerische Hilfen

Die Pflege versucht zunächst, vorhandene Ressourcen zu nutzen und die Lebenskräfte zart anzuregen. Dies kann geschehen durch

- altersentsprechende leicht verdauliche Nahrung,
- genügend Flüssigkeit,
- Entspannung durch rhytmische Einreibungen,
- frische Luft,
- erfrischende, erleichternde Bäder,
- Geborgenheit und Schönheit durch Gestaltung der Umgebung.

Eigenbewegungssinn und Gleichgewichtssinn verwandeln sich in Freiheit und seelisches Gleichgewicht im Innern

Behinderungen in der Beweglichkeit durch Schwäche, Versteifungen, Gelenkschmerzen oder Lähmungen können auch zur inneren Bewegungslosigkeit führen, wenn die Metamorphose von äußerer Aktivität in seelische Regsamkeit nicht vollzogen werden konnte. Ausdruck innerer Bewegungslosigkeit ist auch das egozentrische Kreisen der Gedanken um sich selbst.

Der Gleichgewichtssinn vermittelt Sicherheit und Orientierung gegenüber der Umgebung. Unsicherheit, Angst, das Verharren im Gewohnten und das Gefühl seiner Freiheit beraubt zu sein sind seelischer Ausdruck des durch den Gleichgewichtssinn nicht mehr hergestellten Weltbezuges.

Pflegerische Hilfen

Die pflegerische Hilfe wendet sich auch hier zunächst an elementare Leibeserfahrungen:
- Aufrichten auch im Sitzen, mit den Füßen guten Bodenkontakt herstellen;
- Bewegung in jeglicher Form. In einer Gruppe kann man z.B. eine Kugel im Kreis herumgeben – links annehmen, sich selber geben, rechts weitergeben; links – Mitte – rechts – es entsteht ein Gleichgewichtsgefühl;
- die Hand ruhig auf den Rücken zwischen die Schulterblätter des alten Menschen legen;
- rhythmisches Sprechen, Gesang und Musik.

Tastsinn verwandelt sich in Ehrfurcht

Beim Schwächerwerden des Tastsinnes schwindet die Wahrnehmung der eigenen Person. Das Ich-bin-Gefühl verliert sich mehr und mehr. Dies löst eine große Unruhe aus. Die Betroffenen müssen sich ständig selbst berühren, oder sie klammern sich an Pflegenden fest. Sie fühlen sich hüllenlos.

Pflegerische Hilfen

- Ruhiges Berühren, Streicheln, Handauflegen und Wärme und Hülle geben,
- Handarbeiten mit wärmenden Materialien.

Sehsinn verwandelt sich in inneres Durchschauen

Altersbedingte Sehstörungen führen zu Fehlinterpretationen und kompensatorischen Ergänzungen aus der eigenen Vorstellungswelt. Die Betroffenen können nicht mehr »durchblicken«, was sie sehen. Sie werden schreckhaft und sehen überall Gefahren.

Pflegerische Hilfen

- Immer ruhig zugehen auf den alten Menschen, Hastigkeit vermeiden, Handlungen verbal ankündigen,
- die Umbegung beschreiben,
- durch Berührung führen und Sicherheit geben,
- anregen im Beieinandersitzen, die Augen zu schließen und sich zu erzählen, wie man die Umgebung erfühlt;
- Anregungen durch Farbwahrnehmungen geben.

Geruchssinn verwandelt sich in Mitleid

Im Riechen nehmen wir die Welt tief in uns hinein. Es löst in uns Abneigung oder Hinneigung, Antipathie oder Sympathie aus. Beim Schwächerwerden des Geruchssinnes schwindet die seelische Anregung und das Erwachen für das Fremde fehlt. Es kann zur Abstumpfung und Achtlosigkeit gegenüber der Umwelt führen.

Pflegerische Hilfen

- Blumenduft oder ätherische Öle wecken für die Umgebung auf und machen innerlich lebendig.

Geschmackssinn verwandelt sich in Takt und Höflichkeit

Auch das Geschmacksorgan verliert seine Lebendigkeit. Das hat zur Folge, dass viele alte Menschen sich ständig über das Essen beklagen oder sie wollen jeden Tag das gleiche essen. Es kommt zu Einseitigkeiten. Oft entsteht sogar eine gewisse Gier. Nörgelei und übertriebene Ansprüche können Ausdruck eines schwach gewordenen Geschmacksinnes sein.

Pflegerische Hilfen

- Die Mahlzeiten geschmackvoll gestalten,
- eine schöne Atmosphäre schaffen,
- durch das Fühlen Geschmack anregen.

Wärmesinn verwandelt sich in Geduld

Organwärme und Seelenwärme beeinflussen sich gegenseitig. Erkaltung des Leibes kann zur seelischen Kälte führen. Bewahrt sich der Mensch innere seelische Wärme und Begeisterungsfähigkeit, erwärmt sich auch der Körper.

Der alte Mensch mit seinem verlangsamten Stoffwechsel bildet weniger Wärme. Deshalb müssen wir ihm von außen die Wärme erhalten auch äußerliche Wärme zuführen.

Pflegerische Hilfen

- Dem Menschen helfen, sich über kleine Dinge zu freuen,
- mit anderen zusammenbringen, für die er sich erwärmen kann (oft ist es die Zuneigung zu kleinen Kindern oder zu Tieren),
- warme Begegnung durch Angehörige und Pflegende,
- erwärmende Erlebnisse auffrischen.

Hörsinn verwandelt sich in Zurückhaltung

Bei Schwerhörigkeit kann Misstrauen entstehen: »Die anderen sprechen so leise, weil sie über mich reden.« Oder »die wollen mich ausschließen«. Es wird eine Gegnerschaft empfunden. Man fühlt sich nicht verstanden und versteht nicht mehr.

Pflegerische Hilfen

- Sich beim Sprechen dem Menschen voll zuwenden,
- durch Augenkontakt und Berühren der Hand Verstehen und Wärme vermitteln; dadurch kann Vertrauen entstehen und das verkrampfte Hörenwollen lösen; das verbessert auch das Hören;
- alle rhythmischen Klänge durch Instrumente erwärmen und bewegen den Hörsinn.

Sprachsinn, Gedankensinn und Ich-Sinn verwandeln sich in Mut, Schweigsamkeit und Verzicht

Die Bereitschaft, Neues aufzunehmen und neue Beziehungen einzugehen, kann durch die körperliche Schwäche oder starre Gewohnheiten stark geschwächt sein: »Früher war alles besser!« »Das soll noch einer verstehen!« »Die Jugend heute hat keine Moral!« Alle diese Aussagen zeigen, wie schwer es sein kann, sich auf Veränderungen einzustellen.

Pflegerische Hilfen

- Wir, die Begleiter, sind die Hilfe.
- Unsere innere Beweglichkeit, unser Verständnis für Gedanken und Ansichten, unser Verstehenwollen öffnet Möglichkeiten für Neues.
- Märchen, Gedichte, Gebete, Evangelientexte oder bildhafte Gedanken helfen beim Öffnen dieser Sinne.

Demenzerkrankungen

Sinneswahrnehmungen werden durch das Ich Begriffen zugeordnet, Zusammenhänge werden hergestellt, und die dabei entstehenden Gefühlsregungen werden gesteuert und verarbeitet. Erst durch die Tätigkeit des Gehirns wird dieser Vorgang bewusst. Eine Hirnschädigung beeinträchtigt diesen Prozess. Nicht das Ich ist erkrankt oder ausgelöscht, sondern das physische Organ mit dem das Ich bewusst in alle Vorgänge eingreifen und sich mitteilen kann. Die oft gehörte Meinung: »die bekommen ja nichts mehr mit« entspricht nicht der Wirklichkeit. Das Empfinden ist u. U. sogar verstärkt, weil die Zuordnung der Gefühle zum Wahrnehmungsinhalt nicht mehr gelingt. Demente sind daher sehr abhängig von den Stimmungen der Umgebung. Unruhe, Hektik reißt sie mit, ein harmonischer Tagesablauf gibt ihnen Halt und Ausgeglichenheit. Sie sind ein Spiegelbild der Stimmungen ihrer Umgebung.
Im Folgenden werden die häufigsten Demenzerkrankungen kurz beschrieben.

Sekundäre Demenz (Gehirnsklerose)

Sie ist eine Folgeerscheinung der Arteriosklerose. Durch die Ablagerungen in den Gefäßen wird zunehmend die Blut- bzw. Sauerstoffversorgung des Gehirns beeinträchtigt und Gehirnzellen sterben ab.
Ein deutliches Zeichen für diese Erkrankung ist im **Anfangsstadium** Schwanken der örtlichen Orientiertheit und des Kurzzeitgedächtnisses, bedingt durch die Befindlichkeit des Kreislaufs. Bei einem Ortswechsel, z. B. durch einen Krankenhausaufenthalt wird das sehr deutlich.

Können in der gewohnten Umgebung Zeit, Ort und Situation noch mit dem Langzeitgedächtnis bestimmt werden, so entfällt diese Möglichkeit in der neuen Situation. In dieser Phase erleben die Erkrankten noch ganz bewusst das Defizit ihres Orientierungsvermögens und versuchen es zu kaschieren. Oft empfinden sie es als Versagen. In dieser ersten Phase können für lange Zeit ein Medikamente den Zustand verbessern. Durch Gedächtnisübungen, Orientierungshilfen und künstlerische Übungen kann sogar oft ein Einhalt des Prozesses erreicht werden.

Beim **Fortschreiten der Erkrankung** geht auch die Orientierung zur Person und zur Situation verloren. Geburtsdatum oder der eigene Namen werden vergessen und Personen werden verwechselt. Damit es nicht auffällt, wird konfabuliert oder es werden Allgemeinplätze benutzt.

Wenn man sich nur oberflächlich mit den Erkrankten unterhält, fällt dies noch nicht so sehr auf. Antworten die immer gleich sind, egal was gefragt wird, und die auch immer irgendwie passen, wie »man muss zufrieden sein« oder »das muss schon passen« und andere stereotype Aussagen prägen beispielsweise das Gespräch. Bei Menschen mit dieser Erkrankung schimmert die Persönlichkeit vor allem in der Physiognomie des Gesichtes bis zum Tod hindurch. Die Persönlichkeit erscheint geradezu herauskristallisiert, wie aus Stein gemeißelt.

Pflegerische und therapeutische Hilfen

Die Biografie des Erkrankten zu kennen, hilft zu verstehen. Die mit der Vergangenheit verknüpften Handlungen und Reaktionen mit der Gegenwart zu verbinden ist die Anforderung an die Begleitenden.

Ein Beispiel:

Frau M. war Lehrerin, wohnt, da sie gerne wegläuft, in einem beschützendem Haus mit Garten. Das Gartentor ist abgeschlossen. Ich komme durch das Gartentor und sie will hinaus. Sie muss nach Dresden, dort wartet der Direktor der Schule, sie soll eine Schulklasse entlausen. Sie hat ein Handtuch, ihr Nachthemd und die Zahnbürste unter dem Arm. Ich ziehe unbewusst meine Augenbraue hoch. Sie reagiert sofort darauf und sagt: »Ich kann gehen, es ist abgesprochen und ich habe alles bezahlt.« Mein Blick fällt auf die Uhr, es ist bald Abendbrotzeit. »Wollen Sie nicht mitessen?« »Ja, da haben Sie recht, ich habe ja bezahlt.« Daraufhin geht sie ins Haus.

Alzheimer-Demenz

Die primäre, degenerative Demenz Morbus Alzheimer ist eine hirnorganische Erkrankung. Die Ursachen sind noch nicht geklärt, sie ist nicht heilbar.

Im **Anfangsstadium** ist das Erscheinungsbild dieser Erkrankung dem der Gehirnsklerose ähnlich. Das Unterscheidungsmerkmal ist der aggressive und unaufhaltsam fortschreitende Verlauf. Während bei Gehirnsklerose gerade im Anfang ein ständiger Wechsel zwischen Verwirrung und Orientiertheit besteht, ist der Krankheitsverlauf bei Alzheimer-Demenz unaufhaltsam fortschreitend.

Der Unterschied zwischen Zerebralsklerose und Alzheimer-Demenz wird im weiteren Verlauf deutlicher sichtbar. Die Persönlichkeit schimmert immer weniger durch den Leib hindurch. Der Ausdruck des Gesichtes löst sich auf, zerfließt, auch bei einem hageren Gesicht. Im normalen Altersvorgang lockern sich Ätherleib, Astralleib und Ich vom physischen Leib, bis sie sich im Tod ganz lösen und den physischen Leib als Leichnam zurücklassen. Diese beiden Erkrankungen lösen den Menschen noch stärker von der physischen Welt. Sie sind auch im Tagesleben der geistigen Welt sehr nahe und haben Begegnungen mit Verstorbenen. Dies verstärkt sich im Schlaf. Ihr physischer Körper wird ihnen immer fremder, sie haben keine Beziehungen mehr zu ihren Gliedmaßen. Dies kann sich in verschiedenen Verhaltensweisen, die meist nur als motorische Unruhe qualifiziert werden, äußern. Zum Beispiel:
- Ständiges Zupfen an sich selber, Kneifen,
- fortwährendes Ausziehen der Kleidung,
- Verlust des Wärme- oder Kältegefühls,
- fehlendes adäquates Schmerzgefühl.

Viele Aussagen des dementen Menschen, die oft als bloße Desorientiertheit interpretiert werden, machen aufmerksam auf Begegnungen mit der geistigen Welt. »Meine Mutter und mein Vater warten auf mich!« »Ich muss nach Hause!« Über die Erklärung, dass die Eltern tot sind, lächeln manche Menschen wissend, andere werden wütend über das Unverständnis. Eine angemesse Antwort auf solche Äußerungen könnte sein: »Ja, Ihre Eltern sind bei Ihnen und sie können Sie hören« oder »Ihre Eltern haben Geduld und warten solange, bis Sie kommen«. So fühlen sie sich verstanden, aber nur, wenn es die wahrhaftige Überzeugung des Betreuers ist.

Pflegerische und therapeutische Hilfen bei Demenzkranken

Diese Anregungen und Hilfen sind möglich im Anfangsstadium der Erkrankung, vor allen Dingen für Menschen mit Gehirnsklerose.
- Wahrhaftigkeit, Schönheit und Güte sind Ideale, die helfen, etwas Geistiges in der physischen Welt zur Erscheinung zu bringen;
- die Begegnung mit dem Ich verwirrter Menschen ist über bewusste Berührung und über den Blick intensiv möglich, da können wir Fragen und Antworten lesen;
- in Ehrfurcht miteinander die Biografie anschauen, wenn möglich mit den Angehörigen;
- ein gleichmäßiger, rhythmischer Tagesablauf;
- gut lesbare und sichtbare Orientierungshilfen, z.B. Tages- und Monatsangabe, Hinweisschilder oder -zeichen;
- vertraute Arbeitsvorgänge sichtbar machen und, wenn möglich, die alten Menschen teilnehmen lassen (z.B. Kartoffeln schälen, Wäsche zusammenlegen, eine regelmäßige tägliche Aufgabe geben);
- Gedächtnis- und Geschicklichkeitsspiele spielen;
- Erlebnisse aus dem Leben erfragen und darüber sprechen;
- rhythmische Bewegungsübungen ausführen.

Im späteren Stadium bleiben rhythmische Tagesabläufe natürlich weiterhin wichtig für den inneren Halt:

- Die Sonntage mit einer kleinen Feier besonders hervorheben;
- die Jahreszeiten erleben lassen durch einen Jahreszeitentisch, zeitentsprechende Lieder singen, Pflanzenlegenden erzählen und die entsprechenden Pflanzen mitbringen, riechen lassen, z.B. im Frühling Schneeglöckchen, im Herbst Obst, Blätter oder Bucheckern und Nüsse. Daraus entsteht oft ein Gespräch über die Vergangenheit (z.B. wie man im Krieg aus Bucheckern Kaffee gemacht hat oder sie als Nüsse verwendet hat); die Vergangenheit hebt sich in die Gegenwart empor;
- Singen und Musik; oft tauchen Liedertexte als innere Schätze in der Erinnerung auf; unsere Anregungen sind der Schlüssel zu dieser Schatzkiste;
- Märchen erzählen;
- in Gottesdiensten und religiösen Feiern verliert sich die Unruhe, und auch demente Menschen können klar anwesend sein; eine alte Dame, die nicht mehr zusammenhängend sprach, sagte mit tiefem Ernst: »Ja, das ist die Wahrheit.«

Je älter der Mensch wird, desto eher kann man die Pflege auf die allerwichtigsten Elemente reduzieren. Es gilt auch den Mut zum Weglassen zu entwickeln. Oft reicht die Zeit für die geplante oder die täglich übliche Pflege nicht aus. Dann ist es wichtig die notwendigen Hilfen regelmäßig zu geben. Entscheidend wird es, **wie** wir etwas tun, das **Was** ist nur das Mittel, um eine Menschlichkeit zur Erscheinung zu bringen.

Der Doppelgänger

Ein weiteres Phänomen, das bei vielen psychischen Ausnahmesituationen gelegentlich auftreten kann, befällt manche Demenzkranke besonders heftig und wiederkehrend: Die Begegnung mit dem Doppelgänger. Durch die Lockerung der oberen Wesensglieder vom physischen Leib werden demente Menschen zu Grenzgängern zwischen physischer und geistiger Welt. Die Vergangenheit mit Schatten und Licht drängt sich in die Gegenwart hinein und die geistige Welt kommt aus der Zukunft entgegen. Der Doppelgänger ist eine Art Schattenbild der menschlichen Persönlichkeit. Er versammelt in sich all jene Eigenschaften, die wir als Menschen gerne von uns abgespalten haben möchten, die aber untrennbar mit unserem Wesen verknüpft sind. (C.G. Jung hat dieses Phänomen den »Schatten« genannt.) Dieser Zustand ist wie eine Vorahnung der Erlebnisse, die der Verstorbene unmittelbar nach dem Tod erlebt. *(s. Kap. »Begleitung und Pflege Sterbender und Verstorbener«).*

Eine typische Erscheinungsform des Doppelgängers ist der plötzliche Umschwung in der Persönlichkeit eines Menschen. Er erscheint unvermittelt in einer hässlichen Ausstrahlung. Der Gesichtsausdruck wird zur Fratze, die Augen starr, die Stimme ganz fremd. Dies kann sich bis zu vulgären Ausdrücken und Gewalttätigkeiten steigern. Es ist oft schwer, besonders für die Angehörigen, diese Ausbrüche nicht persönlich zu nehmen. Es ist eine schwere Übung, bei der Begegnung mit dem Schattenwesen, dem Doppelgänger, den jeder Mensch in sich trägt, gelassen zu bleiben und nicht persönlich enttäuscht und wütend zu reagieren.

Eine wirkliche Hilfe kann es sein,
- einen Bittspruch an den Schutzengel des Betroffenen zu richten,
- die Biografie mit der Frage anzuschauen, was dieser Mensch sich als Aufgabe gestellt hat für dieses Leben,
- Versäumnisse liebevoll verstehend anzuschauen und die Lichtpunkte herauszuheben,
- bei tätlichen Aggressionen den Menschen mit Abstand anzuschauen und ohne Angst, laut und klar den vollen Namen zu sagen. Das kann ihn zur Besinnung bringen.
- Bei einem akuten körperlichen Angriff kann es rettend sein, auf Gegenwehr zu verzichten. Menschen in dieser Situation haben im wahrsten Sinne unmenschliche Kräfte und Gegenwehr peitscht hoch. Befindet man sich im festen Griff eines Menschen, im psychischen Ausnahmezustand kann es helfen, die Spannung aus dem Körper zu nehmen und ganz schlaff zu werden. Das macht es fast unmöglich, festzuhalten. Dies sollte man mit Kollegen üben.

Ein Beispiel:

Eine alte sehr vornehme Dame (Geschäftsfrau) schlug mit ihrem Stock auf jeden ein. Man durfte ihr nicht den Rücken zukehren, sonst umklammerte sie den Hals. Sie schrie und schimpfte und kam nie zur Ruhe. Sie lag eines Tages völlig erschöpft auf dem Bett und brüllte ihre Schimpfworte.
Ich setzte mich auf den Bettrand, nicht in Armweite, und sie sagte auf bayrisch »Dein Mann soll verrecken und dir reiß ich die Ohrwascheln ab!« Ich sagte ganz ruhig: »Das wollen Sie doch gar nicht.« Ihr Gesicht verlor die Starre, und sie sagte mit ihrer normalen Stimme: »Nein«. Doch dann ging der Vorhang wieder zu. Es war deutlich – über das Sprechen ging es nicht. Ich behandelte ihre Beine mit rhythmischen Abstrichen. Als ich an den Knien ankam, sagte sie mit normaler Stimme: »Das schaffen Sie auch nicht.« Ich strich ruhig weiter und sagte: »Wetten, dass …?« Als ich bei den Füßen ankam, schlief sie ganz entspannt ein. Es wurde immer wieder möglich, dies zu tun, und die Situation wurde allmählich erträglich für alle.

»Diese erschütternden Begegnungen können uns verunsichern und ängstigen. Sie verhelfen uns aber auch zu existenziellen Fragen: Wer bin ich? Was wollte ich? Woher komme ich? Wohin gehe ich ? Denn wer kann sagen, dass er weiß, wer er sei, ohne dass der andere im dabei hilft« *(Dorethea Rapp).* Wir alle benötigen die Hilfe eines anderen, eines Mit-Menschen, um Mensch zu werden.

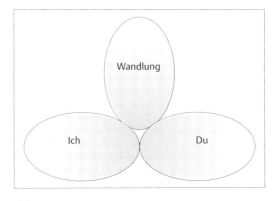

Abb. 29

Voraussetzung für ein angemessenes Begleiten

Die Begleitung dementer Menschen ist eine Aufforderung und eine Herausforderung an uns. In diesem Sinne ist sie ein Schulungsweg. Welche Fähigkeiten müssen wir uns erarbeiten, damit wir unsere Kraft erhalten und bei uns selber bleiben können?
Folgende Fragen können auf der Suche nach einer wirklichkeitsgemäßen Anschauung vom Alter Orientierung geben:
- Kann ich Freude und Leid des doch fast zu Ende gelebten Lebens wirklich annehmen?
- Kann ich den Lebenslauf eines Menschen vorurteilsfrei anschauen und seine Gesetzmäßigkeiten verstehen?
- Habe ich ein Verhältnis zum geistigen Lebenslauf (Vorgeburtliches – Geburt – Tod – Nachtodliches – wiederholtes Erdenleben) des Menschen?
- Kann ich mich als Werkzeug fühlen im Tun und Lauschen, was das höhere Ich des Menschenwesens will?

So können wir üben

- Uns immer wieder gegenseitig ermutigen und Hilfestellung geben
- Wahrnehmen, wenn jemand überfordert ist, ihn für einige Zeit ablösen, »erlösen«.
- Bei der Besprechung besonders schwieriger Menschen ist es wichtig, sich gegenseitig Wahrnehmungen und nicht die Urteile mitzuteilen. Dies befreit und ermöglicht ein unbefangenes Hinschauen.
- In besonders belastenden Situationen abends vor dem Einschlafen einen lichtvollen Augenblick des Tages vor sich hinstellen.
- Vor der Begegnung mit dem Menschen, mit dem ich Schwierigkeiten habe, kurz innehalten, die Arme kreuzen und innerlich »Ich« sprechen.
- Unseren Engel vor dem Einschlafen bitten, Rat, Kraft und Hilfe zu geben.

Dies können nur Anregungen und Hinweise sein. Letztlich muss jeder für sich herausfinden, was ihm Hilfe und Kraft gibt. Wer einen solchen inneren Umgang ruhig und still pflegt, kann darauf vertrauen, dass sich neue Fähigkeiten in der Begegnung von Mensch zu Mensch bilden werden.

Literatur

1. Der Doppelgänger. Flensburger Hefte Bd. 65, Flensburg 1999
2. Glas, N.: Lichtvolles Alter. Arbeitsgemeinschaft Anthroposophischer Ärzte, Stuttgart o. J.

Kategorie	Beispiel für Lernziele	Empfohlener Lernweg
Handwerk	Sie können sich in die Bewusstseinslage verwirrter Menschen einfühlen.	A
Eigenes Lernziel		
Beziehung	Sie können durch Ihr Verhalten verwirrten Menschen Orientierung geben.	B
Eigenes Lernziel		
Wissen	Sie kennen mögliche Ursachen für Verwirrtheitszustände.	C
Eigenes Lernziel		

Begleitung und Pflege Sterbender und Verstorbener

Gudrun Buchholz, Cornelia Zinck

In diesem Kapitel wird der Weg der Seele aus dem Leib in die nachtodliche Existenz beschrieben. Gerade im Umgang mit Sterben und Tod zeigt sich die Fruchtbarkeit des anthroposophischen Menschenverständnisses, das inzwischen auch durch die moderne Nahtodesforschung bestätigt wird. Grundlegende Hinweise für die Unterstützung des Sterbenden auf seinem Weg, die in der jahrzehntelangen Zusammenarbeit von Ärzten, Pflegenden und Priestern entwickelt wurden, prägen die Darstellung. Die in anthroposophischen Krankenhäusern gepflegte Praxis der Versorgung und Aufbahrung des Leichnams wird in ihrer Bedeutung für den Verstorbenen selbst und für die Trauer der Hinterbliebenen erläutert.

Lernziel s. Seite 283

Was wir den Anfang nennen, ist oft das Ende,
und ein Ende zu setzen ist ein neuer Anfang.
Wir werden nicht aufhören zu erkunden,
Und am Ende all' unserer Erkundungen
Werden wir ankommen, wo wir angefangen haben,
und zum ersten Mal den Ort mit offenen Augen sehen.

T. S. Elliot

Einleitung

Versuch einer Annäherung an Sterben und Tod

Vor einigen Jahren hatte ich folgendes tief einprägsame Erlebnis. Der vierjährige Sohn eines befreundeten Ehepaares, der seit zwei Jahren an einem unheilbaren Tumor litt, verstarb. Auf diese Nachricht hin gingen Freunde der Familie, darunter ich, auf die Kinderstation, um Abschied zu nehmen und den Eltern beizustehen. Große Unsicherheit lebte in uns, da wir nicht wussten, wie wir ihnen in diesem Moment begegnen sollten. Die Mutter kam uns jedoch auf dem Stationsflur mit leuchtendem Gesichtsausdruck entgegen und sagte: »Es war so schön.« Zunächst stand ich diesem Ausruf fassungslos gegenüber und war merkwürdig berührt. Wie kann eine Mutter so etwas unmittelbar nach dem Tode ihres Kindes äußern? Wir traten ins Zimmer, in dem der Knabe in seinem Bettchen aufgebahrt war. Eine Urweisheit trat uns von diesem Kind entgegen. Wir, die wir vorher unsicher und bedrückt waren, fühlten uns plötzlich leichter, fröhlicher. Es war, wie wenn sich ein friedegebender Lichterschleier auf uns herabsenken würde. Jemandem fiel plötzlich ein, dass Johannes immer gerne gesungen hatte. Also sangen wir ihm seine Lieblingslieder. Es entstand eine wunderbar heitere, leichte Atmosphäre und wir alle verließen gestärkt und reich beschenkt das Zimmer. Dieses Erlebnis prägte meine innere Haltung gegenüber Verstorbenen entscheidend. Es zeigte mir, dass man dem Tod nicht immer nur mit Schwermut begegnen muss und dass er uns, wenn man ihn nur richtig anschaut, auch noch etwas zu geben weiß.

Häufig begegnen wir jedoch dem Gegenteil. Wenn jemand auf der Station verstorben ist, verlassen die im Todesmoment zugegen Gewesenen nach kurzer Zeit fluchtartig den Raum, oder sie gehen mit dem Satz: »Wir wollen ihn so in Erinnerung behalten, wie wir ihn immer kannten«, gar nicht mehr zu ihm hinein.

Wir in unserer westlichen Kultur wagen es heute nicht mehr, dem Tod in die Augen zu schauen. Tod bedeutet für uns doch meist Versagen der Medizin, Versagen des Arztes. Dabei ist uns von der ersten Lebensminute an nichts sicherer als der Tod. Jedes Lebewesen ist irgendwann von Tod und Sterben betroffen. Der Mensch bildet nur insofern eine Ausnahme unter ihnen, als er mit diesem Bewusstsein leben muss. Doch scheint dieser Gedanke so unerträglich zu sein, dass er ihn immer weiter verdrängt und tabuisiert. Es scheint, dass uns mit der Tabuisierung des Todes auch der Sinn des Lebens abhanden gekommen ist. Die Menschen leiden immer mehr unter Einsamkeit, fühlen sich existenziell verunsichert und empfinden eine tiefe Sinnlosigkeit in ihrem Leben.

Für den Menschen des Mittelalters und noch bis in die Anfänge unseres Jahrhunderts hinein war der Tod etwas Selbstverständliches und Teil seines Daseins. Er fühlte das Nahen des Todes und bereitete sich darauf vor, indem er noch alle Angelegenheiten regelte, z. B. sein Totenhemd nähte, Ordnung in seine Verhältnisse brachte und Abschied nahm von seinen Angehörigen *(22)*.

Der Mensch des Westens stirbt in der heutigen Zeit meist einsam, häufig im Krankenhaus und dort möglicherweise abgeschoben in einem Badezimmer.

Weil wir dem Tod nicht in die Augen schauen können, ist uns auch eine Todeskultur abhanden gekommen, in der noch rituelle Handlungen für den Verstorbenen und für die eigene Trauerbewältigung vollzogen werden *(3)*.

Die Auseinandersetzung mit dem Tod kann in besonderer Weise den Sinn unseres Lebens beleuchten. Sich ein Bild von dem zu machen, was der Tod bedeutet, wird zur Notwendigkeit, wenn wir in einem Beruf arbeiten, der uns ständig damit konfrontiert. Hierbei kann uns die anthroposophische Menschenkunde eine Hilfe sein.

Das anthroposophische Menschenbild im Hinblick auf Sterben und Tod

Neben der Gliederung des Menschenwesens in einen physischen, einen ätherischen, einen astralischen Leib und das Ich gehört die Reinkarnationslehre zu den grundlegenden Mitteilungen der Geisteswissenschaft. »Der Mensch wird als ein geistig-seelisches Wesen gesehen, das bei seiner Geburt durch die physische Leiblichkeit in Erscheinung tritt. Sein Ursprung liegt in der geistigen Welt, und dorthin kehrt er nach jedem Erdenleben zurück. Sein Wesenskern, seine Individualität ist bleibend. Ziel der Erdenleben ist seine Weiterentwicklung hin zu Freiheit und Liebesfähigkeit und zu einer wachsenden Durchchristung. Für jedes Leben hat sich der Mensch im Vorgeburtlichen bestimmte Aufgaben gestellt. Krankheit spielt oft eine wichtige Rolle bei der Bewältigung derselben. Bei den menschlichen Begegnungen entstehen Schicksalsverbindungen, die sich in wiederholten Erdenleben fortsetzen. Jeder Mensch nimmt durch seine Taten teil an der gesamt-menschlichen Entwicklung und ist Teil eines größeren kosmischen Zusammenhangs« (aus dem Leitbild der Kurzzeitpflegestätte »Turmalin«, Witten).

Aufgrund dieses Menschenbildes umfasst der Ansatz in der anthroposophischen Pflege und Medizin den ganzen Menschen. Durch das Wissen von Reinkarnation und Karma kommt jeder Begegnung von Mensch zu Mensch eine ganz besondere Bedeutung zu. Ein Bestreben der anthroposophischen Medizin und Pflege liegt demnach nicht nur darin, den gleichen Gesundheitszustand wie vor der Erkrankung herzustellen, sondern das anzusprechen, was im Menschen Zukunft werden will.

Was geschieht mit den Wesensgliedern nach dem Tode?

»Der Tod tritt ein durch eine Veränderung im Zusammenhang der Wesensglieder« *(30)*. Der Ätherleib, der zuständig ist für die Aufrechterhaltung der Gestalt und Funktionen des physischen Leibes löst sich zusammen mit dem Astralleib und dem Ich vom physischen Leib und überlässt diesen der Verwesung. Astralleib und Ätherleib trennen sich jedoch nicht unmittelbar nach dem Tode. Alle Lebenserinnerungen sind wie in einem Tagebuch im Ätherleib aufgezeichnet. »Während des Wachzustandes verhindern die vielen Sinneseindrücke, die der physische Leib vermittelt, dass die Erinnerungen alle im Bewusstsein anwesend sein können. Sie sind vergessen. Nach dem Tode fällt diese Behinderung weg, und der von seiner Aufbau- und Regenerationstätigkeit befreite Ätherleib breitet der Seele des Verstorbenen das ganze Gedächtnis wie in einem Lebenspanorama aus« *(19)*. Der mit dem Ätherleib verbundene Astralleib lässt alle Erinnerungen als ein umfassendes, lebensvolles Gemälde erscheinen. In der Betrachtung dieses Panoramas erlebt man sich nicht als Hauptdarsteller, sondern als Beobachter.

Mittlerweile gibt es viele Berichte von Menschen, die als »klinisch tot« galten und wieder ins Leben zurückkehrten. Fast übereinstimmend berichten sie über Rückschauerlebnisse, z. B. *George Ritchie (25)* und *Stephan von Jankowicz (10)*. Der amerikanische Arzt *Raymond Moody* hat mehrere hundert Erlebnisse »klinisch Toter« gesammelt, die unabhängig voneinander sehr Ähnliches zu erzählen wissen *(20)*: Nach der Lösung aus ihrem physischen Körper fanden sie sich in einem durchsichtigen, schwerelosen, spirituellen Leib wieder, wie in einem anderen Körper, den sie als eine Art Kraftfeld beschrieben.

In diesem Stadium des Todes wurde das Bewusstsein keineswegs als ausgelöscht erlebt, sondern als wunderbar friedvolle Klarheit, in der nun der Gestorbene Rückschau auf sein Leben hält *(25)*. Menschen, die ein solches Erlebnis hatten, fürchten sich im Allgemeinen nicht mehr vor dem Tod, und es hat Auswirkungen für ihr weiteres Leben auf der Erde. Etwa drei Tage nach dem Tode löst sich der Ätherleib vollständig in eine allgemeine Bildekräftewelt auf. Elisabeth Kübler-Ross bezeichnet diesen Zustand als das »Ablösen der Silberschnur« *(15)*. Jetzt sind nur noch Astralleib und Ich vorhanden. Einen ähnlichen Zustand haben wir im Schlafe, wo Astralleib und Ich aus dem Körper heraustreten, aber trotzdem dem physischen Leib zugewandt bleiben. Es gibt jedoch einen wesentlichen Unterschied zum Tod: Während des Schlafes ist der Astralleib erfüllt von den Erlebnissen des Tages aus der physischen Welt und das Ich mit der Verarbeitung dieser Tageserlebnisse beschäftigt. Nach dem Tode ist das Ich von dieser Aufgabe frei, sodass es auf die viel zarteren geistigen Erfahrungen aufmerksam werden kann, welche die Seele in ihrer Umgebung wahrnimmt. Allerdings besteht in der ersten Zeit nach dem Tode noch eine gewisse Bindung der Seele an die im Erdenleben gemachten Erfahrungen, die während einer Phase der Läuterung verarbeitet werden müssen.

»Die Wissenschaft vom Menschen unterscheidet drei Arten von Bindungen der Seele an den physischen Leib:
- Bedürfnisse wie Durst, Hunger, Liebe sind durch den physischen Leib bedingt und müssen durch die Aufnahme von Flüssigkeit, Nahrung, menschlicher Zuwendung befriedigt werden.
- Die geistigen Bedürfnisse des Menschen, die er auch nur mit Hilfe seiner physischen Organe befriedigen kann, wie die Betätigung in Wissenschaft, Kunst und Religion.
- Das Gefallen an Genüssen, Trieben, Begierden und Leidenschaften, die über die physischen Bedürfnisse hinausgehen. Die Entbehrungen, die die Seele nun bis zur völligen Überwindung ihrer Triebe, Begierden und Leidenschaften durchzustehen hat, sind in den verschiedenen Religionen als verzehrendes Feuer oder Fegefeuer bezeichnet worden, weil diese dritte Art von Begierden im sog. Kama loca ganz aus der Seele hinweggefegt werden muss [Kama (sanskr.) = Verlangen; Loca = Ort; Ort des Verlangens].

Diese Zeit der nachtodlichen Läuterung beträgt etwa ein Drittel der Lebenszeit des Menschen. Während dieser Zeit erlebt die Seele einen Rückblick auf ihr Leben, beginnend beim Tod und endend bei der Geburt, in der sie alle subjektiven Taten und Gedanken des Erdenlebens objektiv beurteilt, d. h., dass das Ich den Schmerz oder die Freude, welche es anderen Menschen zugefügt hat, in der Rückschau an sich selber erfahren muss. Durch diese Selbstbeurteilung kann das Ich die nötigen moralischen Impulse zur Wiedergutmachung und weiteren Vervollkommnung in sich aufnehmen. Nach dieser Läuterung und Rückschau löst sich ein Teil des Astralleibes auf, während der für die Fortexistenz des Menschen notwendige Teil als sog. Lebensextrakt sich mit dem Ich verbindet, was in die geistige Urheimat des Menschen zurückkehrt und weiteren Erlebnissen entgegengeht« *(19)*.

Die Psyche des Sterbenden

Mit tausend Fäden sind wir mit der uns umgebenden Welt verwoben. Unser Leben, unsere Pläne, unsere Ziele sind auf dieses Leben ausgerichtet, und wir bedürfen der Wechselwirkung mit der Welt, um in gesunder Weise in ihr zu stehen. Die Mitteilung der Diagnose einer tödlichen Krankheit verändert dieses Verhältnis umfassend. Wo tätiges Zugreifen war, soll nun Abschiednehmen sein und nicht nur für eine längere Reise, sondern für die letzte große Reise schlechthin. Nicht jeder ist diesem Schlag seelisch gewachsen, vor allem nicht sofort. Woran liegt das? Zur Erfüllung unserer alltäglichen Pflichten genügt eine verhältnismäßig geringe Seelenenergie. Beginnt jemand aus innerer Veranlagung oder durch ein hartes Schicksal gezwungen, sich Gedanken zu machen über das Leben im Allgemeinen und das eigene im Besonderen, so steigt dieses Energieniveau. Kommen Gebete und/oder Meditationen hinzu, ergibt dies wiederum eine Steigerung der seelischen Lebensenergie. Angesichts des Todes zu leben, ist eine Art vom Schicksal verordneter Dauermeditation. Somit mag einem Menschen mit einer gewissen Meditationspraxis o. ä. der Weg vom Leben zum Sterben besser und schneller gelingen als jemandem, den diese Diagnose ganz im Hier und Jetzt trifft. Gemeint ist nicht die Konzentrationsfähigkeit im Allgemeinen, die heute in der Welt sehr gefragt ist und unter Beteiligung des Willens im Kopf stattfindet, sondern der mittlere Mensch, der den Reichtum des Lebens in Freud und Leid, das Weben der Natur, die Vertiefung durch die Kunst erleben kann und den die Religionen und Weltanschauungen der Menschheit nicht unberührt lassen. Genauer gesprochen, ist es nicht der mittlere Mensch des Fühlens, sondern derjenige, dem sich das Licht und die Klarheit des Kopfes erweitert hat ins Herz. Und da der Kopf nur ein Analytiker, das Herz aber ein Synthetiker ist, so vermag er dadurch viele Lebensbereiche im Zusammenhang zu sehen. Man kann ihn den spirituellen Menschen in uns mit der Fähigkeit des Herzdenkens nennen.

Diese Entwicklungshöhe wird einem Menschen, dem man unvorbereitet die Diagnose einer tödlichen Krankheit stellt, sozusagen ad hoc abverlangt, was im Allgemeinen eine enorme Überforderung bedeutet. Damit geht die Gefahr einher, eine neue Krankheit zu veranlagen, erst im psychischen, in der Folge dann im psychosomatischen Bereich. Der Kranke muss ja erst lernen, dem Tod ins Auge zu schauen und ihn nach und nach umzuwandeln in einen Lehrer und Freund, der ihm zeigt, was wesentlich und von Bestand in seinem Leben ist, und der ihm hilft, über sein kleines irdisches Ich hinauszuwachsen.

Welches sind nun die im Moment der Mitteilung des Arztes natürlich auftretenden Probleme und Ängste?

Besonders für einen bisher voll in der Welt tätigen Menschen ist neben dem Abschied von der Lebensaufgabe das Gefühl, der Gesellschaft nicht mehr nützlich zu sein und die Angst, deshalb nicht mehr geachtet zu werden, in soziale Isolation zu geraten. Dazu kommt die Befürchtung, anderen Menschen, besonders Angehörigen, zur Last zu fallen oder aber durch lange Krankenhausaufenthalte von ihnen getrennt zu werden. Die Vorstellung, in geschwächtem Zustand den Wechsel aus einer gewohnten in eine fremde Umgebung, vollziehen zu müssen, wirkt ebenfalls sehr bedrückend. Nicht zuletzt ist es die Angst, von überlasteten, gleichgültigen, fremden Menschen abhängig zu sein.

Dann ist es die Art der Krankheit selbst, die ihm zum Teil massive Angst vor Schmerzen, langem Siechtum, möglicherweise Entstellung und Bewusstseinsveränderung einflößt.

Und schließlich hat er den folgenden Zeitabschnitt mit den schon bestehenden und noch kommenden physischen Leiden im vollen Wissen um die Hoffnungslosigkeit seines Zustandes zu durchleben. Der Abschied von seinen Lieben und dem weiteren sozialen Umfeld, aber auch von der Natur, so wie er sie jetzt sieht und liebt, steht ihm bevor. Hinzu kommt die Last des Unaufgearbeiteten in seiner Biografie, wie z. B. unerledigte Arbeiten, unerreichte Ziele, ungelöste Beziehungsprobleme und nicht gutgemachte Verfehlungen. Zudem besteht eine tief sitzende elementare Angst vor dem Tod, weil bis auf seltene Ausnahmen die eigenen Erfahrungen hierüber mangeln und eine mehr oder weniger große Ungewissheit darüber herrscht, was danach kommt.

Der Sterbende steht anfänglich vor enormen seelischen Belastungen, bevor er sich zu einer größeren gelasseneren Haltung durchgerungen hat. Er durchlebt Äonen von Einsamkeiten, in denen er Entwicklungen durchmacht, die selbst ihm Nahestehende oft nicht verstehen und nachvollziehen können *(28)*.

Elisabeth Kübler-Ross hat versucht, diese Prozesse, die der Sterbende in unterschiedlichster Weise und Reihenfolge durchmacht, in fünf Stadien einzuteilen. Ihr großes Anliegen dabei war, Verständnis zu erwecken für das, was ein Mensch im Sterbeprozess durchlebt *(16)*.

Geburt und Tod

> Wird ein Mensch geboren, so stirbt ein Geist,
> stirbt ein Mensch, so wird ein Geist geboren.
> Novalis

Schauen wir auf die beiden Tore des menschlichen Lebens, so ist der erste wie der letzte Atemzug eines Menschen ein heiliger Moment, den wir auf der einen Seite mit Freude, auf der anderen mit Trauer begleiten.

»Das, was wir Geburt nennen, ist nichts als die andere Seite des Todes, ein anderer Name für denselben Vorgang vom entgegengesetzten Standpunkt aus gesehen, so wie wir dieselbe Tür als Eingang oder als Ausgang bezeichnen, je nachdem, ob wir sie von außen oder vom Innern des Raumes aus betrachten. Man mag sich mit Recht wundern, dass nicht jeder sich seines letzten Todes erinnert, und dies ist der Grund, warum die meisten Menschen nicht glauben, ihn erfahren zu haben. Aber in gleicher Weise erinnern sie sich auch nicht ihrer Geburt, und dennoch zweifeln sie nicht einen Augenblick daran, dass sie geboren wurden. Sie übersehen die Tatsache, dass das aktive Erinnerungsvermögen (d.h. das unserem bewussten Willen unterliegende Gedächtnis) nur einen kleinen Teil unseres normalen Bewusstseins ausmacht, und dass unser »unterbewusstes Gedächtnis« alle Eindrücke und Erfahrungen, die unserem Wachbewusstsein längst entglitten sind, registriert und aufbewahrt hat« *(18)*.

Nach den Befragungen, die *Helen Wambach (35)* während der Rückerinnerung einer Gruppe von Menschen in Hypnose anstellte, gaben die Versuchspersonen einhellig an, bis zur Geburt alles, d.h. die Zeit vor und während der Schwangerschaft, den Geburtsvorgang einschließlich dessen, was dabei gesprochen wurde, voll bewusst miterlebt zu haben. Erst dann wurden sie vom Bewusstsein her ein Säugling, ein Kleinkind usw. Andererseits erzählen die Menschen, die von der Todesschwelle zurückkamen, in vielen Motiven gleichlautende geistige Erlebnisse.

Nach all diesen Berichten sind wir also, wenn wir betroffen oder ehrfürchtig um den Verstorbenen stehen, ganz sicher nicht allein. Der Verstorbene ist anwesend (und er braucht möglicherweise auch unsere Gedanken als Orientierungshilfe auf dem neuen Plan). Hieraus können wir im Blick auf den Sterbenden ermessen, dass ihn eine lange Leidenszeit vor dem Tod mit einem geläuterten, gereifteren Bewusstsein in die geistige Welt eintreten lässt als ein plötzlicher schneller Tod. Beide Formen liegen in der Hand der Schicksalsmächte und obige Einsicht lässt uns mit aller Deutlichkeit erkennen, dass wir keineswegs berechtigt sind, den einen uns angenehmeren und bequemeren gegen den langwierigeren leidvolleren auszutauschen.

Konnten wir im Vorangehenden nachfühlen, dass ein Mensch, der noch mitten im Leben steht, zunächst die Gewissheit des Todes, die aus der Diagnose des Arztes spricht, nicht anerkennen will und sich dagegen aufbäumt, so verstehen wir andererseits den sehnlichen Wunsch, manches schwerleidenden Patienten möglichst rasch von der Qual erlöst zu werden. Es sind dies sehr menschliche Regungen des Seelenlebens, und darum ist eine Sinnfindung hier unbedingt notwendig. Sie ergibt sich nur durch ein Einbeziehen des nachtodlichen Lebens. Geburt und Tod sind reale Grenzen unserer Macht. Respektiere ich sie, so werde ich gütig empfangen und in höhere Gesetzmäßigkeiten aufgenommen.

Die Verwandlung des Sterbenden

Sterben ist ein Prozess, der in Phasen verläuft und an dessen Ende der Tod als das Ende aller Lebensvorgänge steht.

Zeitperspektiven

Der Sterbende lebt unter seinem allgegenwärtigen Leidensdruck intensiv in allen Zeiträumen; in der Vergangenheit, Gegenwart und Zukunft. Bei seiner Rückschau, dem Aufarbeiten seines Lebens, können wir selbst oder andere vertraute Menschen durch Gesprächsbereitschaft helfen, bis sie ihm zu einer lesbaren Schrift seiner Biografie geworden ist. Im Blick auf die Gegenwart nimmt der Sterbende durch eine verstärkte Empfindsamkeit seiner Sinne alles, was ihn umgibt, sehr fein und sensibel wahr.

Ganz deutlich erleben Schwerkranke und Sterbende unsere Wahrhaftigkeit und Unwahrhaftigkeit. Masken können vor ihnen nicht bestehen. Dies beschreibt z.B. *Eckhard Wiesenhütter* in seinem eigenen Sterbeerlebnis. Deutlich konnte er wahrnehmen, mit welchen Gedanken und Empfindungen die Menschen zu ihm an das Bett traten *(36)*.

Dass Geschmacks- und Geruchssinn viel ausgeprägter werden, zeigt sich z.B. darin, dass bestimmte Speisegerüche oder Duftstoffe, die für uns kaum wahrnehmbar sind, Übelkeit hervorrufen. Auch die Farbwahrnehmung wird eine viel intensivere. Farben, die der Gesunde wegen ihrer Zartheit kaum noch sehen kann, können vom Sterbenden als unerträglich intensiv erlebt werden. Kunsttherapeuten, die mit Sterbenden gearbeitet haben, berichten über dieses Phänomen. Auch der Hörsinn ist sehr viel feiner ausgeprägt. Er ist der letzte Sinn, der schwindet. Der Sterbende fühlt sich ausgeschlossen, wenn in seiner Umgebung geflüstert wird.

Während des Sterbeprozesses können wir häufig beobachten, wie die Augen des Sterbenden wie mit einem Schleier überzogen in eine weite Ferne zu blicken scheinen, etwas wahrnehmend, was wir nicht zu sehen vermögen, ähnlich dem Blick eines Neugeborenen, der zwar so vieles, aber uns noch nicht sieht.

Der Zukunft des Sterbenden zugewendet, sollte ihm seine Umgebung die Gewissheit geben, dass sie ihn nicht sogleich vergisst. Eine Art Fortbestehen in der Erinnerung scheint vielen Menschen ein Bedürfnis zu sein. Auch kann man die Bestattungsform und die Feierlichkeiten mit ihm besprechen und seine Wünsche berücksichtigen. Dadurch verhindert man, dass er nachtodlich etwas ihm ganz Fremdes erlebt. Der Reinkarnationsgedanke bietet eine weitere Hilfe, da man weiß, dass man in der Zukunft Misslungenes besser machen und neue Aufgaben übernehmen kann. Nicht gänzlich tröstet der Reinkarnationsgedanke jedoch über den Abschied von den Lieben in ihrem diesmaligen So-Sein hinweg. Dieses ist in seinem jetzigen Reichtum unwiederbringlich.

Zum Schmerz

Die meisten Menschen fürchten den Tod weniger als den Schmerz. Für viele der Sterbenden und Schwerkranken stellt daher ein Schmerztherapiekonzept z.B. nach *C. Klaschik* und *F. Nandl*, basierend auf dem Stufenschema der WHO, eine große Hilfe dar *(14)*. Eine Therapie nach diesem Konzept lässt ihnen die Schmerzen erträglicher erscheinen und trägt zu einer Verbesserung der Lebensqualität bei. Dennoch gibt es Sterbende und Schwerkranke, die nicht nach diesem Therapiekonzept behandelt werden können, weil auch durch regelmäßig verabreichte antiphlogistisch wirkende Analgetika und Morphinpäparate nicht immer eine ausreichende Schmerzlinderung zu erreichen ist. Häufig kommt es auch vor, dass die Schmerzmittel nicht vertragen werden oder paradoxe Wirkungen hervorrufen.

Einige Patienten, die Morphin-Präparate einnahmen, schilderten, dass sie Gedanken hatten, die nicht ihre eigenen waren, und zeigten sich davon irritiert. Auch ein fremdes Körperempfinden wurde angegeben insofern, als sie sich seltsam zweigeteilt erlebten. Aus der anthroposophischen Geisteswissenschaft ist zu ersehen, dass Opiate tief in das Wesen des Menschen eingreifen. Zu beobachten ist, dass Patienten, die liebevoll von Angehörigen, Freunden und Helfern begleitet werden und die durch Morphineinnahme eine Schmerzlinderung oder Schmerzfreiheit erleben, kaum eine Beeinträchtigung ihres inneren Weges erfahren. Es gibt jedoch auch viele Kranke, die weder liebevolle Angehörige und Freunde noch einen spirituellen Hintergrund haben. Unter der Einwirkung von starker Schmerzmedikation werden sie, statt zu sich selber, immer weiter von sich fortgeführt. Bei diesen Patienten zieht sich der Sterbeprozess oft lange hin, und man hat immer den Eindruck, dass sie noch auf etwas warten.

Schmerzlinderung

Für den Pflegenden ist es wichtig zu wissen, dass eine Schmerztherapie mit Morphin den inneren Weg des Kranken erleichtern, aber auch blockieren kann, je nachdem, wie die äußeren Bedingungen um den Kranken herum sind.

Es gibt vielfältige Möglichkeiten der Schmerzlinderung, z.B. eine Schmerztherapie mit potenzierten Heilpflanzen *(29)*. Mit den äußeren Anwendungen, wie Öl-Dispersionsbädern, Rhythmischen Einreibungen, Wickeln, Kompressen ist uns Pflegenden ein wichtiges Instrument in die Hand gegeben, den Menschen in seinem Schmerz nicht nur punktuell zu behandeln, sondern ihn in seiner Ganzheit anzusprechen. Indem ich für diesen Menschen etwas tue, mich vorbereite, an ihm und mit ihm eine Handlung vollziehe, liegt eine ganz persönliche Zuwendung, die – wenn sie mit innerer Anteilnahme durchgeführt wird – zusätzlich zur äußeren Handlung heilsam ist.

In jedem Menschen, und sei er noch so krank und voller Schmerzen, lebt auch noch seine gesunde Seite, die angesprochen werden will, um sich weiterentwickeln zu können. Die Selbstheilungskräfte sind Teil des ganzen Menschen. Solange sie nur von negativen Einflüssen überlagert werden, bleiben sie unwirksam. Um diese Kräfte anzuregen, ist es daher von großer Bedeutung, dass wir um Entwicklungsmöglichkeiten des Patienten wissen und daraus auch eine echte Hoffnung vermitteln können. Wenn es uns gelingt, das Interesse des Patienten langsam von sich weg mehr auf die Umwelt und Außenwelt hin zu richten, sei es, dass wir ihm Künstlerisches nahezubringen versuchen in Literatur, Musik, Malerei, sei es, dass wir mit Dingen aus der Natur wieder seine Aufmerksamkeit anregen können, dann kann sich seine bisher nur auf sich beschränkte Wahrnehmung in einen geistigen Bereich hineinbewegen, der ihm wiederum zu einer Kraftquelle werden kann. Der Schmerz will nicht nur mit chemischen Mitteln behandelt werden, sondern fordert uns als Einzelne und als therapeutische Gemeinschaft heraus, uns selbst als Mensch und Heilmittel einzubringen. Er bedarf unserer Liebe, um geheilt zu werden.

Kurze Zeit vor dem Tode ist immer wieder zu erleben, dass kaum noch Schmerzmittel benötigt werden. Die höheren Wesensglieder Astralleib und Ich, die den Schmerz empfinden, lösen sich langsam aus dem Körper heraus, und somit wird der Leib immer weniger spürbar.

Die Begegnung mit dem Doppelgänger

Des öfteren ist kurz vor dem Tode eine deutliche Wesensveränderung an dem Sterbenden wahrnehmbar, die sich in Angstzuständen, Wut und Aggression äußern kann. Er wirkt fast so, als ob er in einem Kampf stehe. Die Angehörigen sind sehr betroffen und erstaunt, und auch die Pflegenden sind merkwürdig berührt und fühlen sich u.U. angegriffen. Eine solche Phase der Wesensveränderung kann einige Stunden bis einige Tage dauern. Danach löst sie sich auf, und der Mensch ist wie verwandelt. Mit Gelassenheit und innerer Ruhe kann er dem Tod entgegengehen. Aus der anthroposophischen Menschenkunde ist zu erfahren, dass der Sterbende in dieser Phase eine Begegnung mit seinem Doppelgänger hat. Was ist dieser Doppelgänger für ein Wesen? Er wird beschrieben als ein geistig reales Wesen, welches mit unserem normalen Alltagsbewusstsein nicht wahrnehmbar ist. Er setzt sich zusammen aus unseren in einem ganzen Leben gedachten Gedanken, Worten und Taten. Kurz bevor wir über die Schwelle des Todes gehen, begegnen wir ihm. Meist ist dies keine sehr angenehme Begegnung, weil dieses Doppelgängerwesen ein erbarmungsloser Spiegel unseres Selbst ist. *Rudolf Steiner (34)* schildert ihn als äußerst hässlich und furchterregend und gleichzeitig von großer Strenge und Liebe. Durch seine Gestalt drückt er in etwa Folgendes aus: »Hier an mir siehst Du die Summe Deiner Gedanken, Worte, Taten aus Deinem Erdenleben. Es liegt an Dir, mich immer schöner und vollkommener zu gestalten. Dadurch, dass Du strebend Dich bemühst, kann ich mich in ein strahlendes Lichtwesen verwandeln«.

Trifft die Begegnung mit diesem Hüter der Schwelle den Menschen unvorbereitet, verursacht sie große Angst und Schrecken. Gleichzeitig kann aber in ihm ein starker Impuls entstehen, in einem neuen Leben immer mehr zur Vervollkommnung seines Menschseins beizutragen. Nehmen wir als Pflegende nun eine solche Wesensveränderung wissend und verstehend wahr, können wir dem Sterbenden durch unsere Gedanken eine Hilfestellung geben. Diese Begegnung mit dem Doppelgänger erlebt auch der Mensch, der durch eine Geistesschulung Zugang zu den geistigen Welten bekommt. Man muss an ihm vorbei gehen, will man in die geistige Welt kommen. Um aber daran nicht zugrunde zu gehen, bedarf es einer Vorbereitung, einer geistigen Schulung.

Wenn wir einschlafen, lösen sich Ich und Astralleib aus dem Körper und halten sich in der geistigen Welt auf, in der sie sich Nahrung für das nächste Tagwerk holen. Auch da müssen wir an dem Hüter der Schwelle vorbeigehen, nehmen ihn aber nicht wahr, weil wir sozusagen bewusstlos sind. Diese Bewusstlosigkeit stellt einen Schutz dar, weil wir den Anblick nicht ertragen und an ihm irre werden könnten, wie es z. B. in *Bulwer-Lyttons* »Zanoni« beschrieben wird *(2)*. Doppelgängerbegegnungen werden noch in etlichen anderen Werken der Weltliteratur geschildert *(37)*.

Die Pflege des Sterbenden

Die Pflege eines sterbenden Menschen stellt für uns eine große Herausforderung dar, weil wir immer wieder mit unserer eigenen Unsicherheit konfrontiert werden. Es erfordert Mut, zu unserer Unsicherheit zu stehen, sie zu überwinden und in uns selber die Ruhe zu erzeugen, mit der wir auf den Patienten zugehen können. Dem sterbenden Menschen immer wieder neu zu begegnen und herauszufinden, welche innere unausgesprochene Frage er bewegt oder ihn bewegt, ist ein wichtiger Aspekt in der Pflege. Obwohl es viele Hilfsmöglichkeiten für die Sterbenden gibt, dürfen wir uns nicht darüber hinwegtäuschen, dass das Sterben bzw. die Sterbebegleitung keine erlernbare Technik ist, sondern ein höchst personaler Akt, der nur aus menschlicher Anteilnahme heraus geleistet werden kann. »All unser Wissen über das Sterben gleitet am Sterbenden ab, auch exakt gewählte Worte können ihn nicht erreichen, wenn sie nicht aus der Wurzel echten Mitmenschentums kommen. Dem Sterbenden wirklich begegnen und somit helfen kann nur der ›strebend sich bemüht, ein Liebender zu werden‹. Liebe fordert das Ja zum eigenen Menschsein, auch das Ja zum Einlassen und Zulassen von Gefühlen der Angst und Hilflosigkeit« *(11)*.

Als Pflegende(r) einen Übungsweg zu gehen im Sinne der sechs Nebenübungen, wie sie von *Rudolf Steiner* beschrieben wurden, kann ein Fundament bilden zur Selbsterkenntnis, zur Menschenerkenntnis und zu einer ständig wachsenden Liebesfähigkeit, durch die erst wirkliche Begegnung möglich wird *(s. Kap. »Pflege als Übungsweg«, S. 86 ff.)*.

Für die Pflege ist das Lebensalter der Sterbenden maßgeblich. Je jünger der Patient ist, umso mehr haben wir es mit den Angehörigen als die Leidtragenden und als Mithelfende zu tun. Auf den Kinderstationen werden die Mütter mit aufgenommen, um den Kindern eine Hülle zu geben. Der Tod eines Kindes, eines jungen Menschen, ist ein Gemeinschaftsschicksal, der Tod eines älteren Menschen mehr ein individuelles. Der jüngere Mensch hat noch, der ältere Mensch schon wieder eine stärkere Verwandtschaft zur geistigen Welt. Der Mensch im mittleren Lebensalter kämpft am meisten, um sich vom Irdischen zu lösen. Dementsprechend sieht die Sterbebegleitung für jedes Lebensalter anders aus.

Im Folgenden sollen die üblichen, allgemein bekannten Pflegenotwendigkeiten noch durch einige Anregungen erweitert werden.

Wärme In der Betreuung der Schwerkranken spielt Wärme eine wichtige Rolle, und zwar Wärme auf allen Ebenen. Dem Schwerkranken fehlt oft die Kraft, Eigenwärme zu produzieren. Deshalb muss seine schwache Wärmehülle von außen geschützt werden. Ist der Mensch von Wärme umgeben, entwickelt er Vertrauen und fühlt sich geborgen. Es kann für den Schwerkranken eine Wohltat sein, statt kaltem Wasser auch einmal warmen Tee angeboten zu bekommen. Sinnvoll ist es dann, immer eine Thermoskanne mit warmem Tee auf dem Nachttisch bereit zu haben.

Bei allen pflegerischen Verrichtungen ist darauf zu achten, dass der schwerkranke Patient nicht auskühlt. Ein warmes Fußbad im Bett oder Hand- und Armbäder können eine umfassende Durchwärmung erzielen und gleichzeitig eine sehr beruhigende Wirkung auf den Sterbenden ausüben. Die Wärme vermittelt – wie schon geschildert – Geborgenheit, und dem Sterbenden wird das Loslassen-Können erleichtert.

Wasser Bei diesen Behandlungen spielt neben der Wärme auch das Element Wasser eine bedeutende Rolle. Im Wasser lebt der Mensch in seinem Urelement, das in der Embryonalzeit sein Zuhause war. Wasser vermittelt Leichtigkeit, Weite und Urvertrauen. Gleichzeitig lindert es für eine Weile die Schmerzen.

Ausscheidung Ein weiterer wichtiger pflegerischer Gesichtspunkt bei der Betreuung Sterbender sind die Ausscheidungen. Unbedingt ist dabei auf regelmäßige Verdauung zu achten. Einem sterbenden Menschen, der mehrere Tage nicht abgeführt hat, fällt es schwer, sich aus seinem Leib zu lösen, weil er im wahrsten Sinne des Wortes bedrückt wird. Eine helfende Unterstützung können hier u. a. Baucheinreibungen mit Kümmelöl bieten.

Schwitzen Schwitzen die Menschen sehr, sind Abwaschungen mit Zitronenwasser (eine frische ungespritzte Zitrone wird unter Wasser aufgeschnitten und ausgepresst) oder mit Salbei- oder Pfefferminztee erfrischend. Diese Substanzen gibt es auch als Waschemulsionen.

Ernährung Bei der Ernährung ist darauf zu achten, dass die Patienten leichte, mild gewürzte Speisen erhalten, damit der Organismus nicht durch schwer Verdauliches zusätzlich belastet wird. Oft ist zu erleben, dass auf dem Nachttisch der Patienten als Getränk nur Wasser oder stark säurehaltige Obstsäfte stehen. Diese Säfte sind u. U. zu intensiv im Geschmack und brennen auf der Zunge. Da kann es, wie schon erwähnt, sehr wohltuend für den Kranken sein, immer ein Glas warmen Tee bereit zu haben. Auch Obstsäfte kann man erwärmen. Es sollte darauf geachtet werden, dass immer genügend Frischobst vorhanden ist. Schon ein kleines Stückchen Apfelsine kann sehr belebend wirken, auch wenn man es nur riecht. Um die Speichelsekretion zu fördern, hat sich das Aufschneiden einer Zitrone im Zimmer des Patienten bewährt. Der Duft, der hierdurch entsteht, ist dem Patienten meist sehr angenehm und erfrischt ihn. Außerdem sollte darauf geachtet werden, dass er genügend Flüssigkeit zu sich nimmt.

Mundpflege Die Pflege des Mundes (nicht nur mit Mundsprays, sondern auch mit gemischten Tees, z. B. Kamille-Salbei-Zitrone-Glycerin), das Feuchthalten der Lippen, Dekubitus-Prophylaxen, Wechsellagen und regelmäßiges tiefes Durchatmen-Lassen, sind eine Selbstverständlichkeit in der Pflege dieser Kranken und brauchen hier nicht genauer ausgeführt zu werden.

Umgebung Auch die Gestaltung der äußeren Umgebung um den Patienten herum ist von nicht zu unterschätzender Bedeutung. Das Patientenzimmer lässt sich dahingehend verändern, dass wir Bilder aufhängen, die dem Kranken etwas bedeuten. Es kann zu einem Albtraum werden, wenn man immer das gleiche Bild an der Wand betrachten muss. Das Auge muss ruhen können. Auch können wir ihm Gegenstände aus der Natur mitbringen, z. B. Blumen, schöne Steine, Muscheln. Dadurch wird er mit der Außenwelt verbunden.

Dass Ordnung im Zimmer herrscht, ist eine Selbstverständlichkeit, weil sich die äußere Ordnung auf die innere überträgt.

Musik Durch Musik werden die meisten Menschen tief in ihrer Seele angesprochen. In den Tönen, die von einer Leier, einem kleinen harfenähnlichen Instrument, ausgehen, erleben die Kranken Geborgenheit, Aufgenommensein. Die Musik macht leicht und trägt empor. Manchen Menschen wird es gerade durch die Musik, durch die Töne möglich, loszulassen, endlich einmal wieder weinen zu können. Dies kann sehr befreiend wirken. Wenn wir daher die Möglichkeit haben und uns die Zeit nehmen können, dem Schwerkranken etwas auf einer Leier oder auf der Flöte vorzuspielen oder die Angehörigen oder auch den Sterbenden selbst dazu anzuhalten, ermöglichen wir es ihm, zu Ausgeglichenheit und innerer Ruhe zu kommen.

Eine Musiktherapeutin, die mit komatösen und beatmeten Patienten auf der Intensivstation arbeitet, weiß zu berichten, dass sie mit Musik die Kranken tief in ihrem Innern erreicht und die Menschen mit Hilfe der Musik zu einem langsamen Aufwachen hingeführt werden können. Einige der komatösen Patienten, die sie so behandelte, bestätigten ihr hinterher, dass die Klänge entscheidend dazu beigetragen hätten, sie wieder ins Leben zurückzurufen *(5)*.

Vorlesen Eine weitere Möglichkeit in der Begleitung von Sterbenden liegt im Vorlesen von Märchen, Geschichten und Gedichten. Märchen werden im Allgemeinen Kindern bis zu einem bestimmten Alter vorgelesen. Diese »saugen« die Märchen quasi auf und leben ganz selbstverständlich mit ihnen. Auch alte und sterbende Menschen finden häufig wieder einen Bezug zu den Märchen. Sie wecken Erinnerungen und Sehnsüchte, die vielleicht lange verschlossen in ihnen ruhten. In den Bildern der Märchen, die oft von Verwandlungen erzählen, fühlen sie sich wieder zu Hause. Was ist der Grund? Betrachtet man die Märchen der verschiedenen Kulturen, so fällt auf, dass alle Märchen – gleich aus welcher Kultur sie stammen – immer ein gleiches Grundmotiv haben. Sie berichten von Gut und Böse, Schmerz und Leid, Verwandlung und Erlösung. Die Märchen zeigen in Bildern, was geistige Realität ist. Mit ihrer Bildersprache ist eine Sprache gefunden, die alle Menschen verstehen können, wenn sie nicht nur mit ihren Ohren, sondern auch mit dem Herzen hören. Alte und sterbende Menschen können sich wiederfinden in den Bildern der Märchen und wieder Anschluss finden an die geistige Welt. Aber auch Erzählungen, Geschichten, Gedichte, die den Weg der Seele im Nachtodlichen beschreiben, können grundlegende Hilfen sein *(17)*.

Seelsorge Ein wichtiger Gesichtspunkt in der Betreuung der Sterbenden ist die Seelsorge. Oftmals ist wahrzunehmen, dass die Kranken nichts dringender benötigen als jemanden, der sich um ihre Seele sorgt. Stellt man ihnen jedoch die Frage, ob sie einen Priester zu sprechen wünschen, lehnen sie dies häufig zunächst ganz entschieden ab. Diese strikte Ablehnung kann sich jedoch im Laufe des Krankheitsgeschehens verändern. Daher ist es wichtig, dass wir den Mut aufbringen, wieder und wieder nachzufragen. Gerade in den letzten Lebenstagen oder Stunden kann das Bedürfnis nach einem Seelsorger oder Priester auftreten. Manche Menschen können friedvoller über die Schwelle gehen, wenn sie noch mit einem Geistlichen gesprochen oder gebetet oder die Krankensalbung empfangen haben. Es wäre gut, wenn wir wachsam sein könnten für den Augenblick, in dem der Sterbende nonverbal oder verbal nach dem Seelsorger verlangt.

Begleitung der Angehörigen

Eine Anforderung, die immer wieder an die Pflegenden herantritt, ist die Begleitung der Angehörigen. Bei der Pflege sterbender Kinder spielt sie eine besonders herausragende Rolle. Für die Angehörigen kann es eine Hilfe sein, in die pflegerischen Tätigkeiten einbezogen zu werden. Sie haben so das Empfinden, noch etwas tun zu können. Ebenso können sie angehalten werden, etwas vorzulesen oder auf einem Instrument zu spielen oder auch nur da zu sein und dem Sterbenden die Hand zu halten. Sie brauchen unsere Bestätigung darin, dass selbst, wenn sie vermeintlich passiv da sitzen, sie noch sehr viel durch ihre Gedanken und Gefühle für den Sterbenden tun können.

Gedanken, Gefühle, Gespräch

Hilflosigkeit, Unsicherheit, Angst vor dem Verlust kennzeichnen immer wieder die Situation der Angehörigen. Dies spürt auch der Sterbende, und häufig tun sich beide – Sterbende und Angehörige – schwer, offen miteinander darüber zu sprechen. Hier kann ein vermittelndes und offenes Wort durch die Pflegenden ein Tor öffnen, sodass sie sich durch ehrliche Gespräche wieder aufeinander zubewegen können. Wie oft belasten die Hinterbliebenen gerade die ungesagten Worte. Ein wirklich offenes, wahr geführtes Gespräch zwischen Sterbendem und Angehörigen kann für alle zum intensivsten Erlebnis der letzten Jahre werden, und sie noch einmal innig miteinander verbinden.

Der Pflegende ist weder in der Situation des Sterbenden, noch in der des verhältnismäßig hilflos mitleidenden Angehörigen. Er befindet sich inmitten dessen, worin der Sterbende nicht mehr ist: in Tätigkeit und Beruf, kraftvoll, gesund. Diesen Abgrund kann nur große Bewusstheit überbrücken: Ehrfurcht vor dem Tod in seiner viel umfassenden Dimension, Achtung vor der Persönlichkeit und dem gelebten Leben dessen, der sich anschickt, über die Schwelle zu gehen.

Hier müssen wir wieder auf die innere Schulung des Pflegenden zu sprechen kommen, die bisher in der Pflegeausbildung wenig, meist gar nicht vorkommt. Haben wir in dem Sterbenden einen Menschen vor uns, dem bei großer Schwächung der leiblichen Kräfte zugleich eine sehr große Bewusstseinsanstrengung abverlangt wird, so muss er in uns eine Stütze finden können. Dies geschieht zunächst im einsichtigen Mitfühlen seiner Situation. Doch Gefühle neigen dazu, sich zu verbrauchen, wenn sie nicht von geistigen Quellen gespeist werden. Nur durch die Arbeit des Pflegenden an sich selbst wird ihm die Kraft erwachsen, über den obenerwähnten Abgrund zu gelangen.

Der Tod

Missstände

Tag für Tag werden wir heute durch die Medien mit dem Tod konfrontiert, und trotzdem schieben wir ihn weit von uns. Nur wenn wir mit ihm unmittelbar selbst konfrontiert werden, stehen wir fassungslos da, und es fällt uns schwer, ihm wirklich ins Angesicht zu schauen. Alle nachtodliche Versorgung geben wir an den Bestatter ab.

Stirbt ein Mensch in einem Krankenhaus, wird er meist schnell und unauffällig von der Station »weggeschafft«. Durch düsterste Kellergänge geschoben, landet er schließlich in einem Raum, der jeglicher Menschenwürde entbehrt. Vollkommen nackt, nur in ein Bettuch eingeschlagen, wird er in das Kühlfach geschoben, in dem schon einige andere Leichen über und unter ihm ebenso lieblos abgelegt sind. Äußern Angehörige den Wunsch, ihre Verstorbenen noch einmal zu sehen, so ist dies nur für eine sehr kurze Zeit auf der Station möglich. Andernfalls kann der Besuch in der Leichenkammer zu einem Schock fürs Leben werden, wenn nicht ein einfühlsamer Mensch für eine dem Augenblick entsprechende Atmosphäre auch dort sorgt.

Wie wenig Achtung vor dem Tode besteht, zeigt sich u. a. daran, dass nicht davor zurückgeschreckt wird, verstorbene Erwachsene und Kinder zu wissenschaftlichen Versuchen wie z. B. Crash-Tests zu nutzen.

Äußere Merkmale, die den eintretenden Tod erkennen lassen

Indem der Äther- oder Lebensleib beginnt, sich herauszulösen, nimmt der Innendruck des Gewebes ab, die Temperatur sinkt, die Schließmuskeln der Augen und Lippen fangen an, ihren Dienst zu versagen. Die langsam von unten nach oben, von den Gliedmaßen zum Rumpf aufsteigende Kälte ergreift den Körper. Es treten die typischen Todesmerkmale in Erscheinung. Die Hautfarbe verändert sich, wird grau-bläulich marmoriert. Das Gesicht wirkt wie herausgemeißelt, die Nase erscheint spitzer, die Augen liegen tief in den Höhlen und schließen sich nicht mehr vollständig. Das Gesicht ist bleich. Ein weißes Dreieck bildet sich von der Nase bis zu den Mundwinkeln. Die Haut ist kaltschweißig, die Handlinien bilden sich immer mehr zurück.

Der Moment des Todes

Bei der Geburt wird das neue Menschenkind liebevoll empfangen, in ein wärmendes Tuch gehüllt und der Mutter in den Arm gelegt. Jede hektische Aktivität wird vermieden, um das Einfühlen in die neue Situation für Mutter und Kind möglichst schön zu gestalten.

Der Todesmoment ist meist geprägt vom Verlust, vom Schmerz der Zurückbleibenden. Was für die Angehörigen ein vielleicht großer Verlust irdischer Nähe ist, bedeutet für den Verstorbenen einen Schwellenübertritt. Sehr häufig wird dieser als ein Tunnel beschrieben, an dessen Ende ein wunderbares helles Licht sie empfängt. Schon im 16. Jahrhundert wurde von *Hieronymus Bosch* dieses häufig geschilderte Tunnel-Erlebnis im Bild dargestellt *(Abb. 30)*. Wir können diesen Tunnel als seelische Realität imaginieren, wenn wir uns vorstellen, wie wir im irdischen Dasein durch die Kanäle unserer

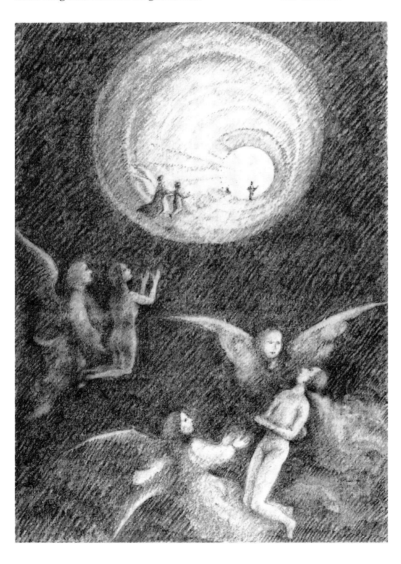

Abb. 30
Hieronymus Bosch: Der Aufstieg zum Imperium (Palazzo Ducale, Venedig)

Sinne in die Welt ausgegossen sind. Im Moment des Todes ziehen wir uns aus all diesem zurück und gelang durch einen Umstülpungsvorgang aus der Welt der Sinne in die Welt unserer Seele und ihre geistige Heimat. Die Zurückgebliebenen sehen nichts von diesem neuen Leben. Aber sie können darum wissen, ihm in Gedanken folgen und den Eintritt des Todes in all seiner Größe und Würde feiern, äußerlich durch Blumen und Kerzen als Abbild jenes Lichtes, und innerlich durch das Sprechen eines Gebetes oder Gedichts oder eines Kultus. Auch den Todesmoment können wir so einfühlsam gestalten, indem wir nun statt zu empfangen etwas loslassen und dies liebevoll begleiten. Das richtige Loslassen ist etwas, was uns im Leben meist sehr schwerfällt, sei es, dass wir uns von lieben Menschen verabschieden müssen oder dass wir eine gewohnte Umgebung oder eine liebgewordene Gewohnheit aufgeben müssen. Schon im alltäglichen Leben können wir dieses Loslassen erüben, das immer auch etwas mit Schmerzüberwindung zu tun hat. Wir wissen aus Erfahrung, dass diese Überwindung uns letztendlich die große Kraft schenkt, Neuem offen zu begegnen und uns weiterzuentwickeln.

Versorgung der Verstorbenen in einem anthroposophischen Krankenhaus

Um der Seele des Verstorbenen ein ungestörtes Herauslösen aus seinem Leib zu ermöglichen, wird mit der eigentlichen äußeren Versorgung erst etwa $1/2$ bis 1 Stunde nach Eintritt des Todes begonnen. Wenn nötig, wird der Verstorbene gewaschen und möglichst mit eigenen Kleidungsstücken bekleidet, ansonsten wird ihm Krankenhauswäsche angezogen. Alle Wunden werden mit Verbänden versehen, ein vorhandenes Gebiss nach Möglichkeit eingesetzt. Nachdem das Bett frisch bezogen ist, werden die Haare gekämmt. Mit einem Laken wird er bis unter die Arme zugedeckt. Die Augen werden mit warmen, feuchten Kompressen geschlossen, die nur wenige Minuten auf den Augen liegen bleiben! Mit einer Kinnstütze aus Plastik oder mit einer Stoffrolle wird das Kinn unterstützt und nicht – wie es früher üblich war – mit einer Binde hochgebunden, da dies den Menschen sehr entstellt. Den Hals des Verstorbenen können wir mit einem Tuch oder einem Schal bedecken, damit die Kinnstütze nicht sichtbar ist. Die Hände liegen nun übereinander auf dem Bettlaken. Bei all diesen Maßnahmen soll der Verstorbene nur möglichst geringen Bewegungen ausgesetzt werden. Alles Überflüssige wird aus dem Zimmer entfernt. Eine Kerze brennt, wobei darauf zu achten ist, dass kein Schatten auf das Gesicht fällt.

Wenn es möglich ist, vollziehen wir all diese Tätigkeiten mit den Angehörigen. Oftmals wurde mir von ihnen später berichtet, wie wichtig gerade dieses gemeinsam vollbrachte letzte Versorgen für sie gewesen ist, auch im Hinblick auf ihre Trauerarbeit.

Es ist üblich, dass der Verstorbene noch einige Stunden in seinem Zimmer verbleibt. So haben Angehörige, Freunde, Stationsmitarbeiter, Pflegende, Ärzte und Therapeuten die Möglichkeit, Abschied zu nehmen, einzeln oder auch alle gemeinsam. Hierbei wird dann ein Gebet, ein Text aus der Bibel, ein Spruch oder ein Gedicht gesprochen und/oder ein Lied gesungen. Singen kann die Atmosphäre auflockern und aus der Bedrückung erlösen. Auch Mitpatienten können in dieses Abschiednehmen mit einbezogen werden. Für sie kann es eine große Hilfe sein, zu erleben, wie ein Mensch, den sie nur in einem leidenden Zustand kannten, sich im Tode dahingehend verändert, dass eine große Entspannung in seinen Zügen erkennbar ist und dass er wie befreit wirkt. Auch wenn bei ihnen anfänglich Unsicherheit besteht, erlebe ich doch meist Dankbarkeit, in dieses Abschiednehmen mit einbezogen worden zu sein. Es entsteht dadurch Raum für Fragen, an die sie bisher noch nicht gedacht, oder die sie noch nicht auszusprechen gewagt haben.

Die Aufbahrung des Verstorbenen

Als junge Krankenschwester, die in einer Universitätsklinik arbeitete, prägte sich mir folgendes Erlebnis tief ein: An einem Tag verstarben auf unserer Station drei Menschen, die ich lange gepflegt hatte. Zutiefst wurde ich jedoch erschüttert, als der Pathologie-Pfleger mit ei-

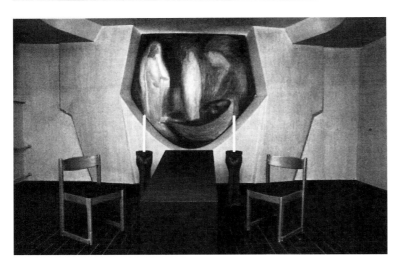

Abb. 31
Aufbahrungsraum

ner Zinkwanne kam und alle drei Menschen nackt übereinander hineinwarf als wären dies nie Menschen gewesen. Nirgendwo gab es einen Raum, indem man die Toten noch einmal hätte besuchen können. Mein Unmut und meine massive Beschwerde darüber an entsprechender Stelle wurden nur mitleidig belächelt.

In allen anthroposophischen Kliniken und Altenheimen gibt es einen oder mehrere Aufbahrungsräume, in denen der Verstorbene würdevoll aufgebahrt werden kann. Diese Räume sind architektonisch und farblich entsprechend gestaltet *(Abb. 31)*.

Nachdem alle auf der Station Abschied genommen haben, wird der Verstorbene von den Pflegenden und, wenn es geht, in Begleitung der Angehörigen in den Aufbahrungsraum gebracht und dort auf dem Katafalk, der mit einem Bettuch bedeckt ist, aufgebahrt. Links und rechts neben dem Katafalk stehen Kerzen, die angezündet werden, und, solange der Verstorbene dort liegt, auch ständig brennen. Die Angehörigen werden auf die Möglichkeit hingewiesen, den Verstorbenen drei Tage in diesem Raum zu lassen. Sie können dort Totenwache halten und den Raum ihren Vorstellungen entsprechend gestalten.

Veränderungen nach dem Tode

Kann man den Verstorbenen in den ersten drei Tagen nach seinem Tod wahrnehmen, so wird man innerhalb dieser Tage noch erstaunliche Veränderungen erleben: Ganz abgesehen davon, dass die Falten sich glätten, verändert sich auch der Ausdruck des Gesichts. Häufig erscheint es wie zweigeteilt, in eine ernste und in eine lächelnde Hälfte.

In der Atmosphäre um den Verstorbenen herum ist noch etwas von seinem Leben wahrnehmbar. Es kann sein, dass man seine Einsamkeit oder sein Mitten-aus-dem-Leben-gerissen-Sein oder sein erfülltes Leben sehr deutlich erlebt, ohne ihn vorher gekannt zu haben. Besucht man den Verstorbenen öfter im Aufbahrungsraum, so kann man dort eine wechselnde Stimmung wahrnehmen. Nach zweieinhalb bis dreieinhalb Tagen ist dies jedoch vorüber: Man spürt, dass hier nur noch eine Hülle liegt, wie ein vom Schmetterling verlassener Kokon.

Wird der Verstorbene vom Bestatter abgeholt, geschieht die Einsargung im Beisein eines Pflegenden. Er wacht darüber, dass die Einsargung würdevoll abläuft und begleitet den Verstorbenen aus dem Haus hinaus.

Der Aufbahrungskreis

Im Gemeinschaftskrankenhaus Herdecke gibt es einen Kreis von Menschen, die sich die Betreuung der Verstorbenen zur Aufgabe gemacht haben. Mindestens einmal täglich werden die Toten besucht. Dabei wird auf Verände-

Kategorie	Beispiel für Lernziele	Empfohlener Lernweg
Handwerk	Sie können dem Sterbenden durch die Körperpflege Erleichterung verschaffen.	A
Eigenes Lernziel		
Beziehung	Sie können Fragen des Sterbenden im Hinblick auf den Sterbeprozess angemessen und ehrlich beantworten oder Hilfen von Therapeuten, Kollegen oder Priestern in Anspruch nehmen.	B
Eigenes Lernziel		
Wissen	Sie kennen den Sterbeweg wie er durch die anthroposophische Geisteswissenschaft beschrieben wird.	C
Eigenes Lernziel		

rungen am Verstorbenen geachtet, um eventuell helfend eingreifen zu können, z.B. bei einem schnellen Zerfallsprozess. Weiterhin wird darüber gewacht, dass Kerzen und evtl. Weihrauch ständig brennen. Je nachdem können ein Gedicht, ein Gebet, ein Text aus dem Johannes-Evangelium oder andere Texte gelesen werden. Nach Obduktionen werden die Verstorbenen wieder gewaschen, angekleidet und aufgebahrt. Eine weitere wichtige Aufgabe ist, den Mitarbeitern im Hause bei Fragen, die mit Sterben und Tod zusammenhängen, mit Rat und Tat zur Seite zu stehen. Der Aufbahrungskreis besteht aus freiwilligen Mitarbeitern aus der Pflege, die diese Aufgabe unentgeltlich übernommen haben und jederzeit über Funk erreichbar sind. Auch ein evangelischer, ein katholischer und ein Pfarrer der Christengemeinschaft zählen dazu. Die Gruppe trifft sich regelmäßig alle 14 Tage, um Thematisches zu bearbeiten und Organisatorisches auszutauschen.

Die Arbeit dieser Gruppe hat sich als sehr sinnvoll erwiesen, weil es immer wieder Mitarbeiter gibt, die in Sterbesituationen überfordert sind und hilflos dastehen. Außerdem entstehen durch diese Arbeit immer wieder Kontakte und Gespräche mit den Angehörigen.

Es ist sehr zu wünschen, dass sich immer mehr Krankenhäuser darauf besinnen, für die Verstorbenen einen würdigen Raum und Rahmen zu schaffen. Damit wird den Zurückgebliebenen eine Hilfestellung geboten, ihre Trauer besser zu verarbeiten. Letztlich gelten diese Vorbereitungen jedoch dem Geist des Verstorbenen, der mit dem Tod in die geistige Welt geboren wird.

Literatur

1. Boogert, A.: Wir und unsere Toten. Urachhaus, Stuttgart 1993
2. Bulwer-Lytton: Zanoni. Ansata, Interlaken 1990
3. Canacakis, J.: Ich sehe deine Tränen. Kreuz, Stuttgart 1991
4. Fremanth, F. u. Trungpa C.: Das Totenbuch der Tibeter (Bardo Thödol). Diederichs, München 1976
5. Gustorff, D.: Die Kunst der Musik in der Therapie. Unveröffentlicher Plenumsvortrag vom 28.9.91, gehalten auf dem Kongreß: Kunst im Krankenhaus, Münster.
6. Hampe, J. Chr.: Sterben ist doch ganz anders. 3. Aufl., GTB, Gütersloh 1990
7. Hemleben, J.: Jenseits. Rowohlt, Reinbek bei Hamburg 1980
8. Horning, E.: Ägyptisches Totenbuch. Goldmann, München 1990
9. Husemann, F.: Vom Bild und Sinn des Todes. 4. Aufl., Verlag Freies Geistesleben, Stuttgart 1979
10. Jankovich, S. von: Ich war klinisch tot. Drei Eichen, 6. Aufl., Ergolding 1991
11. Juchli, J.: Pflegen, Begleiten, Leben. Recom, Basel 1985
12. Jung, C. G.: Erinnerungen, Träume, Gedanken. 4. Aufl., Walter, Olten 1986
13. Kast, V.: Trauern. Kreuz, Stuttgart 1982
14. Klaschik, E. Medikamentöse Schmerztherapie bei Tumorpatienten. Mundipharma Vertriebsges., Limburg

15. Kübler-Ross, E.: Über den Tod und das Leben danach. 4. Aufl., Verlag »Die Silberschnur«, Neuwied 1985
16. Kübler-Ross, E.: Verstehen, was Sterbende sagen wollen. Kreuz, Stuttgart 1985
17. Lagerlöf, S.: Große Erzählungen, Der Fuhrmann des Todes. Nymphenburger, München 1974
18. Lama Anagarika Govinda: Die Bedeutung des Tibetanischen Totenbuches für den modernen Menschen. Deutsche Krankenpflegezeitschrift 3 (1985)
19. Maurice M.: Anthroposophie – Was ist das? Novalis, Schaffhausen 1987
20. Moody, R.: Leben nach dem Tod. Rowohlt, Reinbek bei Hamburg 1977
21. Novalis: Hymnen an die Nacht. Aufbau, Berlin und Weimar 1989
22. Ohler, N.: Sterben und Tod im Mittelalter. Artemis, München und Zürich 1990
23. Platon: Politeia. Insel, Frankfurt 1991
24. Rest, F.: Sterbebeistand, Sterbebegleitung, Sterbegeleit. 2. Aufl., Kohlhammer, Stuttgart 1992
25. Ritchie, G.: Rückkehr von morgen. 16. Aufl., Francksche Buchh., Marburg 1990
26. Rittelmeyer, F.: Gemeinschaft mit den Verstorbenen. 9. Aufl., Urachhaus, Stuttgart 1983
27. Roszell, C.: Erlebnisse an der Todesschwelle. Verlag Freies Geistesleben, Stuttgart 1991
28. Senft, H.: Erfahrungen eines Krebspatienten. Unveröffentlichter Vortrag vom 16.11.1989
29. Simon, L.: Schmerztherapie mit homöopathisch potenzierten Heilpflanzen. Haug, Heidelberg 1987
30. Steiner, R.: Theosophie – Einführung in übersinnliche Welterkenntnis und Menschenbestimmung. GA 9, Rudolf Steiner Verlag, Dornach 1962
31. Steiner, R.: Der Tod als Lebenswandlung. Rudolf Steiner Verlag, Dornach 1976
32. Steiner, R.: Welten-Neujahr – Das Traumlied von Olaf Åsteson. GA 158 und 275, Rudolf Steiner Verlag, Dornach 1981
33. Steiner, R.: Der Tod – die andere Seite des Lebens – Wie helfen wir den Verstorbenen? Wortlaute und Sprüche. Rudolf Steiner Verlag, Dornach 1992
34. Steiner, R.: Wie erlangt man Erkenntnis der höheren Welten? GA 10, Rudolf Steiner Verlag, Dornach 1993
35. Wambach, H.: Leben vor dem Leben. Heyne, München 1980
36. Wiesenhütter, E.: Blick nach drüben. 4. Aufl., GTB Siebenstern, Gütersloh 1977
37. Wilde, O.: Das Bildnis des Dorian Gray. Insel, Frankfurt 1991
38. Zurfluh, W.: Quellen der Nacht. Ansata, Interlaken 1983

Sachverzeichnis

A

Abbauprozess 68
- Entwicklung, seelisch-geistige 257 f.

Abhusten 137
Abklatschen 134
Abstillen 197
Abstoßungskraft, seelische 91
Abstriche, paravertebrale 134, 136
Abwaschung, kalte 225
Aktivitäten des täglichen Leben 52
Aktivitäts-Theorie, Altenpflege 252
Allergie 41
Altenpflege 248 ff.
- anregende 253 ff.
- Lebensgestaltung 249 ff.
- Menschenbild 251 ff.
- Motivation 251 ff.
Alter, Sinn 253
Altersdemenz 256 ff.
- menschenkundliches Verständnis 258 ff.
Altersdepression 260
Alterungsprozess, seelisch-geistiger 257
Alzheimer-Demenz 265 f.
Anamnese 28
Angehörige des Sterbenden, Begleitung 278
Angstneurose 221
Anthroposophie 31
Antibiotika 41
Antipathie 91
Anwendung, äußere 161 ff.
Anziehungskraft, seelische 91
Arm, Dreigliedrigkeit 39
Arteriosklerose 41
- Hirngefäße 264 f.
Ästhetik, Waschung 122 ff.
Astralleib 29 f., 132, 271
Ätherleib 30 f., 132
ATL (Aktivitäten des täglichen Lebens) 52
Atmen gegen Widerstand 134
Atmung
- abdominale 137
- alter Mensch 260
- Anregung 134 f., 137
- Rhythmus 30

- thorakale 137
Aufbahrung 281 f.
Aufbahrungskreis 282 f.
Auflage 161 ff.
- Beobachtung 172
- Substanzen 170 f.
- Vorbereitung 171 f.
Aufmerksamkeit 49, 52 ff.
Aufsetzen an den Bettrand 136
Auge, Dreigliedrigkeit 39
Ausbildung, Beobachtungsschulung 58 ff.
Ausscheidung
- Pflege des Sterbenden 277
- Rhythmisierung 216

B

Bad, kühles 218
Baumwolle 118
Bedürfnismodell 27
Befinden
- seelisches 213
- wahrnehmen 231 f.
Begegnung mit Krebskrankem 227
Begleitung 43
- Angehörige des Sterbenden 278
- Demenzkranker 268
Begriff 54 f., 57
Begriffsintuition 57
Behandlung 145 f.
Behaviorismus 27
Beistehen, begleitendes 43 f.
Beobachtung 47 ff.
- Konsequenzen 51
- Lernen 49 f.
Beobachtungspatient, Veränderung 49
Beobachtungsprozess, Kontinuität 51
Beobachtungspsychologie 57
Beobachtungsschulung 58 ff.
- Transfer in den Pflegealltag 62
Beratung, Pflegeüberleitung 241 f.
Beruf 74 f.
Berührung 142 ff.
- Erlernen 156 ff.
- Neugeborenes 193 f.
Berührungsintensität 143
Berührungsqualität 143 f., 159

Besinnung 86 f.
Bewegung empfinden 231 f.
Bewegungsentwicklung, Säugling 198
Bewusstlosigkeit 131
- Pneumonieprophylaxe 137
Bewusstmachungsprozess 51
Beziehung
- Lernweg 17 ff.
- Pflege 86 ff.
Bienenwachs 193
Bildbeschreibung 60 f.
Biografie 65 ff.
- des alten Menschen 250
- Betrachtungsebenen 67 f.
Brusteinreibung, rhythmische 134
Brustwickel 166, 169

C

Calendula-Anwendung 140
Calendula-Babycreme 193
Calendula-Kinderöl 193
Christuswesenheit 97 f.

D

Darmbad 216
Dekubitus 130 ff., 135
Dekubitusprophylaxe 132 ff.
- Pflegesubstanzen 140
Demenz 256, 264 ff.
- degenerative 265 f.
- sekundäre 264 f.
Demenzkranker
- Begleitung 268
- Pflege, anregende 266
Denkbeobachtung 55, 59
Denken 29, 34 ff., 54 ff., 97
- sachgemäßes 86, 96
- Schulung 59
- sinnliches 37
- Stärkung 90
Depression 34
- endogene 214 ff.
Depressiver Zustand nach psychotischem Schub 219
Disengagement-Theorie, Altenpflege 252
Distanz zu einem Menschen 92 ff., 142 f.

Doppelgänger-Begegnung 266 f.
– Sterbender 275 f.
Dreigliederung, funktionelle 39 ff.
Dreigliedrigkeit des Menschen 27, 32 ff., 36, 104 f.
– – Heilpflanzen 162 ff.
Druckentlastung 136
Durchblutungsanregung 135
Durchführung einer pflegerischen Handlung 107

E

Egoismus 75
Eigenbewegungssinn 59
Einreibung, rhythmische 134 f., 137, 142 ff.
– – alter Mensch 259
– – Anpassung, elastische 150
– – Definition 146 f.
– – Durchführung 150 ff.
– – Erlernen 156 f.
– – Wahrnehmungen des Patienten 153 ff.
– – Wirkung 153 ff., 158
Einsargung 282
Einweihungsweg, christlicher 97 f.
Elastizitätsverlust, seelischer 260
Elternberatung 185 f.
Empathiephase, Pflegeüberleitung 241 f.
Entscheidungsfreiheit 29
Entwicklung
– geistige, Dreigliedrigkeit 43
– seelisch-geistige, bei körperlichem Abbau 257 f.
Entwicklungspsychologie 27
Entwicklungsstufen 202 ff.
Entwicklungsweg 96
Entzündungskrankheit 41 f.
Erfahrung, geistige 55
Ergotamin 42
Erkenntnis 54
Erkenntnisstufen 44 f.
Erkenntnisurteil 56
Erlebnisbereiche, durch die Sinne vermittelte 231
Ernährung
– Pflege des Sterbenden 277
– Wärmehaushalt 119 f.
Erschlaffung 131
Erstarrung 131
Erziehung 199 f., 203
Evaluation, Pflegeüberleitung 241 ff.
Exkarnation 132

F

Fieber 41 f., 117, 135
Fieberhafte Erkrankung 117, 164
Fieberkur 225
Fixierung im Bett 219
Formerhaltung 82 f.
Formpol 104 f.
Freizeit 74 f.
Freud, Sigmund 34
Fühlen 34 f., 37
– leibliche Grundlage 37
Funktionserhaltung 82 f.
Fußbad 42, 169, 218, 220

G

Ganzkörpereinreibung 147, 217, 220
Ganzkörperwaschung 33, 122 ff.
– Ablauf 128 f.
– belebende 124 ff.
– beruhigende 126
– erschöpfter Patienten 126 f.
– hilfsbedürftiger Patient 128
– Lernweg 20 f.
– Variationen 127 f.
Ganzpackung, kühle 218
Geburt 176 f., 180 ff., 273
Geburtsschmerz 181
Geburtsvorbereitung 178
Gedanken wahrnehmen 231, 235 f.
Gedankenleben 34
Gedankensinn 59
Gefühlsleben 34
Gegenstand, Pflege 82
Gehörsinn 59
Geist 35 ff.
– Pflege 35 f.
Geistiges, Beobachtung 213
Gelassenheit 91 ff.
Gentianawurzelabsud 225
Gerade, rhythmische Einreibung 147 f.
Geragogik 249 f.
Geruchssinn 59
– alter Mensch 263
Geschlechtlichkeit 30 f.
Geschmackssinn 59
– alter Mensch 263
Gesicht, Dreigliedrigkeit 39
Gespräch, pflegerisches 76 ff.
Gestalt, physische 28 f.
Gesundheit 163 f.
Gewohnheit, Unterbrechung 88

Gleichgewicht
– erleben 231 ff.
– inneres 95 f.

H

Halluzination 34
Halswickel 165
Haltung, pflegerische 89 f.
Hand, Dreigliedrigkeit 39
Handeln, pflegerisches 24
– – Grundmuster 107 f.
– taktvolles 144
Harmonie, rhythmisches System 38
Haut, Funktion 144 f.
Heilpflanzen, Dreigliedrigkeit des Menschen 162 ff.
Heilwachen 216
Hilfsbedürftiger Patient, Ganzkörperwaschung 128
Hinwendung, unvoreingenommene 85 f.
Hirngefäßsklerose 264 f.
Hoffnung 93 f.
Hohllagerung 136
Hören 231, 235
– alter Mensch 264
Hydrotherapie 161
Hysterisch Kranker 223

I

Ich 132
– des anderen wahrnehmen 237
– des Menschen 28 f.
– Pflege 230 ff.
Ich-Organisation 131
Illusionen 222
Imagination 44
Individualität
– Entwicklung 43
– des Patienten 28 f.
– Wärme 115
Infektionskrankheit, fieberhafte 117
Informationssammlung 26, 28
Ingwer-Kompresse 222, 225
Ingwer-Wickel 138
Initiative 88
Initiativkraftausbildung 90
Inkarnation 132
Inspektion druckgefährdeter Körperstellen 136
Inspiration 44
Intention, paradoxe 222

Interaktionspsychologie 27
Intuition 44 f., 57 f.
Isolation, soziale, Sterbender 272

J

Jahresrhythmus 108 f.
Jugendliche/r 208 f.

K

Kalte Krankheit 41, 117
Kältegefühl 115
Kamille 167 f.
Kamillen-Bauchauflage 168
Kataplasma 168 f.
Keimlingsbeobachtung 60
Kern, freistrebender, des Menschen 35
Kind-Eltern-Beziehung 197
Kinderkrankenpflege, Berufsbild 209 f.
Kinderkrankheiten 205
Kleidung, Wärmehaushalt 117 ff.
Kleinkind 202
Klima 112 ff.
– inneres 113 f.
Kneipp-Güsse 225
Knochenbau, Dreigliedrigkeit 38
Kohlauflage 167
Kohlblatt 166 f.
Kommunikation, nonverbale 144
– – Eltern-Kind 203
Kompetenz
– berufliche 96
– menschliche 96
Konversions-Neurose 222 f.
Korbblütler 167
Körperbereiche
– druckgefährdete, Inspektion 136
– kältegefährdete 117 f.
Körperkerntemperatur 38
Körperpflege, Neugeborenes 192 ff.
Körpertemperatur 29
– regulieren 114
Körperwärme 114 f.
Krampfaderleiden 141
Kranke – Pflegende/r, Begegnung 75 f.
Kranker, sozial wirksame Kraft 79
Krankheit 69, 163 f.
– Typus I 40

– Typus II 41
Krankheitsempfinden 164
Krankheitsneigung
– Kind 205
– Schulkind 206
Krankheitsursache 43
Krankheitsverständnis 40
Kranksein 69 f.
Krebskrankheit 227 ff.
Krebspatient
– Begegnung 227
– Erleben 229 f.
– Lebensgefühl 232
– Schmecken 233
– Sinnfrage 230
– Umgebungsgestaltung 234
– Wärme empfinden 234 f.
Kreis, rhythmische Einreibung 147 f.
Kreuzblütler 168
Krise, seelische, Jugendliche 209
Kuhmilch 197

L

Lähmung, psychogene 223
Läuterung, nachtodliche 271
Lavendel 141
Lavendel-Fußbad 218
Lavendelöl 134, 138
Lebensaktivitäten 27, 114
Lebensaufgabe, individuelle 81 f.
Lebensgestaltung, Altenpflege 249 ff.
Lebenskräfteanregung, Waschung 122 ff.
Lebensleib 30 f.
Lebensmotiv 75
Lebensorganisation 30
Lebensprozesse 30 f.
Lebenssinn, alter Mensch 262
Leberkompresse, heiße 217 f., 220
Leib 30 ff.
– physischer 31
– – Waschung 122 f.
Leichte-Gefühl 155
Lemniskate 40
Lernwege 17 ff.
Liebe 53
Lippenblütler 141
Lotio pruni 141

M

Manische Phase 217
Masern 205

Massage, rhythmische 146 f.
Medizin, materialistische 32 f.
Meersalzabwaschung 225
Menschenbild 97
– Altenpflege 251 ff.
– anthroposophisches 27 ff., 52
Menschengeistentwicklung 43
Menschenkunde, anthroposophische 23 ff.
Migräne 42
Milchersatz 197
Mitempfinden 92
Miterleben 92
Mitfühlen 212
Mobilisation 95, 138 f.
Mondrhythmus 108 f.
Motivation
– des Kranken 133
– zum Pflegeberuf 72 f.
Motivbildung 51
Mundpflege des Sterbenden 277
Musik, Pflege des Sterbenden 278
Muttermilch 195, 197

N

Nachahmung, Erziehungsprinzip 199 f., 203
Nachbereitung 107
Nähe zu einem Menschen 91, 142 f.
Nahrungsaufnahme
– alternder Mensch 258 f.
– Rhythmisierung 216
Nerven-Sinnes-System 37, 104 f.
– Heilpflanzen 162 f.
Nerven-Sinnes-Tätigkeit 40
– überwiegende 40
Neugeborenes
– Bekleidung 189 f.
– Berührung 193 f.
– Körperpflege 192 ff.
– Kostaufbau 197
– Pflege 185 ff.
– Umgebung, räumliche 186 f.
Neurose 221 ff.
– hysterische 222 f.
Nierengegendeinreibung 220
Nightingale, Florence 48, 54

O

Öl
– ätherisches 119, 139 f.
– fettes 139 f.

Öl-Brustwickel 138
Oxalis-Bauchkompresse 222, 225

P

Patientenbesprechung 87 f.
Patientenproblem 25 f.
Persönlichkeit 31
Persönlichkeitsentwicklung 245
Persönlichkeitsumschwung 267
Pfefferminze 141
Pflanzenauszug 170
Pflanzenöleinreibung 119
Pflanzenreich
– Klimaeinfluss 112
– Pflege 83 f.
Pflege
– anregende 253 ff.
– als Beziehung 86 ff.
– eines Gegenstandes 82
– Entwicklung 26 f.
– ganzheitliche 26, 48
– gute 53
– des Ich 230 ff.
– individuelle 25
– Kulturaufgabe 98
– des Menschen 84 ff.
– Neugeborenes 185 ff.
– Rhythmus 107 ff.
– der Sinne 230 ff.
– des Sterbenden 276 ff.
– therapeutische Ebene 24 ff.
– Wärme 116 ff.
Pflegealltag 94 f.
Pflegeanamnese 48
Pflegeberuf
– Inhalt 26
– Motivation 72 f.
Pflegeergebnis 92
Pflegeergebnismodell 27
Pflegeexpertin 57 f.
Pflegehandlung, Gewohnheit 88
Pflegemodell 26 f.
Pflegeprozess 88 f.
Pflegequalität 96
Pflegesubstanzen 139 ff.
Pflegeüberleitung 239 ff.
– Phasen 241 ff.
– Problemerkennung 241 ff.
Physiologie 31
Plantago-Bronchialbalsam 134
Pleuraerguss, maligner 138
Pneumonie 130 ff.
Pneumonieprophylaxe 132 ff., 137 f.
– Pflegesubstanzen 140 f.

Positivität 93 f.
Psychiatrie-Pflege 213
Psychische Erkrankung 211 ff., 253, 256 ff.
– – Diagnose 212 f.
Psychoanalyse 34
Psychologie 31
Psychopath, krimineller 34
Psychopharmaka 211
Psychose
– manisch-depressive, endogene 214 ff.
– schizophrene 218 ff.
Psychosophie 52
Puck 189 f.

R

Reinigung, physische 128 f.
Reinkarnation 69, 270
Reise durch die Hand 61 f.
Rhythmisches System 38, 40, 104 f.
– – Heilpflanzen 163
Rhythmus 102 ff.
– Bedeutung bei der Einreibung 148 f.
– natürlicher, Eingriff 103
– in der Pflege 107 ff.
– Säugling 198 f.
– Unterstützung 41 f.
– Zeiträume 108 ff.
Riechen 231, 234
Rosmarin 140
Rosmarin-Bademilch 225
Routine 90
Rückeneinreibung 138
– rhythmische 134, 136
Rückzugshaltung 230

S

Salbei 141
Salbeizweig 60
Säugling 202
Saugverwirrung 195
Schafgarbe-Kompresse 220
Schafgarbe-Leibwickel 233
Schizophrenie 218 ff.
Schlaf 271
Schlafentzug 216
Schlaflosigkeit, Psychose, schizophrene 219
Schlafrhythmus, Anregung 216
Schmecken 231, 233
Schmerzmittel 42

Schmerztherapie, Sterbender 274 f.
Schmerzzustände, rhythmische Einreibung 155
Schulkind 206
Schulungsweg, anthroposophischer 96 ff.
Schwangerschaft 176 ff.
Schwellenbegleitung 239 ff., 246
Schwitzen, Pflege des Sterbenden 277
Seele 29 f., 32 ff., 36
– Bindung an den physischen Leib 271
– Verhältnis zur Welt 37
Seelenkrankheit 69
Seelenqualitäten 36 ff.
Seelisches, Beobachtung 213
Seelsorge, Betreuung des Sterbenden 278
Sehsinn 59, 231, 234
– alter Mensch 263
Seide 118
Selbstbeobachtung 52
Selbsterkenntnis 81
Selbstheilungskräfte 164 ff.
Selbstlosigkeit 68, 75
Senfmehl 168 ff.
– Breiumschlag 168
– Brustwickel 169
– Fußbad 42, 169, 218, 220
– Indikation 169
– Thoraxwickel 138
– Wadenwickel 218, 220
Sinne, Pflege 230 ff.
Sinneseindruck 53
Sinnesorgane 50 f.
Sinneswahrnehmung 58 f.
– alter Mensch 261 f.
Sinnfrage, Krebskrankheit 230
Sinnhaftigkeit 65 ff.
Sklerose 41, 164
Somnolenz, Pneumonieprophylaxe 137
Soziopath 34
Spielen 105 f.
Spielraum 105 f.
Sprache erleben 231, 235 f.
Sprachentwicklung 203
Sprachsinn 59
Stärkung der Mitte 104 f.
Steinbildung 41
Steiner, Rudolf 27 f., 33, 43, 75, 90, 201, 211, 245 f.
Sterben 269 ff.

Sterbender 272 f.
– Begleitung der Angehörigen 278 f.
– Loslassen 281
– Pflege 276 ff.
– Verwandlung 274 ff.
– Wesensänderung 275
– Zeitperspektiven 274
Stillen 194 f.
Stillhilfe 196
Stillprobleme 196
Stoffpol 105
Stoffwechsel
– alternder Mensch 258 f.
– Einfluss äußerer Anwendungen 170
Stoffwechsel-Gliedmaßen-Aktivität 40
– überwiegende 41
Stoffwechsel-Gliedmaßen-System 38, 104 f.
– Heilpflanzen 162 f.
Stoffwindeln 189 f.
Stress-Adaptations-Theorie 27
Stutenmilch 195, 197
Suizidaler Patient 34
Superweichlagerung 136
Sympathie 91
Systemtheorie 27

T

Tageslauf, Dreigliedrigkeit 39
Tagesrhythmus 110
– alter Mensch 259
Takt 144
Tastsinn 59, 231 f.
– alter Mensch 263
Tee 170 f.
Teileinreibung, rhythmische 147
Temperaturextreme 117
Textstudium 59
Thermotherapie 161
Thorax-Senfwickel 138
Thrombose 130 ff.
Thromboseprophylaxe 132 ff., 138 f.
– Pflegesubstanzen 141
Thymian 141
Tierreich
– Klimaeinfluss 112
– Pflege 84
Tod 176 f., 269 ff., 273, 279 ff.
– äußere Merkmale 279
Todesmoment 280 f.

Totraumvergrößerer 134
Tunnel-Erlebnis 280

U

Überwärmung, lokale 135
Überwärmungsbad 217, 222
Übungsweg 81 ff.
Umgebungsgestaltung 120
– alte Menschen 250
– Kind 203
– Krebspatient 234
– Sterbender 277
Umlagerung 136
Unbefangenheit 94 f.
Unfähigkeitsraum 73 f.
Ur-Rhythmus 102
Urteilsbildung 54, 58

V

Vasokonstriktive Substanzen 42
Verhärtung 41, 164
Verständnis, christliches 97
Verstorbener
– Veränderung 282
– Versorgung 281 ff.
Viergliedrigkeit des Menschen 27 f.
Virchow, Rudolf 32 f.
Vorbereitung 107
Vorlesen, Pflege des Sterbenden 278

W

Wachstum, inneres, verhindertes 230
Wadenwickel 42, 166
– kühler 117
Wahrnehmung 37, 47 ff., 57
– alter Mensch 261 f.
– selektive 51 f.
– der Wärme 115 f.
Wahrnehmungsfelder, Differenzierung 59
Warme Krankheit 117
Wärme 112 ff.
– empfinden 231, 234 f.
– geistige 114 ff., 133
– körperliche 114, 135
– in der Pflege 116 ff.
– Pflege des Sterbenden 277
– seelische 133 ff.
– überwiegende 41
– Wahrnehmung 115 f.

Wärmeantwort, innere 135
Wärmebehandlung, passive 135
Wärmehaushalt 117 ff.
– Anregung 119 f.
– Ernährung 119 f.
Wärmeorganismus
– Anregung 117, 133
– Beobachtung 172
– des Menschen 113 ff.
– Regulierung 119
Wärmeprozess, Einfluss äußerer Anwendungen 170
Wärmereagibilität 234
Wärmesinn 59
– alter Mensch 263
Wärmezunahme 41
Wärmflasche 119
Waschung
  s. auch Ganzkörperwaschung
– belebende 124 ff.
– beruhigende 126
– erschöpfter Patienten 126 f.
Wasser, Pflege des Sterbenden 277
Wechselfußbäder 225
Welt-Selbst 75
Wermuttee 225
Wesen des Kindes 201 f.
Wesensänderung, Sterbender 275
Wickel 161 ff.
– Beobachtung 172
– Substanzen 170 f.
– Vorbereitung 171 f.
Wille, Stärkung 90
Willensleben 34
Wissen, Lernweg 17 ff.
Wochenbett 182 f.
Wochenrhythmus 108 f.
Wochenstation, räumliche Gestaltung 188 f.
Wolle 118
Wollen 34 f., 38
Wunschträume 222 f.

Z

Zeiträume, Rhythmus 108 ff.
Zellularpathologie 32, 34
Zitrone 165 f.
Zitronensaft 225
Zitronenwickel 165 f.
Zukunftsgestaltung nach Krankenhausaufenthalt 244 ff.
Zuwendung, Waschung 122 ff.
Zwangsneurose 221

Kommunikation statt Resignation!

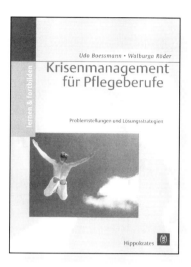

U. Boessmann, W. Röder

Krisenmanagement für Pflegeberufe

Problemstellungen und Lösungsstrategien

1998, 150 S., 30 Abb., kt.
DM 44,90 / öS 328 / sFr 40,30
ISBN 3-7773-1332-7

- Wie geht es mir und meinem Team im Berufsalltag besser?
- Wie schütze ich mich vor Überlastung?
- Wie kann ich Konflikte, Ärger, Frust und Stress im Beruf besser bewältigen?
- Wie verbessere ich mein Selbstbewußtsein?
- Wie mache ich mich Kollegen, Ärzten und anderen Menschen besser verständlich?
- Was tun bei Motivationsverlust und Burnout?
- Wie motiviere ich meine Mitarbeiter im Team?

Pflege ist ein schöner Beruf, in dem man viel geben und bekommen kann. Dieses Buch fordert dazu auf, dabeizubleiben und selbstbewusst den Alltag zu gestalten – nach der Devise: Kommunikation statt Resignation. Es orientiert sich an typischen Problemsituationen im Berufsalltag. Die Autoren bieten jeweils differenzierte Lösungsvorschläge aus ihrem Erfahrungsschatz und dem Konzept der Positiven Psychotherapie.

Sonntag Verlag
Leserservice
Steiermärker Str. 3–5
70469 Stuttgart
Telefon 07 11 / 89 31-3 33

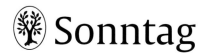

Pflege: Gestalten statt verwalten.
Fachbücher, die motivieren.

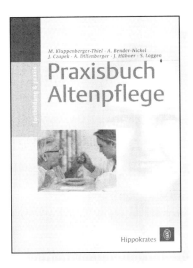

M. Klappenberger-Thiel et al.
Praxisbuch Altenpflege

1999, 301 S., 68 Abb., 10 Tab., kt.,
DM 64,90 / öS 474 / sFr 57,60
ISBN 3-7773-1410-2

Dieses moderne Praxisbuch in besonders lesefreundlicher Aufbereitung gibt allen Fachkräften in Altenpflegeheimen, Sozialstationen und geriatrischen Abteilungen eine Fülle von Anregungen für die tägliche Arbeit. Die Pflegeempfehlungen orientieren sich stets an einem ganzheitlichen Menschenbild. Der Leser findet in diesem Buch vielfältige Anregungen für aktivierende und rehabilitative Pflegemaßnahmen, die ohne großen Aufwand in die tägliche Routinearbeit eingebaut werden können. Das Buch enthält auch alle neuen pflegerisch-therapeutischen Ansätze (Basale Stimulation, Bobath-Konzept etc.) sowie praktisch wichtige Themen aus den Bereichen der angewandten Psychologie wie Gesprächsführung, Streßbewältigung und Burnout-Syndrom.

Aus dem Inhalt:
- Persönlichkeitsentwicklung im höheren Lebensalter
- Pflegerelevante Altersprobleme (z. B. Hautpflege, Schlafstörungen)
- Ernährung des alten Menschen
- Häufige Erkrankungen im Alter
- Medikamentöse Therapie
- Angewandte Psychologie

Sonntag Verlag
Leserservice
Steiermärker Str. 3–5
70469 Stuttgart
Telefon 07 11 / 89 31-3 33

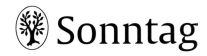